医学影像学

主编　陈永忠　霍春璋　孙卓宽

吉林科学技术出版社

图书在版编目（CIP）数据

医学影像学 / 陈永忠，霍春璋，孙卓宽主编. -- 长春：吉林科学技术出版社，2021.9
ISBN 978-7-5578-8702-5

Ⅰ. ①医… Ⅱ. ①陈… ②霍… ③孙… Ⅲ. ①医学摄影 Ⅳ. ①R445

中国版本图书馆 CIP 数据核字 (2021) 第 174185 号

医学影像学

主　　编　陈永忠　霍春璋　孙卓宽
出 版 人　宛　霞
责任编辑　张丽敏
制　　版　长春市阴阳鱼文化传媒有限责任公司
封面设计　长春市阴阳鱼文化传媒有限责任公司
幅面尺寸　185mm×260mm
字　　数　310 千字
印　　张　13.5
印　　数　1—1500 册
版　　次　2021 年 9 月第 1 版
印　　次　2022 年 5 月第 2 次印刷

出　　版　吉林科学技术出版社
发　　行　吉林科学技术出版社
地　　址　长春市净月区福祉大路 5788 号
邮　　编　130118
发行部电话/传真　0431-81629529 81629530 81629531
　　　　　　　　　81629532 81629533 81629534
储运部电话　0431-86059116
编辑部电话　0431-81629518
印　　刷　保定市铭泰达印刷有限公司

书　　号　ISBN 978-7-5578-8702-5
定　　价　60.00 元

编 委 会

主　编　陈永忠（山东省博兴县中医医院）

霍春璋（山东省博兴县人民医院）

孙卓宽（滕州市中心人民医院）

前　言

医学影像是指为了医疗或医学研究，对人体或人体某部分，以非侵入方式取得内部组织影像的技术与处理过程。近年来，医学影像诊断的新方法、新技术层出不穷，医学影像学已逐渐成为科学研究的重要手段之一。为使大家更全面地了解医学影像诊断技术的进展，提高疾病的检出率和诊断的准确性，鉴于此，特编写此书。

本书重点论述了常见疾病的医学影像诊断及临床应用，以常见疾病的诊断为主要骨架，集影像学检查技术为一体，对医学影像学的表现特征进行描述，便于临床医师灵活的掌握并指导临床实践。全书语言简练，条理清晰，内容丰富，适用于医学院校师生、临床医师进行阅读参考。全书由多位影像学专家在总结自身临床经验并参考国内外相关文献的基础上精心编纂而成，在此，特别感谢编者们做出的巨大努力。本书在编写过程中力求做到全面精细，但由于编写的时间有限，加之经验不足，书中恐有不足之处，希望读者予以指正批评，以期再版时修订完善，谨致谢意！

目　　录

第一章　心脏超声

第一节　房间隔缺损

房间隔缺损(ASD),简称房缺,是最常见的先天性心脏病之一,发病率占先天性心脏病的18%左右。本病可单独存在,也常合并其他心血管畸形。当合并肺动脉狭窄时称为法洛三联症,合并二尖瓣狭窄时称为鲁登巴赫综合征。

一、病理与临床

早期一般将房缺分为原发孔型和继发孔型,继发孔型约占95%,原发孔型较少见,又称为部分型心内膜垫缺损。房缺多为单发,少数为两个以上或呈筛孔状,直径通常在10~40mm。目前根据胚胎发育与缺损部位不同,又将房缺分为4型:①中央型,又称卵圆孔型,约占75%,缺损位于房间隔中部,相当于卵圆窝处;②下腔型,约占12%,缺损位于房间隔的后下方,缺损缘紧邻下腔静脉入口;③上腔型,约占3.5%,缺损位于上腔静脉入口处下方,常伴有部分或全肺静脉异位引流;④冠状静脉窦型,是冠状静脉窦与左心房后下壁间的缺损,该型非常少见,发生率<1%。

兼有上述两种以上的房间隔缺损,临床上又称为混合型房间隔缺损,约占8.5%。若缺损很大,无房间隔则为单心房。

正常情况下左心房压高于右心房压,当房间隔缺损时,心内血流即产生左向右的分流。此时右心室不仅要接受上、下腔静脉流入右心房的血液,同时还要接受由左心房分流入右心房的血液,导致右心容量增加,右心系统扩大。严重病例后期可出现肺动脉高压,心房平面出现右向左分流。

体检在胸骨左缘2、3肋间可闻及较柔和的Ⅱ~Ⅲ级收缩期杂音,肺动脉瓣区第二心音增强或亢进,其发生机制是由于增多的血液通过正常的肺动脉瓣口导致肺动脉瓣相对狭窄。

二、心脏超声显像

常规检查心前区、心尖、剑突下各长轴、短轴及四腔切面,测量腔室大小,并观察瓣叶间隔连续活动等。切面超声有4个主要切面可显示房间隔缺损:①剑突下四腔切面;②主动脉根部短轴切面;③胸骨旁四腔切面;④心尖四腔切面。

剑突下四腔切面是显示房间隔缺损的最佳切面,可清楚地显示房间隔。检查时探头置于

1

剑突下,声束指向上偏后与皮肤呈 $15°\sim30°$。显示房间隔后探头前后摆动扫查,房间隔呈细线状回声带,前起于主动脉根部后方,向后逐渐向左至房间隔消失为止。上自房间隔顶部下至室间隔交界处,完整地显示房间隔。房间隔中部呈菲薄的低回声光带为卵圆孔。在其他切面图上亦可扫查房间隔,但在心尖及胸骨旁四腔、主动脉根部短轴切面上,卵圆窝处易出现假性回声失落,应予以注意。

(一)心脏切面超声

1.房间隔局部回声中断

为诊断房间隔缺损的直接征象。房间隔回声带上出现局部回声中断。继发孔型房间隔缺损回声中断多位于房间隔中部。静脉窦型则回声中断位于房间隔顶部。原发孔型缺损则房间隔下部回声中断。

辨认房间隔回声中断的真伪应注意以下要点。

(1)间隔中部出现可疑回声中断时,应提高仪器灵敏度,房间隔回声增强,卵圆窝处出现细回声为正常。若仍无回声则为缺损存在。

(2)为避免一个切面的假阳性,应在多个切面上均显示同一中断部位回声。

(3)缺损处断端回声略增强、增宽。

(4)缺损处断端在心动周期中左右摆动幅度较明显。

(5)小缺损可做彩色多普勒检测。

缺损口的大小在剑突下四腔或双心房切面测量,缺损口多数在 1cm 以上,大的可达 $4\sim5$ cm。

2.右心容量负荷过重

(1)右心室扩大:四腔切面显示右心房大于左心房,房室间隔呈弧形向左侧房室腔膨出。分流量大者,心室短轴显示正常右心腔新月形或三角形消失而呈半月形。室间隔正常弧度变小甚至呈平直,伴心脏顺时针转位,致右心室完全覆盖在左心室前方。

(2)三尖瓣环扩大,幅度增强,三尖瓣叶活动幅度大。

(3)右心室流出道及肺动脉瓣环增宽、搏动增强。肺动脉高压时,可显示肺动脉瓣瓣叶提前关闭,开放时间短。

(4)室间隔平坦,右心容量负荷严重者,室间隔呈反向运动,与左心室后壁运动同向。

(二)M型超声心动图

1.房间隔回声连续中断

探头置于第 $3\sim4$ 肋间显示二尖瓣瓣群后,转动探头使声束逐渐向右下方扫查,显示三尖瓣瓣群,在三尖瓣回声后方为房间隔曲线,>1cm 的房缺可能显示回声中断。

2.室间隔运动异常

左心室长轴或短轴切面显示室间隔曲线呈两种类型:运动平坦,幅度小或反向运动(左心室后壁同向运动)。

3.肺动脉高压者,肺动脉瓣曲线 EF 段平坦

A 波消失,伴收缩期瓣叶提前关闭呈 V 形或 W 形。

(三)声学造影检查

房间隔缺损时,心房水平左向右分流时,于缺损口右侧出现造影剂缺损区,即负性造影,由于左心房内无造影剂的血液进入右心房所致。若伴有肺动脉高压,右心房压升高,可见造影剂经过缺损口进入左心房。少数无肺动脉高压患者,在心动周期中有极少量造影剂进入左心房。

(四)心脏多普勒超声

1.脉冲多普勒

心房水平分流取样容积置于房间隔缺损处或缺损口右心房侧偏右下,显示左向右分流(正向)湍流频谱,始于收缩早、中期,持续至舒张末期。收缩末期达最大分流速度,分流速度达40mm/s以上有诊断意义。肺动脉内收缩期血流速度快。伴肺动脉高压者,多有肺动脉瓣反流。三尖瓣流速增快及流量增大。

2.彩色多普勒显像

可显示过隔血流,即于四腔切面显示红色(左向右分流)血流穿越房间隔进入右心房,并指向三尖瓣,于收缩中晚期及舒张早期,流速最大,色彩明亮。肺动脉内及三尖瓣口可出现折返色彩血流。

三、诊断标准

(1)心脏切面超声多个切面显示房间隔局部回声中断。
(2)心脏多普勒超声显示心房水平由左向右分流。
(3)常伴有右心容量负荷过重表现,亦可不伴有。

四、鉴别诊断

(一)卵圆孔未闭

右心房压力增高先天性心脏病常合并卵圆孔未闭,一般不引起两心房间分流。心脏切面超声显示卵圆窝薄膜样回声,上部回声中断或错位,边缘摆动幅度较大。多普勒超声及声学造影无异常发现。

(二)肺动脉畸形引流

分为部分型和完全型,常合并房间隔缺损。临床症状较单纯房间隔缺损重。完全型者常有发绀与杵状指。超声检查右心容量负荷过重的表现较单纯房间隔缺损重,并与缺损口的大小不相符合。应于四腔切面显示并观察四条肺静脉开口。部分型者常为右上和(或)右下肺静脉开口于右心房或上腔静脉,只有左侧肺静脉开口于左心房。完全型无肺静脉开口于左心房,于左心房后方发现肺总静脉干。

房间隔缺损一般缺损口较大,常伴有右心容量负荷过重。心脏切面超声对1.0cm以上缺损有确诊价值,检出率可达100%。<1.0cm的缺损,右心房、心室扩大不明显者或因仪器分辨力受限,回声显示不清楚者,可做多普勒超声检查。

第二节　室间隔缺损

室间隔缺损（VSD），简称室缺，即室间隔一个或多个部分缺失，致左右心室间存在异常交通。室间隔缺损占先天性心脏病的 20%～25%，是常见的先天性心脏病之一。室间隔缺损可单独存在，也可作为复杂畸形的一部分。

一、病理与临床

室间隔缺损的病理分型方法很多，从超声解剖和临床实用的角度，一般分为以下三大类。

（一）膜部室间隔缺损

此型占室间隔缺损的 70%～80%，又可分为：①嵴下型（膜部前），缺损位于室上嵴后下方，紧邻主动脉瓣；②单纯膜部型，仅限于膜部室间隔的小缺损，若膜部室间隔缺损边缘与三尖瓣隔瓣粘连形成瘤样结构，称为室间隔膜部瘤；③隔瓣下型（膜部后），缺损位于三尖瓣隔叶的后下，距主动脉瓣较远。

（二）漏斗部室间隔缺损

占室间隔缺损的 20%～30%，可分为两个亚型：①干下型。缺损位于肺动脉瓣和主动脉瓣下，其上缘紧邻肺动脉瓣和主动脉瓣环，主动脉瓣常有不同程度的脱垂；②嵴内型。缺损位于室上嵴上方和肺动脉瓣下，但其上缘与肺动脉瓣之间有肌性组织分隔。

（三）肌部室间隔缺损

占室间隔缺损的 5%～10%，缺损位于室间隔的肌小梁部，四周均为肌肉组织，可单发或多发。

单纯室间隔缺损的大小多数在 5～10mm，可小至 2mm，缺损一般为单个，少数为多个，缺损可呈圆形、椭圆形，缺损残端边缘增厚。

VSD 的主要血流动力学改变是心室水平的左向右分流。典型体征是在胸骨左缘 3、4 肋间闻及响亮粗糙的全收缩期杂音伴震颤。室间隔缺损较小时，临床可无明显症状。缺损较大，早期表现为左心室容量负荷过重，随着病情的发展，长期持续的肺血流量增加，最终发展为肺动脉高压，导致双向分流或右向左分流，称为艾森曼格综合征。临床上出现发绀，肺动脉第二心音亢进。

二、超声显像

室间隔缺损类型多，可发生在室间隔任何部位。心脏超声应采用多个切面、全面扫查室间隔各部分，重点在于寻找室间隔有无回声失落及异常血流。小缺损腔室大小均正常。常见的膜部间隔与漏斗部间隔各型缺损均分布在自肺动脉瓣环至三尖瓣隔瓣下，与主动脉右冠瓣有密切关系。心脏超声检查应重点观察以上部位，常用切面为左心室长轴切面、心前区各短轴切面四腔及五腔切面。扫查中应注意识别回声失落伪像。脉冲多普勒应在缺损处或可疑缺损的右心室面取样。彩色多普勒应观察各个切面，以便发现小的缺损。

（一）心脏切面超声

1.室间隔回声中断

二维超声显示缺损处回声连续中断，是诊断室间隔缺损的直接征象，可确定诊断并分类。

各型缺损的显示切面及部位：由于室间隔缺损部位不同，应选用不同切面进行检查。

（1）漏斗部缺损位置高，偏左上方。在右心室流出道长轴切面及主动脉根部短轴切面偏下方显示。其中干下型缺损在肺动脉瓣环下方、主动脉右冠瓣与左冠瓣交界处。嵴内型缺损位于主动脉短轴切面右冠瓣下方、室上嵴（位于主动脉根部短轴切面）的左侧。

（2）膜部间隔缺损中嵴下型缺损在左心室长轴切面上，于主动脉右冠瓣下方、主动脉前壁与室间隔连续中断。主动脉根部短轴切面上位于主动脉右冠瓣前下方偏右、室上嵴的右侧。单纯膜部缺损多为小缺损，显示切面同嵴下型缺损，位置略偏右后方，主动脉根部短轴切面上，位于主动脉右冠瓣与无冠瓣交界处，恰在三尖瓣隔叶根部旁、胸骨旁、心尖及剑突下五腔切面，可显示室间隔与主动脉根部右前壁连续中断。隔瓣下型缺损更偏右后方，在靠近主动脉根部后方的四腔切面显示室间隔上部回声与房间隔连续中断。

（3）肌部间隔缺损在左心室长轴切面、四腔和五腔切面，以及各短轴均可显示不同部位的肌部间隔缺损。

（4）室间隔缺损口在收缩末期较舒张末期缩小 20%～50%。同一缺损在不同切面上收缩期缩小程度不一。舒张末期测缺损口的长径与术中测值较为接近。一部位的缺损，应在两个以上切面的相应解剖部位显示回声失落。若更换切面在相应部位无回声失落，多为假阳性。

2.膜部间隔瘤

采用主动脉根部短轴切面、四腔和五腔切面显示。少数可在左心室长轴切面显示。瘤呈漏斗状、薄壁。基底切面位于室间隔膜部，顶部突入右心室腔，位于三尖瓣隔叶下方。收缩期瘤体膨大，舒张期缩小。

3.左、右心室容量负荷过重

中等以上室间隔缺损左心室扩大，左心房轻度扩大。在左心室长轴、短轴及四腔切面均可显示左心室扩大室间隔向右膨出、心室壁搏动增强、二尖瓣活动增大，右心室及肺动脉径扩大。

4.肺动脉高压

肺动脉显著扩大，肺动脉瓣开放时间缩短及瓣叶于收缩中期振动。

（二）M 型超声心动图

肺动脉高压表现为 M 型显示肺动脉左叶曲线呈 a 波消失，EF 段平坦，收缩期提前关闭，呈 W 形或 V 形。

（三）声学造影

心室水平右向左分流出现于右心室压力增高，收缩压达左心室压的 2/3 时，与舒张早期有少量造影剂经缺损口进入左心室流出道。右心室压达左心室压的 3/4 时，于舒张早、中期显示心室水平中等量右向左分流。右心室压与左心室压相当或高于左心室压时，全舒张期和（或）收缩期均有右向左分流，大量造影剂进入左心室。心室水平左向右负造影直接观察不易发现，需录像后逐帧回放观察，才能发现。

（四）心脏多普勒超声检查

1.脉冲多普勒

取样容积置于切面超声图回声中断处或其右心室面,可显示收缩期高速正向或双向湍流频谱曲线。小缺损未显示明确回声中断者,取样容积沿室间隔右心室面移动,高速湍流频谱曲线所在部位即为室缺损口。

2.心脏连续多普勒检查

由于左、右心室收缩期压力差大,室间隔缺损的收缩期左向右分流通常为高速血流,于收缩中期达最高峰。最大血流速度可达 $3\sim5m/s$。频谱曲线呈正向或双向单峰形。

肺动脉压力测定:应在缺损口左向右射流的最大速度(V)按简化的伯努利方程计算跨隔压差(ΔP):$\Delta P=4V$,$\Delta P=LVSP-RVSP$。其中,LVSP 与 RVSP 分别为左心室收缩压与右心室收缩压。在无右心室流出道狭窄时,肺动脉收缩压与右心室收缩压一致。无左心室流出道狭窄时,动脉收缩压(BASP)与左心室收缩压近似,动脉收缩压可以代替左心室收缩压。右心室收缩压 $RVSP=BASP-4V$。

3.心脏彩色多普勒检查

显示红色血流束穿越室间隔缺损口进入右心室或右心室流出道,有助于小的室间隔缺损及多发性室间隔缺损的检出及分型。过室间隔异常血流束的起始宽度与缺损口大小近似。伴肺动脉高压者,可显示水平左向右分流为红色,舒张期右向左分流为蓝色。

三、诊断标准

（一）心脏切面超声

明确显示室间隔局部回声中断。可伴有左、右心室容量负荷过重及肺动脉高压表现。

（二）心脏切面超声

显示可疑回声中断处,彩色多普勒显示红色。越过室间隔的血流束或于室间隔右心室面局部显示高速正向湍流频谱曲线。

四、鉴别诊断

动脉导管未闭较干下型室间隔缺损的杂音位置高。伴肺动脉高压者,可能只有收缩期杂音。心脏切面超声表现为左心室容量负荷过重,伴肺动脉主干显著扩大及运动幅度大,可能有较大缺损,同时也可合并动脉导管未闭,检查中注意鉴别。

心脏切面超声检查可显示 $3\sim4mm$ 或以上的室间隔缺损,可以确定室间隔缺损的类型。对于可疑回声中断的小缺损,彩色多普勒可以迅速、准确地检出。

第三节　动脉导管未闭

动脉导管未闭为常见的先天性心脏病之一,发病率占先心病的 $10\%\sim15\%$,可单独存在,亦可与其他畸形合并存在。动脉导管为胚胎期主动脉与肺动脉通道,位于主动脉峡部和左肺动脉根部之间。胎儿期动脉导管是正常通道,出生后导管应自动闭合。7个月的婴儿95%以上的导管闭合成动脉韧带。若出生后持续开放,则成为动脉导管未闭。

动脉导管一端起于主动脉峡部小弯侧,与左锁骨下动脉相对。另一端位于左肺动脉根部左上方,接近主动脉分叉处。形态可分为管型、漏斗形与窗形。导管直径差异很大,多数为5~15mm,长度为3~5mm。体循环血液经未闭的动脉导管向肺循环分流形成肺动脉水平左向右分流,分流量的大小取决于导管的粗细与肺循环阻力。左向右分流致肺循环及回心血流增多、肺循环及左心容量负荷过重,血管及心腔扩大。长期的主动脉血流射向肺动脉,致使肺动脉压升高、右心室排血受阻,压力负荷增加使右心室肥厚、扩大。当肺动脉压接近主动脉压时,产生双向分流(收缩期左向右分流,舒张期右向左分流)或右向左分流。

动脉导管未闭者,仅在较剧烈活动后有心悸、气短。如有右向左分流,则可出现发绀。查体在胸骨左侧第2~3肋间听到连续性机器样粗糙杂音,并可扪及细震颤。伴有肺动脉高压者仅有收缩期杂音,肺动脉瓣区第二心音亢进。导管较粗者,血管脉压差增大,甲床下毛细血管搏动,股动脉根部可闻及枪击音。X线可见肺动脉搏动增强或伴有肺门舞蹈、肺纹理增多、左心室扩大,可伴有右心室扩大。心导管肺动脉水平血氧含量>0.5容积以上。若心导管经未闭导管进入降主动脉可确诊。

一、超声显像

(一)心脏切面超声操作方法

(1)心脏切面超声:常规检查心前区及心尖区各切面,观察并测量心腔及大血管内径。检出未闭动脉导管及观察分流可采用两个切面。

①胸骨旁心底部短轴切面:显示主动脉长轴左、右肺动脉分叉处及其后方的胸主动脉,观察左肺动脉根部内侧后壁有无回声中断,与后方的胸主动脉有无交通。探头可在原部位转动,左右扫查,便于发现较小的导管。

②小儿可在胸骨上显示主动脉弓长轴切面。转动探头使声束略向左扫查,显示主肺动脉远侧端短轴及主动脉峡部,在左锁骨下动脉开口的对侧略下方寻找有无回声中断及异常通道。

(2)脉冲多普勒取样应置于回声中断处肺动脉侧。彩色血流显像时,探头应在原部位左右扫查,便于发现小导管的细分流束。

(3)伴肺动脉高压时,可采用声学造影,显示左向右分流。

(二)超声表现

1.心脏切面超声表现

(1)直接显示未闭动脉导管:于主动脉根部短轴显示左右肺动脉分叉处或肺动脉根部有回声中断,并与其后方的胸主动脉相通,可显示导管并对其长度进行测量。

胸骨上主动脉弓长轴切面于左锁骨下动脉对侧(即主动脉峡部小弯侧)或略下方管壁回声中断,并与主动脉远端相通。

(2)于主肺动脉长轴切面显示主肺动脉扩大,有时呈瘤样扩张,左、右肺动脉均有扩张伴搏动明显增强。

(3)左心容量负荷增大:左心房、左心室长轴及四腔切面显示房室间隔向左侧膨出,室壁及二尖瓣运动幅度增大。

2.M型超声心动图

伴肺动脉高压时,可显示肺动脉瓣曲线呈 W 形或 V 形,左心室壁运动幅度明显增大。

3.多普勒超声

(1)脉冲多普勒:取样容积置于动脉导管开口处,可显示收缩期、舒张期连续性双向湍流频谱曲线或全舒张期湍流频谱曲线,表示为小导管或肺动脉高压。一般分流血流多位于主肺动脉外侧部分。肺动脉高压者可能仅显示收缩期湍流频谱曲线,舒张期分流时间缩短。

(2)彩色多普勒:显示经导管进入主肺动脉的红色血流束沿主肺动脉外侧上行,同时,主肺动脉内侧部分为蓝色血流。若主、肺动脉压差大,则出现以舒张期为主的双期、多彩色镶嵌血流伴折返(混叠)血流,直达肺静脉瓣。

4.声学造影

肺动脉压显著升高者,外周静脉注入造影剂于肺动脉显影后,可经未闭动脉导管进入降主动脉。

二、合并畸形

本病可与任何先天性心脏病并存,如室间隔缺损、房间隔缺损、大动脉转位、右心室双出口等。此外,动脉导管未闭有时起到其他畸形的补偿性或替代性的血流循环作用,如室间隔完整的肺动脉闭锁、主动脉弓离断,这时动脉导管未闭是作为维持循环的必需通道。

三、鉴别诊断

(一)主动脉窦瘤破裂

临床表现易与动脉导管未闭混淆,二维超声于主动脉窦处显示窦壁扩大,顶端有破口突入右心室流出道内,并有异常血流信号。动脉导管未闭者主动脉窦无异常。

(二)主动脉-肺动脉间隔缺损

本病罕见,为先天性主动脉根部与肺动脉之间的间隔缺损,二维超声在主动脉根部短轴切面上显示缺损部位、大小,彩色多普勒超声显示异常血流起源于缺损处,射流入主肺动脉。

(三)冠状动脉-肺动脉瘘

肺动脉内可显示多彩镶嵌的异常血流为窦口,M 型超声心动图彩色多普勒呈双期连续湍流,与动脉导管未闭可以鉴别。

第四节　法洛四联症

一、概述

法洛四联症(TOF)是指一种由肺动脉狭窄、室间隔缺损、主动脉骑跨和右心室肥厚为特征的先天性发绀型心脏病。发病率占先天性心脏病的 12%~14%。不经手术治疗的自然病死率为:1 岁以内为 25%,3 岁以内达 40%,10 岁以内达 70%,40 岁以内达 95%。肺动脉狭窄的程度决定了预后情况,大部分死于缺氧或心力衰竭。

本病由法国医学家 Fallot 于 1888 年率先进行总结报道,后人便以其名为本病命名。由于 TOF 病死率高,一旦确诊,应尽早手术治疗。

二、胚胎学基础

TOF 的形成机制尚存争议,主要存在两种学说:"动脉圆锥分隔和旋转不全"学说和"肺动脉下圆锥发育不全"学说。

(一)"动脉圆锥分隔和旋转不全"学说

(1)圆锥动脉干分隔不均:圆锥动脉干位于原始心管头端,最初是单腔直筒形,以后在其内形成两条嵴状隆起,称为圆锥动脉干嵴,之后互相融合,将圆锥动脉干分为两个大小均一的平行管腔,即位于右侧的主动脉和位于左侧的肺动脉,呈并排关系。分隔不均,导致肺动脉管腔细小,主动脉管腔增大。

(2)圆锥动脉干旋转不充分:在胚胎约 22 天,圆锥与心室连接部开始旋转,主动脉瓣口向肺动脉瓣口的右、后、下方移动。旋转不充分,会导致主动脉不能完全与左心室连通,而是骑跨于室间隔之上,并与两侧心室同时连通。

(3)圆锥间隔未能与室间隔共同闭合室间孔,使主动脉瓣下残留巨大的室间隔缺损。

(4)右心室肥厚是后天继发所致。

(二)"肺动脉下圆锥发育不全"学说

有些学者不认同以上说法。1973 年,Van 提出"肺动脉下圆锥发育不全"学说,他认为,TOF 的成因主要归结如下:

(1)由于肺动脉下圆锥发育不良,使右心室漏斗部未能充分扩张而狭窄,漏斗部也变得短小。

(2)由于肺动脉下圆锥发育不良,肺动脉无法充分旋拧,使主动脉骑跨于两侧心室之上。

(3)由于肺动脉下圆锥发育不良,圆锥间隔无法充分发育封闭室间孔,从而形成高位的 VSD。

(4)右心室肥厚是由于肺动脉狭窄,导致右心室后负荷增加所致。

三、病理解剖与分型

本病的病理解剖特点是:具有特征性的肺动脉狭窄和特征性的 VSD。主动脉骑跨是与 VSD 的位置有关,右心室肥厚是肺动脉狭窄的后果。

(一)特征性的肺动脉狭窄

是由于圆锥间隔向前移位,形成右心室流出道漏斗部狭窄,也可有肺动脉瓣环及其远端肺动脉系统狭窄。主要包括以下几种情况:

1.漏斗部狭窄

其特点为肥厚的前壁、隔束、壁束以及室上嵴环抱形成的狭窄,狭窄部与肺动脉瓣环之间形成第三心室。根据漏斗部的长短,分为低位、中间位和高位三种类型。

2.肺动脉口狭窄

可分别或同时合并肺动脉瓣狭窄、瓣环、主干、肺动脉分支等狭窄。肺动脉瓣多为二瓣畸形或交界部融合,有的呈隔膜样瓣叶,中间部有针尖状小孔。成人瓣膜上常有钙化或赘生物附着。极少数合并一侧肺动脉缺如,左侧多发。

3.右心室腔异常肉柱

是一种继发改变。由于右心室流出道狭窄,右心室流入道心肌后负荷增加,导致室壁肥厚。

(二)特征性室间隔缺损

室间隔缺损是由于圆锥间隔向前移位,故无法与正常位置的窦部室间隔对拢而形成VSD。该缺损一般巨大,与主动脉开口直径相近,位置较高,位于主动脉下,主动脉瓣与二尖瓣有纤维连接。大多数为嵴下型,少部分为干下型。

(三)主动脉骑跨

TOF 的患者,主动脉骑跨主要包括以下几种病理改变:

(1)主动脉瓣顺钟向转位,较正常位置转向右侧。

(2)主动脉右侧转位,较正常偏向右室。

(3)圆锥间隔向右前移位,使主动脉起源于两侧心室,骑跨于室间隔之上。

(四)右心室肥厚

TOF 的右心室肥厚是由于肺动脉狭窄所致,也可能与室水平分流及右心室压力高有关。随着年龄的增长,肥厚程度加重,甚至会发生心肌纤维化。

(五)合并畸形

TOF 最常合并的畸形是 ASD,其次为 PFO、右位主动脉弓、双上腔静脉等,少部分合并右位心、PDA、左心发育不良、冠状动脉畸形等。

四、临床表现

(一)临床表现

1.发绀

主要发生在口唇部、指(趾)甲、耳垂、鼻尖、口腔黏膜等毛细血管丰富的部位。

2.蹲踞

TOF 患者活动后呼吸困难,感疲劳时便会蹲踞。这是由于蹲踞时,体循环阻力增加,使得肺血流量增多,气血交换增加,血氧饱和度增加。同时,下腔静脉回心血流量明显减少,减少体循环动脉内静脉血的含量,从而提高血氧饱和度,患者呼吸困难减轻,并可防止缺氧性发作。

3.气促和缺氧发作

气促在活动后、喂养、哭闹时加重。多半患婴有缺氧发作史,主要表现为突然阵发性呼吸加快、加深,伴发绀明显加重,甚至发生晕厥、抽搐或脑血管意外。发作时间数分钟至数小时,常可自行缓解,少部分患儿因严重低氧血症与脑血管并症而导致死亡。其发作机制尚不明确。

4.其他

高血压在 TOF 患者中较多见,极少出现心力衰竭。缺氧发作可产生脑缺氧、脑脓肿及脑静脉血栓形成。

(二)体征

1.心脏情况

胸骨左缘第 3 肋间可扪及因右心室肥厚所致的心脏搏动增强。肺动脉第二心音因肺动脉狭窄而减弱甚至消失,胸骨左缘闻及右心室流出道阻塞产生的收缩期杂音。

2.发绀和杵状指(趾)

全身皮肤发绀。发绀持续 6 个月以上,指(趾)甲毛细血管扩张与增生,局部软组织及骨组织增生、肥大,即所谓的杵状指(趾)。肾小球因缺氧而肥大,可出现蛋白尿,成年患者可有痛风。

3.生长和发育

多数患者生长、发育缓慢,少数肺部侧支循环较丰富者,生长发育可接近正常。智力发育也可落后于同龄人。

五、超声心动图

(一)二维超声心动图

左心室长轴切面上可见前侧的右心室流出道狭窄,主动脉增宽右移,主动脉前壁与室间隔不连续,有一较大的缺损。两个残端不在同一深度,且相距较远,室间隔一残端在主动脉前后壁的中部,即主动脉骑跨于室间隔之上。

$$骑跨率 = \frac{主动脉前壁内侧至室间隔的距离}{主动脉根部前后径} \times 100\%$$

一般骑跨率为 30%～50%,若骑跨率大于 75%,则可能是右心室双出口。由于主动脉后壁与二尖瓣前叶的解剖关系无特殊改变,故与正常情况相似,仍然连续。

在心底短轴切面上,主动脉根部的横切面位于图像的正中,可见明显增粗。主动脉瓣三个叶瓣位置正常,如无畸形或赘生物时,一般较菲薄,反射不增强。主动脉瓣前方右心室流出道变窄,右心室前壁增厚,边缘轮廓较清晰。在正常人,将探头稍向上仰,在主动脉左前侧可见肺动脉干及肺动脉瓣,主动脉内径与肺动脉内径大致相等。法洛四联症患者由于肺动脉狭窄,显示不够清晰,其内径亦多较主动脉为窄(狭窄后扩张者例外)。伴随肺动脉瓣狭窄时,肺动脉瓣常呈肥厚的穹窿状改变。右心室流出道梗阻的极端类型在婴儿为先天性漏斗部或肺动脉瓣闭锁,在稍年长患儿则可能为获得性肺动脉闭锁,其形成原因为长时间的缓和性分流使漏斗部狭窄进展到完全性闭锁。无论先天性或获得性,超声心动图上均可发现肥厚肌壁造成的完全性梗阻,先天性者尚可发现肺动脉瓣呈无孔状。此种类型的肺动脉血供通过动脉导管或大的主肺动脉侧支运行,这类法洛四联症的亚型又称为"假性动脉干"。与永存动脉干间可借本病变存有右心室流出道盲端、近端手动脉上缺乏肺动脉起源等以资鉴别,肺动脉瓣缺如可在约10%的法洛四联症中出现,肺动脉瓣由残存的瓣膜组织遗留物构成,常有较严重的反流。此时肺动脉瓣环仍可能发育不全,限制前向血流,这种狭窄的射流束与宽大的反流束常引起明显的肺动脉扩张,后者常因压迫周围气道而引发临床症状。

必须指出,在右心室流出道或肺动脉干极度狭窄或闭锁时,常规的胸骨旁切面可能难以探及到右心室流出道及肺动脉,应转换探头位置及方向进行多点多角度探查。而经食管超声心动图在类似心底短轴的纵轴切面中可显示出满意效果。

心尖位四腔切面上可见右心室扩大,右心房稍大,左心室不大,左心房变小。如无房间隔缺损,则房间隔回声连续关系正常,无中断现象。室间隔反射上段与十字交叉点间回声连续性中断。

右心室流出道梗阻的部位与程度可有多种变化。当右心室流出道或肺动脉极度狭窄而在标准切面难以探及时,胸骨上窝主动脉弓短轴切面上常可显示宽大的升主动脉下方呈"胡须"样极细小的左、右肺动脉分叉。

室间隔缺损多数为较大的缺损,左心室长轴切面及心尖四腔切面均可见室间隔与主动脉前壁连续性中断,干下型则在心底短轴切面肺动脉瓣下显示。

心底短轴切面可以充分观察右心室流出道(漏斗部狭窄),并观察其心动周期中狭窄程度,有无第三心室(漏斗部与肺动脉瓣环之间)形成。主肺动脉长轴切面可测定瓣环内径、主干狭窄和左右分支内径。若只为单纯瓣狭窄,除瓣回声增强、开放受限(开放呈帐篷样,不能贴近管壁)外,主干可有狭窄后扩张。若瓣膜发育不良或缺如,主干可明显增宽。若肺动脉闭锁表现为瓣闭锁或主干或分支闭锁,称为假性动脉干。

右心室扩大,前壁肥厚,包括室间隔亦肥厚,肥厚程度与肺动脉狭窄相关。左心室扩大,甚至变小,二尖瓣活动正常。

若合并房间隔缺损称为法洛五联症。

(二)彩色多普勒

左、右心室长轴切面上于收缩期见一束红色血流信号从左心室流出道进入主动脉,同时见自右心室侧一束蓝色血流信号经室间隔缺损处亦进入主动脉。由于室间隔缺损较大,右向左分流的血流束为层流,故呈单纯的蓝色,无杂色混入。左、右心室的血流混合在一起后,血流量增大,速度加快,故升主动脉内血流信号色彩较为明亮。

将 M 型超声心动图取样线垂直于室间隔缺损处,可在一个心动周期内观察到更为细致的分流情况。在收缩中期,左心室压略大于右心室,有少量左向右分流,出现少许红色信号。在收缩中晚期,右心室压力高,大量的右向左分流,此时为蓝色信号。舒张早中期左心室压力降低,出现右向左分流,呈现蓝色信号。舒张晚期因左心房收缩致左心压力稍升,有少量左向右分流,此为红色信号。在整个心动周期中是以蓝色的右向左分流信号为主,但因右心室压力增高,左、右心室的压力差明显减小,两者稍有改变就导致血流方向的改变,其分流关系也可不十分明确,且双向分流的速度较低,使红蓝两种信号颜色均较暗淡。

在心底短轴切面上,收缩期在右心室流出道内见一束起自狭窄处的五彩镶嵌的异常湍流信号,在能清楚显示肺动脉干的患者,其内也能见到性质同上的湍流信号,此为右心室流出道狭窄后的快速湍流在肺动脉内产生血流紊乱所致。如右心室流出道极度狭窄,则右心室流出道狭窄后的区域及肺动脉干内因血流量少而无明确血流信号显示。

心室水平呈双向分流,收缩期分流取决于双室水平压力差,舒张期左向右分流,频谱多普勒收缩期可显示较低速的双向分流频谱。

右心室流出道、肺动脉可以显示狭窄处开始的高速血流信号,呈五彩镶嵌色及高速湍流频谱,有助于对狭窄的定位和程度的评估。

房间隔缺损因左、右心房压差小常显示欠满意,检测时需降低检测的重复频率,使能显示较低速的双向分流信号。

(三)频谱多普勒

1.脉冲型频谱多普勒

左心室长轴切面上取样容积置于室间隔缺损处时所见的频谱特征是收缩期向下、舒张晚期向上的双向频谱,离散度较小,呈窄带层流状,频移幅度亦较小。

心底短轴切面上取样容积置于右心室流出道狭窄处,可记录到全收缩期的双向、实填、频移幅度甚大的频谱图。在能观察到肺动脉干的患者中,于肺动脉干内也能记录到类似的湍流信号,只是频移及实填程度略低。如极度狭窄,则上述两种湍流信号不明显。

2.连续型频谱多普勒

将取样线通过右心室流出道尽量与湍流束方向平行,夹角越小越好。其频谱特征为收缩期内见有双向或单向实填的尖峰状频谱,频移幅度较大。多数患者血流速度在 4.3m/s 以上。但如狭窄严重,则记录困难。

六、合并畸形

25%的法洛四联症合并右位主动脉弓,动脉弓的位置可由胸骨旁左心室长轴或短轴切面中左心房后存在或缺乏降主动脉得到提示。在正常胸骨上窝窗口难以获得全部主动脉弓与降主动脉长轴,可能提示弓部位置不标准。如在此窗口仔细注意探头的旋转程度,右位主动脉弓可由逆时针旋转及向右旋转探及主动脉弓而得到诊断。追踪头臂干的分支情况也有助于诊断。右位主动脉弓的第一分支是向左颈部走行的左无名动脉,其后依次才是右颈总与右锁骨上动脉。

25%合并有继发孔型房间隔缺损而称为"法洛五联症"。动脉导管未闭常征婴幼儿发现,尤其在肺动脉闭锁亚型中。其他较少见的合并症有主动脉下狭窄、二尖瓣瓣上环等。1.5%的患儿可存在心内膜垫缺损,超声心动图的准确诊断意义很大,因为除非常规进行左心室造影,心导管检查常常难以探及这种通道异常,且这种合并病损的死亡率远大于单独病损者(17%～29%)。

七、无青紫型法洛四联症

轻度法洛四联症时右心室流出道阻塞很轻,心室水平分流以左向右为主,临床较少见。

八、临床意义

超声心动图对本病可做出明确诊断,但对肺动脉分支不能充分显示,必要时应做 X 线心血管造影。

第五节 法洛三联症

一、概述

法洛三联症是指肺动脉瓣狭窄、房间隔缺损及右心室肥大并存的一种综合征。其发病率占先天性心脏病的 5%～6%。肺动脉瓣狭窄及房间隔缺损为原发性病理缺陷,而右心室肥大通常为肺动脉瓣狭窄的继发改变。也有学者将肺动脉瓣狭窄、卵圆孔未闭及右心室肥大归属此类。

二、病理生理与临床表现

法洛三联症主要的病理缺陷是肺动脉瓣狭窄和房水平交通。肺动脉瓣狭窄严重程度直接影响血流动力学和临床表现。肺动脉瓣轻度狭窄,房水平一般无右向左分流,临床一般无明显症状;如肺动脉瓣狭窄严重,右心系统压力增加,从而引起房水平右向左分流,常有发绀,临床症状与法洛四联症类似。

长期的肺动脉瓣狭窄导致右心后负荷增加,右心室壁明显肥厚,可出现右心室心肌缺血、纤维化、甚至发生梗死,最终导致右心室扩大、右心衰竭。右心室扩大会使得三尖瓣环扩张,导致瓣膜关闭不全,加重右心衰竭。肺动脉瓣狭窄程度越重,右心衰竭发生越早。

由于肺动脉瓣狭窄,肺部血流灌注减少,可引起肺部缺血,支气管扩张、主-肺动脉间侧支循环形成。临床上主要表现为呼吸困难、胸闷、疲劳、头晕,易反复发生肺部感染。

三、超声表现

(一)二维及 M 型超声

(1)左心室长轴切面、右心室流出道切面及心尖四腔心切面显示右心房、右心室增大,右心室流出道增宽,右心室游离壁增厚,可伴有室间隔增厚。

(2)房间隔回声连续中断,表现为继发孔房间隔缺损,在二维超声四腔心和剑突下双心房切面较容易显示房间隔中部的回声中断。若为卵圆孔未闭,由于缺口小,房间隔中断的直接征象难以明确,可出现假阳性或假阴性,需借助彩色多普勒超声鉴别或采用经食管超声心动图检查以明确诊断。

(3)肺动脉狭窄,主要表现为肺动脉瓣增厚,回声增强,瓣叶开放受限。M 型超声心动图肺动脉瓣曲线"a"波加深,>5mm。若合并右心室流出道狭窄、肺动脉主干狭窄则有相应的超声改变。

(二)多普勒超声

由于肺动脉狭窄程度不同,CDFI 在房间隔中断处可观察到以下分流改变:①左向右分流,呈红色信号;②未发现分流;③间歇性左向右(红色)或右向左(蓝色)分流;④右向左分流,呈蓝色信号。

CDFI肺动脉内均呈五彩镶嵌湍流表现,连续波多普勒超声在肺动脉内可探及全收缩期负向射流,流速一般高达2.5m/s以上。由于右心房、右心室增大,三尖瓣环扩大,三尖瓣上可检测到收缩期蓝色反流束。

四、鉴别诊断

(一)单纯肺动脉瓣狭窄

当法洛三联症房间隔缺损较小或CDFI在房间隔缺损处未检出分流或分流不明确时,易误诊为单纯肺动脉瓣狭窄。

右心声学造影有助于鉴别:单纯肺动脉瓣狭窄左心房内无造影剂回声出现;法洛三联症左心房内则有数量不等的造影剂回声出现。

(二)单纯房间隔缺损

当法洛三联症肺动脉瓣狭窄较轻,无明显右心室肥厚,房间隔中断处为左向右分流时,易误诊为单纯房间隔缺损。鉴别要点:单纯房间隔缺损,由于右心容量增加,肺血量增多,肺动脉内血流速度增快,但一般低于2.5m/s。

五、临床价值

二维和多普勒超声对大多数法洛三联症能够做出明确的诊断,少数病例可误诊为单纯肺动脉狭窄或单纯房间隔缺损,右心声学造影可对本病明确诊断。

第六节　三房心

一、概述

三房心是指左心房或右心房被异常纤维肌肉隔膜分隔成副房和真房两部分,使得心脏有三个心房结构的一种罕见先天性心脏畸形。发病率占先天性心脏病的0.1%～0.4%。男女之比为1.5：1。

1868年Church首先报道该病,1905年Borsi将其命名为三房心。右位三房心更是罕见,仅占左位三房心的8%。其自然转归主要取决于副房与真房之间交通孔洞的大小。如无交通孔洞或孔洞很小,患者出生不久便会出现严重的症状,如不及时手术治疗,75%在婴儿期死亡。如交通孔洞较大或合并ASD,自然预后良好,有的可完全无症状。

二、胚胎学基础

三房心是由于原始房间隔发育异常,在左心房或右心房内有异常隔膜生长,隔膜将心房分隔成两个腔。一部分左位三房心是由于肺总静脉在肺发育时与左心房融合不良,未能与原始左心房融为一体。使得心房被分隔为位于上方的副房和位于下方的真房。

三、病理解剖与分型

本病基本病理改变是左心房或右心房被纤维肌肉隔分隔为位于上方的副房和位于下方的真房,心脏具有三个心房。如隔膜孔洞狭窄,副房的压力较高,腔大且壁厚,而真房由于血容量少而压力较正常低,腔小且壁薄。如隔膜无孔洞,以上特征更甚。如隔膜孔洞较大,除心房内异常纤维隔膜外,心腔大小及室壁厚度与正常无显著差别。

三房心常合并其他心脏畸形,最常见的是 ASD,约占 70%,其他合并畸形主要有完全型或部分型肺静脉异位引流、单心室、心内膜垫缺损、二尖瓣闭锁、二尖瓣关闭不全、三尖瓣闭锁、三尖瓣关闭不全、肺动脉瓣狭窄、动脉导管未闭、VSD、永存左上腔静脉等。

三房心分类方法较多。左位三房心目前根据副房与肺静脉连通情况而分为完全型和部分型两大类型,该分型方法比较符合外科手术探查的基本方法与规律。全部肺静脉均与副房相连通者称为完全型。部分肺静脉与副房相通,其他肺静脉与真房相通者称为部分型。右位三房心目前未见统一分型。

(一)完全型

可分为以下三种亚型。

Ⅰ型:左心房隔膜无孔洞,合并 ASD。房水平出现双向分流。

Ⅱ型:左心房隔膜有孔洞,合并 ASD 及肺静脉异位引流。副房通过垂直静脉引流至左侧无名静脉,房水平出现右向左分流。

Ⅲ型:左心房隔膜有一个或多个孔洞,合并或不合并 ASD。

(二)部分型

可分为以下两种亚型。

Ⅰ型:左心房隔膜无孔洞,合并 ASD。如 ASD 位于右心房与副房之间,房水平出现左向右分流。如 ASD 为双孔型或 ASD 位于右心房与真房之间,房水平出现双向或右向左分流。

Ⅱ型:左心房隔膜有一个或多个孔洞,合并或不合并 ASD。

四、临床表现

完全型三房心患儿出生后几周内便出现发绀或哭闹后发绀、咳嗽、呼吸困难、心衰等表现,之后可发生严重肺炎和充血性心力衰竭。部分型三房心呼吸困难出现较迟,充血性心力衰竭一般出现在儿童期或青少年期。少部分可完全无症状。

患者主要体征为发育不良、外周青紫,肺部湿性啰音,心尖部柔和收缩期或舒张期杂音。心房孔洞隔膜狭窄时,心尖部可闻及全心动周期杂音。

五、超声表现

(一)二维超声

(1)左心房内隔膜回声,左心室长轴切面自主动脉后壁处向下延伸至左心房后壁中上部。

四腔心切面,左心房隔膜横跨左心房腔将左心房分为两个腔,与肺静脉入口相连的为副房腔,与二尖瓣和左心室相连的为真房腔。

(2)隔膜回声可以是连续完整的,也可以有一个孔口或两个孔口呈不连续回声(隔膜孔口),隔膜回声距二尖瓣环较远。

(3)多合并有房间隔缺损,房间隔回声中断。

(4)左心房、右心室增大。

(二)多普勒超声

纤维隔膜上有交通口者,CDFI在固有房和副房交通口可以检测到血流信号,在心尖四腔心切面显示隔膜孔口处和真房侧出现五彩镶嵌射流束。交通口可以在隔膜中央,也可以在边缘部。存在房间隔缺损时,心房水平可以检测到分流信号。副房房间隔缺损处通常为左向右分流束,固有房房间隔缺损处通常为右向左分流束。频谱多普勒在隔膜孔口处可探及舒张期血流频谱,流速一般≥1.4m/s。其峰值速度估测的跨瓣压差可以推测隔膜的阻隔程度和固有左心房与副房间的压力阶差。

(三)右心声学造影

左心房三房心的副房通常无造影剂显影,当存在副房侧房间隔缺损时,右心房可出现负性显影(副房血流经房间隔缺损分流入右心房)。当存在固有房侧房间隔缺损,固有房可见造影剂回声(右心房血流经房间隔缺损进入固有房腔)。

(四)经食管超声

经食管超声诊断三房心的优势在于探头紧邻心房,对心房异常隔膜及其毗邻关系的显示明显优于经胸超声检查,有助于确定隔膜孔口大小、鉴别诊断其他畸形造成的左心房隔膜回声。

六、鉴别诊断

(一)房间隔缺损合并肺静脉异位引流

房间隔缺损合并肺静脉异位引流时,在左心房可出现肺静脉所致的膜样回声,但经多切面观察,此膜样回声与肺静脉相连,有助于鉴别。

(二)二尖瓣瓣上隔膜

是指在二尖瓣上的左心房部分出现环状隔膜样结构,附着于二尖瓣瓣环水平或稍上方,中部存在大小不等的交通口,造成类似于二尖瓣狭窄的血流动力学改变。二尖瓣瓣上隔膜在左心房内亦可出现隔膜样高回声,但三房心隔膜位于卵圆窝和左心耳之上,二尖瓣瓣上隔膜位于两者之下,其超声特点为:三房心的左心房内隔膜回声距二尖瓣较远,二尖瓣形态多正常;二尖瓣瓣上隔膜几乎附着在二尖瓣根部(环部),多伴有二尖瓣发育异常。

七、临床价值

完全型三房心,超声心动图检查一般较容易诊断。对部分型三房心的详细解剖结构的判断有时存在一定的困难。

第七节　单心室

一、病因病理

在临床上单心室为一少见的先天性心血管畸形,是胚胎期原始心管心室段发育异常所致。病理表现较为复杂,左右心室融为一共同心室腔,有两组房室瓣或仅一组房室瓣开向共同心室腔,根据心室的解剖形态学分为 4 型:①单心室主腔由左心室构成,右心室漏斗部为残余腔。②单心室主腔由右心室构成。③单心室由左右心室构成,室间隔缺如。④单心室分不清左右心室结构,室间隔未发育。单心室分为 3 型:①双入口左心室,主腔结构为左心室。②双入口右心室,主腔结构为右心室。③双入口不定型心室,分辨不清左右心室结构。

二、临床表现

无肺动脉狭窄者,肺血流量明显增加,在临床上较早出现心力衰竭,发绀较轻微。心界增大,胸骨左缘闻及收缩期杂音,可伴震颤。第一心音响亮,肺动脉瓣区第二心音可增强,肝大。伴肺动脉狭窄者,发绀较明显,有杵状指(趾),临床症状类似法洛四联症。肺动脉瓣区闻及粗糙、响亮的喷射性收缩期杂音伴震颤,第二心音减弱或呈单音,狭窄严重者杂音反而减轻。

三、超声表现

(一)二维超声

(1)左心室长轴和心尖四腔切面没有室间隔的回声或心尖部仅有很短的残端,心室呈一单腔。

(2)多数病例在大心室旁有一发育不良的附属小腔,即残余心室,其内无房室瓣膜活动。在心尖部大心室与残余心室之间有始基室间隔的原始肌块回声,此与正常室间隔的区别为其延伸线不在两侧房室瓣之间,此外正常室间隔有明显的收缩运动,而前者无明确的收缩运动。

(3)在心室短轴切面根据残余心室和主心室腔的位置可初步判断单心室的类型:残余心室位于右前方,主心室位于左后方即为左心室型单心室;残余心室位于后下方,主心室位于前上方即为右心室型单心室。未分化单心室找不到残余心室。

(4)心尖四腔心切面显示有两组房室瓣或共同房室瓣开向一个共同心室。

(5)单心室的主动脉和肺动脉排列关系可正常、镜像或转位。

(6)可以合并存在肺动脉狭窄或肺动脉高压。

(二)多普勒超声

心尖四腔心切面在心脏舒张期可见房室瓣以红色为主过瓣口血流,流入共同心室或主心室腔,混合后于收缩期进入主动脉和肺动脉。合并房间隔缺损或卵圆孔未闭时可见心房水平分流;合并房室瓣关闭不全时在心房侧可见收缩期反流信号;合并流出道狭窄时,在相应平面呈五彩镶嵌状血流信号。合并肺动脉狭窄时,在肺动脉内可记录到收缩期高速射流频谱。

(三)右心声学造影

经肘静脉注射造影剂后,先右心房显影,随心脏舒张,立即进入巨大的共同心室,表现为心室各壁之间皆有微泡回声。通常在二维超声心动图检查不能明确心房位置时需右心声学造影进一步检查。

(四)单心室术后超声心动图检查

单心室的主要手术方式是腔静脉与肺动脉的吻合术,一般为上腔静脉-肺动脉吻合术(格林手术),亦可同期或分期进行下腔静脉-肺动脉通道(全腔静脉-肺动脉吻合术)。

1.上腔静脉-肺动脉吻合的超声检查

采用胸骨上窝主动脉弓短轴切面,可显示上腔静脉与右肺动脉的吻合口,如显示不良可将探头移向右锁骨上可提高显示率。如为双侧双向格林手术,将探头向左锁骨上移动可显示左上腔静脉与左肺动脉的吻合口。注意观察腔静脉及吻合口有无狭窄或阻塞。

2.下腔静脉-肺动脉通道

采用剑突下检查,首先显示下腔静脉,之后调整声束方向,移行显示与人工外通道的连接,直至显示人工血管与肺动脉的连接。胸骨左缘大动脉短轴也是显示人工血管与肺动脉连接的较好切面。检查时联合 CDFI,观察外通道连接是否通畅。

四、鉴别诊断

(一)与巨大室间隔缺损鉴别

未分化单心室由于左、右心室均有发育并肌部室间隔较少发育,应与巨大室间隔缺损鉴别。鉴别要点主要是判断室间隔是否发育,巨大室间隔缺损室间隔肌部有发育,在心尖四腔心切面可分清两个心尖结构,左心室短轴心尖水平切面仍为两心室结构。而未分化单心室左右心室结构之间小梁部仅见一小的隆起,未构成室间隔特征,无以上二维超声心动图表现。

(二)与三尖瓣闭锁合并右心室发育不良鉴别

只有一侧房室连接的单心室需与三尖瓣闭锁鉴别。有无形态学右心室及室间隔是主要鉴别点。三尖瓣闭锁时有形态学右心室,左右心室之间存在室间隔回声。左室短轴切面为左右心室结构,而单心室因无室间隔,在此切面仅显示单心室断面结构。

五、临床价值

超声对单心室具有确诊意义,多数可以做出分型诊断。

第八节 心脏瓣膜病

一、二尖瓣狭窄

（一）病因病理

二尖瓣狭窄的病因主要是后天所致,在临床上先天性单纯二尖瓣狭窄极为罕见。后天性中以风湿性心脏病最为常见。随人类的平均寿命的延长,二尖瓣环及环下区钙化有增多趋势,可引起二尖瓣狭窄和(或)关闭不全。此外,较罕见的病因还有系统性红斑狼疮、硬皮病、多发性骨髓瘤、肠源性脂肪代谢障碍和恶性肿瘤等。

风湿性二尖瓣狭窄的病理改变,早期以瓣膜交界处及其基底部发生水肿、炎症及渗出物为主。后期由于纤维蛋白的沉积和纤维性变,使前后瓣叶交界处粘连、融合,瓣膜增厚、粗糙、硬化、钙化,以及腱索缩短、粘连,致瓣口狭窄。根据病变程度,通常将二尖瓣狭窄分为 4 个类型:隔膜型、隔膜增厚型(瓣膜增厚型)、隔膜漏斗型、漏斗型。

（二）临床表现

在临床上主要症状有呼吸困难、咯血、咳嗽、心悸、胸痛、声音嘶哑以及乏力、疲劳、食欲减退、肝区胀痛、腹胀、下肢水肿等。轻度二尖瓣狭窄患者可无症状或仅有劳力型呼吸困难。

主要体征有心脏听诊心尖区可闻及舒张期杂音,第一心音亢进和开瓣音,肺动脉区第二心音亢进、分裂。

（三）二维声像图

(1)在二尖瓣前后叶增厚时,声像图回声增强、钙化,二尖瓣口开放受限,病变轻者仅局限于瓣尖,胸骨旁左心室长轴切面二尖瓣前叶舒张期呈气球样或鱼钩样改变。前者说明瓣叶较柔软,顺应性存在。后者则说明瓣膜硬直,病变程度较重,同时腱索、乳头肌可增粗、增大、粘连,回声增强。

(2)在二尖瓣口开放面积缩小时,左心室二尖瓣水平短轴切面,可见二尖瓣口开放变小、畸形,呈小鱼嘴样、月牙形或不规则形等,边缘高低不平,厚薄不一,声像图回声强弱不等。

(3)M 型超声心动图示二尖瓣前叶 EF 斜率减慢,双峰消失呈"城墙样"改变,后叶与前叶呈同向运动。这是由于前叶瓣体大,舒张期承受血流冲击的压力大,在交界处粘连时后叶被牵拉向前运动。二尖瓣狭窄时可见二维超声图像。

(4)左心房扩大,部分患者可有附壁血栓形成。右心室增大,右心室壁可增厚。若肺动脉高压形成其主肺动脉及左右分支可增宽。左心室一般不大或缩小。若合并二尖瓣关闭不全时,左心室可扩大,左心室流出道可增宽。

(5)因二尖瓣病变常合并主动脉瓣病变,主动脉瓣可显示增厚、声像图的回声增强、纤维化或钙化,使开放受限或关闭不全。二尖瓣病变 56％合并三尖瓣关闭不全,可致右心房、右心室扩大。

(6)先天性二尖瓣狭窄半数以上合并动脉导管未闭、主动脉瓣狭窄和主动脉缩窄等其他先天性畸形。

（四）彩色多普勒超声

（1）在舒张期时，在胸骨旁左心室长轴切面上可见起自二尖瓣狭窄口的红色为主的花色血流束射入左心室。在心尖四腔的切面上则可更清晰地显示于舒张期自二尖瓣狭窄处起始的红色为主的五彩镶嵌的血流束射入左心室流入道，大多数射流呈直线冲入左心室心尖部，整条射流束呈烛火状或蘑菇状，少数因偏心性狭孔而出现转折和弯曲。

（2）由于左房内的血流速度缓慢，其彩色血流色彩暗淡，甚至不能显示，只有在舒张期二尖瓣口的左心房侧有少许红色血流信号。

（五）频谱多普勒超声

（1）在心尖四腔切面时，脉冲多普勒取样容积置二尖瓣口左心室侧可记录到全舒张期正向高速血流频谱，呈平顶实填形。E、A 两峰仍有，多数 E 峰高于 A 峰，但 E 峰下降支的减速度甚慢。心房纤颤时，A 峰消失。

（2）由于绝大多数二尖瓣狭窄的射流速度超过脉冲多普勒超声的测量范围，使最大流速发生频率失真。为记录到最大流速，必须采用连续多普勒超声技术。连续多普勒超声频谱的特征为全舒张期正向的实填双峰宽带图形。如狭窄程度严重，血流速度加快，E 峰值更高。

（六）二尖瓣狭窄严重程度的判断和定量

根据瓣膜的活动度、增厚度、钙化度以及瓣下结构的病变情况，提出如下方法来判断二尖瓣狭窄病变的严重程度，其分值越高，病变程度越重（表 1-8-1）。二尖瓣口面积（MVA）是二尖瓣狭窄定量最重要的指标。

表 1-8-1 Wilkins 计分法

	1 分	2 分	3 分	4 分
活动度	瓣叶高度活动仅瓣尖受限	瓣叶中部和底部活动正常	在舒张期瓣叶持续向前运动，主要从心底部向前运动	在舒张期瓣叶的向前运动无或极微
增厚度	瓣叶厚度接近正常（4～5mm）	瓣叶边缘显著增厚（5～8mm），瓣叶中部正常	整个瓣叶增厚（5～8mm）	全部瓣叶组织显著增厚（>8mm）
钙化度	回波亮度增强仅在瓣叶的单个区域	增亮区散在局限于瓣叶边缘	增亮区扩展至瓣叶中部	大部瓣叶广泛增亮
瓣下病变	仅在瓣下方有轻微增厚	腱索增厚扩展至腱索长度的 1/3	腱索增厚扩展至腱索的远 1/3	全部腱索结构广泛增厚和缩短，并扩展至乳头肌

（七）临床意义

在临床上二维超声对二尖瓣狭窄的诊断特异性强，可用以确诊。对二尖瓣狭窄病变严重程度的判断和定量目前仍以瓣口面积和平均跨瓣压差为最常用指标。二维超声对瓣膜形态学的观察测量和计分具有半定量作用，对选择的手术方式有意义。在定量二尖瓣瓣口面积的数种方法中目前仍以二维超声法和压差半降时间法为常用，而血流会聚法和近端血流球缺表面积法则是比较有希望的新技术。

二、二尖瓣关闭不全

(一)病因病理

由于二尖瓣装置中任何一部分的功能失调和器质性损害均可导致二尖瓣关闭不全,因此,二尖瓣关闭不全的病因远较二尖瓣狭窄多和复杂。在临床上常见的病因主要有以下几方面。

(1)风湿性心脏瓣膜病:在我国慢性二尖瓣关闭不全中大多数仍由风湿性心内膜炎引起。但单纯风湿性二尖瓣关闭不全较少见,占风湿性心脏瓣膜病的15%～18%,多数为二尖瓣狭窄合并关闭不全。

(2)二尖瓣装置的非风湿性病变:是单纯性二尖瓣关闭不全的常见原因,包括二尖瓣脱垂、腱索断裂,急慢性乳头肌功能不全,先天性二尖瓣裂,感染性心内膜炎,结缔组织病和老年性退行性变等。

(3)各种病因引起左心室扩张使瓣环扩大或乳头肌移位产生的功能性二尖瓣关闭不全,如高血压、贫血、主动脉瓣病变、心肌病等。

(二)临床表现

在临床上轻度二尖瓣关闭不全可终生无症状,中、重度者的主要症状有劳累后气促或呼吸困难,疲乏、无力、心悸等,当累及右心及右心衰时,可出现右上腹痛、肝大和下垂性水肿。

主要体征有心尖搏动增强向左下移位,心浊音界向左下扩大,心尖区可扪及抬举性搏动及全收缩期震颤。听诊心尖区全收缩期杂音Ⅲ级或Ⅲ级以上,多为吹风样,向腋下传导。肺动脉瓣区第二心音亢进、分裂。

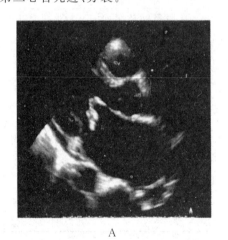

A   B

图 1-8-1　二尖瓣脱垂的伪彩显示

A.二尖瓣脱垂连枷样改变(收缩期)　　　　　　　　　　B.二尖瓣脱垂连枷样改变(舒张期)

(三)二维声像图

(1)单纯风湿性二尖瓣关闭不全,瓣膜可轻度增厚。合并狭窄者瓣膜纤维性增厚、钙化,不规则,腱索、乳头肌增粗及声像图回声增强。收缩期二尖瓣前后叶关闭见裂隙或瓣叶对合错位。

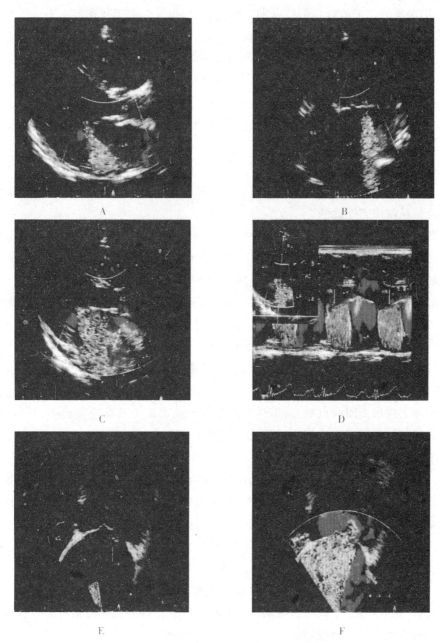

图 1-8-2　二尖瓣关闭不全彩色多普勒血流图

A.二尖瓣关闭不全的彩色多普勒血流图(长轴切面)

B.二尖瓣关闭不全的彩色多普勒血流图(四腔心切面)

C.重度二尖瓣关闭不全

D.二尖瓣关闭不全的 M 型彩色显示

E.二尖瓣脱垂的二维图显示(经食管探测)

F.与 E 图同一病例,示二尖瓣重度关闭不全

（2）感染性心内膜炎者,瓣膜常可见赘生物形成。二尖瓣脱垂时,以胸骨旁左心室长轴切面观察为佳,脱垂的二尖瓣叶体部收缩期突向左心房,超过二尖瓣环连接水平。二尖瓣腱索断裂,轻者表现为脱垂,重症则表现为二尖瓣连枷样运动,在左心室长轴切面及四腔切面上腱索断裂的二尖瓣尖端收缩期翻入左心房,舒张期又随血流快速返回左心室腔。二尖瓣环钙化者多数表现为二尖瓣环后缘及后瓣基底部呈高强度的斑状、团状回声,严重时可累及整个瓣环、二尖瓣前叶及主动脉瓣,甚至使腱索、乳头肌也增厚、钙化。

（3）左心房、左心室扩大,容量负荷过重。二尖瓣关闭不全越重,扩大程度越明显。在代偿功能正常时,室间隔、左心室壁的活动亢进。

（四）彩色多普勒超声

彩色多普勒超声的应用使二尖瓣关闭不全的检出变得极为简便容易,即使是轻微的二尖瓣反流也能极易做出定性诊断。

二尖瓣关闭不全具有直接诊断意义,彩色多普勒超声的表现是在收缩期左心房内见到蓝色为主的花色反流束。该反流束起自二尖瓣环,延伸至左心房腔,其方向多数指向左心房中部,少数偏离中部,指向主动脉后壁或左心房后壁（图1-8-1、图1-1-2）。

彩色多普勒超声的血流显像技术观察二尖瓣反流的血流形态对判断其反流病因有～定帮助。在心尖四腔切面扩张型心肌病的反流特征为起始于瓣膜闭合点的“卵圆形”反流束。二尖瓣脱垂的反流为“偏心水滴样”,当前瓣脱垂时,反流束偏向左心房外侧壁＝冠心病患者的反流束形态为偏心新月状。当前外侧壁运动异常时,反流束朝向左心房内侧壁。后间壁运动异常时,反流束偏向左心房外侧壁。风心病导致的二尖瓣反流是不规则,无特定形态的反流束。生理性反流主要表现出为闭点后方、瓣环附近椭圆形反流束。其反流束面积、长度、最大反流速度及反流时间与收缩时间比值均显著低于病理性反流。

（五）频谱多普勒超声

（1）心尖四腔切面,应用脉冲多普勒超声技术取样容积置二尖瓣左心房侧彩色多普勒显示的反流束内,可记录到收缩期负向的湍流频谱,呈充填方形波。当二尖瓣反流速度超过脉冲多普勒测量范围时,出现频率失真而频谱倒错。此时应采用连续多普勒的超声技术测量。连续多普勒超声的显示血流频谱呈收缩期负向单峰,频窗充填,上升支和下降支陡直,波顶圆钝。最大反流速度可达4.0m/s。反流重频谱灰度深,反流轻频谱灰度淡。

（2）在左心房腔内的湍流区取样,其频谱表现为双向湍流。二尖瓣口因血流增多而表现为E峰流速增高,频带增宽,A峰与E峰间速度减低不明显。肺静脉频谱则可因反流导致左心房压上升后表现为收缩期停滞或逆流。

（六）二尖瓣反流严重程度的判断和定量

二尖瓣反流量的大小取决于反流口面积、房室压差和反流时间3个因素。至目前为止利用超声技术对二尖瓣反流量大小进行定量或半定量的方法有以下几种。

（1）二尖瓣反流信号标测法。

（2）彩色反流束长度法。

（3）彩色反流束面积法。

（4）反流束面积与左心房面积比值。

（5）反流束近端宽度和过反流口宽度。

（6）二尖瓣反流分数（RFMV）。

（7）血流会聚法，可见瓣口反流束（图1-8-3）。

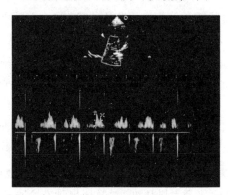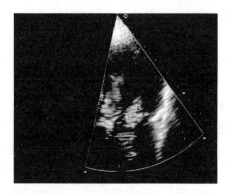

图1-8-3　二尖瓣关闭不全连续波多普勒频谱及彩色多普勒血流图

（七）临床意义

1.确定有无二尖瓣反流

彩色多普勒超声技术能简便、直观地确定被检查者有无二尖瓣反流，哪怕是轻度的二尖瓣反流在恰当仪器调节和切面角度下也能一目了然，敏感性和特异性均可达100％。

2.区分生理性与病理性反流

生理性反流时反流束伸展范围小，不超过2.0cm，反流方向无明显偏心，反流速度可高达4.5m/s，但反流时间多局限在收缩早期，左心房、左心室不大。在病理性二尖瓣反流中根据反流血流的形态对反流病因的判断有一定帮助。

3.评价二尖瓣反流的程度

受影响因素较多，测量反流分数的方法也比较繁琐，应用也不多。目前被认为测反流量的方法也要注意混叠速度、会聚口形状对血流会聚定量的影响，若操作不当也会影响定量准确性。

三、主动脉瓣狭窄

主动脉瓣狭窄可分为先天性和后天性。先天性主动脉瓣狭窄占先天性心脏病的3％～6％，可为主动脉瓣、瓣上及瓣下狭窄。主动脉瓣畸形可为单叶主动脉瓣、二叶、三叶或四叶主动脉瓣畸形，以二叶主动脉瓣多见。后天主动脉瓣狭窄常见，多为风湿性主动脉瓣病变和退行性主动脉瓣钙化。前者多合并二尖瓣狭窄，后者一般由老年退行性病变引起。

风湿性主动脉瓣狭窄由于瓣膜交界处粘连、增厚，瓣口变小，开放受限。老年性主动脉瓣狭窄常见于高脂血症、糖尿病及动脉粥样硬化患者。退行性病变及钙化常见于瓣膜根部，其后逐渐向瓣尖发展，并有二尖瓣环的退行性病变及钙化。先天性主动脉瓣狭窄常见于瓣膜发育畸形。由于功能异常的瓣膜长期受血流的冲击，而发生退行性病变。另外表面也可附着血栓、纤维化、钙化。增厚的瓣膜也可融合，使瓣口变小，形成狭窄。此种瓣膜易发生感染性心内膜炎。正常成年人主动脉瓣口面积为3.0cm^2。病变瓣口面积可≤1.0cm^2，左心室收缩压明显升高。当瓣口面积<0.75cm² 时,则产生严重狭窄。由于主动脉瓣口狭窄,左心室排血受阻,左心室收缩力增强,以维持正常心排血量。主动脉瓣狭窄可逐渐发生左心室代偿性肥厚,导致左心室舒张期顺应性下降,左心室舒张末期压力增加。早期可因收缩代偿性增强,保证左心室舒张期充盈量,以维持正常心搏量。当出现严重主动脉瓣狭窄时,正常静息状态下,心脏不能排出足够血量,产生心脏缺氧,同时,由于心脏代偿性肥厚,心肌耗氧量增加,加重心肌缺血、缺氧。心排血量减少,脉压差下降,脑组织出现缺氧症状。左心室排血量下降,左心室收缩末期容量增加,舒张期左心室充盈减少,继而可导致左心房压升高,左心房及肺静脉淤血时,则发生呼吸困难。

当主动脉瓣口面积缩小至正常的 1/4 以下时,可出现呼吸困难、晕厥、心绞痛。早期通常于活动后出现上述症状,轻者可只表现为黑矇。典型体征为在胸骨左缘听到粗糙而响亮、喷射性收缩期杂音。一般在Ⅲ级以上,可伴有收缩期震颤。杂音向左颈动脉及胸骨上切迹传导。杂音性质为递增-递减型(菱型)。脉搏细而弱。重度狭窄者脉压变小,晚期出现左心室增大。

(一)超声显像

二维心脏超声主要采用胸骨旁左侧长轴切面及心底短轴切面和心尖五腔切面。M 型超声心动图可观察心底波群和左心室波群。多普勒超声主要探测左心室长轴切面和心脏五腔切面。另外,胸骨上凹、胸骨右缘第 2 肋间探测,可进一步观察主动脉瓣狭窄的彩色多普勒血流和连续多普勒及脉冲多普勒的血流频谱曲线。

1.M 型超声心动图

(1)主动脉瓣常失去正常六边形盒子样改变,幅度变小、瓣叶增厚、反射增强。

(2)主动脉根部活动曲线,因主动脉血流减少,主动脉壁增厚,故重搏波消失。

(3)左心室壁增厚,晚期左心室腔可以扩大,室间隔增厚>13mm,且活动幅度减小<3mm。

2.心脏切面超声

(1)瓣膜病变形态:超声图像显示瓣叶增厚、回声增强、主动脉瓣形态发生改变,瓣叶活动度小,瓣口变小。左心室长轴切面可显示先天性主动脉瓣单瓣叶于收缩期呈帐篷样突向主动脉腔,舒张期突向左心室流出道。二叶主动脉瓣可为前后或左右排列,两瓣叶开放间距离变小,舒张期关闭线正常或偏离中心。心底短轴切面可见三个主动脉瓣叶不同程度增厚、纤维化或钙化、回声增强、瓣叶交界处粘连及瓣口开放受限。关闭线"Y"字形结构消失,二叶式主动脉瓣可显示增粗关闭线位于前后方向或水平方向。

(2)早期左心室室壁可见肥厚,晚期左心室腔可扩大。

(3)升主动脉可出现狭窄后扩张。

3.心脏多普勒超声

(1)彩色多普勒血流显像:收缩期可见起自主动脉瓣口的五彩射流束,射入主动脉内。胸骨上窝探测射流显示为红色,心尖五腔切面或剑突下探测时,射流显示为蓝色。由于射流速度超过彩色多普勒的显示范围而出现混叠效应,呈多彩镶嵌血流。彩色血流起始的直径大致与瓣口大小成正比。通常主动脉瓣狭窄的血流为中心性,在二叶式主动脉瓣时,主动脉的射流为偏心性。左心室流出道排血受阻,故血流速度缓慢,左心室流出道血流色彩较暗。

（2）脉冲多普勒检查：在主动脉瓣狭窄时，由于左心室流出道血流在主动脉瓣口受阻，因此，狭窄口上游的流速减慢，将脉冲多普勒的取样容积置于左心室流出道内，可记录到最大流速降低，峰值后移的窄带频谱曲线。由于主动脉瓣口压差的增大，主动脉瓣口处最大射流速度通常超过脉冲波多普勒的测量范围，发生混叠效应。将取样容积置于主动脉瓣口时，可记录到双向充填的方块形血流频谱曲线，此时需要应用连续波多普勒测量主动脉瓣狭窄的最大速度。

（3）连续多普勒检查：主动脉瓣狭窄时，利用连续多普勒可记录到主动脉瓣口为单峰曲线高速血流，在胸骨上窝探测时频移为正向。在心尖区和剑突下探测时，频移为负向，最大流速高于正常。频谱曲线上升、速度缓慢、峰值后移、射血时间延长、窗口充填，这些改变与狭窄程度成正比。轻度主动脉瓣狭窄，曲线轮廓近似于非对称三角形。重度主动脉瓣狭窄时，曲线轮廓近似于对称的钝圆曲线。

根据连续多普勒频谱曲线，可准确测定主动脉瓣口的跨瓣压差，估测主动脉瓣狭窄的严重程度。轻度狭窄时，主动脉瓣口面积$<1.5cm^2$，但$\geq1.0cm^2$，平均压差$\leq3.33kPa$（25mmHg）。中度狭窄时，瓣口面积$<1.0cm^2$，但$>0.7cm^2$，平均压差$>3.33kPa$（25mmHg），但$\leq6.67kPa$（50mmHg）。重度狭窄时，瓣口面积$<0.70cm^2$，平均压差$>9.35kPa$（70mmHg）。

（二）诊断要点

1.M 型和心脏切面超声

显示主动脉增厚，瓣口开放幅度减小，左心室壁增厚。

2.心脏多普勒超声

（1）定性诊断：彩色多普勒显示主动脉瓣口出现收缩期多彩镶嵌的射流束，进入升主动脉后明显增宽。脉冲多普勒和连续多普勒显示主动脉瓣口的高速射流频谱曲线。

（2）定量诊断：主要包括主动脉瓣跨瓣压差和瓣口面积的估测。

（三）鉴别诊断

需要与主动脉瓣狭窄鉴别的有肥厚型梗阻性心肌病、膜性主动脉瓣下狭窄或瓣上狭窄、主动脉窦瘤破裂、主动脉导管未闭、二尖瓣反流和重度主动脉瓣反流等疾病。

四、主动脉瓣关闭不全

主动脉瓣关闭不全可因主动脉瓣和主动脉根部疾病或主动脉瓣环扩张所致。常见的有风湿性心脏病、先天畸形、感染性心内膜炎、马方综合征、严重高血压或升主动脉粥样硬化、主动脉夹层分离及梅毒性心脏病等。风湿性心脏病是引起主动脉瓣病变最常见的病因，在所有风湿性心脏病中，单纯性主动脉瓣关闭不全少见，关闭不全多同时伴有狭窄，且关闭不全的发生早于狭窄，男多于女（2∶1）。根据发病情况分为急性和慢性两种，临床以慢性主动脉瓣关闭不全多见。

风湿性心脏病可发生主动脉瓣叶的纤维化、增厚、缩短和变形。舒张期瓣叶不能充分闭合，升主动脉的血液反流入左心室，因此，舒张期左心室将同时接受左心房血液和主动脉瓣口的异常反流血液，使左心室前负荷增加，左心室舒张期容量逐渐增大、左心室扩张。如果左心室扩张与左心室扩大相适应，左心室舒张末压不增高。由于左心室代偿性收缩力，左心室搏出量增加,左心室发生离心性肥厚。由于左心室壁厚度与心腔半径的比例和正常一致,因此,室壁张力得以维持正常。长期的容量负荷过重,可导致左心室收缩功能降低。心排血量减少,收缩末期和舒张末期容量增加,左心室舒张末压升高,发生左心室衰竭。此外,严重主动脉瓣关闭不全时,主动脉舒张压下降,冠状动脉血流减少,引起心肌缺血,促进左心室功能恶化。正常情况下,舒张期二尖瓣口血流量、左心室心排血量和舒张期主动脉血流量三者是完全相等的。在主动脉瓣关闭不全时,前者代表有效心搏量,后二者代表全部心搏量。全部心搏量与有效心搏量之差为主动脉瓣反流量。

主动脉瓣关闭不全患者可多年无症状,早期症状多为心悸、心前区不适、头部强烈搏动感。严重者出现心绞痛、头晕、左心功能不全等症状。主动脉瓣关闭不全主要体征为主动脉瓣区舒张期高调哈气样递减型杂音。杂音可传导至心尖区,瓣膜活动差或反流严重者主动脉瓣第二心音减弱或消失。由于动脉收缩压升高,舒张压减低,脉压增大,常出现周围血管征,如水冲脉、枪击音、毛细血管搏动、股动脉双重杂音及随心脏搏动的点头征。

(一)超声显像

选用胸骨旁左心室长轴切面或心尖二腔切面、心底短轴切面和心尖五腔切面,可从不同角度观察主动脉瓣病变及反流。M 型超声心动图主要检查心底波群、二尖瓣波群和心室波群。彩色多普勒检查应注意左心室流出道有无舒张期主动脉瓣反流,并观察其方向和范围。连续波多普勒检查应选用心尖五腔切面,尽量减少取样线与反流束的夹角,以获取满意的血流频谱曲线。脉冲多普勒检查应将取样容积置于主动脉瓣下左心室流出道,探测反流信号并进行多点探测,以标测反流信号的范围。另外,严重主动脉瓣关闭不全时,也可选用剑下腹主动脉长轴切面,观察周期中主动脉内血流方向改变。

1.心脏切面超声

(1)风湿性主动脉瓣膜病变所致主动脉瓣关闭不全时,可见主动脉瓣增厚、回声增强、活动受限。舒张期主动脉瓣关闭时,瓣膜间可见到裂隙。心底短轴切面可清楚观察 3 个瓣叶的病变情况,关闭线变形,显示瓣膜关闭不全的部位,其间可看到有裂隙。单纯主动脉瓣关闭不全时,主动脉瓣开放幅度增大,主动脉搏动明显。主动脉瓣脱垂时,舒张期瓣膜超过主动脉瓣关闭点之连线,突向左心室流出道。

(2)左心室增大、心室壁活动增强,具有左心室容量负荷过度的表现。

(3)主动脉瓣关闭不全时,舒张期主动脉瓣反流血液可冲击二尖瓣前叶,导致二尖瓣前叶开放受限,开口呈半月形改变。

2.M 型超声心动图

(1)主动脉瓣开放速度增快、开放幅度增大,一般可达 20mm 以上。

(2)主动脉瓣关闭时不能合拢,显示主动脉瓣关闭线裂隙>1mm 时,可对主动脉关闭不全做出诊断。

(3)二尖瓣前叶可因受主动脉反流血液的冲击,造成二尖瓣前叶振动,振幅为 2~3mm。起始于二尖瓣前叶最大开放时,心室收缩期消失。二尖瓣叶舒张期振动运动的诊断意义大于瓣叶的不能合拢。急性主动脉瓣关闭不全时,左心室衰竭,可见二尖瓣提前关闭,此时,C 点在心室收缩前出现,A 峰消失。

（4）主动脉增宽、主波增高、重搏波低平或消失，主动脉壁下降速度明显增快或消失，左心室扩张，左心室收缩增强。

3.心脏多普勒超声

（1）彩色多普勒血流显像：显示舒张期起源于主动脉瓣环的红色反流束反流入左心室流出道。彩色多普勒可进一步确定关闭不全的程度。根据反流束在左心室流出道内的最大宽度和左心室流出道宽度的比值，可将关闭不全分为三度。轻度关闭不全者，两者间比值＜25%，中度为25%～65%，重度＞65%。

（2）脉冲多普勒检查：将取样容积置于主动脉瓣环下，测及起源于主动脉瓣的高速反流，并向左心室流出道延伸。反流速度出现混叠效应。

（3）连续多普勒检查：在左心室流出道可记录到舒张期反流频谱，持续全舒张期，频谱曲线呈正向梯形状。最大反流速度一般＞4m/s。

（二）诊断要点

（1）主动脉瓣开放幅度增大，开放速度增快，关闭时可见双线。

（2）左心室增大，左心室流出道增宽，心室壁活动幅度增大。

（3）主动脉增宽，主波增高，重搏波减低或消失。

（4）二尖瓣舒张期开放时可呈半月形，M型超声心动图可见舒张期扑动。

（5）彩色多普勒超声检查在左心室流出道内测及起自主动脉瓣的舒张期反流束。脉冲或连续多普勒可见正向的反流频谱曲线。

（三）鉴别诊断

（1）主动脉瓣关闭不全常合并主动脉瓣狭窄或联合瓣膜病变。

（2）生理性主动脉瓣反流：心脏、瓣膜及大动脉形态正常，反流面积局限，＜1.5cm²，最大反流速度＜1.5m/s。

（3）二尖瓣狭窄：二尖瓣狭窄时，左心室内可测及舒张期射流，射流方向与主动脉瓣反流束方向相似。

（4）主动脉瓣关闭不全时，反流束冲击二尖瓣前叶，二尖瓣出现扑动时，亦应与二尖瓣狭窄区别。在主动脉瓣关闭不全时，二尖瓣出现快速扑动，二尖瓣前叶舒张期下降速度在120mm/s以上。二尖瓣关闭点C，常在心电图QRS波之前，二尖瓣无增厚现象。

五、三尖瓣狭窄

（一）临床与病理

后天性三尖瓣狭窄的主要病因为慢性风湿性心脏病，常合并有二尖瓣和（或）主动脉瓣病变。风湿性三尖瓣狭窄的病理改变与风湿性二尖瓣狭窄相似，表现为三尖瓣叶增厚、纤维化及交界处粘连，使瓣口面积减小，同时影响瓣叶闭合，引起三尖瓣关闭不全。少见病因包括类癌综合征（通常伴有大量三尖瓣反流）、瓣膜或起搏器心内膜炎、起搏器引起的粘连、狼疮性瓣膜炎和良恶性肿瘤导致的机械性梗阻。三尖瓣狭窄时舒张期由右心房流入右心室的血流受阻，造成右心室充盈障碍，右心排血量减低，同时右心房压力升高，超过5mmHg时体循环回流受阻,出现颈静脉怒张、肝大、腹水和水肿等。由于通常合并反流,右心房压可进一步升高。正常三尖瓣口面积达 6~8cm²,轻度缩小不致引起血流梗阻,通常认为当减小至 2cm² 时方引起明显的血流动力学改变。

(二)超声表现

(1)三尖瓣 M 型曲线显示前叶活动曲线斜率减慢,典型者类似城墙样改变。

(2)三尖瓣增厚,回声增强,可见钙化斑,瓣尖尤为明显,瓣膜开放受限,开口间距≤2cm。在类癌综合征患者,可见瓣叶明显不能活动,称为"冻结"现象。

(3)右心房增大,下腔静脉可增宽。

(4)彩色多普勒显示舒张期狭窄的三尖瓣口一窄细血流束射入右心室,一般显示为明亮的红色,狭窄较严重时呈五彩镶嵌状,频谱多普勒在瓣口可记录到舒张期湍流频谱,频谱形态与二尖瓣狭窄相似,E 波下降斜率减低,但流速较低,一般不超过 1.5m/s,E 波峰速吸气时升高,呼气时下降。

(三)鉴别诊断

三尖瓣狭窄应与导致三尖瓣血流量增多的疾病相鉴别,后者可见于明显的三尖瓣关闭不全、房间隔缺损等,因三尖瓣口流量增大,舒张期血流速度可增快,但三尖瓣活动幅度不受限,开口间距>2cm,且通过瓣口的彩色血流束是增宽而非狭窄的射流束,E 波的下降斜率正常或仅轻度延长。此外,右心功能不良时,三尖瓣活动幅度可减小,EF 斜率延缓,但无瓣叶的增厚粘连,三尖瓣口不会探及高速射流信号,可与三尖瓣狭窄鉴别。

(四)临床价值

超声心动图是诊断三尖瓣狭窄的首选检查方法。由于三尖瓣狭窄的超声图像不如二尖瓣狭窄典型,如检查者不提高警惕,仍易出现漏诊,但检查者如能在二维超声心动图上常规观察风湿性瓣膜病患者的三尖瓣形态及活动幅度,则可准确诊断。

六、三尖瓣关闭不全

三尖瓣关闭不全可由三尖瓣的器质性或功能性改变所致。功能性三尖瓣关闭不全常见,由于右心室扩张致瓣环扩大,引起收缩时瓣叶不能合拢。多见于右心室收缩压增高或肺动脉高压的心脏病,如二尖瓣狭窄、肺源性心脏病及先天性心脏病等。器质性三尖瓣关闭不全少见,如风湿性三尖瓣病、三尖瓣下移畸形(Ebstein 畸形)、三尖瓣发育不全、感染性心内膜炎等。继发性三尖瓣关闭不全多因右心室扩大、三尖瓣扩张而导致三尖瓣不能很好闭合,引起关闭不全。在三尖瓣反流时,收缩期血液由右心室同时射向肺动脉和右心房。由于压力明显低于肺动脉压力,右心室收缩时,后负荷减轻,而右心房因血量增加而增大。此外,明显三尖瓣关闭不全使收缩期进入肺动脉的血流量减少,肺动脉压下降。因此,尽管肺动脉高压可致三尖瓣反流,但三尖瓣反流可缓解肺动脉压。在舒张期,右心房内反流的血液及上下腔静脉回流的血液一同进入右心室,使右心室前负荷增加,导致右心室扩大。严重三尖瓣关闭不全发生右侧心力衰竭,可使右心房和腔静脉的压力升高,导致体循环淤血。

风湿性三尖瓣病可见三尖瓣叶增厚、纤维化、粘连、关闭时接合不全。Ebstein 畸形则有三尖瓣隔叶与后叶远离房室环,附着于环下近心尖部的右心室壁与室间隔。三尖瓣前叶增宽变长,三尖瓣畸形使关闭与开放均受限制,产生狭窄与关闭不全。

三尖瓣关闭不全合并肺动脉高压时,可发生疲乏、腹水、水肿等右侧心力衰竭症状。查体发现胸骨右下缘或剑下区闻及全收缩期的高调吹风样杂音,杂音随吸气增强及颈静脉怒张。

(一)超声显像

检查三尖瓣关闭不全时采用四腔切面、右心室流入道长轴切面及下腔静脉长轴切面,观察房室大小及上下腔静脉的宽度、三尖瓣有无畸形、瓣叶增厚、下移、瓣环有无扩张等。使用彩色多普勒显示三尖瓣反流束,脉冲波多普勒将取样容积置于三尖瓣环的右心房侧、下腔静脉及肝静脉内,提取反流信号。连续波多普勒测量三尖瓣最大反流速度。

1.心脏切面超声

(1)风湿性心脏瓣膜病可见三尖瓣增厚、反射增强、活动受限,关闭时不能合拢。Ebstein畸形时,隔叶与后叶远离房室环,附着于环下近心尖部的右心室壁与室间隔.将右心室分为房化右心室与功能右心室。因三尖瓣反流右心房容积扩大,与房化右心室相连,形成巨大的右心房腔,真正的功能右心室则萎缩变小。三尖瓣脱垂时,三尖瓣在收缩期向左心房膨出,超过二尖瓣附着点连续之上。继发性三尖瓣关闭不全时,三尖瓣环扩大形态并无异常,瓣叶活动略增大。因血液反流至下腔静脉,致下腔静脉增宽,超过 20mm,并可见收缩期扩张现象。

(2)三尖瓣关闭不全时,右心房及右心室增大,室间隔通常向左突出。

(3)声学造影:经周围静脉行声学造影,可显示造影剂回声穿梭来回于三尖瓣口。在下腔静脉内可观察到收缩期或全收缩期反流回声。

2.心脏多普勒超声

(1)彩色多普勒血流显像:右心房内检测到收缩期蓝色血流,并起自于三尖瓣口时,可确诊为三尖瓣反流。若反流量较大,在右心房内形成涡流,则见五彩镶嵌的射流。下腔静脉内也可见蓝色反流。严重三尖瓣关闭不全时,收缩末期肝静脉内也可见到红色的反流信号。

(2)脉冲多普勒检查:将取样容积置于三尖瓣环的右心房侧可测到起自三尖瓣环的收缩期高速射流信号,为单峰圆顶形,最大速度>2m/s。在大多数三尖瓣反流中,反流速度超过脉冲式多普勒测量范围,反流速度出现混叠效应。三尖瓣关闭不全较重时,由于右心房内反流血液的影响,肝静脉反流曲线的负向 S 波消失,代之以正向 S 波形。而 D 波仍为负向。

(3)连续多普勒检查:在右心房内可记录到收缩期负向单峰波形,收缩期右心房压迅速升高患者,曲线减速提前顶峰变尖前移、峰值升高。在右心室压力显著升高时,最大反流速度可达 4m/s 以上。三尖瓣关闭不全时,根据连续多普勒可测量右心室收缩末压(RVSP),RVSP=ΔPTR＋RAP。ΔPTR 为三尖瓣反流最大跨瓣压差,RAP 为右心房压。轻度三尖瓣反流时,RAP = 0.667kPa(5mmHg)。中度时 RAP = 1.333kPa(10mmHg)。重度为 2.00kPa(15mmHg)。

(4)三尖瓣反流程度。

Ⅰ级:反流束占据部分右心房。

Ⅱ级:反流束抵达右心房后壁。

Ⅲ级:反流束进入腔静脉。

（二）诊断要点

（1）右心房内发现起自三尖瓣上的收缩期射流。

（2）在三尖瓣口可见造影剂收缩期反流至右心房及下腔静脉。

（3）右心房、右心室增大。

（三）鉴别诊断

三尖瓣关闭不全和右心房、右心室增大的疾病鉴别,如房间隔缺损、冠状动脉窦瘤破入右心房、肝静脉畸形引流等。但以上各种疾病均无三尖瓣反流,而有各自的临床表现。生理性三尖瓣反流信号微弱,难以记录到完整频谱曲线轮廓;占时短暂,反流时间小于全收缩期;分布局限,反流束长度<1cm。

七、肺动脉瓣关闭不全

（一）临床与病理

肺动脉瓣关闭不全大多数是由于肺动脉瓣环扩大和肺动脉主干扩张引起的相对性关闭不全,最常见病因为各种原因所致的肺动脉高压,其他病因包括感染性心内膜炎、肺动脉瓣狭窄、法洛四联症术后、马方综合征等,特发性肺动脉扩张也可导致。关闭不全导致右心室在舒张期接受来自肺动脉瓣口的反流,造成右心室容量负荷增加。当肺动脉瓣反流合并肺动脉高压时,反流血流可增加右心室射血的室壁张力,造成右心室压力负荷增加,进一步加重右心室的扩大和肥厚。许多无器质性心脏病的人群中常见轻微或轻度、无血流动力学意义的肺动脉瓣反流。肺动脉瓣关闭不全患者的症状通常与原发病有关,当出现肺动脉高压时,可出现呼吸困难,气短等症状。

（二）超声表现

1.M 型与二维超声心动图

（1）继发于肺动脉高压的 M 型肺动脉瓣曲线"a"凹低平或消失,肺动脉瓣收缩中期关闭或切迹。

（2）二维超声改变有肺动脉扩张,右心系统右房、右心室增大,右心室壁肥厚。出现相应的原发病表现,如感染性心内膜炎可发现瓣叶的改变。

2.彩色与频谱多普勒超声

彩色多普勒可观察肺动脉瓣反流束抵达右心室流出道的位置,反流束色彩明亮或为五彩镶嵌血流。脉冲和连续多普勒可测定肺动脉瓣反流频谱,为舒张期正向实填的湍流频谱,肺动脉高压患者可从肺动脉瓣反流频谱得到肺动脉舒张压,亦可从三尖瓣反流频谱估测肺动脉收缩压。肺动脉舒张末压为跨瓣压与舒张末期右心室压(等同于右心房压,一般按 10mmHg 计算)之和。

3.肺动脉瓣反流程度评估

根据反流束在右心室流出道的位置分布可半定量肺动脉瓣反流的严重程度。Nanda 提出的评判标准为:反流束宽度与右心室流出道的比值<50%,提示为中度反流,若该比值>50%提示为重度反流。右心室内反流束长度<4cm 为轻中度反流,>4cm 为重度反流。

（三）鉴别诊断

肺动脉瓣生理性反流彩色多普勒显示反流时间短，速度低，反流束分布范围局限于瓣口附近，反流束距瓣环距离通常<1cm。并可排除引起肺动脉瓣反流的心脏形态结构的异常。

（四）临床价值

超声心动图诊断肺动脉瓣反流的敏感性和特异性可达100%。可用于：①明确肺动脉瓣关闭不全；②评价肺动脉瓣反流的程度；③肺动脉高压的估测；④鉴别肺动脉瓣关闭不全的病因。

八、感染性心内膜炎

感染性心内膜炎是致病微生物所造成的瓣膜和心血管内膜等结构的炎性病变，其特征性的损害是形成含有血小板、纤维蛋白、丰富的微生物和炎性细胞及大小不等形态不一的赘生物。根据发病情况、病程演变和严重程度，感染性心内膜炎分为急性、亚急性和慢性三类，临床大多数属于亚急性。急性感染性心内膜炎发病急，病程数天或数周，进展快，并发症出现早，多有全身受侵袭感染的表现。亚急性感染性心内膜炎病程拖延数周或数月，起病缓慢，中毒症状轻，感染很少转移至其他部位，由于以细菌感染多见，也称为亚急性细菌性心内膜炎。超声心动图检查通过探测感染性心内膜炎的特征性病变——赘生物、瓣膜形态和功能改变，脓肿形成以及血流动力学改变，有助于感染性心内膜炎的早期诊断和治疗。

（一）临床与病理

1.心血管基础病变

感染性心内膜炎多发生于各种心血管病变基础上。儿童患者主要的心脏基础病变是先天性心脏病，如室间隔缺损、动脉导管未闭、主动脉瓣先天性畸形等。在发展中国家，风湿性心脏病是感染性心内膜炎成年患者的主要易感因素。而在发达国家，风湿性心脏病比例逐渐下降，瓣膜退行性疾病、血管内装置以及人工瓣膜成为主要病因，静脉药物滥用者发生感染性心内膜炎的比例也逐渐升高。但也有部分患者发病时没有明显的心血管基础病变，尤其是急性患者。

2.致病微生物

几乎所有种类的微生物均可致病，包括细菌、立克次体、衣原体、腺病毒、真菌等，但绝大多数感染却仅由少数几种所引起。在自然瓣，链球菌和葡萄球菌即占感染性心内膜炎感染的80%以上。表皮葡萄球菌、肠球菌和真菌引起自然瓣感染者极为少见，但与静脉药物滥用者和人工瓣患者中，这些微生物所致的感染率却较高。

凝固酶阳性金黄色葡萄球菌（金葡菌）是急性感染性心内膜炎的主要病原菌，也是静脉药物滥用者感染性心内膜炎的主要病原菌。由于它是一种侵袭性致病菌，常发展成播散性疾病，酿成皮肤、骨、关节或脑等迁徙性感染。

3.发病机制

（1）内膜损伤：致病微生物通常需先进入血液造成菌血症或败血症，随后到达并附着于心血管内膜引起感染。单纯菌血症多不足以引起本病，心血管内膜完整者即使受到侵袭也很少发生心内膜感染，心血管内膜损伤可能是发生本病的重要基础。原器质性心脏病的反流或分流直接喷射对应的心壁、瓣周及其支持结构的内膜，从而造成瓣口附近的心内膜或喷口损伤，在此基础上,即使毒性不大的细菌也可引起感染性心内膜炎。在静脉药物滥用者,由于未溶解的微颗粒轰击正常的心内膜,特别是三尖瓣,也可引起心内膜损伤,为感染性心内膜炎的发生创造条件。如果细菌毒性大,如金葡菌,尽管不存在基础心脏病,也可侵犯心内膜而引起急性感染性心内膜炎。

(2)赘生物形成:心内膜损伤后,其下的胶原暴露,使血小板及相继的纤维素沉积,形成无菌性血小板-纤维素微栓,如血液循环中细菌数量多,则细菌植于微栓上,从而发生感染性心内膜炎。亚急性者,循环中的抗体可团聚和捕获细菌,从而使大量细菌黏附于血小板-纤维素凝块上,这在赘生物的形成上也起着一定的作用。新鲜的赘生物相当松脆,容易破裂脱落,随时间逐渐纤维化、钙化,表面可由内皮组织覆盖。赘生物是各类感染性心内膜炎的特征性表现,多数出现于心脏瓣膜,少数见于心房和心室心内膜,极少数发生于大动脉内膜。赘生物总是发生在喷射的低压侧,如二尖瓣反流时二尖瓣的心房面或心房内膜,动脉瓣反流时主动脉瓣的心室面、室间隔或受到反流冲击的二尖瓣前叶,室间隔缺损时的右心室心内膜、室上嵴、三尖瓣隔叶,偶尔也发生在肺动脉瓣上。赘生物大小差别很大,通常与微生物种类、病变部位等有关,真菌或金葡菌感染者赘生物多较大。

4.病理生理

感染性心内膜炎的病理生理取决于感染部位、性质、程度等,感染所造成的全身性反应一般与其他感染相似,心血管组织破坏和赘生物等可产生特殊的病理生理改变。

(1)栓塞:赘生物较大,有时可阻塞瓣口造成瓣口狭窄,赘生物脱落容易造成栓塞,在栓塞部位出现梗死性或化脓性病变,出现有关脏器的组织破坏和功能障碍,以脾、肾、冠状动脉和脑血管最常见。

(2)瓣膜破坏:包括瓣膜变形、穿孔、瓣膜瘤、腱索乳头肌断裂等。瓣膜破裂可程度不等,有的破口较小,严重者出现大面积的瓣叶穿孔,二尖瓣赘生物如延至乳头肌,可导致腱索和乳头肌断裂,造成血流动力学严重障碍。主动脉瓣反流冲击二尖瓣前叶,于该处产生一个继发感染灶;后者破坏二尖瓣的内皮及纤维体,局部瓣膜组织破坏、薄弱,呈瘤样膨出,形成二尖瓣瓣膜瘤,由于左心室压力较高,故该瘤总是突向左心房,收缩期尤为显著。瘤体可完整,也可有不同程度的破裂。

(3)脓肿形成:多数急性和部分亚急性感染性心内膜炎可形成主动脉和二尖瓣的瓣周脓肿,以主动脉根部脓肿最多见。少数患者瓣周感染扩散还可累及室间隔、心肌等。

(4)其他:严重的主动脉瓣赘生物,尤其是发生于左、右冠瓣者,可阻塞或栓塞冠状动脉,造成心肌梗死。局部感染破坏动脉中层,可造成细菌性动脉瘤,破坏主动脉窦壁,可形成Valsalva窦瘤。心血管脓肿或动脉瘤破入附近的心血管腔,可形成窦道或瘘管,多数从主动脉根部破入右心室或左右心房。此外,病变累及心包者可导致急性心包炎,累及传导系统者可引起传导系统功能障碍。

不同患者感染性心内膜炎引起的心脏结构改变程度轻重不一。感染性心内膜炎病变程度轻者只有赘生物形成,无心脏结构破坏。重者伴有心脏结构破坏,其病变常扩展到瓣膜以外组织,常是致命性的。主动脉瓣和人工瓣的感染性心内膜炎,其病变常扩展到瓣周组织引起脓肿、心传导组织的破坏、瘘道形成、人工瓣撕裂及瓣周反流、化脓性心包膜炎等。一般说来,累及主动脉瓣的感染性心内膜炎比二尖瓣的感染性心内膜炎更易发生并发症。右心系统三尖瓣和肺动脉瓣的感染性心内膜炎较左心系统为少。右心系统感染性心内膜炎主要发生于新生儿或静脉药物滥用的成年人。

(二)超声表现

1.M 型超声心动图

瓣膜上的赘生物在 M 型超声心动图瓣膜曲线上表现为可见关闭线部位出现绒毛状赘生物附着,常伴有收缩期或舒张期的微小颤动,闭合线间存在缝隙。导致的瓣膜反流可引起相应腔室的增大。

2.二维超声心动图

二维超声心动图可探及感染性心内膜炎特征性病变的赘生物以及各种并发症,如腱索断裂、瓣膜穿孔、瓣膜脓肿及瓣膜瘤等。

(1)赘生物:赘生物的典型特征为黏附在瓣叶、腱索或房室心内膜表面的形态不规则的中等强度回声,大小不一,数目不等,形态变异较大,可呈绒毛状、蓬草样、带状或团块状等。附着于瓣叶上的赘生物可与瓣叶一同运动,通过短小的蒂与瓣叶相连者有较大的活动度。二尖瓣是感染性心内膜炎最常累及的瓣膜,赘生物可累及二尖瓣的前叶或后叶或两叶同时累及。赘生物多附着在二尖瓣的左心房面,较大或带蒂的赘生物可于收缩期进入左心房,舒张期摆入左心室。主动脉瓣赘生物常累及一个或相邻两个瓣膜,多附着在瓣叶的瓣体或瓣缘的心室面,偶尔可附着于左心室流出道内室间隔的基底部。较大或带蒂的赘生物可于舒张期进入左心室流出道,收缩期摆入主动脉。三尖瓣赘生物往往比左心系统的赘生物大,且向外生长,舒张期随三尖瓣进入右心室,收缩期返回右心房内。肺动脉瓣赘生物多附着于肺动脉瓣的右心室面,随瓣叶启闭而活动,常阻塞瓣口引起右心室进入肺动脉的血流受阻。人工瓣膜,尤其是金属瓣,由于其回声强,内部组织分辨率较低且后方伴有声影,常常掩盖了赘生物,因此人工瓣膜赘生物的诊断比自然瓣膜者更困难,经食管超声检查将有助于诊断。内膜面的赘生物一般附着在异常高速血流所冲击的心腔血管壁内膜上,如室间隔缺损的右心室面、动脉导管未闭的肺动脉外侧壁以及二尖瓣脱垂的左心房面等,赘生物可随血流冲击而摆动。

(2)瓣膜继发性改变:感染性心内膜炎易引起瓣膜局部组织损害甚至穿孔,造成瓣膜反流,超声可显示瓣体的连续中断及瓣叶的闭合不良;炎症也可侵及房室瓣下的腱索和乳头肌使之断裂,引起瓣膜脱垂或连枷样运动;主动脉瓣赘生物亦可导致主动脉瓣脱垂;人工瓣膜发生感染性心内膜炎时,可导致瓣周漏;二尖瓣少数较大的赘生物舒张期可堵塞瓣口导致瓣口狭窄。超声可显示相应的特征性变化。

(3)严重的并发症:瓣周脓肿在二维超声心动图上表现为瓣环周围大小不等、形态各异的无回声区或回声异常的腔隙,其周围常可见瓣膜赘生物,形成窦道或瘘管时可见无回声区与相应的腔室相通。少数脓肿可位于瓣叶体部或心肌内。二尖瓣瘤表现为二尖瓣前叶瓣体,主要是受主动脉瓣反流血流冲击形成的薄弱瓣体向左心房侧突出形成瘤样结构,该结构收缩期和舒张期始终存在,以收缩期更明显,瘤体破裂时可见瘤体回声的连续中断。

3.彩色与频谱多普勒超声

感染性心内膜炎可引起瓣膜破坏穿孔、腱索乳头肌断裂及大血管心腔间或心腔间穿孔或瘘道形成,从而导致瓣膜反流,大血管心腔间或心腔间的分流。这些血流动力学改变均可由彩色多普勒和频谱多普勒探及,从而有助于病变范围及病变严重程度的估计,为临床治疗方案决策提供重要的信息。

4.三维超声心动图

实时三维超声能准确地显示赘生物的大小、数目、附着部位、活动度以及它们与瓣膜的关系,为外科医师展现了一个类似于手术野的空间结构图,为手术方案的制订提供了重要的依据。实时三维超声心动图同时也能很好地发现可能发生的感染性心内膜炎并发症。

5.经食管超声心动图

经食管超声能更清晰地显示二尖瓣及主动脉瓣的结构,发现瓣膜的器质性改变、赘生物的形成以及各种并发症。对于人工瓣膜的感染性心内膜炎患者,经胸壁超声检查时,由于瓣叶回声强且后方有声影,很难显示其赘生物以及左心房侧的结构和血流情况,因此经胸壁超声对二尖瓣位人工瓣赘生物及瓣周漏的诊断有很大的局限性。而经食管超声声束方向与经胸壁超声正好相反且分辨率更高,能更清晰显示左心房侧的血流及瓣膜结构,因此对人工瓣膜的感染性心内膜炎的诊断有独到的价值。

(三)鉴别诊断

1.赘生物与瓣膜钙化

瓣膜钙化多见于老年人或风湿性心脏病患者,通常为无活动的强回声斑,赘生物患者常有发热病史,赘生物随瓣叶启闭而活动,除后期钙化表现为强回声外,一般回声相对较弱。

2.赘生物与原发瓣叶小肿瘤

较大的赘生物,尤其是三尖瓣的大赘生物,常有蒂,可随瓣膜在房室间做往返运动,易与原发瓣叶小肿瘤相混淆。附着在瓣叶上的小肿瘤可为黏液瘤、纤维弹性组织瘤等,通常为单发,形态较规则,常为圆形或类圆形,赘生物多为多发,且形态不规则。如单靠超声难以鉴别,则需结合临床症状、体征及密切观察病情演变加以鉴别,小肿瘤在短期内大小不会有明显变化,而赘生物在治疗过程中大小可有变化。必要时须依靠手术证实。

3.二尖瓣瓣膜瘤与二尖瓣脱垂

两者在二维超声心动图上均表现为二尖瓣前叶呈瘤样突向左心房侧,但二尖瓣脱垂只在收缩期出现,而二尖瓣瓣膜瘤收缩期和舒张期始终存在,不难鉴别。

(四)临床价值

1.判断感染性心内膜炎易感的基础心脏病

感染性心内膜炎患者往往都有易感基础心脏病存在,如先天性心脏病、二尖瓣脱垂、风湿性心脏病等,超声心动图检查可以对这些基础心脏病进行明确诊断。

2.诊断感染性心内膜炎

二维超声心动图能清晰地显示感染性心内膜炎赘生物的附着部位、大小、形态及其活动范围,被认为是当今发现赘生物的最敏感方法。

3.诊断感染性心内膜炎的并发症

超声心动图能清楚显示各种并发症引起的心脏结构改变及心脏血流动力学变化,并可评估心脏功能。

4.预后判断、风险预测和手术时机选择

大量研究表明,赘生物的位置、大小、活动度和治疗中的变化,以及是否出现并发症与感染性心内膜炎的预后有关。由于超声不仅能直接观察到赘生物及感染性心内膜炎其他并发表现,而且还能评价它们施之于心室的血流动力学负荷,因此能用于评估预后及预测风险,有助于更恰当地确定手术时机。

九、人工瓣膜

人工瓣膜种类很多,大致可分为两类:一类为机械瓣,包括球型瓣和碟型瓣;另一类为生物瓣,包括牛心瓣和猪主动脉瓣。目前临床采用机械瓣较多,超声心动图检查可了解人工瓣活动及瓣膜功能状态,及时发现人工瓣置换后的并发症,并可长期追踪随访,具有重要意义。

(一)功能正常的人工瓣膜超声心动图

二维超声可以显示人工瓣的结构,例如瓣环(瓣支架)轮廓、大小、位置,但不能显示瓣支架的完整影像。对瓣叶的显示,由于受到金属瓣架、金属瓣叶(片)产生的反射影响的干扰,生物瓣及机械瓣的瓣叶都只能片断地成像。因此,二维超声更主要是用以检测心腔大小、室壁的厚径、大动脉的内径,以及评价心室泵血功能,如心室每搏输出量、心输出量、射血分数等。对异常的人工瓣,二维超声可检测血栓形成、心内膜炎的赘生物、生物瓣的钙化等;经食管超声心动图能较佳地显示生物瓣的撕裂。由于人工瓣的金属混响及声影,不管是经胸还是经食管超声检查,对机械瓣的瓣环开裂、瓣膜(碟片)的异常,用二维超声都难以清晰成像。

对人工瓣功能的评价主要依靠彩色多普勒超声技术,最佳方法是经食管超声。经食管检查主要应用心底部切面图,显示主动脉短轴图像、主动脉根部和左心室流出道长轴图像、二尖瓣口和左心室流出道长轴图像、左心长轴图像等。彩色多普勒超声技术可检测出瓣口血流速度、瓣口的反流血流,即瓣中央及瓣周(瓣旁)的反流。

各种类型的人工瓣膜在超声心动图及彩色多普勒检查时显示不同的特征。

1.球型瓣

为早期使用的人工瓣膜,现较少应用。由瓣环、笼架和硅胶球组成,硅胶球落入笼架时血流能动通过,硅胶球嵌入瓣环时血流不能通过。

(1)二尖瓣位人工瓣:瓣座位于左心房室环区,呈中等信号回声,瓣环呈 2 个对称点,两点间距离相当于瓣环内径。笼架呈 2 对强回声亮线。球体呈低回声,在瓣环与笼架顶端之间有规律的运动。舒张期球体朝笼架顶端运动,收缩期返回瓣环。彩色多普勒显示舒张期球瓣开放,可见两股血流从球体两侧由左心房进入左心室,以红色为主,常有黄绿色混叠现象,其远端通过笼架顶端汇合一起。收缩期瓣口关闭,左心室无血液流入,左心房内亦无蓝色血流。脉冲多普勒频谱呈正向湍流,E 峰呈三角形,最高速度 1~2m/s,A 峰较小或不明显。用彩色多普勒超声估测二尖瓣口面积主要用压力减半时间法,压力减半时间法测量值与瓣口面积测量值的相关系数可达 0.90。也可用连续方程法计算二尖瓣口面积,连续方程法不受心率、左心室舒张功能、左心室缩短分数、房颤等因素的影响,而压力减半时间法的准确性与上述因素有关,因此在心率、左心功能正常情况下,可用压力减半时间法估测二尖瓣口面积。

二尖瓣位人工瓣的功能性反流是评价人工瓣性能的重要参数。评价反流的性质主要根据反流射流的大小,例如反流的彩色信号的长度、面积、反流血流彩色信号的数量(有几股反流信号)、反流血流起始部距人工瓣口的距离、反流血流束在心腔内的位置等。功能性反流的原因主要由于:①瓣叶关闭时由于叶片闭合迅速,有少量血流漏出而形成功能性反流。②瓣叶(片)关闭后在收缩期仍持续存在的反流,也有称之为内在性反流或内在漏,是为防止瓣叶不可逆关闭的设计而造成的。因此,基于机械瓣的构造原理,机械瓣出现功能性反流比生物瓣多,机械瓣的斜碟瓣、双叶瓣功能性反流发生率为 30%～80%.生物瓣的功能性反流发生率为 10%～20%。生物瓣的功能性反流发生在瓣口中央;机械双叶瓣在瓣口中央及瓣旁均可有反流束,斜碟瓣的功能性反流束一般可有数股,以中央孔为主,伴有轻微的瓣周围的反流。

人工瓣功能性反流与病理性反流的鉴别主要根据反流量的大小;用于自然瓣的病理性反流的判断标准同样适用于人工瓣。

(2)主动脉瓣位球瓣:收缩期球体向主动脉腔内移动,靠近笼架顶端,舒张期返回瓣环,活动幅度 7～10mm。彩色多普勒显示心尖五腔或左心室长轴切面上可见收缩期包绕球体的 2 条蓝色血流束射入主动脉腔内,舒张期瓣口关闭.无彩色血流显示,频谱为收缩负向湍流,速度 1～2m/s。

2.碟型瓣

有单叶瓣、双叶瓣 2 种,由瓣环、支架及碟片组成。

(1)二尖瓣位碟瓣:瓣环为 2 条强回声光带,分别附着于主动脉根部后壁及左心房室交界处,厚度 5～6mm.舒张期碟片开放。单叶瓣向一侧开放,双叶瓣于中央向两侧开放,收缩期关闭贴近瓣环。M 型超声心动图呈"城墙样"曲线,开放幅度 1～2m/s,压力降半时间 60～100ms。收缩期瓣口关闭,无血流通过。

(2)主动脉瓣位碟瓣:于主动脉根部前壁及后壁之间可见瓣环强回声,收缩期叠片开放,呈两股蓝色血流通过。舒张期关闭无血流显示。

3.生物瓣

常用猪主动脉瓣或牛心包瓣,由 3 个瓣叶组成。

(1)二尖瓣位生物瓣:在左心房室口显示 2 个弧形的强回声光带,为瓣环支架,固定于主动脉根部与左心房室交界处。瓣叶呈纤细的弱回声,舒张期开放靠近支架处,收缩期关闭呈一直线,开放幅度 10～24mm。彩色多普勒显示舒张期瓣叶开放,血流束从中间进入左心室,呈红色为主、中心混叠的血流束。脉冲多普勒呈舒张期层流,E、A 双峰与正常二尖瓣口相似,速度低于 1.5mm/s,压力降半时间 90～160ms。

(2)主动脉瓣位生物瓣:与正常主动脉瓣活动相同,收缩期开放,可见蓝色血流入主动脉腔,舒张期关闭无血流显示。频谱呈收缩期正向层流,同正常主动脉瓣口血流频谱。

(二)人工瓣膜并发症

人工瓣机械故障,例如开关失灵、瓣叶撕裂、乳头肌、腱索卡入瓣口,缝合线剩留过长卡入瓣口内,腱索残留过长卡入瓣口内,心内膜长入瓣口内等。这些急性人工瓣功能障碍常需要再次手术治疗。晚期(术后 30 天以后)的人工瓣异常,主要有人工瓣损坏或退行性变(生物瓣)、人工瓣感染、瓣周漏、机械瓣的急性功能障碍等。在病理上表现为生物瓣的瓣叶增厚、粘连、钙化、穿孔、脱垂、赘生物等病变,机械瓣可有瓣开口狭窄、瓣架偏移、瓣片脱位等异常。人工瓣的病变可以综合为如下疾病:人工瓣狭窄、人工瓣反流、人工瓣血栓形成、人工瓣心内膜炎(包括瓣周脓肿)、人工瓣栓塞(人工瓣血栓脱落引起脑栓塞)等。人工瓣血栓更多见于机械瓣,人工瓣变性多见于生物瓣。

1.人工瓣狭窄

(1)瓣叶活动幅度小于8～10mm,同时可见瓣叶增厚、钙化、粘连,回声增强,厚度大于3mm。机械瓣的瓣支架、碟片的机械故障(例如碟片脱位等)和血栓形成可影响瓣的开放;心内膜炎时心内膜增生、赘生物形成也影响瓣口开放。二尖瓣位人工瓣的瓣口面积大小是判断人工瓣狭窄的另一个重要依据。用压力降半时间法测量瓣口面积,如二尖瓣口面积比术后早期有较明显减小是人工瓣狭窄的表现,如二尖瓣口面积与术后早期所测相似,则跨瓣压差增高可能是由于瓣反流所致。连续方程公式也可用于计算人工瓣口面积,此时正常的主动脉瓣口或肺动脉瓣血流参数可用以计算二尖瓣口面积。

(2)人工瓣口血流速度增高及跨瓣压差、峰值及平均跨瓣压差是人工瓣狭窄的主要指标,增高程度与狭窄严重程度有直接关系。二尖瓣位人工瓣血流速度大于2m/s,碟瓣压力降半时间大于200ms,球瓣、生物瓣压力减半时间大于170ms。主动脉瓣位人工瓣碟瓣血流速度大于2.5m/s,压力阶差大于5.33kpa(40mmHg),球瓣血流速度大于3.5m/s,压力阶差6.67kPa(50mmHg)。彩色多普勒检测瓣口呈五彩镶嵌的射流束。

2.人工瓣膜反流

生物瓣叶的破裂、穿孔或人工瓣口血栓形成等均可致人工瓣关闭不全,二维超声心动图可显示瓣叶增厚、回声增强,瓣叶撕裂时呈连枷样运动,收缩期和舒张期扑动。彩色多普勒显像及频谱多普勒可以清楚地显示反流血流的存在,但与功能性反流的鉴别比较困难,因为瓣膜(瓣叶、瓣片)的形态学异常的显示不一定满意,功能性反流的发生率高。生物瓣及机械瓣的功能性反流发生在瓣口中央,若出现明显的瓣周漏,为病理性反流的表现。彩色多普勒显示二尖瓣位人工瓣反流时收缩期可见蓝色血流由左心室反流入左心房,频谱为负向湍流频谱;主动脉瓣位人工瓣反流时可见舒张期红色血流反流至左心室流出道,频谱为正向湍流频谱。

3.瓣周漏

为人工瓣置换术后的重要并发症,其原因可能是瓣膜黏液性退行性改变、瓣环被缝线割裂或缝合不正确等,最常见于人工瓣心内膜炎。

彩色多普勒显示人工瓣瓣环与房室环或主动脉根部之间出现反流信号。二尖瓣位人工瓣瓣周漏时收缩期左心房出现蓝色为主的反流束,量少时呈泪滴状,中等量时呈椭圆形或月牙形。靠近前交界处的瓣周漏反流束由前向后沿左心房外侧壁分布,后交界处漏者反流束朝向房间隔侧。主动脉瓣瓣周漏时舒张期左心室流出道显示红色为主的反流束,朝向室间隔或二尖瓣前叶。

4.人工瓣膜血栓形成

人工瓣置换术后血栓形成的发生率虽低,却是人工瓣置换术后的严重并发症,是人工瓣置换术后随访的重要检查内容。瓣周血栓形成可引起瓣活动受阻,瓣膜功能发生障碍。二维超声显示人工瓣膜增厚或支架增粗,可见不规则的絮状回声附着,较大的血凝块呈强回声光团。血栓所致人工瓣膜活动受限时,瓣膜开放与关闭幅度和速度均发生改变或引起关闭不全。彩色多普勒检测可显示相应的异常血流变化。

5.心内膜炎

是一种严重的并发症。感染性赘生物可发生在人工瓣缝合环周围或邻近的心内结构及瓣叶,引起瓣环糜烂、缝线脱落,导致瓣周漏。超声心动图显示赘生物呈不规则的团块,周边毛糙较模糊,中心回声较强。感染常来自主动脉瓣周围,向下蔓延,可影响人工瓣膜功能,瓣叶开放、关闭速度减慢。人工瓣出现活动幅度降低或瓣周漏时,彩色多普勒可显示来自瓣周或瓣叶的反流信号及高速湍流频谱。

(三)临床意义

超声检查是判断人工瓣膜置换术效果最简便可靠的非侵入性方法。根据人工瓣活动幅度、速度,瓣口血流状态、血流速度及跨瓣压差,瓣口及瓣周有无反流或异常回声,房室内径改变及心功能测定等,可综合判断人工瓣膜的功能是否正常,并能长期动态观察人工瓣膜的活动状态。

第九节　心肌病

一、扩张型心肌病

扩张型心肌病为原发性心肌病的常见类型之一。心房、心室均扩大,常以左心室扩大为主,房室环也因此增大,继而导致房室瓣关闭不全。室壁不增厚或代偿性轻度增厚、心室重量增加。

由于心肌变性、坏死,致心肌收缩力减弱,心室射血分数和心搏量下降,心室收缩和舒张末期容量增多,心脏逐渐增大。又因房室环扩张,可造成二尖瓣或三尖瓣关闭不全,左心室舒张末压升高,最终发展为充血性心力衰竭。少数病例病变主要累及右心室。

本病一般起病缓慢,少数突然发病,出现气急、甚至端坐呼吸、水肿和肝大等充血性心力衰竭表现。部分病例可发生栓塞或猝死。主要体征为心脏扩大。2/3病例可听到第三心音或第四心音奔马律。心尖区或三尖瓣区可闻及Ⅱ～Ⅲ级杂音(相对房室瓣关闭不全),常可出现各种类型的心律失常。

心电图主要显示为心房纤颤、传导阻滞和各种心律失常。其他可见 ST-T 异常和病理性Q 波。

X 线检查心脏阴影明显扩大,也可有左心房、右心室扩大。心胸比率多为 60% 以上。肺部常有淤血。

(一)超声显像

多采用左心室长轴切面、四腔切面、五腔切面观察房室大小、瓣膜开放与关闭功能及室壁活动幅度。利用多普勒超声测定瓣口血流速度及有无反流。

1.心脏切面超声

(1)各房室腔径增大。以左心室、左心房为主,左心室明显增大,形似球样。室间隔因左心室扩大而向右心室膨出。乳头肌向上向后移位,二尖瓣前后叶被牵拉向后贴近左心室后壁,远离室间隔,因此左心室及左心室流出道扩大。

(2)四个瓣膜开放幅度均减小,开放时间缩短,以二尖瓣明显。二尖瓣口短轴切面显示二尖瓣开口变小,与扩大的左心室相对应,形成大心腔小瓣口的特征性改变。

(3)室间隔与左心室后壁厚度正常,晚期可稍增厚,但与明显扩大的左心室相比显示为薄。室壁运动幅度减小。

2.M型超声心动图

(1)心室内径扩大。

(2)主动脉主波幅度减低,瓣口开放幅度变小。二尖瓣口开放幅度变小。E峰距室间隔的距离明显增大,>15mm。

(3)室间隔及室壁活动幅度减低,但未见RWMA,室壁收缩期增厚率<30%。

3.多普勒超声

彩色多普勒血流显像显示各瓣口流速减慢,心腔内血流暗淡。左、右心房内可出现多色斑点的二尖瓣和三尖瓣反流束。左右显示流出道内也可见主动脉瓣或肺动脉瓣反流束。脉冲多普勒检查显示主动脉血流频谱曲线加速支上升加快,近乎三角形。另外,亦可记录到二尖瓣及三尖瓣收缩期反流信号。连续多普勒可记录到二尖瓣及三尖瓣反流的高速血流频谱曲线。

(二)诊断要点

(1)全心扩大,左心室为主,呈球样改变。

(2)各瓣口开放幅度变小,二尖瓣与左心室形成"大心腔小瓣口"的特征。M型超声心动图显示为二尖瓣低矮菱形曲线,E峰与室间隔距离增大。

(3)室间隔与室壁活动幅度减低。

(4)频谱多普勒检查各瓣口血流速度减慢,二尖瓣和主动脉瓣常可记录到反流信号。

(三)鉴别诊断

扩张型心肌病常需和冠心病合并心力衰竭相鉴别。冠心病时,左心室亦可增大,但一般不呈球形改变,可见节段性运动异常,二尖瓣后移不明显。

二、肥厚型心肌病

(一)病因病理

病因目前尚不清楚。临床上有以下学说,但均未得到确切证据。①遗传学说:肥厚型心肌病中有家族史者占1/3。遗传方式以常染色体显性遗传最常见。肥厚型心肌病的遗传学说已被公认,且认为可能与组织相容抗原(HLA)系统有密切关系。②儿茶酚胺与内分泌紊乱学说:认为儿茶酚胺和内分泌紊乱与肥厚型心肌病之间有一定联系,心脏内可能有异常的儿茶酚胺受体或由于发育中心肌细胞对交感神经刺激的反应缺陷引起。③原癌基因表达异常:现有研究表明,原癌基因不仅参与细胞转化,也参与正常细胞增殖。原癌基因的活化不仅与肿瘤形成有关,心肌肥厚的发生和发展也与原癌基因异常表达有密切关系,并认为原癌基因可能是肥厚型心肌病的始动因素之一。④钙调节异常:使心肌细胞钙负荷过重有关。

(二)临床表现

本病临床表现主要取决于左心室流出道有无梗阻及梗阻的程度。临床症状主要包括以下几类:①劳力性呼吸困难。②心前区闷痛。③频发一过性晕厥。④心律失常和猝死。⑤心力衰竭。体征不多。流出道梗阻者,心前区出现收缩期杂音,粗糙,呈喷射性,可伴震颤。半数患者心尖区可闻及二尖瓣关闭不全的收缩期反流性杂音。心电图可表现为左心室肥厚,ST-T改变、房室和束支传导阻滞以及异常 Q 波等。

(三)二维声像图

常用的超声切面是左心室长轴切面、左心室各水平短轴切面、心尖四腔和两腔切面等,其表现有以下几方面。

(1)心室壁非对称性增厚,增厚部位可分布在室间隔、心尖部、前侧壁、左心室后壁及右心室流出道等,其中最常见于室间隔前上部,若呈局限性向左心室流出道隆起可致左心室流出道梗阻或不全梗阻。

(2)肥厚区域心肌回声粗强,呈毛玻璃样或斑点状回声反射,心肌组织特征超声显像技术研究表明,肥厚区的心肌灰阶离散度均高于正常。

(3)左心室流出道狭窄和二尖瓣前叶收缩期前向运动(SAM)。若左心室流出道狭窄<20mm,产生梗阻,那么收缩期二尖瓣前叶可出现向前运动,凸向室间隔,重者与室间隔相撞。

(4)二尖瓣幅度减低,M 型超声显像技术示 EF 下降速度减慢,主动脉收缩中期关闭。

(四)彩色多普勒超声

当左心室流出道梗阻时,在左心室流出道内收缩期可呈多彩镶嵌的射流束。射流束宽度随收缩时限不同有变化,收缩早期射流束较宽,收缩中晚期射流束最窄。彩色血流最窄的部位,即为梗阻部位,狭窄越重,色彩混叠越严重。根据肥厚部位不同,彩色血流射流束起源可不同,一般起源于二尖瓣的尖部,也可起源于腱索、乳头肌附近或左心室流出道内,向主动脉瓣口延伸。

此外,部分患者左心房内可见到收缩期二尖瓣口的反流束。

(五)频谱多普勒超声

(1)左室流出道流速加快,收缩期晚期达最高峰,连续多普勒超声频谱显示为峰值后移,呈"匕首"样单峰充填形。

(2)主动脉内血流频谱呈圆顶双峰波,第二峰明显小于第一峰。收缩中期呈一切迹,与 M 型超声记录到的主动脉瓣收缩期部分关闭所形成的切迹相一致。

(3)二尖瓣舒张期血流 A 峰>E 峰。若二尖瓣反流则可在二尖瓣上的左心房内记录到收缩期反流频谱。

多普勒超声组织成像技术(DTI)研究肥厚型心肌病心肌舒张功能方面的结果显示,肥厚型心肌病室间隔的收缩期内外膜峰值速度阶差(VG)明显低于正常,甚至为零或出现负值,而正常室间隔收缩期 VG 均为正值。

(六)临床意义

超声心动图对肥厚型心肌病具有十分重要的诊断价值,同时能明确肥厚的类型、有无梗阻、对血流的影响及心脏的舒缩功能等,是研究肥厚型心肌病形态特征和临床诊断首选方法。

三、限制型心肌病

(一)病因病理

是临床上少见的心肌病,病因至今尚不清楚,可能与病毒感染心内膜、营养不良、自身免疫等因素有关。尤其认为嗜酸性细胞增多,向心肌内浸润引起心肌炎。其部位主要局限于内层,使之坏死、血栓形成和纤维化。

(二)临床表现

在临床上男性多,发病年龄多数在 30 岁左右,临床表现主要为舒张功能障碍性心脏病的症状,即呼吸困难和疲劳。

右心室型和双心室型者常以右心衰竭为主,出现下肢水肿、肝大、腹水、颈静脉怒张等。左心室型者则以呼吸困难、咳嗽及肺部啰音为主。

(三)二维声像图

(1)受累心腔心内膜增厚,超声显像回声致密增强,呈不均匀性分布,心尖区尤其明显,可达几毫米至 10mm。

(2)受累侧心室壁增厚,厚薄不均,室壁运动僵硬、低下。心肌组织灰阶定量超声显像其心肌的灰阶水平及离散度不均匀。

(3)心尖区心腔明显缩小,甚至闭塞。因心室长径缩短而横径变化小,使心腔形态呈特异畸形。

(4)右心房明显扩大,在三尖瓣空间方位改变而酷似三尖瓣下移畸形,应注意鉴别。右心房内可有巨大血栓,室壁可有附壁血栓。心包可增厚,常伴小至大量心包积液。

(5)常有房室瓣增厚、变形,腱索缩短、扭曲,导致房室瓣关闭不全。

(6)右心室型表现为右心房扩大和右心室改变。左心室型表现为左心房扩大,左心室改变和肺动脉高压。双室增厚,右心房扩大者为双心室型。

(四)彩色多普勒超声

彩色多普勒血流无特异性表现。左右房扩大时其内血流显色暗淡,二、三尖瓣反流则在相应心房内收缩期见到蓝色为主的花色反流束。

(五)频谱多普勒超声

频谱多普勒超声显像技术在反流束内取样可记录收缩期反流频谱。右心室流出道增宽时血流色柱增宽。肺动脉瓣口可见舒张期前向血流并可记录到舒张期湍流频谱。

(六)临床意义

限制性心肌病临床较少见。临床表现酷似缩窄性心包炎,心电图有时与心肌梗死相混淆;临床上缺乏特异性的诊断方法。二维彩色多普勒可为本病提供较可靠的诊断依据。但诊断中应注意与三尖瓣下移畸形、右心室型扩张型心肌病、缩窄性心包炎以及风湿性瓣膜病相鉴别。

四、致心律失常型右心室心肌病

致心律失常型右心室心肌病(ARVC)旧称为致心律失常型右心室发育不良(ARVD),又称"羊皮纸心",是一种原因不明的心肌疾病,病变主要累及右心室,是一种常染色体显性遗传的家族性疾病。

(一)病理与临床

1.病理

右心室心肌被脂肪或纤维组织所代替,早期呈典型的区域性,逐渐可累及整个右心室,甚至部分左心室,室壁变薄,室间隔很少受累。

2.临床表现

本病的症状有心悸及晕厥,并有猝死的危险。患者多以室性期前收缩、室性心动过速就诊,病变发生于右心室游离壁,所以室性期前收缩常伴右束支传导阻滞。听诊大多数患者无明显异常发现,少数可出现 S3 或 S4,亦可闻及 S2 心音宽分裂。

(二)超声心动图表现

1.二维及 M 型超声心动图

(1)右心室弥散性或局限性增大,严重者局部瘤样膨出,右心室流出道增宽,心尖部增宽,右心室舒张末径/左心室舒张末径>0.5。

(2)受累右心室壁明显变薄(1~2mm),运动明显减弱,肌小梁排列紊乱或消失,右心室节制束异常,构成"发育不良三角区",未受累心肌厚度正常。

(3)右心室收缩功能减低,以射血分数减低为著,左心功能可正常。

(4)部分病例右心室心尖可见附壁血栓形成。

(5)右心房常明显扩大。

2.彩色多普勒血流成像与频谱多普勒

(1)多数患者会出现三尖瓣不同程度反流,一般为轻至中度。

(2)部分患者三尖瓣频谱 A 峰>E 峰。

3.组织多普勒

ARVC 患者瓣环水平组织多普勒 Em 峰<Am 峰。QTVI 显示 ARVC 患者右心室壁各节段 V_S、V_E、D_S 明显降低,且峰值时间后移,$V_E/V_A<1$。

(三)鉴别诊断

ARVC 须与右心室心肌梗死相鉴别,后者有明确的胸痛病史,右心室梗死区变薄,非梗死区厚度正常;梗死区运动明显减弱或消失,冠状动脉造影显示相应冠状动脉狭窄或闭塞。

(四)临床价值

ARVC 是一种有家族遗传倾向的心肌病,通常表现为室性心律失常,并常有猝死的危险,因此早期诊断、对亲属进行体检非常重要。目前对右心室的评价仍很困难,需要联合使用不同的超声心动图技术。

五、心肌致密化不全

心肌致密化不全(NVM)是先天性心肌发育不良的罕见类型,是由于正常心内膜在胚胎时期发育停止,正在发育过程中的心肌小梁压缩不全,心肌呈海绵状。本病有家族倾向,临床表现无特异性,冠状动脉造影显示正常,X线和心电图检查很难将其与扩张型心肌病鉴别。

(一)病理与临床

1.病理

NVM属心室发育不良的特殊类型,主要累及左心室,亦可累及右心室,不合并心内其他畸形。病理特征是心室肌小梁突出以及肌小梁之间呈现较深的隐窝状,后者与左心室腔相交通。

2.临床表现

NVM常以渐进性左心功能减退、室性心律失常和心内膜血栓形成、体循环栓塞等为特征,临床症状和体征酷似扩张型心肌病。

(二)超声心动图表现

1.二维超声心动图

(1)左心室腔内见多发突入腔内的肌小梁和肌小梁间深陷的隐窝,呈网络样交织。病变多累及左心室中下段,以心尖部、侧壁为主,室间隔基底段基本正常。

(2)病变处心内膜呈节段性缺失。病变区域外层的致密心肌变薄,运动幅度减低。致密化不全心肌与正常心肌厚度比值<1/2。

(3)受累室壁运动弥散性减低。

(4)左心房、左心室扩大。

(5)左心室收缩和舒张功能减低。

2.彩色多普勒血流成像及频谱多普勒

(1)肌小梁隐窝内可见暗淡的血流信号,并与心腔内血流相通,但不与冠状动脉循环交通。

(2)常伴二尖瓣、三尖瓣反流。

(3)二尖瓣血流频谱A峰>E峰。

(三)鉴别诊断

1.扩张型心肌病

DCM左心室内膜光滑,缺乏深陷的隐窝,有时DCM者在心尖部也有轻度增粗的肌小梁。但心肌致密化不全见多发突入腔内的较粗大肌小梁及隐窝,呈网络样交织。

2.肥厚性心肌病

HCM室壁局部明显肥厚,内见粗大的肌小梁,但肌小梁间无深陷的隐窝,室壁厚度是两者的重要鉴别点。

3.心内膜弹力纤维增生症

该病心内膜增厚、光滑连续,且该病多见于婴幼儿,而心肌致密化不全患者的病变处心内膜呈节段性缺失,伴明显隐窝。

(四)临床价值

心肌致密化不全如早期诊断,积极采取内科治疗措施和对症治疗,对改善患者的预后具有重要的意义。出现症状后再检查治疗则预后较差,而超声心动图是诊断无症状性孤立性心肌致密化不全的准确而可靠的方法。

第十节　冠心病

　　冠心病系冠状动脉粥样硬化性心脏病的简称,是指由于冠状动脉粥样硬化,使血管腔阻塞导致心肌缺血缺氧而引起的心脏病,它和冠状动脉功能性改变一起,统称为冠状动脉性心脏病,亦称缺血性心脏病。冠心病临床类型包括隐匿型冠心病、心绞痛型冠心病、心肌梗死型冠心病、心力衰竭和心律失常型冠心病及猝死型冠心病5种类型。5种类型的冠心病既能单独发生,也可合并出现,其中以心绞痛和心肌梗死型冠心病最为常见。

　　M型超声心动图及二维超声心动图对心脏和大血管的结构、形态、运动状态的异常具有较高的诊断价值;彩色多普勒超声心动图、经食管超声显像、血管内超声显像、心肌血流灌注等超声技术能进一步了解心脏和大血管的结构、形态变化、局部和整体功能,对冠心病的诊断及指导治疗有着重要的临床意义。

　　心肌缺血的原因主要是由于冠状动脉的粥样硬化限制了对心肌的血液供应;其次是由于冠状动脉的其他病变,如梅毒、炎症、栓塞、结缔组织病、创伤、先天性畸形等导致冠状动脉的阻塞而引起:少数患者也可因冠状动脉的痉挛而产生。

　　近年来,据临床病理研究证实,发生粥样硬化病变的血管管壁增厚,弹性减退,管腔狭窄或闭塞,相应区域的心肌血供减少或中断;心肌出现肿胀、变性,以致纤维和瘢痕形成,使室壁顺应性下降,严重者出现心室壁僵硬变形,运动减低,局部或整体收缩功能异常,远端缺血区的心肌可出现代偿性的运动增强。

　　病变可侵犯冠状动脉的1～3支,以左前降支多见,其次是右冠状动脉。病变部位好发于血管起始处,程度最严重。远端较少受累,程度亦较轻。

一、冠状动脉及其分支

(一)左冠状动脉

　　起自主动脉左冠状窦,经肺动脉与左心耳之间走行向前外,随即分为前降支和旋支。左冠状动脉由起始到分叉之间的一段称左主冠状动脉,长度约0.5～4.0mm。前降支又称为"猝死"动脉,沿前室间沟下行至心尖,向后反转围绕心尖,向上后至后室间沟与右冠状动脉的后降支吻合,其主要分支有对角支、前(室)间隔支、左圆锥支等。前降支主要分布于左心室前壁、室间隔大部及心尖等处。当前降支闭塞时出现左心室前壁心肌梗死,并涉及室间隔前部。左旋支沿冠状沟左行终止于心脏隔面,长短不一,其主要分支有钝缘支、左心房回旋支、后降支与房室结支。左旋支分布于左心室侧壁、后壁(下壁)和左心房,闭塞后可引起侧壁此后壁(下壁)心肌梗死。

(二)右冠状动脉

　　右冠状动脉自主动脉右冠状窦发出,经肺动脉干与右心耳之间进入冠状沟,向右下行,绕过心右缘至心脏隔面,沿后室间沟行向心尖,其主要分支有窦房结动脉、右圆锥动脉、右心室前支、右缘支、右心房中支、房室结动脉及后降支。右冠状动脉主要分布于右心房、右心室、室间隔后部及部分左心室后壁。当右冠状动脉阻塞时,可发生左心室后壁(下壁)及右心室心肌梗死,如果动脉的梗死部位在窦房结动脉发出之前,病变累及窦房结动脉,则引起窦房结动脉供血不足,可以产生窦性心动过缓、窦性停搏、窦房传导阻滞及各种心律失常。

二、冠心病的超声检查方法

(一)冠状动脉病变的超声检测

1.血管内超声

血管内超声是将无创的超声诊断技术和有创的心导管技术结合起来提供血管壁组织结构和血管腔几何形态的新技术。该技术利用导管将一高频微型超声探头导入血管腔内进行探测,再经超声成像系统来显示血管组织结构和几何形态的解剖信息。由于超声探头直接置于血管腔内探测,因此,血管内超声不仅可准确测量管腔及粥样斑块的大小,更重要的是它可提供血管壁和粥样斑块的大体组织信息,在冠心病的诊断和介入治疗方案选择以及疗效评估方面具有重要价值。作为一种有创的方法,血管内超声目前在临床上主要应用于以下几方面。

(1)冠心病诊断方面:①可明确冠状动脉造影不能确定的狭窄。冠状动脉造影怀疑存在狭窄,需要进一步确认是否有必要进行冠状动脉的重建时;或冠状动脉造影结果和临床表现不符合时,可借助血管内超声进行诊断。②评价心脏移植术后的冠状动脉病变。心脏移植术后由于免疫排斥反应导致血管内膜弥散性增生,但常规冠状动脉造影常显示正常,而血管内超声检查可检测内膜增生的程度。③观测冠状动脉粥样硬化的进展和消退。在冠状动脉粥样硬化的早期,由于冠状动脉重塑现象的存在,冠状动脉造影常常显示为正常。而血管内超声检查可提供冠状动脉粥样硬化的进展情况,反映冠心病的一级和二级预防措施对冠状动脉粥样硬化病变的治疗效果。④评价血管壁的张力和顺应性。血管内超声可连续地、直接地监测血管活性物质对冠状动脉血管张力的影响。利用这一特性,可以对不同程度冠状动脉粥样硬化状态下的血管内皮功能的变化进行研究,并观察各种药物及介入性治疗对冠状动脉血管张力的影响。

(2)冠心病介入治疗方面:①指导确立最合适的治疗方案。根据血管内超声检查的回声强度的不同,可将粥样斑块分为富含脂质的低回声斑块(软斑块)和富含纤维成分的高回声斑块(硬斑块)两种,根据不同的病变情况可选择与之相适应的治疗方案。②正确选择器具的大小。一般情况下器具大小的选择是以冠状动脉造影上的正常节段为参考的。由于冠状动脉重塑等原因,半数以上冠状动脉造影显示正常的节段存在粥样斑块,这就使得根据冠状动脉造影选择的器具型号偏小。根据血管内超声选择合适的器具进行治疗,可在不增加合并症的前提下提高最小管腔直径,从而减少再狭窄的发生率。③确定介入性治疗的终点。对于正常的冠状动脉,冠状动脉造影和血管内超声所测管腔的径线基本一致,但在存在粥样硬化尤其是在介入性治疗所致斑块破溃或夹层形成等情况下,两者常不一致。虽然冠状动脉造影上显示了满意的扩张效果,但血管内超声却仍显示有较多的斑块残存,需进一步扩张或安装支架。不少研究表明:按血管内超声所测管腔的大小决定治疗终点,可获得更大的最小管腔直径(MLD),并使得再狭窄的发生减少。④确定网状支架的位置及扩张效果:网状支架的应用虽然减少了介入性治疗的近期及远期并发症,但支架内再狭窄的发生率可高达25%~45%,而其中相当一部分并不是真正的支架内再狭窄,而是支架置入时所谓的"亚理想置入"造成的。造成亚理想置入的常见原因包括扩张不充分、支架的型号偏小、支架从病变部位滑脱、支架的变形等。由于冠状动脉造影不能辨认支架置入部位的狭窄是否为亚理想置入所致,因此,对于支架内再狭窄病例,应行血管内超声检查以确定其狭窄的具体原因及相应的治疗方案。

2.经胸超声

①二维超声心动图可清晰显示左、右冠状动脉的起始部以及左冠状动脉的前降支和回旋支。②彩色多普勒冠状动脉血流成像技术可探测心肌内冠状动脉血流,尤其是对左前降支远端血流的显示有较高的成功率,可作为冠状动脉造影的重要补充。

(二)缺血心肌的超声检测

冠心病导致的主要病理改变是受累心肌血流灌注减低和室壁运动异常。应用心肌声学造影可以观察缺血部位心肌的灌注状态;也可通过多种超声技术对室壁运动进行定性和定量评价。

1.心肌声学造影(MCE)

是近年来应用于临床的超声新技术,将声学造影剂经周围静脉注入后可产生大量微泡。新一代声学造影剂的微泡直径为 $4\sim6\mu m$,流变学特性与红细胞相似,结合 MCE 成像技术,可清晰地显示心肌的灌注状态,评价心肌血流灌注程度、范围,用于检测缺血心肌、评估冠状动脉狭窄程度及冠状动脉血流储备、评价心肌梗死溶栓或冠状动脉介入治疗后心肌再灌注效果,以及评价心肌存活性,为血运重建术适应证的选择提供决策等。

MCE 的分析方法:

(1)目测法:属定性和半定量分析方法。通过声学造影获得心肌灌注图像,使心肌组织回声增强,根据显影增强的效果分为0~3级。局部组织血供丰富区域显影明显增强,而缺血部位组织血流灌注较差,局部造影显影增强较弱。

(2)定量分析:心肌显影的二维灰阶及能量谐波成像的彩色视频密度由暗到亮分为0~255级。微泡造影剂进入冠状动脉循环后迅速产生心肌成像,并达到峰值强度(PI),随后逐渐消退。对 MCE 观察区域进行定量分析并绘制时间一强度曲线可得到定量指标:峰值强度(PI)、注射造影剂到出现心肌造影增强的时间、造影开始增强到峰值的时间(AT)、造影峰值强度减半时间(PHT)、造影持续的时间和曲线上升下降速率及曲线下面积等。曲线下面积及 PI 反映进入冠状动脉血管床的微泡数总量,可用于评估心肌血流量。时间一强度曲线可计算出区域性心肌血流分布和心肌灌注情况。

当声学造影强度处于一个稳态后,微泡进入或离开某一部分心肌循环的量是相同的,脉冲间隔时间与视频强度之间呈指数关系,符合公式:$y=A(1-e^{-\beta t})$。y 是脉冲间期 t 时间的视频强度(VI);A 是局部组织能蓄积的最大微泡数量,反映的是局部微血管密度,代表了毛细血管容积;β 是曲线上升平均斜率,即造影剂微泡的充填速度,反映的是局部血流速度;两者的乘积(A×β)即反映了局部心肌血流量(MBF)。缺血心肌的(A×β)减低,当标化后的(A×β)值<0.23 时提示局部心肌坏死。MCE 显示顿抑心肌的峰值强度(PI)较正常心肌无明显差别,再灌注早期由于反应性充血,PI 值轻度增加,而此时心肌收缩功能减低,由此提示存活心肌。

由于实时 MCE 能对心肌内感兴趣区的再灌注强度曲线进行分析,并对峰值强度、曲线斜率等参数进行测量,因此能定量局部心肌的血流量,提高 MCE 对存活心肌判断的准确性。许多研究将 MCE 与 PET、SPECT 等临床采用的其他检测存活心肌的方法进行比较,证实 MCE 在判断存活心肌方面有着极高的准确性。

2.室壁运动分析

冠状动脉粥样硬化导致的缺血心肌节段性室壁运动异常是冠心病在二维超声心动图上的特征性表现,具体可表现为:①室壁运动幅度减低、消失、反常运动;②室壁运动时间延迟;③室壁收缩期增厚率减低、消失或负值;④心肌收缩时的应变及应变率减低。超声评价室壁运动异常的主要方法如下。

(1)目测分析:多采用美国超声心动图学会推荐的 16 节段室壁运动记分法进行半定量分析:①将左心室分为基底段、中段和心尖段,基底段、中段各分为 6 个节段,而心尖段再分为 4 个节段。②每个节段依据室壁运动情况分派一个分数:正常为 1 分,运动减弱为 2 分,无运动为 3 分,矛盾运动为 4 分,室壁瘤为 5 分。③通过计算室壁运动计分指数来评价节段性室壁运动异常程度。

(2)组织多普勒成像:可以直接测量心肌在长轴方向上的运动速度、位移、时相等信息,对节段室壁运动进行定性和定量评价。

(3)超声斑点跟踪技术:能够定量评价心肌的纵向应变、径向应变、圆周应变以及心室的扭转运动,更加客观、准确地评价室壁运动。

(4)实时三维成像技术:能够对整个心室室壁运动进行同步分析,全面评价各室壁节段的运动状态,可获取的参数包括:左心室节段的局部心搏量和局部射血分数、左心室整体射血分数以及左心室各节段运动的同步性分析等,可进一步提高冠心病患者左心室局部收缩功能定量评价的准确性。

3.负荷超声心动图

负荷试验的理论基础是增加心脏负荷时心肌耗氧增加,如果冠状动脉有狭窄导致冠状动脉血流储备减低时将不能提供足够的血氧供应而导致心肌缺血。随着负荷的增加,心肌缺血时发生一系列病理生理改变,其出现顺序依次为灌注异常、代谢异常、舒张功能异常、节段性室壁运动异常、ECG 缺血改变、胸痛。由此可见,负荷超声心动图结合超声心肌造影和室壁运动定量分析技术可以早期、敏感地发现负荷状态下心肌缺血导致的灌注异常和心肌收缩和舒张功能异常,为确立冠心病诊断提供依据。负荷超声心动图分运动负荷试验和非运动负荷试验两种,运动负荷试验包括踏车试验及平板试验,非运动负荷试验包括药物试验、起搏试验、冷加压试验、过度换气试验等,其中药物试验又包括多巴酚丁胺试验、腺苷试验、双嘧达莫试验等。

(1)多巴酚丁胺负荷试验的原理:多巴酚丁胺是异丙肾上腺素衍生物,是人工合成的儿茶酚胺类药物,具有较强的 β_1 受体兴奋作用,即正性肌力作用。经研究证实,静脉滴入 1~2 分钟后开始生效,8~10 分钟达高峰,血浆半衰期约 2 分钟,停药后 5~10 分钟作用消失。静脉注射 2.5~10μg/(kg·min)时可使心肌收缩力增强,心排血量增加,左心室充盈压、肺毛细血管楔压和中心静脉压下降,以此可检出存活心肌。当应用 20μg/(kg·min)以上时可使心率增快,血压增高,心肌需氧量增加,流向狭窄冠状动脉的血流量减少,使该血管供血的心肌缺血,从而检出缺血的心肌。

(2)多巴酚丁胺剂量及用法:起始浓度为 $5\mu g/(kg \cdot min)$,每 3 分钟递增至 $10\mu g$、$20\mu g$、$30\mu g/(kg \cdot min)$,最大剂量为 $30\sim50\mu g/(kg \cdot min)$。经超声心动图各切面观察每一剂量及终止后 5 分钟的室壁运动,并记录血压、心率及 12 导联心电图。

(3)终止试验标准:多巴酚丁胺达峰值剂量;达到目标心率;出现新的室壁运动异常或室壁运动异常加重;出现心绞痛;心电图 ST 段下降$\geq2mV$;频繁室性期前收缩或室性心动过速;收缩压$\geq220mmHg$ 或舒张压$\geq130mmHg$ 或收缩压比用药前降低$\geq20mmHg$;出现不能耐受的心悸、头痛、恶心、呕吐等不良反应。若出现室壁运动异常,则可诊断为冠心病。

以往对多巴酚丁胺负荷试验结果的判定多采用对节段心肌功能视觉评价上,以计算室壁运动记分指数(WMSI)为评判标准,带有明显的主观性和经验依赖性,当图像质量较差时,不同观察者之间得出的结论差异明显,诊断准确性低。随着超声新技术的开展,在多巴酚丁胺负荷超声心动图基础上结合多种新方法以提高诊断率,主要有:①与声学造影结合:通过注入声学造影剂使左心室造影,增强对心内膜边界的辨认,提高视觉评价的准确率,并且通过心肌灌注成像判断心肌活性,两者的结合能同时实现收缩储备和心肌灌注的评价,使对心肌活性的判断更客观准确。②与应变率成像等局部定量分析技术结合:可测量所有心肌节段的心肌运动的量化指标在静息状态与负荷状态下的变化情况,特别是采集二维原始图像的 VVI 技术和二维应变技术的应用,避免了多普勒技术角度、帧频及噪声的影响,提高了试验的准确性。

(三)存活心肌的超声检测

1.存活心肌

是指顿抑心肌和冬眠心肌。顿抑心肌指严重短暂的心肌缺血缓解后受损心肌功能延迟恢复的状态,而冬眠心肌指长期低血流灌注使受损心肌收缩功能适应性减低以维持细胞活性。两者共同特点是心肌代谢存在,心肌细胞膜完整,具有收缩储备,对正性肌力药物有收缩增强的反应。

2.评价存活心肌的意义

临床上评价冠心病患者是否有存活心肌具有重要意义,因为再血管化治疗仅能提高具有存活心肌患者的生存率,而无活性的心肌经再血管化治疗后功能也不能恢复。超声评价存活心肌的常用方法包括小剂量多巴酚丁胺负荷超声心动图和心肌声学造影。

3.评价存活心肌的方法

(1)小剂量多巴酚丁胺负荷超声心动图:起始浓度为 $2.5\mu g/(kg \cdot min)$,每次递增 $2.5\mu g/(kg \cdot min)$,至 $10\mu g$ 或 $15\mu g/(kg \cdot min)$,每个剂量维持 5 分钟。也有应用多巴酚丁胺 $3\mu g$、$5\mu g$、$10\mu g/(kg \cdot min)$,每个剂量维持 5 分钟的方法。小剂量多巴酚丁胺负荷超声的注意事项包括:①心肌梗死患者对小剂量多巴酚丁胺耐受性好,多数患者不出现不良反应。②必须注意观察室壁运动的改变,尤其是心肌梗死节段,但对正常节段也应注意观察,因部分患者有多支血管病变,在负荷后也可能出现新的室壁运动异常。③在试验过程中,应注意有无室性心律失常和心肌缺血表现。④禁忌证为:心肌梗死后病情不稳定,仍有心肌缺血表现者,有频发严重心律失常者,左心室腔内血栓者,高血压控制不佳者,不能耐受多巴胺类药物者。

出现以下改变有利于诊断存活心肌:①收缩活动减弱的节段负荷后较前增强。②无收缩活动的节段负荷后出现收缩变厚、位移增加。③收缩减弱的节段在小剂量时较前改善,但随着剂量增加,出现收缩活动再次减弱。

(2)心肌声学造影:心肌微循环的完整性是 MCE 检测存活心肌的基础。微循环的完整性包括解剖结构的完整以及功能状态的完整,后者即微循环扩张储备功能的完整性。在冠状动脉缺血及再灌注过程中,心肌微循环的有效灌注是确保心肌存活的先决条件,MCE 即通过评估心肌的灌注和微血管的完整性来识别存活心肌。如果心肌声学造影表现为正常均匀显影或部分显影,则提示为存活心肌,而坏死心肌由于局部微血管的破坏,再灌注后出现无复流现象,MCE 表现为灌注缺损。

(四)心肌梗死并发症的超声检测

心肌梗死或缺血导致各种并发症发生时,往往引起心脏瓣膜和心室整体形态和功能发生明显改变,因此,常规二维超声心动图和多普勒超声心动图一般能够较准确地检测到相应改变而确立诊断。特殊情况下也可应用心肌声学造影等技术确立诊断,如心尖部附壁血栓的诊断。

三、冠心病的超声表现

(一)缺血心肌的超声表现

(1)心肌声学造影:缺血区造影剂充盈缓慢、显影强度减低;定量参数 PI 和($A×\beta$)减低。

(2)二维超声:缺血心肌节段表现为运动幅度减低。

(3)负荷超声心动图:负荷状态下新出现的室壁运动减低、原有室壁运动异常的加重。

(4)定量分析技术:组织多普勒成像表现为缺血心肌节段收缩期速度 S 减低、收缩延迟,舒张早期速度 E 减低、房缩期 A 增加、E/A<1;应变和应变率成像显示缺血局部收缩期应变和应变率均减低。

(5)心肌缺血可导致乳头肌功能不全,引起二尖瓣脱垂和关闭不全的超声表现。

(6)长期慢性心肌缺血时,可引起左心甚至全心扩大,室壁运动普遍减低,心室收缩和舒张功能减低,常合并二尖瓣、三尖瓣关闭不全。

(二)梗死心肌的超声表现

1.急性心肌梗死

梗死节段室壁厚度和回声正常;室壁收缩期变薄,出现运动减低、消失或呈反常运动;非梗死区室壁运动一般代偿性增强。

2.陈旧性心肌梗死

梗死节段室壁变薄、回声增强;室壁运动消失或呈反常运动;非梗死区室壁运动一般无代偿性增强;由于左心室重塑常可见左心室扩大和形态异常。

3.心肌声学造影

梗死区造影剂充盈缺损、周边缺血区造影剂强度减低。

4.左心室功能

一般常合并左心室收缩和舒张功能的异常;功能异常程度与梗死面积密切相关,梗死面积较大时常常合并左心室形态改变和整体收缩功能的减低。

（三）心肌梗死并发症的超声表现

1.乳头肌功能不全或断裂

乳头肌断裂时可见二尖瓣活动幅度增大、瓣叶呈连枷样活动,左心室内可见乳头肌断端回声;乳头肌功能不全时,二尖瓣收缩期呈吊床样脱入左心房;CDFI可显示二尖瓣大量反流;常合并左心扩大和室壁运动增强。

2.室间隔穿孔

室间隔回声中断,常邻近心尖部,缺损周边室壁运动消失;CDFI可显示过隔室水平左向右分流。

3.假性室壁瘤

室壁连续性突然中断,与心腔外囊状无回声区相通,瘤颈较小,收缩期左心室腔变小而瘤腔增大,CDFI可见血流往返于心室和瘤腔之间。

4.室壁瘤

局部室壁明显变薄、回声增强,收缩期室壁向外膨出,呈矛盾运动。

5.附壁血栓

左心室心尖部无运动或矛盾运动,心尖部探及团状或带状的血栓回声,活动度小,新鲜血栓回声近似心肌,陈旧性血栓可回声增强。

（四）冠心病的超声鉴别诊断

1.冠心病导致的心肌缺血应该注意和其他冠状动脉病变导致的心肌缺血鉴别

如冠状动脉先天性起源异常或冠状动脉瘘、川崎病等,主要依据病史和冠状动脉病变情况确定。

2.冠心病心肌缺血或心肌梗死合并较严重的心功能不全时应注意与扩张型心肌病、酒精性心肌病等相鉴别

一般扩张型心肌病和酒精性心肌病左心室壁运动普遍降低,而冠心病所导致左心室扩大、心功能不全为节段性室壁运动异常,其余室壁运动幅度尚可或增强,注意询问病史和参照冠状动脉造影等临床相关资料有助于鉴别。

3.心肌梗死并发症的鉴别诊断

心肌梗死并发二尖瓣关闭不全、室间隔穿孔、附壁血栓等合并症时,应注意和其他原因(如瓣膜病、先天性心脏病、心肌病等)导致的类似超声表现相鉴别。紧密结合病史和其他临床资料有助于鉴别。

四、超声检查在冠心病诊疗中的临床价值

随着超声心动图技术的不断发展和完善,超声检查不仅可以提供形态学和血流动力学信息,而且可同时提供心肌血流灌注和功能的评价,极大程度上拓宽了其在临床诊断和治疗中的应用领域。与其他影像学技术(如放射学和核医学)比较,超声具备无创、费用低、便于移动等优势,在心血管疾病的诊断方面有独到的诊断价值。

（1）血管内超声对冠状动脉硬化斑块的评估在冠心病患者的介入性治疗和疗效评价中具有指导意义,是冠状动脉造影技术的重要补充。

（2）经胸超声心动图能够对心脏形态和功能进行全面评价,在心肌梗死及其合并症的诊断以及心脏功能评价中是首选的影像学手段。

（3）负荷超声心动图在缺血心肌诊断、存活心肌评价中具有重要价值,尤其在结合心肌局部功能定量评价新方法(如应变和应变率成像、超声斑点追踪成像等)基础上,能够进一步提高其诊断效能。

（4）心肌声学造影在缺血心肌诊断、存活心肌评价中具有一定的实用价值。

第十一节　其他心脏疾病

一、缺血性心脏病

（一）概述

缺血性心脏病(IHD)指因冠状动脉循环改变导致的血流与心肌需求不平衡而产生的心肌损害,分急性暂时性与慢性情况,可由功能性改变或器质性变化引起。非冠状动脉性血流动力学改变引起的缺血,如主动脉瓣狭窄则不包括在内。此病变绝大多数(95%～99%)是因冠状动脉粥样硬化引起,故而又称冠状动脉粥样硬化性心脏病(CHD),简称冠状动脉性心脏病或冠心病(CAD)。

IHD 的主要病因为动脉粥样硬化。易患因素或危险因素众多,其中最重要的是血压长期处于异常水平。血脂增高及糖尿病患者发病率高。

轻度冠状动脉管腔狭窄(<50%)时,心肌血供尚维持正常,临床症状不明显。各种心肌负荷试验显示不出心肌缺血的表现。当冠状动脉管腔狭窄到一定程度时(>50%～75%),其对心肌供血能力大减,导致心肌缺血缺氧,心电图及超声心动图则可有异常表现。缺血范围大小取决于病变动脉支的大小和多少,缺血程度则与管腔狭窄程度及病变发展速度相关。狭窄发展缓慢者,因冠状动脉各分支间的吻合支增粗代偿,心肌缺血可得以改善。此时,即使血管病变严重,辅助检查有心肌缺血表现,但缺血却不明显。患者可无临床症状(资料显示侧支循环>28%,可无明显缺血症状),称之隐匿型冠心病。当至少有一支管腔狭窄达75%以上(有侧支循环时,狭窄程度更重),时,才会发生心绞痛。当狭窄发展快、粥样硬化斑块破裂、病变动脉内血栓形成或因正常冠状动脉痉挛等急性变化,以致管腔迅速且严重狭窄或堵塞血流急性或暂时性减少,可引起心肌急性缺血或坏死。其中血栓形成是主要原因。临床可出现不稳定型心绞痛、急性心肌梗死(AMI,多为透壁性心肌梗死。非透壁性心肌梗死严重狭窄但仍有血供的冠状动脉内)或猝死,称为急性冠状动脉综合征。在严重但比较短暂(一般不超过20分钟)的心肌缺血后,心肌不会发生永久性损害,表现为节段性运动障碍,经再灌注治疗后,收缩期功能经一段时间后,可以恢复到正常水平。

对于冠状动脉闭塞引起心肌梗死(MI),发病2个月内为急性心肌梗死,2个月以上为陈旧性心肌梗死(OMI)或愈合性心肌梗死。本病男性多于女性[(1.9~5):1]。40岁以上占87%~96.5%。男性发病高峰为51~60岁,女性为61~70岁。大多数患者患有高血压,近50%以上有心绞痛史,以脑力劳动者居多。

急性心肌梗死后,左心室形态及功能发生变化,称为左心室重构。梗死周围的心肌出现新的梗死区,致正常心肌比例降低,心室功能减退,称为梗死的延展。梗死区变薄扩张致心功能进一步降低,但梗死范围不变,称为梗死的扩展或伸展。此种情况多发生在大面积透壁心肌梗死并将伴发心力衰竭、室壁瘤或心脏破裂时。

当3~4支冠状动脉均为严重粥样硬化,管腔明显狭窄时,心肌可因长期供血不足,导致萎缩、变性或反复发生局部或弥漫的坏死和愈合,以致纤维组织增生、变长、心室壁增厚及心腔扩大,使心脏收缩和舒张功能受损,即为缺血性心肌病(ICM)。超声心动图表现似"扩张型心肌病"改变。当心脏尚未扩大时,称之慢性缺血性心脏病,超声提示为"慢性心肌缺血"。

(二)超声显像

心脏超声对典型的节段性室壁运动障碍、冠心病心力衰竭合并心腔内血栓、陈旧性心肌梗死、室壁瘤、室间隔穿孔等诊断具有特异性,在冠心病的诊断与鉴别诊断中起到重要作用。

1.心脏切面超声和M型超声心动图

(1)心脏形态

①心绞痛患者左心室多无扩大和变形,也有表现为心尖圆钝,少数心室扩大。心房多轻度扩大。

②急性心肌梗死患者,左心室扩大。

③陈旧性心肌梗死患者,左心室腔显著扩大,且形态发生变化。

④广泛前壁梗死并有室壁瘤时,左心室中下部高度扩张,心尖圆钝。

⑤右心室梗死时,右心室增大但较左心室恢复快。

⑥慢性心肌缺血时,心腔正常或增大。心尖多圆钝。伴有进行性心力衰竭者,显示心脏收缩期与舒张期均明显扩大,并可见右心室增大。

⑦少部分限制性缺血性心肌病患者心腔大小可正常。

⑧形成室壁瘤者,心脏形态有改变。心尖部室壁瘤心底部径(收缩期心底部最小径)对手术预后的预测比导管造影测得的EF更有价值。测量应重点在心腔内径。

(2)室壁运动:是不稳定型心绞痛、再次梗死及需要进行冠状动脉旁路移植或成形术的重要预测指标。

①心绞痛发作时,心肌收缩不协调及节段性运动减弱。发作后室壁运动恢复正常。一般心绞痛发作时间极短,故超声检查几乎无机会观测到异常的室壁运动。超声心脏负荷试验(药物或运动),通过诱发心肌暂时缺血,可提高对冠心病的诊断。超声心动图对心肌缺血的检出率高于心电图试验。

②急性透壁性梗死常在心肌受累数秒内出现节段性室壁运动障碍(RWMA),出现运动减弱或消失。

③非透壁性心肌梗死包括内膜下心肌梗死和局灶性心肌梗死。前者因有足量的正常心肌

维持室壁收缩运动,因此无 RWMA。后者引起 RWMA 的程度较轻,可仅为增厚,但有位移,与单纯心肌缺血难以鉴别。

④陈旧性心肌梗死时,透壁性心肌梗死大多有病变心肌节段运动减弱或消失,有僵硬感等,常终身存在。尚应注重对非梗死区心肌运动的观察。邻近梗死区的心肌收缩运动减弱。而非梗死区正常心肌代偿性运动增强。但有多支血管病变者,无有效代偿。故当非梗死区心肌未出现运动代偿增强时,提示多支冠状动脉病变,可提示预后。

⑤合并室壁瘤者应测量变薄心肌的范围(通常心脏切面超声测量范围大于实际梗死范围。也有认为高估情况多见于急性期患者)。

⑥慢性心肌缺血时,室壁运动呈节段性、多节段或弥散性减弱,运动不协调。收缩期增厚率减低或消失。

⑦缺血性心肌病室壁运动多普遍减弱,收缩期增厚率减低或消失,应与扩张型心肌病鉴别。

⑧心肌梗死合并室间隔穿孔或急性二尖瓣关闭不全时,因左心室负荷过重,致室壁运动异常节段显示为"运动正常化"。由于此时左心室收缩期负荷明显减轻,可部分或全部抵消心肌缺血或心肌梗死产生的 RWMA,应仔细观察。

(3)心肌厚度:透壁性梗死壁厚度显著变薄。

①内膜下梗死壁厚度变薄不明显。

②急性心肌缺血常可见心肌变薄。

③急性心肌梗死时,收缩期室壁向外突出并变薄,舒张期恢复。也有认为心肌梗死早期,梗死区心肌增厚,且较 RWMA 更为敏感。

④陈旧性心肌梗死,梗死区主要为瘢痕组织,表现为失去存活性的心肌舒张末期较正常心肌组织明显变薄,通常<7.0mm。变薄的心肌与正常心肌厚度差 4～5mm 或以上,且界限明显。随病程延长,非梗死区健康心肌(多为对侧)代偿性增厚,甚至于舒张期也增厚,看作为心肌梗死的佐证。测量变薄心肌(梗死区)范围与曲率半径变化,有助于判定梗死扩展。

⑤慢性心肌缺血及缺血性心肌病者,心肌多变薄。多支血管病变无有效代偿性增厚。

(4)心肌回声:心绞痛者,部分显示心内膜回声增强,心肌回声多正常。少数可见内膜下心肌回声增强。

①急性期回声密度降低或变化不明显。3～6 个月或以后,心肌回声逐渐接近正常。6 个月后心肌回声逐渐增强。

②以瘢痕组织为主者失去正常心肌的颗粒状细回声,心肌组织回声慢性增强呈线状或条索状。心肌三层结构消失,各层无法区分。

③慢性心肌缺血者,心肌内外膜失去正常光滑特征,代之以回声增强及凹凸不平的僵直状态。

(5)冠状动脉:有时可见病变的左右主干管壁回声不规则、不均匀及回声增强。管腔内可见斑块状回声,重者腔隙减小,甚至出现腔隙回声中断。因冠状动脉病变多为弥散性,故而若冠状动脉未见异常,多可排除缺血性心脏病。但检查准确性依赖于所用仪器及检查者经验。

(6)心功能测定:左心室功能是估测心肌梗死后病死率的最佳指标。

①心绞痛者主要是弛张障碍。当 E>1 时,不能排除假正常情况。左心室收缩力也可降低,致使 SV、CO 及 EF 轻度降低。

②急性心肌梗死者,主要是左侧心力衰竭,占 20%~48%。SV、CO 可降至原来的 60%~80%。有休克者,可降至 30%~50%。EF 降低并可导致右侧心力衰竭。舒张功能也减退,并发生于收缩功能减退之前。右心室梗死者早期即可出现右侧心力衰竭。

③急性心肌梗死后,大部分患者舒张功能恢复。但梗死范围大者,异常可持续存在。有认为急性心肌梗死早期,左心室舒张早期充盈减速时间缩短(≤130m/s),为预示心肌梗死恢复期左心室扩大和左心功能不全的特异性指标。而收缩功能则差异较大,梗死区收缩功能显著低于非梗死区。整体收缩功能则因非梗死区的代偿而定。若心室腔扩大合并非梗死区收缩功能降低,则表明失代偿。小面积心肌梗死时,EF 值正常或稍降低,SV、CI 及 EF 均正常,大面积梗死时则下降,并形成恶性循环。

④恢复期心脏收缩功能较梗死早期有改变,但也可能无明显变化。一般下壁与后壁较小范围的心肌梗死,左心室整体收缩功能常有不同程度改善,而前壁较大范围心肌梗死时,左心室功能会因梗死的延展和扩展,致使心功能进一步恶化。

⑤陈旧性心肌梗死者,收缩功能明显受损,且前壁梗死较下壁梗死者更为显著。广泛前壁梗死并有室壁瘤者,左心功能严重受损,平均 LVEF 仅为正常人的 50%。

⑥右心室梗死者右心室先出现功能衰竭,在恢复期右心室收缩功能逐渐增强,EF 增加,其恢复速度较左心室快。

⑦缺血性心肌病,弛张障碍甚于顺应性下降。收缩功能常中度以上降低,LVEF 多<35%。

2.多普勒超声

(1)二尖瓣血流:心肌梗死使乳头肌功能不全或断裂、心功能降低及左心室扩大导致瓣膜关闭不全时,可引起二尖瓣反流,提示预后不良。

(2)二尖瓣血流频谱:急性心肌梗死时,二尖瓣血流频谱可表现为两种充盈模式:松弛型异常和限制性异常。前者 VE/VA 降低,IVRT 延长。后者 VE/VA 升高,IVRT 缩短。若两者同时存在,相互掩盖,可表现为假正常图形。动物实验显示冠状动脉血流量降低 20%~30% 时,心肌松弛功能首先降低。降低 40%,心肌顺应性下降,左心室舒张末压升高,舒张功能减退,放心肌松弛性对缺血反应最敏感。

(3)其他血流信号

①过隔血流信号:急性心肌梗死并发室间隔穿孔,多发生在心尖段。心尖四腔切面最易显示。

②冠状动脉血流:PW 可探及湍流血流频谱。CDF 多见为节段充盈缺损。

二、高血压心脏病

(一)概述

高血压心脏病是因动脉血压[收缩压和(或)舒张压]升高,导致心脏结构改变的病变。高血压初期全身小动脉收缩,周围血管阻力增加。进而左心室逐渐肥厚,心肌弛张性降低,硬度增加,舒张功能减退。心肌失代偿后,心室逐渐扩张。高血压可加速粥样硬化的形成,其中冠状动脉、脑动脉、主动脉及肾动脉管壁中层肥厚和透明变性,以及周围动脉粥样硬化较常见,并由此引起冠心病、脑血管病及肾功能减退。高血压是引起卒中最重要的危险因素,也是导致冠状动脉粥样硬化的危险因素之一。

(二)超声显像

心脏超声是诊断左心室肥厚最敏感、最可靠的手段。在心电图出现左心室肥厚之前多已能显示。因此,对早期检出高血压心脏病及其合并症,以及判断预后有重要作用。

1.心脏切面超声和 M 型超声心动图

(1)本病可先后发生左心室阻力负荷增加、左心房阻力负荷增加、肺动脉高压及右心室阻力负荷增加。早期左心室内径多正常,当心腔内径增大时,则提示心功能不正常或已合并二尖瓣或主动脉反流。

左心室舒张功能减退(LVDF)常出现在左心室肥厚之前,使左心房增大。右心室也出现舒张功能减退(RVDF),其主要原因为右心室壁和室间隔增厚。

右侧心力衰竭时,右心室腔增大。

(2)大多出现对称性室间隔与左心室壁向心性肥厚,少数为非对称性室间隔上段肥厚(多见于合并冠心病时)。一般认为是由于部分心肌运动障碍,致使室间隔基底段过度代偿。但IVS/LVPW<1.3,需与肥厚型心肌病相鉴别。

高血压心脏病合并冠心病时,常出现节段性室壁运动异常。

(3)50%以上高血压心脏病升主动脉内径增宽、管壁增厚、回声增强、主动脉搏动增强。伴有管壁粥样硬化时,升主动脉搏动降低。M 超显示管壁运动重搏波,波幅降低或消失。常伴有主动脉瓣和(或)瓣环钙化,回声增强。

部分高血压心脏病患者可见二尖瓣环钙化、回声增强。

2.心脏多普勒超声

(1)二尖瓣血流频谱与肺静脉血流频谱:当左心室舒张功能减退时,左心室内压升高,左心房—左心室压差减小,E 波流速降低。但当左心房压力升高时,E 波流速反而上升。

心房收缩期肺静脉血流反流速度(AR):正常情况下,左心室收缩时,左心房内有少量血流反流入肺静脉,但速度较低,左心室僵硬度增高时,肺静脉反流速度增大。

轻度左心室舒张功能异常(心肌松弛性减低)时,左心房大小正常,EV 降低,AV 升高,E/A<1。IVRT 延长,EDT 延长(>200ms),AR 轻度增大。多见于冠心病、高血压和肥厚型心肌病患者。

中度左心室舒张功能异常(心肌松弛性降低及心肌顺应性下降)时,左心房增大,EV 与AV 正常,EV/AV 正常,IVRT 正常或延长,EDT 正常,AR 增高(>35cm/s)。

重度左心室舒张功能异常(心肌顺应性严重降低)时,左心房明显增大,EV 明显升高,AV减小,EV/AV>2,IVRT 和 EDT 均缩短(EDT<150cm/s),AR 显著升高。

（2）主动脉瓣正向血流速度峰值增大。失代偿期时，主动脉瓣正向血流速度峰值减小。

（3）主动脉瓣左心室腔增大或左心室壁肥厚明显时，多有二尖瓣反流。

三、肺动脉栓塞

（一）病理与临床

肺动脉栓塞（PE）是外源性或内源性栓子堵塞肺动脉或其分支引起的肺循环和呼吸功能障碍的临床和病理生理综合征（简称肺栓塞）。栓塞后发生肺组织坏死时称为肺梗死。肺栓塞是许多疾病的一种严重并发症，亦有部分为原发性，起源于肺动脉，也称肺动脉血栓形成。

易患因素包括：深部静脉血栓史、心脏病（约40%肺栓塞患者合并有各种心脏病）、卧床史、肥胖、妊娠、手术及血液高凝状态等。90%的栓子为血栓，最常见为下肢深静脉及盆腔静脉血栓，其余为体循环静脉或右侧心腔的癌栓、赘生物、脂肪栓、羊水栓、空气栓等（图1-11-1）。

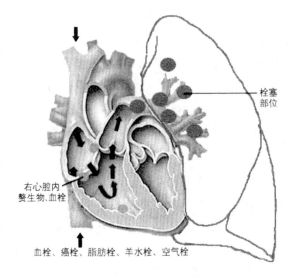

栓塞部位

右心腔内
赘生物、血栓

血栓、癌栓、脂肪栓、羊水栓、空气栓

图1-11-1 肺动脉栓塞模式图

肺栓塞多发生在双侧，也可发生于单侧，其中右侧多于左侧。肺动脉可扩张，其内见大小不等的栓子，如为血栓，可出现机化和吸收，血栓部分再通。如持续栓塞，可能导致肺动脉高压，继而出现右心室肥厚和右心衰竭。

根据肺动脉栓塞的发病时间和阻塞程度分为4型：

1.急性大面积栓塞

急性发生，栓塞阻塞肺动脉的面积＞50%。

2.急性小面积栓塞

急性发生，栓塞阻塞肺动脉的面积＜50%。

3.亚急性大面积栓塞

时间超过数周，栓塞阻塞肺动脉的总面积超过50%。

4.慢性栓塞

指病史长达数月以上，病情逐渐加重，出现慢性肺动脉高压或大面积肺栓塞患者存活而仍遗留中等以上肺动脉部分栓塞者,一般总的栓塞面积>50%。

栓子堵塞肺血管后,受机械、反射或体液因素的影响,肺循环阻力增加、肺动脉压升高,进而出现右心功能不全,右心房压增高,体静脉回流障碍。右心排血量下降,继发引起左心排血量减少,血压下降。

肺栓塞临床表现特异性较低,病情轻重差异很大,轻者累及 2~3 个肺段,可无任何症状,重者可发生休克或猝死。相对典型的症状为呼吸困难、胸痛、晕厥、烦躁和咳嗽,体格检查可发现呼吸急促、发绀,心脏系统的体征主要为肺动脉高压和右心衰竭的表现,常见窦性心动过速、心律失常,肺动脉瓣区第二心音亢进,颈静脉充盈等。1979 年 Sharma 和 Sasahara 将肺栓塞症状和体征分为如下三个综合征:①肺梗死:急性胸膜性胸痛、呼吸困难、咯血和胸膜摩擦音。②急性肺源性心脏病:突然进展的呼吸困难、发绀、右心功能不全、低血压和休克。③不能解释的呼吸困难。

(二)超声表现

1.二维超声

(1)直接征象:栓子位于肺动脉主干或左、右肺动脉近心端者,大动脉短轴切面显示主肺动脉及左、右肺动脉内径增宽,肺动脉内可探及附加回声。超声对于位于左、右肺动脉远端栓子的检出具有一定的局限性,对可疑肺栓塞的患者应通过多切面仔细观察肺动脉内回声情况。

(2)间接征象:主要表现为肺动脉增宽、右心腔扩大、右室壁增厚、下腔静脉扩张淤血等右心压力负荷增大和肺动脉高压等改变。超声心动图虽然不能根据间接征象明确诊断肺栓塞,但能为其诊断提供有利的证据,并具有重要的鉴别作用。

2.多普勒超声

对于栓子位于肺动脉近心端部位,二维超声能够直接显示局部血流变细或消失,可伴有局部血流速度加快。栓子如位于左右肺动脉远端,多普勒超声可通过显示血流充盈缺损情况及时发现栓子。

另有部分患者超声心动图表现无明显异常,可能与起病时间较短,栓塞累及面积较小有关。因而超声心动图表现正常的患者并不能排除肺动脉栓塞的诊断。

3.下肢深静脉血管超声检查

由于绝大多数栓子来源于下肢深静脉血栓,因而对于可疑患者,进行下肢深静脉超声检查具有重要的意义。

(三)鉴别诊断

肺栓塞的临床表现不同,需要鉴别诊断的疾病也不同。以肺部表现为主须与其他肺部疾病鉴别,以肺动脉高压表现为主须与其他心脏疾病鉴别。临床较难鉴别的疾病主要包括急性心肌梗死、夹层动脉瘤和原发性肺动脉高压。鉴别时需仔细询问病史,并结合血浆 D-二聚体、心电图、下肢深静脉超声、肺增强 CT 和肺动脉造影等检查。

(四)临床价值

肺动脉造影是诊断肺栓塞的"金标准",但其为有创性检查,可发生致命性或严重并发症,因而临床应用受限。超声心动图可直接检测到发生在肺动脉主干的栓子,而对于多数患者,则主要通过检测间接征象来提示诊断,同时对于鉴别诊断、评估右心血流动力学改变和评价疗效均具有至关重要的作用。

四、肺动脉高压

(一)病理与临床

肺动脉高压(PH)是一组由不同发病机制引起的以肺血管阻力持续增高为特征的临床病理生理综合征,表现为肺动脉压力增高,并逐渐发展为右心衰竭。可简单分为原发性和继发性肺动脉高压两种。

诊断标准:2008 年 Dana Point 第四届肺动脉高压会议以在静息状态下,经右心导管测定的平均肺动脉压≥25mmHg 为诊断标准。根据静息状态下平均肺动脉压的水平,PH 可分为轻度(26~35mmHg)、中度(36~45mmHg)和重度(>45mmHg)。

肺动脉高压的发病机制包括遗传基因学机制、缺氧机制、内皮损伤机制和炎症机制等。引起 PH 的病因很多,2008 年 Dana Point 第四届肺动脉高压会议将肺动脉高压分为五类。

1.动脉型肺动脉高压(PAH)

(1)特发性肺动脉高压(IPAH)。

(2)遗传性肺动脉高压(FPAH)。

(3)药物和毒物相关的 PH。

(4)疾病相关性 PH:①结缔组织疾病;②HIV 感染;③门静脉高压;④先天性心脏病;⑤血吸虫病;⑥慢性溶血性贫血。

(5)新生儿持续性 PH 肺静脉闭塞性疾病和(或)肺毛细血管瘤病。

2.左心疾病相关性 PH

(1)左心收缩功能不全。

(2)左心舒张功能不全。

(3)心脏瓣膜病。

3.肺部疾病和(或)低氧相关性 PH

(1)慢性阻塞性肺疾病。

(2)间质性肺疾病。

(3)伴有限制性和阻塞性混合型通气障碍的其他肺部疾病。

(4)睡眠呼吸暂停。

(5)肺泡低通气综合征。

(6)慢性高原缺氧。

(7)肺发育异常。

4.慢性血栓栓塞性 PH

5.原因不明和(或)多种因素所致的 PH

(1)血液系统疾病:骨髓增生疾病,脾切除术。

(2)系统性疾病:结节病,淋巴管肌瘤病,多发性神经纤维瘤,血管炎。

(3)代谢性疾病:甲状腺疾病。

（4）其他：肿瘤性阻塞，纤维纵隔炎，透析的慢性肾衰竭。

PH病理解剖和病理生理改变较复杂，随不同病因者而变化。一般在肺动脉的大、小分支均可出现明显的血管病变，小动脉及细动脉受累最为明显。常表现为中膜平滑肌层明显增厚，内膜纤维增生，管腔狭窄，肺血管张力和总横截面积发生明显变化。多伴有右心室肥厚。

PH缺乏特异性的临床表现，可出现呼吸困难、乏力、胸痛、晕厥、咯血、水肿等症状。常见体征是肺动脉瓣听诊区第二心音亢进及三尖瓣反流的杂音，右心衰竭时出现颈静脉充盈或怒张、下肢水肿、腹腔积液和发绀。

（二）超声表现

1.二维超声

（1）在左心室长轴和心尖四腔心切面可显示右心增大，右心室流出道增宽，右室壁增厚，左心室心腔相对变小。在大动脉根部短轴切面可显示主肺动脉及左、右肺动脉内径增宽。

（2）室间隔在收缩期和舒张期均偏向左心室侧，左心室短轴切面显示左心室呈"D"字形改变，室间隔参与右心室运动。

（3）下腔静脉内径增宽，随呼吸塌陷率＜50％。有时心包腔可探及无回声区。

2.多普勒超声

由于右心增大和肺动脉扩张，常可显示三尖瓣反流和肺动脉瓣反流。

3.测量肺动脉压的常用方法

（1）三尖瓣反流法（图 1-11-2）：连续多普勒超声测得三尖瓣反流最高流速 V，根据简化 Bernoulli 方程（$\Delta P = 4V^2$），可计算三尖瓣跨瓣压差 ΔP，即右心室与右心房之间压差。在没有右心室流出道梗阻的前提下，肺动脉收缩压（SPAP）与右心室收缩压（SRVP）近似相等，即：SPAP＝SRVP＝三尖瓣跨瓣压差（ΔP）＋右心房压（RAP），其中，RAP 根据下腔静脉的情况来估测：

下腔静脉内径＜20mm，随呼吸内径明显变化，RAP 为 5mmHg；

下腔静脉内径＞20mm，随呼吸内径明显变化，RAP 为 10mmHg；

下腔静脉内径＞20mm，随呼吸内径无明显变化，RAP 为 15mmHg。

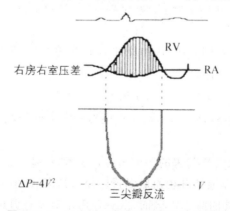

图 1-11-2　三尖瓣反流法估测肺动脉收缩压

RA:右心房;RV:右心室

（2）肺动脉瓣反流法（图 1-11-3）：有报道提出，肺动脉瓣反流的峰值压差与肺动脉平均压存在良好的相关关系（r＝0.92），根据肺动脉瓣反流舒张早期峰速 V_B（如图所示 B 点速度）可以估测肺动脉平均压（MPAP），即 $MPAP＝4×V_B^2$。MPAP 也可以通过 PAEDP＋1/3（PASP－PAEDP）来获得，PAEDP 为肺动脉舒张末压。

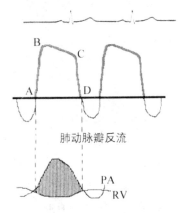

图 1-11-3　肺动脉瓣反流法估测肺动脉平均压和舒张压

根据肺动脉瓣反流舒张末期峰速 V_C（如图所示 C 点速度）可以估测 PAEDP，$PAEDP＝4×V_C^2＋$右心室舒张压（DRVP），在舒张末期，DRVP 与 RAP 近似相等，因此，$PAEDP＝4×V_C^2＋RAP$。

4.右心室功能测定

右心室形态不规则，二维超声心动图 Simpson 方法检测右心室容积和收缩功能有较大误差，并缺乏公认的标准值。目前，超声新技术在右心室功能方面的研究成为未来的发展趋势。

（1）实时三维超声心动图：研究证实实时三维超声可准确测量左心室容积和功能，但对右心室的测定仍需大样本的研究。

（2）Tei 指数：即（右心室等容收缩时间＋右心室等容舒张时间）/右心室射血时间。正常值为＜0.55。Tei 指数不受心率、右心室压力和三尖瓣反流等因素的明显影响，因此被认为是一种实用且简便的评价右心室功能方法，但目前不推荐作为单独评价右心室功能的方法，可作为补充。

（3）三尖瓣环位移：采用 M 型在心尖四腔心切面测量三尖瓣环收缩期位移，正常值为＞20mm。目前推荐作为评价右心室功能的简单方法。

（4）右心室游离壁峰值收缩速度：采用频谱组织多普勒成像在心尖四腔心切面测量右心室游离壁基底段峰值收缩速度 S'，S'＜10cm/s 可疑右心室收缩功能减低，推荐作为评价右心室功能的简单方法。

（5）二维应变：是近年来发展起来的一项超声新技术，是基于二维斑点追踪的原理，不受多普勒角度的局限性，能够更全面地评价心肌的运动情况。目前有大量研究采用二维应变评价右心室功能，但结果尚不明确。

（三）鉴别诊断

应注意鉴别原发性肺动脉高压和继发于心内其他疾病的肺动脉高压，如先天性心脏病，在

PH 时心内分流速度明显减低,血流分流信号难以检测,此时应调节量程,多切面检测是否存在其他心脏疾病。

(四)临床价值

右心导管是临床诊断 PH 的金标准,但右心导管为有创检查,而超声心动图可安全、无创、准确、快速地评估肺动脉压及其对右心功能的影响,并可以寻找病因,有助于临床确定治疗方案、判断预后及评价疗效。随着超声心动图新技术的发展,可为临床提供更丰富的信息。

五、慢性肺源性心脏病

慢性肺源性心脏病简称肺心病,传统定义为支气管、肺组织、胸廓及肺血管的慢性病变逐渐导致肺血管阻力增加、肺动脉高压、右心室肥厚、扩张,最后发展为右心衰竭的心脏病。

(一)检查方法

由于肺心病多见于老年人和肺气肿患者,超声探测时因"心窗"狭小,常规部位探测不能获得满意的图像,需采取特殊的探测方法。

取胸骨左缘第 5～6 肋间处可显示主动脉根部短轴切面、左心室长轴切面,观察右心室流出道、右心室及主肺动脉情况。

剑突下探测是常用的检查部位,可显示剑突下左心室长轴切面、四腔切面,观察右心室流出道、右心室壁和心腔改变,右心室流入道切面、心底短轴切面可观察三尖瓣、右心室流出道、主肺动脉及右肺动脉。

经食管超声心动图不受胸壁和肺内气体的影响,图像清晰,可弥补肺心病患者经胸超声探查的不足。

(二)超声心动图

1.右心室流出道增宽

左心室长轴切面及 M 型超声心动图显示右心室流出道增宽,内径大于 30mm,右心室流出道与左心房内径比值增大,比值超过 1.4。

2.右心室、右心房增大

左心室长轴切面、四腔切面显示右心室腔增大,室间隔向左心室侧膨出,心尖部由右心或由左右心共同构成,右心室内径大于 20mm,左、右心室内径之比小于 2。

3.右心室前壁增厚、搏幅增强

右心室前壁厚度大于或等于 5mm,伴运动幅度增高。

4.室间隔增厚、搏幅低

室间隔厚度大于 12mm,运动幅度小于 5mm,部分患者伴右心室容量负荷过重时,室间隔与左心室后壁呈同向运动。

5.主肺动脉及右肺动脉内径增宽

主动脉根部短轴切面显示肺动脉内径与主动脉根部内径之比大于 1,左肺动脉内径大于 20mm,右肺动脉内径大于 18mm。

6.二尖瓣、三尖瓣活动曲线异常

三尖瓣前叶曲线 DE、EF 速度加快,E 峰呈高尖型或 AC 间期延长;二尖瓣前叶活动曲线

幅度低,CE 段上升缓慢,呈水平位,EF 频率小于 90mm/s。

7.肺动脉高压征象

(1)肺动脉瓣活动曲线异常:a 波变浅,幅度小于 2mm,CD 段出现收缩中期关闭,呈"W"型或"V"型,是肺动脉高压较特征性的表现。

(2)右心室射血前期延长,右心室射血期缩短,右心室射血前期/右心室射血期比值大于 0.35(正常值为 0.24)。

(3)脉冲多普勒检测肺动脉血流频谱峰值前移,加速时间缩短,加速度增快。如有三尖瓣反流,可记录反流最大速度,计算右心房室间压差及肺动脉收缩压。记录肺动脉瓣反流量最大速度可计算肺动脉舒张压。

8.彩色多普勒

肺心病常伴有三尖瓣、肺动脉瓣反流。在四腔切面显示收缩期右心房内自三尖瓣口反流的蓝色反流束,可达房中部甚至房顶部。主肺动脉长轴切面在舒张期肺动脉瓣下右心室流出道内可见自肺动脉瓣口反流的红色反流束,频谱显示为舒张早、中期或全舒张期正向湍流频谱。

三尖瓣反流测定肺动脉收缩压用三尖瓣反流速度平方的 4 倍加上右心房压[一般用 1.33kPa(10mmHg)]为肺动脉收缩压;用肺动脉反流测定肺动脉舒张压为反流速度平方的 4 倍加上右心室压,也可用右心房压代替,为肺动脉舒张压。然后用肺动脉收缩压加上肺动脉舒张压的 2 倍,再除以 3 即为肺动脉平均压。肺动脉平均压 4.0～5.33kPa(30～40mmHg)为轻型肺动脉高压;肺动脉平均压 5.33～9.46kPa(40～70mmHg)为中型肺动脉高压;肺动脉平均压超过 9.33kPa(70mmHg)为重型肺动脉高压。

(三)全国肺心病学术会议肺心病诊断标准

1.主要条件

(1)右心室流出道大于或等于 30mm。

(2)右心室舒张末期内径大于或等于 20mm。

(3)右心室壁厚度大于或等于 5mm 或有搏动增加。

(4)左心室与右心室内径比值小于 2.0。

(5)右肺动脉内径大于或等于 18mm 或主肺动脉内径大于或等于 20mm。

(6)右心室流出道与左心房内径之比大于 1.1。

(7)肺动脉瓣超声心动图出现肺动脉高压征象(a 波低平或小于 2mm,有收缩中期关闭征等)。

2.参考条件

(1)室间隔厚度大于或等于 12mm,搏幅小于 5mm 或呈矛盾运动征象。

(2)右心房横径大于或等于 25mm(剑突下区探查)。

(3)三尖瓣前叶曲线的 DE、EF 速度增快,E 峰呈高尖型或有 AC 间期延长。

(4)二尖瓣前叶曲线幅度低,CE＜18mm,CD 段上升缓慢呈水平位或 EF 下降速度小于 90mm/s。

凡有胸部疾病者,具有上述 2 项条件(其中必具备一项主要条件)者,均可提示为慢性肺心病。

(四)鉴别诊断

肺心病超声心动图表现多为非特异性的,需排除其他疾病所致肺动脉高压及右心负荷过重。

1.风湿性心脏病

某些风湿性心脏病瓣膜病变,如二尖瓣狭窄,也可引起右心扩大、肺动脉高压征象,在二维超声心动图上可见病变瓣膜增厚、回声增强、开放受限,以左心房增大为主。而肺心病者瓣膜本身无病理改变,以右心室肥大为主,左心房相对较小。

2.冠状病

肺心病与冠心病均多见于年龄较大的患者,两者合并存在的机会较多,需注意鉴别。冠心病者多有左心房、左心室增大,室壁运动呈节段性运动异常,搏幅减低。

3.先天性心脏病

房间隔缺损、室间隔缺损、肺动脉狭窄等先天性心脏病,可致右心室增大、肺动脉增宽等改变,但在超声心动图上各有其特征,只要对心脏结构进行全面探测,结合临床其他检查不难做出鉴别。

(五)临床意义

肺心病的超声检查在临床中具有重要的辅助作用,与其他影像诊断方法比较具有方便、可重复检查、患者易接受等优点,诊断迅速而直接,亦可判断肺动脉压力改变及右心系统的状况,不失为肺心病辅助诊断的有效方法。

六、心包疾病

(一)心包积液

心包积液是常见的心脏疾病,其常见病因有结核、风湿、细菌或病毒感染、肿瘤及某些全身性疾病等。

心包分为脏层和壁层,其间有一定间隙,内有少量液体,起润滑作用。当心包腔内液体在各种病因下积聚增多时,腔内压力增高,达到一定程度就会明显妨碍心脏的扩张,心室血液充盈减少,心排血量减低,静脉回心血量减少,致肝瘀血、下肢水肿等。

1.超声心动图

(1)二维超声心动图:取左心室长轴切面、四腔切面、心底大动脉短轴切面均可显示心包脏层与壁层分离,其间可见液性暗区环绕心脏表面,量较大时可随体位变化而改变。

①心包积液的定量:根据心包积液性暗区分布情况及测量其内径估计积液量的多少。

少量心包积液:积液量在 100mL 以下。液性暗区常局限于房室沟及较低部位,在左心室长轴切面、心尖两腔切面左心室后壁及下壁处心包腔或剑突下切面右心室后壁心包腔可见液性暗区。液性暗区最大内径小于 8mm。

中量心包积液:积液量在 100~500mL。除房室沟外,液性暗区扩展至左心室前后壁及心尖处,整个心包腔内可见均匀分布的液性暗区,但左心房后方及大动脉下方心包折返处无液性暗区。液性暗区内径小于20mm。

大量心包积液:积液量大于500mL,整个心脏周围为液性暗区包绕,并可见心脏在液性暗区中的摆动征。液性暗区内径大于20mm。

若心包积液呈非均匀性分布,尤其是心包粘连或积液较局限呈包裹性积液时,积液的量就难以估计。

②心包积液的性质:根据液性暗区的回声特点,可初步鉴定积液的性质,提示其不同的病理变化。

浆液性积液:以液体渗出为主,心包腔液性暗区较纯净,随体位活动变化较大。

纤维性渗出为主的积液:液性暗区中可见纤维索、细光带回声漂浮于液性暗区内,似水草或飘带状。

化脓和血性积液:心包腔液性暗区较混浊,可见较多的光点或絮状物回声。

心包粘连:心包腔内出现较多的纤维索光带将心包脏层、壁层连接起来,形成多个小的间隔,心包腔液体被分隔包裹,失去流动性。

(2)M型超声心动图:中量心包积液时,在右心室前壁曲线前方及左心室后壁活动曲线后方可见心包脏层、壁层分离出现液性暗区。大量心包积液时,二尖瓣活动曲线舒张期开放幅度小,心脏呈摆动征,室间隔与左心室后壁、右心室前壁出现同步、同向运动。由心室向心尖部扫查时,心室收缩期心尖抬举,心包腔液性暗区内一束光点反射;心室收缩期心尖下垂离开声束,心包腔内无反射出现,形成一间歇出现的光点回声,即"荡击波征"。

2.鉴别诊断

(1)左侧胸腔积液:左心房后方降主动脉是鉴别诊断的标志。于左心室长轴切面左心房后方可见降主动脉横断面,心包积液液性暗区位于降主动脉前方,而胸腔积液暗区在降主动脉之后,胸腔积液不出现在心脏前方,亦不伴心脏"摆动征"。如两者同时存在时,心包积液在胸腔积液之前,心包与胸膜界面呈一规整的线样回声。

(2)心包脂肪:心脏表面脂肪呈低回声,附着于心包之外,多出现于心尖部、心室壁前外侧,心包脂肪回声无完整规则的边缘,覆盖于心包壁层表面,而非心包腔内。

3.临床意义

超声检查对心包积液有肯定的诊断价值,诊断符合率90%以上,并能初步估计积液量,准确定位,有助于临床穿刺抽液。

(二)心包填塞

心包积液增多,心包腔内压力急剧增高,心脏受压,影响心脏舒张和收缩时,称心包填塞。常见病因有心脏外伤、心包肿瘤、某些急性心包炎、心脏或大血管根部破裂等。

心包填塞的超声心动图表现有:

(1)心室腔径随呼吸而变化,呼气末右心室明显缩小,左心室径稍增大,吸气末右心室明显增大而左心室缩小。这种现象是由于呼气时胸内压升高,腔静脉回心血流受阻,右心室腔减小,而肺静脉回心血增多,左心室稍增大;而吸气时,回心血量增多,右心室容量扩张,心包被大量液体充填,心包腔内压力明显增高,左心室腔缩小。

（2）右心舒张期塌陷现象，左心室长轴切面和心底大动脉短轴切面显示右心室前壁和右心室游离壁后外侧壁于舒张期向心腔方向移动，室壁塌陷。

（3）二尖瓣活动曲线 EF 斜率变慢，DE 幅度变小。右心室前壁舒张期向后运动。

（4）心包腔内可见大片无回声暗区包绕心脏表面。

（三）缩窄性心包炎

缩窄性心包炎是由急性心包炎发展而来，以炎症性心包炎多见，结核性心包炎最多见。缩窄性心包炎的心包脏层与壁层增厚、钙化，呈广泛粘连，形成坚硬的纤维外壳，附着于心脏外层，限制心肌的舒张功能，使回心血受阻，心排血量下降，出现静脉瘀血征象。

1.超声心动图

（1）心包壁增厚：各切面均可显示心包脏层和壁层增厚，回声增强。心包钙化时可见心包明显增强的光带。

（2）心脏外形改变：缩窄的心包可使心脏外形变形，如缩窄部位于房室环处，左四腔切面显示心脏形态酷似"葫芦状"。

（3）房室大小改变：左、右心房增大，心室内径正常或稍小。因左心房增大，左心室长轴切面上测量左心房与左心室后壁连接处心包表面形成的夹角小于15°。

（4）室壁活动受限：左心室壁舒张中晚期运动受限，呈平直状或向后运动消失。室间隔运动异常，舒张期出现异常后向运动。

（5）下腔静脉、肝静脉扩张：剑突下长轴切面显示下腔静脉内径、肝静脉内径增宽。

2.鉴别诊断

缩窄性心包炎主要应与限制型心肌病鉴别。限制型心肌病以室壁、心内膜、心肌增厚为主要表现，心肌收缩减弱；而缩窄性心包炎以心包增厚、回声增强为特征，无心室壁增厚，收缩运动正常。超声检查在鉴别缩窄性心包炎和限制型心肌病方面具有重要价值，并能观察手术治疗后的疗效。

（四）心包肿瘤

1.概述

心包肿瘤非常罕见，原发性良性心包肿瘤可能从胚胎残余发展而来，包括畸胎瘤（最常见）、心包囊肿、脂肪瘤、血管瘤、平滑肌纤维瘤、分叶状纤维性息肉等良性肿瘤。原发性恶性心包肿瘤多为间皮细胞瘤和肉瘤，分布广泛，常浸润组织。继发性肿瘤远较原发性肿瘤多见，其中以体内诸器官恶性肿瘤转移到心包为常见，如乳腺癌、霍奇金病、白血病和恶性黑色素瘤等，恶性肿瘤直接蔓延到心包，常见为支气管肺癌、乳腺癌、纵隔恶性肿瘤等。

心包肿瘤早期无症状，晚期症状有胸部疼痛、发热、干咳和气急。体征上，较早期有心包摩擦音，以后心包渗液，出现心脏压塞。症状有颈静脉怒张、脉压减小、心音减弱、肝大等，病情迅速加重。

2.超声表现

（1）二维超声心动图上可见心包局部明显增厚，突出于心包内的低回声或强回声团块。

（2）基底部一般较宽，无蒂，回声致密，不均匀，边界清晰，亦可不清晰，无活动性。

（3）心包腔内可出现少许无回声区。所累及的室壁舒缩活动受到限制。当团块为无回声区并呈外膨状时，多为心包囊肿。

根据反复发作心包渗液,特别是血性渗液而缺乏炎症性病变的病史和症状,结合心脏超声检查,一般可做出诊断,如心包穿刺液中检出肿瘤细胞则可确诊。身体其他部位有原发肿瘤而伴发心包渗液症状者,应考虑继发性心包肿瘤。

(五)心脏肿瘤

心脏肿瘤包括原发性肿瘤和继发性肿瘤,是指发生在心腔、心肌、心内膜、瓣膜或心包内的良性或恶性肿瘤。

心脏原发性肿瘤罕见,尸检显示其发生率仅为0.05%,而继发性转移瘤的发生率则可高达1%。原发性心脏肿瘤中约有75%为良性肿瘤,恶性肿瘤占25%,几乎所有脏器和组织的各种类型的恶性肿瘤均可以转移至心脏和心包,心包的转移性肿瘤较心肌者更为常见,而心肌的转移性肿瘤以壁内者为多。

1.心脏原发性良性肿瘤

心脏原发性肿瘤大多为良性,最常见的是黏液瘤,其次是横纹肌瘤、纤维瘤、脂肪瘤、畸胎瘤和淋巴管囊肿等。

(1)黏液瘤

①病理与临床:黏液瘤是最为常见的心脏良性肿瘤,约占50%,发病年龄以30~50岁多见,性别无明显差异。最常见于左心房,约占75%,其次为右心房,占20%左右,发生于心室和瓣膜者甚少见。多发者可于同一心腔内多处发生,亦可在不同心腔内发生。

肿瘤大多起源于房间隔卵圆窝邻近的原始间质细胞,瘤体具有宽窄不一的瘤蒂,大多数与房间隔卵圆窝部相连,也可发生在心房前后壁、心耳或瓣膜。心室黏液瘤可起自游离壁或室间隔,可有蒂或无蒂。肿瘤大小不等,呈息肉状或分叶状,质软易碎,容易破裂、脱落和出血。

患者主要为劳累后心悸、气急、胸闷,类似二尖瓣狭窄的症状。本病进展较快,最终发生心力衰竭。患者表现为颈静脉充盈、怒张、下肢水肿、肝脾大,甚至有腹水征。瘤栓脱落人体循环可引起脑、肾、肺、肠系膜及下肢动脉栓塞。

②超声心动图表现

a.二维超声心动图(以左心房黏液瘤为例):心腔内出现较强或低回声光团,呈云雾状,瘤体活动度大,舒张期可突入房室瓣口或部分突入左心室或右心室,收缩期回纳入心房腔内,形态可发生改变。蒂可长可短,宽窄不一。常附着于房间隔左心房面卵圆窝的边缘,也可见于左心房前、后壁及心耳内,少数无蒂,瘤体与心房壁直接连接。③左心房均有不同程度扩大。

b.M型超声心动图:心底波群:左心房中可见异常团块状回声,收缩期出现或变大,舒张期消失或变小;左心房内径增大。二尖瓣波群:心脏舒张期肿瘤脱入二尖瓣口时,在二尖瓣前后叶之间舒张期出现团块状较强回声,收缩期消失。二尖瓣前后叶开放时呈方形波,但仍呈镜像运动。D-E段出现窄小缝隙。

c.彩色多普勒血流成像(CDFI):舒张期仅在瘤体与二尖瓣前或后叶间的间隙出现明亮的红色花彩血流束。部分影响二尖瓣收缩期关闭时可见收缩期左心房内出现蓝色为主蓝色花彩反流信号。

d.频谱多普勒超声心动图:舒张期二尖瓣口流速增快,仍呈双峰,E峰后下降斜率减慢,频谱类似于二尖瓣狭窄。

③鉴别诊断：左心房肿瘤常与左心房血栓、胸段降主动脉、异常增大的冠状静脉窦、食管裂孔疝等相鉴别；右心房肿瘤常与下腔静脉口、右心房血栓、希阿里网及下腔静脉瓣相鉴别。

④临床价值：超声心动图可清楚显示肿瘤形态、大小、瘤蒂长短、附着部位、活动度和毗邻关系情况，并准确判断肿瘤梗阻导致的血流动力学改变，有助于鉴别多种心腔内占位性病变，是首选检查方法。对特征明显的黏液瘤几乎可以做出肯定的病理诊断。

（2）横纹肌瘤：横纹肌瘤在婴儿和儿童中最常见，90%为多发性，约75%的患者发生在1岁以内。产前诊断的心脏肿瘤约60%为横纹肌瘤。多生长于心室壁和室间隔。横纹肌瘤还可同时与先天性心脏病，如房间隔缺损、法洛四联症、左心发育不良综合征等并存。

肿瘤多位于左心室和右心室心肌内，瘤体呈黄灰色，直径数毫米至数厘米。临床上，肿瘤大者可向心腔突起，引起阻塞症状。

超声心动图表现：

①于左心室和右心室心肌内或室间隔内出现单个、多个略强回声或等回声团块，呈圆球状或椭圆状。

②肿瘤内部回声均匀，境界清晰，与正常心肌有界限，边缘规整，随心脏的舒缩运动，有一定的活动幅度。

③肿瘤大小不等，大的可侵占心腔空间，甚至占据整个心腔，使心腔容量减少，位于房室瓣环处者可以部分阻塞二尖瓣或三尖瓣口。

（3）纤维瘤：心脏纤维瘤属于良性的结缔组织瘤，多见于婴儿和儿童。常位于左心室或室间隔内。多为单发，大小不一，通常<1.0cm，大者直径有时可达10.0cm。临床上，主要影响心脏收缩功能和心腔内血流，可引起左、右心室流出道阻塞症状及充血性心力衰竭。

超声心动图表现：

①肿瘤多附着在瓣膜的支持结构上。带有小蒂的"海葵"征是其典型表现。

②肿瘤多呈圆形、椭圆形或边界不规则，可以是单发或多发，易被误认为瓣膜赘生物。

2.心脏原发性恶性肿瘤

心脏原发性肿瘤中恶性肿瘤甚少见，占25%，主要为横纹肌肉瘤、纤维肉瘤、恶性血管内皮瘤、恶性间皮瘤、黏液肉瘤及淋巴肉瘤等。好发年龄为30~50岁，儿童中少见。肿瘤可侵犯心肌、心内膜和心包，绝大多数发生在右心房。

由于心腔内肿瘤可引起心脏腔室的梗阻并产生相应的症状和体征。心脏肌肉广泛地被肿瘤组织所替代，可导致心肌收缩无力，从而产生心力衰竭。肿瘤细胞浸润至心脏传导系统，可引起心律失常，房室束或其束支传导阻滞，可导致患者猝死。肿瘤累及心外膜或心包可产生血心包和心脏压塞征。

患者可出现胸痛、昏厥、发热、恶液质、全身不适，充血性左心和（或）右心衰竭等症状，瘤栓脱落可产生体循环动脉栓塞、肺栓塞，可致肺动脉高压。

（1）横纹肌肉瘤：在心脏原发性恶性肿瘤中，肉瘤约占95%，其中以横纹肌肉瘤为多见。病情进展迅速，表现多样，可在心脏任何部位发病，可因局部浸润、心腔阻塞、远处转移（最常见为肺部转移）而致患者死亡。

超声心动图表现：

①无特异性,可显示心腔增大或者正常。

②心腔内出现实质性低回声团块,边界欠清晰,多数无蒂,活动度小。

③向周围浸润性生长,基底宽,肿瘤附着处基本固定不动。可伴心包积液。

④CDFI 显示团块内部常见较丰富血流信号。

(2)纤维肉瘤:纤维肉瘤可位于任何心腔,但多起源于右心系统,发生于右心房者占半数以上。可起源于心脏各层,但起源于心内膜或心包膜者,远较心肌为多,但均很快浸润心脏全层。

超声心动图表现：

①右心房增大,可见低或略强回声团块,周边不光整,与右心房壁关系密切,无明显蒂及包膜。

②向心脏内生长者,多数基底较宽,少数有蒂,可阻塞三尖瓣口造成血流梗阻征象或阻塞上腔或下腔静脉入口。

③向心腔外生长者,侵犯心外膜,可引起血性心包积液。起源于心肌的肿瘤可同时向心腔内外生长,易引起心律失常。

(3)恶性血管内皮瘤:恶性血管内皮瘤实属罕见,恶性血管内皮瘤是一种组成细胞呈内皮细胞分化的恶性肿瘤,最常发生于右心系统。

超声心动图表现：

①多在右心房近房室沟处出现结节状或分叶状低回声或略强回声团块。

②心包腔内多见无回声暗区(积液)。

③右心室巨大肿块累及肺动脉主干、胸壁,甚至包绕右冠状动脉。

④右心房、右心室增大。

(4)恶性间皮瘤:恶性间皮瘤起源于心内淋巴内胚层和中胚层间皮细胞,大多数表现为弥散性生长。临床上多发生于胸膜,可累及心包和纵隔,原发的心包间皮瘤尤为罕见。多侵及壁层和脏层心包,使心包广泛增厚并常蔓延至包括浅层心肌在内的邻近组织,部分可转移至局部淋巴结。心包间皮瘤的发生与石棉、玻璃纤维等暴露有关。

超声心动图表现：

①心包膜壁层和脏层广泛增厚。

②可见团块状回声,压迫邻近组织,团块回声不均匀,边界欠清晰。

③心包腔内可见液性暗区,透声差。

3.转移性心脏肿瘤

其他部位恶性肿瘤转移至心脏者少见,可从邻近器官的恶性肿瘤直接浸润而来,如支气管癌、胃癌、食管癌和纵隔肿瘤等,但大多数经血行转移而来。

(1)病理与临床:继发性心脏肿瘤是原发性心脏肿瘤的 20 多倍,转移性肿瘤最常累及心包,其次为心肌,再次为心内膜。恶性肿瘤患者出现进行性加重的心律失常、心脏增大、心力衰竭时应怀疑本病。然而 90%以上患者没有心脏方面的表现。肺、气管、纵隔和乳腺等胸部恶性肿瘤可以局部浸润心包引起心包积液;肺癌还可侵犯肺静脉、左心房造成二尖瓣阻塞样临床表现：白血病、淋巴瘤和多发性骨髓瘤等常累及心肌；肝癌或其他肝转移肿瘤主要累及下腔静脉和右心房。

（2）超声心动图表现

①心腔内，尤其是右心房内出现较高或低回声团块，形态不规则，大者可阻塞三尖瓣口。

②可见肿瘤组织依血流方向自上、下腔静脉侵入右心房、右心室。

③肿瘤与该处血管及心壁组织境界清楚，无紧密粘连，瘤体无包膜。

④剑下四腔心切面可确定转移瘤的原始起点和播散途径，并同黏液瘤进行鉴别。

（3）鉴别诊断

①心腔内血栓：血栓多发生于其他心血管病的基础上，通常有不同的病史和临床表现，超声表现显示血栓回声常为多层线状，基底宽，随室壁运动而动，振幅小。

②赘生物：赘生物通常出现于瓣膜或心内膜上，活动度大，多随瓣膜活动，回声不均匀，较大的赘生物难以与心脏肿瘤相鉴别，需要结合临床表现和其他辅助检查。

③心血管腔内其他团块：异物、房间隔瘤、瓣膜钙化以及异常增大的下腔静脉瓣、异常肌束、假腱索等先天性畸形或变异，有时也需要鉴别，但超声方面常有比较特殊的表现。

（4）临床价值：通过超声检查，结合临床表现等，可对心脏肿瘤的性质进行提示性诊断。良性肿瘤的形态多数较规则，内部回声均匀，多有蒂，活动度往往较大，一般不伴有心包积液；恶性肿瘤的形态多呈不规则形，内部回声减低、不均匀，多数无蒂，活动度极小，常伴有心包积液。

虽然超声心动图容易发现心脏肿瘤，但除黏液瘤之外，对其他心脏肿瘤较难术前做出准确的病理诊断，一般常在术后肿瘤标本或尸检解剖中得到正确的病理诊断。

（六）心腔内血栓

心腔内血栓并不是一个独立的疾病，常作为心脏疾病的并发症而存在，主要的危害是可导致体循环或肺循环栓塞，严重者可危及患者生命。

1.超声心动图表现

（1）心腔内可见异常团块状回声附着，左心房血栓多附着于左心房侧后壁及左心耳内，心室血栓多附着于心尖部。

（2）血栓多为边界清晰的圆形、椭圆形或不规则形，一般基底部宽，无蒂，随房壁或室壁而动。

（3）血栓回声受形成时间长短影响，早期血栓呈低回声，机化血栓呈高回声，机化不全血栓呈不均匀回声。

（4）经食管超声心动图（TEE）对左心耳或左心房内血栓显示的敏感性高于经胸超声心动图。

2.临床价值

超声心动图是诊断心腔内血栓的首选方法，尤其是 TEE 对临床治疗具有很重要的指导意义，如房颤电复律或射频消融术前、二尖瓣球囊扩张术前，都须常规行 TEE 检查，以防止心腔内血栓的脱落造成栓塞。

七、川崎病

川崎病又称皮肤黏膜淋巴结综合征，是一种以全身小血管炎为主要病理改变的小儿急性发热性疾病。该病于 1967 年由日本学者川崎富首次报道，以后世界各地均有报告。

本病多见于小儿，85% 的患儿年龄在 5 岁以下，男女之比约为 1.4：1。

本病病因目前尚未完全明确，一般认为可能是机体对多种抗原体、尘螨及化学物品等引起的第Ⅲ型变态反应性疾病。本病的主要病变为全身性血管炎，可以累及多个脏器的血管，包括心、肝、脑、脾、肾、皮肤、胃肠、肺及唾液腺、生殖腺等。病变过程大致可分为 4 期，每一期都有自己特征性病理变化。本病极易引起冠状动脉炎，冠状动脉炎导致冠状动脉扩张的发生率为 30%～50%，其中约 20% 又发展为冠状动脉瘤。病变多侵犯冠状动脉主干、左前降支近段及右冠状动脉。

本病的主要症状包括：①持续发热 5 天以上；②双侧结膜一过性充血，但无渗出物；③口唇鲜红、干裂、出血，口腔及咽部黏膜弥散性充血，有杨梅舌；④发病初期手足硬肿，掌趾发红，第二周开始从指趾端出现膜状脱皮；⑤躯干部出现多行性红斑，但无结痂及疱疹；⑥非化脓性颈部淋巴结肿大。除此之外，其他常见的症状还有心动过速、奔马律、心脏杂音、腹泻、呕吐、黄疸、咳嗽、嗜睡或烦躁等。本病多呈自限性经过，一般于 3～4 周康复。少数病例可因严重心肌炎、乳头肌功能不全或瓣膜损伤引起严重心力衰竭；冠状动脉栓塞或动脉瘤破裂可致急性心肌梗死或猝死。

二维超声心动图是检测本病冠状动脉扩张及冠状动脉瘤的最佳方法，具有安全、简便、可重复检查的特点，尤其适合于长期随访。据国内外文献资料统计结果表明，二维超声心动图的检查结果与冠状动脉造影或尸检结果的符合率达 86%～100%。

在主动脉根部短轴切面的基础上，稍稍旋转或倾斜探头即可获得左、右冠状动脉主干及其分支近端的二维图像，仔细观察、测量冠状动脉的起源、走行、形态、内径及其管腔内情况。婴儿正常冠状动脉主干内径小于 3mm，5 岁以下儿童正常冠状动脉主干内径小于 4mm；或体表面积小于 0.5m² 者，冠状动脉内径小于 2.5mm；体表面积 0.5～1.0m² 者，冠状动脉内径小于 3mm。正常情况下左、右冠状动脉内径随年龄增长而增大，左冠状动脉内径一般较右冠状动脉内径大；冠状动脉内径与主动脉根部内径的比值不受年龄与体表面积的影响，正常情况下其比值小于 0.3。如发现冠状动脉内径超过正常值或局部扩张，内径大于近端或远端连接血管直径的 1.5 倍以上，即可诊断冠状动脉扩张。如冠状动脉呈瘤样扩张或左、右冠状动脉与主动脉根部内径的比值大于 0.3，则可诊断冠状动脉瘤。

冠状动脉瘤一般好发于左、右冠状动脉主干及左前降支的近端，偶尔分支远端也可形成动脉瘤，但多与近端病变并存。轻度冠状动脉瘤：冠状动脉局限性扩张，内径 3～4mm，扩张部位多位于冠状动脉近端。中度冠状动脉瘤：冠状动脉呈球形、梭形或串珠样扩张，主干内径达 4～8mm，左前降支或回旋支内径大于 3mm，冠状动脉内径与主动脉根部内径的比值大于 0.3。重度冠状动脉瘤：冠状动脉显著扩张，内径大于 8mm，与主动脉根部内径的比值大于 0.6。

二维超声心动图除了能够显示冠状动脉扩张与冠状动脉瘤外，还能清晰显示冠状动脉的闭塞及管腔内形成的血栓。冠状动脉闭塞时正常管腔的无回声消失,代之以低或强回声,彩色多普勒血流显像示血管内无血流信号。冠状动脉内血栓形成时,管腔内可见低回声光团,彩色多普勒血流显像可见稀疏的、不连续的血流信号或在管壁与低回声光团之间见血流束通过。

此外,超声心动图检查还能显示急性期的心包积液以及由于乳头肌功能不全或瓣膜脱垂所致的二尖瓣关闭不全。彩色多普勒血流显像可见五彩镶嵌血流束自左心室经二尖瓣至左心房。二尖瓣前瓣脱垂时,反流束经二尖瓣口沿左心房后壁行走;后瓣脱垂时,反流束则沿房间隔行走。

第二章 血管超声

第一节 颈部血管

一、解剖概要

（一）颈总动脉

右侧颈总动脉起源于头臂干—无名动脉，左侧颈总动脉直接发自主动脉弓。双侧颈总动脉走行于胸锁乳突肌内缘，在甲状软骨水平上缘或第四颈椎椎体水平，分出颈内动脉和颈外动脉。

正常人脑血流的 70% 来源于颈总动脉，30% 为椎动脉。颈总动脉血液的 70% 上行向颈内动脉供血，30% 分流入颈外动脉。因此，颈内动脉管径大于颈外动脉。正常颈内动脉的颅外段无分支，从颈总动脉分出后向后外侧上行经颈动脉管进入颅内。

（二）颈外动脉

颈外动脉自颈总动脉分出后，位于颈内动脉的前内侧，在颈动脉三角内上行。两侧颈外动脉之间有丰富的吻合支。颈外动脉的重要分支有甲状腺上动脉、舌动脉、面动脉、枕动脉、咽升动脉、颞浅动脉、上颌动脉、脑膜中动脉，其中上颌动脉和颞浅动脉是颈外动脉两大终支。

（三）颈内动脉

颈内动脉在甲状软骨上缘自颈总动脉分出，近段管径相对增宽，称为颈内动脉球部（颈动脉窦），远段经颈动脉管到达颅内，正常颈内动脉管径约 0.5cm。入颅后颈内动脉沿蝶鞍外侧通过海绵窦上行，在颅底部走行弯曲为岩骨段（C_5 段）、海绵窦段（C_4 段）、膝段（C_3 段）、床突上段（C_2 段）和终末段（C_1 段）。眼动脉是颈内动脉的第一大分支，颈内动脉狭窄或闭塞是造成缺血性眼病的重要原因。

（四）椎动脉

双侧椎动脉分别发自于左右侧锁骨下动脉。椎动脉从锁骨下动脉分出至入颅之前，按其解剖结构走行分为颈段或 V_1 段；椎间隙段或 V_2 段；枕段或 V_3 段。椎动脉入颅后为颅内段或 V_4 段。

（五）锁骨下动脉

正常右侧锁骨下动脉自无名动脉分出，左侧锁骨下动脉直接起源于主动脉弓。双侧锁骨下动脉同样可能存在生理性起源异常。双侧锁骨下动脉是后循环动脉系统重要的血供来源。

（六）无名动脉

无名动脉直接发自主动脉弓,在胸锁关节水平分出右侧锁骨下动脉和颈总动脉。无名动脉同样存在生理性不发育的情况,即右侧锁骨下动脉、颈总动脉直接起源于主动脉弓。

二、颈部血管彩色多普勒超声检查

（一）检查方法

1.颈动脉检查方法

使用高频线阵探头用直接接触探测法,将探头轻轻放置颈根部(锁骨上缘)、胸锁乳突肌前缘气管旁。先进行纵切扫查,显示血管长轴切面,从颈总动脉近心端沿其血管走行方向往头侧移动,依次显示颈总动脉干的近端、中段和远端。跨过颈动脉分叉处,向上分别探测颈内动脉与颈外动脉,尽可能探查到进颅前的最高部位。纵切扫查后,将探头旋转90°,沿血管走行做横切面扫查。颈内、颈外动脉区分要点:

（1）依据颈内、颈外动脉的走行特点,探测颈内动脉时探头应向外侧动,探查颈外动脉时探头要向内侧动。

（2）颈内动脉内径多大于颈外动脉,在颈部无分支;颈外动脉内径较细,颈部有甲状腺上动脉、舌动脉、面动脉等分支。

（3）通过颈内、颈外动脉不同的脉冲多普勒频谱特点区别颈内动脉和颈外动脉,颈内动脉为低阻血流频谱,颈外动脉为高阻血流频谱。

2.椎动脉检查方法

患者体位同前,将探头纵向置于受检者胸锁乳突肌内侧气管旁,显示出颈总动脉图像后,探头稍向外侧动,即可显示出椎动脉颈段,沿其长轴向上移动,可见椎动脉颈6～颈2颈椎椎骨段的节段性管状回声。因椎静脉与椎动脉伴行会出现2条平行的血管回声,一般表浅的是椎静脉,较深的为椎动脉;向心方向的双峰血流波为椎静脉,离心方向的低阻三峰频谱为椎动脉。

（二）检查内容

（1）检查颈动脉、椎动脉管径是否匀称,有无变细、增宽、局部狭窄与膨大,血管是否弯曲、受压或扭结。

（2）检查血管壁的厚度、回声,内膜面是否光滑,有无增厚或连续性中断。

（3）检查血管搏动是否规律。

（4）从颈动脉根部向上进行纵切与横切仔细寻找管腔内有无异常回声。颈动脉分叉处、颈内动脉起始段及椎动脉起始段是斑块的好发部位,对回声较弱的软斑可适当提高增益或结合彩色多普勒血流显像协助判断。

（5）椎动脉进入横突孔的位置正常还是变异;横突孔内段因脊柱遮挡不显示,呈节段显示;因左椎动脉起始点较低,并接近心脏,直接从左锁骨下动脉发出,夹角较小,左侧椎动脉及压力较右侧大,导致管腔增宽;右侧则由锁骨下动脉上的无名动脉分支,压力较小,管径多较左侧细。

(6)检查颈动脉的外膜、中膜及内膜,内膜呈细线状中等回声,均匀一致,薄而平滑,与外膜平行,连续性好;外膜呈强回声线;中膜为线状弱回声。测量外膜与内膜表面的厚度,正常值小于或等于 0.9mm。

(7)内径的测量:测量颈总动脉内径:在颈总动脉远端距分叉部 2.0cm 处测量,内径为 5.5～7.0mm。

测量颈内、颈外动脉内径:在距分叉膨大部以远 10～15mm 处测量,颈内 4.5～6mm,颈外 4.0～5.0mm 测量椎动脉内径:在较平直的颈 3～5 段测量,左侧 3～4mm,右侧 2.7～3.5mm。

(8)描述血管腔内斑块部位、形态、回声特点(强、高、低、弱回声和不均质回声)、其后有无声影、表面有无溃疡。测量斑块的大小、狭窄比值(血管本身的内径减去狭窄处内径,再除以血管本身的内径,乘以百分数)。

(三)脉冲多普勒检查

二维图像是脉冲多普勒检查的基础。脉冲多普勒具有距离选通功能,可探测某一深度的血流速度、方向等,用于血管检查可使采样容积精确定位于血管内,通过获取血流频谱确定血流,判断方向,鉴别血流类型,测定血流速度,定量计算各种血流指标,了解血流信息。

1.检查方法

(1)检查时,注意在二维图像清晰显示血管的基础上转换脉冲多普勒检测。将取样点置于管腔中,使声束与血流方向夹角平行,与血管在一个平面上,观察血流频谱的形态,同时辨别听觉信号是否正常,尔后停帧测定血流参数。

(2)检测均在血管长轴进行,选择血流平稳、不受生理因素影响的部位测量。

颈总动脉:距分叉部位 2cm 处。

颈内动脉:距起始段膨大部远端 1.0～1.5cm 处。

颈外动脉:距分叉处远端 1～1.5cm 处。

椎动脉:颈椎第 5～4 或 4～3 椎体间管腔内。

2.颈部动脉的频谱特征

颈动脉和椎动脉血流频谱均呈 3 峰。收缩期为离心方向层流,呈双峰,即 Ⅰ峰与 Ⅱ峰(也称 S_1 与 S_2),通常 Ⅰ峰大于 Ⅱ峰。舒张早期增速形成第Ⅲ峰(也称 D 峰),在舒张期,基线上均有持续而低速的血流。

(1)颈内动脉:供应大脑前三分之二的血液,脑组织毛细血管丰富,血管床阻力小,血流频谱中低阻高流量型,收缩期频谱曲线上升不太迅速,双峰间切迹不太明显,舒张期下降延缓。

(2)颈外动脉:分支多,供应面部和头皮组织的血液,血管床阻力大,血流频谱呈高阻低流量型,收缩期频谱呈尖峰状,双峰间有明显切迹,与舒张期之间形成缺口,舒张期只有少量血流信号。

(3)颈总动脉:颈总动脉具有上述两者的特征,收缩期血流速度快,呈尖峰状,并有次峰,舒张早期下降后又上升形成第Ⅲ峰,舒张期基线上均有持续而低速的血流;分叉处因内径突然增宽,血流方向发生改变,表现为涡流。

(4)椎动脉:供应大脑后三分之一的血流,频谱较之颈总动脉、颈内动脉及颈外动脉低小,频谱特征表现为收缩期上升支陡直,下降支略延缓,全舒张期血流均在基线上。

流速的影响因素很多,如心输出量、心搏力、血管形状、血管壁弹性、管径粗细等,一般随年龄增长而减慢。阻力指数与搏动指数亦表现为随年龄增长而降低。

3.影响检查的技术因素

(1)操作方法:检查颈部大动脉均使用高分辨率高频线阵探头,探头既长又宽,因此掌握正确的操作方法很重要。

首先应熟悉仪器性能,将检查程序调整到最佳使用条件。在检查时,还应注意调整图像的亮度、局部增益及聚焦范围,使血管清晰显示,以操作者能在图像上清楚观察到血管壁的内膜、中膜及外膜为标准。

另外,应熟练掌握手法,探头沿血管的走行作纵、横两种断面扫查。手法应轻盈灵巧,否则,如用力不当,会加重管腔狭窄,出现血流速度增快或减慢的现象,尽量避免人为误差。

(2)取样部位:获取正确的脉冲多普勒频谱曲线与准确的取样部位有着密切的关系。颈部动脉在确定多普勒取样时,均应选择较为平直的管腔、不受生理因素影响的部位,使记录的血流频谱能客观地反映血流生理状态。如果把颈总动脉的取样部位选择在分叉处,因该处为膨大部位,血流从小直径的管道流向大直径管腔,流体有惯性,它不可能按照管道的形状突然扩大,而是离开小管后逐渐扩大,因此,在管壁拐角与流束之间形成漩涡,那么在该处测得的血流必然是涡流或湍流,而不能代表颈总动脉正常血流状态。

另外,在取样部位获取血流频谱时,应同时显示血管二维解剖结构图,注意做到在二维实时状态下取样。否则,因呼吸、体位、脉动等因素的影响,取样容积易移至血管周边或中轴上,这样既记录不到正确的频谱曲线,也不能客观地了解血流生理状态。

(3)取样容积:经过距离选通后所获得的取样区域称为取样容积。取样容积是一个泪珠样的小体积,其长度取决于取样脉冲持续时间,其宽度取决于取样深度处的声束直径。

在对血流取样时,取样容积内包含了速度各不相同的许许多多细胞,因而取样信号是一个由不同频率组成的复杂信号。血管内部的血流速度有一个较大的分布范围,位于轴心的液层速度快,称轴流;靠近管壁的液层流速减慢,称边流。由于血液是黏性液体,管腔同一横面上的各点流速不同,轴流速度大于边流速度,因此,要反映血管在一截面上的平均血流速度,必须将取样容积的长度调节到刚好覆盖管径,这样取样获得的血流频谱信号就代表了血管内的平均血流速度。当然,也客观地反映了血流生理状态。

为获取代表颈部动脉的血流速度,在使用脉冲多普勒检查时,应依据血管的宽度灵活调整取样容积。椎动脉一般采用1.5~3.0mm的取样容积,颈总动脉、颈内动脉及颈外动脉采用2~5mm的取样容积,这样的取样容积所获得的血流速度可代表血管瞬间的平均血流速度。

(4)取样角度:在脉冲多普勒技术血流定量测定中,影响其准确性最重要的因素是角度测量。在血流参数检测中,不同作者用相同方法测定,但结果往往相差甚远,其主要原因可能就是角度测量不准。实验研究表明,如果θ能够准确测出,则血流参数就可以准确获得。角度增大时,频谱的幅度被压缩,如频谱压缩不严重,对诊断不会有影响,如频谱压缩严重,影响对血流的分析判断,可能产生假阳性的诊断结果。

颈部动脉血流参数的检测要求沿长轴的纵切图像,此时血流方向在图像平面上,并与血管中心轴平行。为了提高准确度,图像选取的原则是使多普勒θ角度尽可能小,使多普勒频谱幅度尽可能大。如果能使角度控制在 20°以内,则由角度造成的速度误差大约为 6%,这个误差是可以允许的,如果太大就没有临床意义。本书所提供的正常值数据均采用 45~60°,角度控制在 15°以内,所测得的血流参数误差均小于 6%,因此,具有极高的可信性。

另外,在对每一条血管做多普勒检查时,依据血管走行调好角度后,不要随意改动。原则上使血流与声束的 θ 角平行,以 45°~60°为最佳选择。

(四)彩色多普勒超声检查

彩色多普勒超声是实时二维血流成像技术,其彩色血流图像显示在 B 型图像上,所以二维多普勒血流取样必须与 B 型图像的信息重合。为满足这一点,用同一个高速相控阵扫描探头进行平面扫查,以实现解剖结构与血流状态 2 种显像。彩色多普勒发射过程与普通 B 型超声相似,但接收时则有所不同,提取的信号被分两路:一路经放大处理后按回声强弱形成二维黑白解剖图像;另一路对扫描线全程作多点取样,进行多普勒频移检测,信号经自相关技术处理,并用彩色编码用红、蓝、绿三色显示血流频移信号。朝向探头的正向血流以红色代表,背离探头的负向血流以蓝色代表,湍流方向复杂多变、以绿色为代表。操作者可以根据自己所喜爱的颜色及习惯进行调节。血流速度愈快彩色愈鲜亮,速度缓慢彩色较暗淡,故由彩色的类型、亮度即可了解血流状况。

彩色多普勒血流显像对于血管内血流的显像是直观的,对于辨别血流的湍动、了解流速在血管内的分布较脉冲多普勒更好。但是,对血流的定量测量不能获得确切数值,因此不具备定量功能,需与脉冲多普勒配合使用,两者彼此补充,方能取得良好效果。

1.检查方法

首先将血管二维图像显示清楚,清晰显示管腔及管壁结构,增益不要太强。然后启动彩色显示装置,减少声束与血流方向间的夹角,使彩色血流充盈于管腔内。朝向探头的为红色,背离探头为蓝色,观察血流彩色的变化及有无缺损部位,辨别缺损部位是血栓还是斑块,确定其病变性质。

另外,血流速度过快,频移过高,超过发射脉冲重复频率的阈限时可出现混叠现象,显示错乱,这时可通过使用彩色零线移动调节或通过改变速度范围的方法清除这种现象。反之,血流速度过慢,频移过低,发射脉冲重复频率的阈限定得过高,血管内可无彩色血流显示。

2.正常彩色血流显像

血管壁与血流界限分明,颈总动脉、颈内动脉及椎动脉在收缩期显示管腔中央为色彩明亮的高速血流,靠近两侧管壁为色彩暗深的低速血流;舒张期中央高速血流柱变窄,色彩转浅淡,两侧壁低速血流增宽。所以,在整个心动周期,上述动脉的彩色多普勒检查显示为略带起伏、稍有变化的彩色血流。

颈外动脉在舒张期血流很少,因此,它的彩色多普勒特点是忽隐忽现的彩色血流,表现为收缩期充盈,舒张期消失。

在颈总动脉分叉处及颈内动脉起始段膨大部位血流紊乱,甚至出现涡流,显示为紊乱的彩色血流。这种紊乱血流的程度取决于颈动脉窦的大小、颈内动脉与颈外动脉的夹角。

3.彩色多普勒超声检查的临床价值

彩色多普勒超声检查颈部动脉为无损伤检查方法,不但可观察血管形态方面的变化(如狭窄、硬化斑等),而且还可以对血流作定量测定,特别对脑供血不全的诊断为其他方法不可比拟,被誉为"非创伤性血管造影"。总之,对颅内外血管病变的诊断、估计预后、判断疗效方面有非常重要的临床意义。

(1)二维超声:①确定血管的解剖结构和形态;②确定病变发生的部位及其范围;③计算局部管径或面积的狭窄百分比;④确定病变的结构构成;⑤追踪观察病变的发展和消退;⑥准确引导脉冲多普勒或彩色多普勒确定取样部位。

(2)脉冲多普勒:①通过频谱评估血管有无机能障碍;②通过多普勒声频信号评估血管内血液动力学状态;③血流指标定量测定;④判断血流方向,鉴别血流类型;⑤通过血流指标的变化判断颅内远端动脉的病变;⑥有助于血栓及脂肪软斑的诊断。

(3)彩色多普勒:①非创伤性血管造影,提供截面血管造影;②探查血流状态;③鉴别血流性质;④判断血流方向及类型;⑤通过颜色亮度对血流速度作宏观了解。

二维超声、脉冲多普勒和彩色多普勒在对颈部血管手术效果的评估、预防保健、流行病学研究等方面具有一定价值。

4.彩色多普勒超声的临床适应证

(1)血管狭窄、闭塞、痉挛。

(2)脑血管畸形。

(3)脑动脉早期硬化。

(4)短暂性脑缺血发作。

(5)脑供血不全。

(6)椎基底动脉供血不足。

(7)高血压。

(8)脑梗死。

(9)高脂血症。

(10)冠心病。

(11)糖尿病。

(12)大动脉炎。

(13)颈动脉瘤、颈动脉体瘤。

(14)颅内动脉瘤、动静脉瘘。

(15)锁骨下动脉盗血综合征。

(16)鉴别耳性眩晕或供血不足造成的眩晕。

(17)颅内压增高。

(18)证实脑死亡。

(19)手术前后评价。

三、颈动脉粥样硬化

(一)病因病理

动脉粥样硬化是一非炎症变性疾病,能影响到全身任何动脉,是最常见的血管疾患,脂质代谢紊乱和动脉壁功能障碍是引起本病及形成粥样斑块的重要因素。引起动脉粥样硬化的因素包括遗传、持续高血压、饮食中脂肪的含量、内分泌功能失调、糖尿病、吸烟，以及持续的情绪紧张及缺乏运动。早期表现为内膜下结缔组织疏松变性，继则为胆固醇及钙盐的沉积，形成纤维斑块，致管腔狭窄，最后内膜破裂形成溃疡。由于病变处管壁薄弱可破裂出血，亦可因管腔狭窄和粥样斑块脱落引起脑缺血和脑梗死。粥样硬化斑块的好发部位以颈动脉分叉处最多，其次为颈内动脉起始段及颈总动脉其他部位，颈外动脉及椎动脉少见。斑块可呈单发性，也可呈多发性。

（二）临床表现

颈动脉粥样硬化是脑实质缺血性病变的主要原因之一，当粥样硬化斑块致血管腔狭窄大于60％时，临床上出现症状。脑缺血期可引起眩晕、头痛及昏厥等症状，脑梗死时可引起脑血管意外，有意识突然丧失、瘫痪、失语等症状。脑萎缩时可引起动脉硬化性痴呆，有精神变态、行动失常、智力及记忆力减退以至性格完全改变等症状。有些也可无任何症状。所以，很多老年人因缺乏对颈动脉的检查而被延误诊断

（三）声像图特点

1.动脉管壁

正常三层结构消失或破坏，管壁增厚，内膜面粗糙不平，不规则增厚，一般呈细点状或线状弱回声，少数为中等回声，内壁厚度大于1.0mm，这是由于少量脂肪沉积于内膜形成的。

2.软斑

斑块呈中强或弱回声，由内膜向管腔内凸出，形态规则或不规则，有的可呈扁平样或偏心半圆形，内部结构均匀或不均匀；不均匀软斑其形态多不规则，易被血流冲击，形成脱落栓子，是造成栓塞的一个危险因素。

3.硬斑

多发生在颈总动脉近分叉处，其次为颈内动脉起始段。斑块轮廓清晰，呈强回声或中等强度回声，形态可呈块状或点状，大小不一，有的不规则，其后方伴声影。钙化性较强的斑块其后方伴明显声影，因声影的遮盖，不能显示整个斑块轮廓，仅可见局部一扁平状强回声。

4.混合斑

由不均质的软、硬斑混合组成，呈强回声、中等回声、低回声、无回声等混合存在，形态极不规则，范围较大。混合斑常常造成局部管腔高度狭窄或堵塞。

5.血栓形成

血栓的回声水平取决于血栓的发生时间。急性血栓呈现很低的回声，甚至二维图像难以发现，需借助彩色血流显像加以证实。随着血栓时间的延长，血栓回声水平逐渐增强。

6.脉冲多普勒声像图

颈动脉微小的粥样硬化病灶一般不会引起血流动力学的改变；当血管增厚、管腔狭窄不明显或轻度狭窄时，血流速度正常或稍加快，此时血流频谱亦无明显改变。只有当斑块致血管狭窄大于50％时，狭窄段出现湍流频谱，血流速度明显增加，表明峰值血流速度与舒张末期血流速度加快。颈动脉极度狭窄时，出现低速血流频谱，血流速度显著降低。如血管远端狭窄，其近端舒张期血流速度可降低，阻力指数和搏动指数均可增高。

7.彩色多普勒血流显像

彩色血流显像显示硬斑块的界限更为分明,对斑块游离表面观察更为清晰,尤其对位于血管前壁的斑块,通过彩色显示,可迅速与某些伪像相鉴别;软斑有时因回声太低,在二维声像图上有时难以辨认,在彩色多普勒显像中软斑区表现为局部彩色血流缺损。当管腔有较明显狭窄时,局部可出现五彩缤纷的湍流色彩,颈内动脉完全堵塞时则无血流信号。

(四)狭窄程度的判断

1.颈内动脉狭窄分级的多普勒频谱诊断标准

(1)内径减少0%～50%(无血流动力学意义狭窄):收缩期峰值流速小于120cm/s,频窗存在。

(2)内径减少51%～70%(中度狭窄):收缩期峰值流速大于120cm/s,舒张末期流速小于40cm/s,频窗消失,颈内动脉收缩期峰速与颈总动脉之比小于2。

(3)内径减少71%～90%(严重狭窄):收缩期峰值流速大于170cm/s,舒张末期流速大于40m/s,频窗消失,颈内动脉收缩期峰速与颈总动脉之比大于2。

(4)内径减少91%～99%(极严重狭窄):收缩期峰值流速大于200cm/s,舒张末期流速大于100cm/s,频窗消失,颈内动脉收缩期峰速与颈总动脉之比大于4。

(5)内径减少100%(闭塞):闭塞段可见血栓回声,管腔内无血流信号,同侧颈总动脉舒张期无血流信号,甚至出现反向血流。

2.颈总动脉狭窄程度的判断

由于颈总动脉表浅,显示清晰,可较好地在二维超声或彩色血流显像下测量管腔内径或面积,一般情况下可采用形态学指标判断颈总动脉的狭窄程度。颈总动脉狭窄严重时,可引起同侧颈外动脉血流部分或全部逆流入颈内动脉,从而引起颈总动脉的压力阶梯下降,狭窄处流速与狭窄程度不呈正比。

3.颈外动脉狭窄程度的判断

颈外动脉狭窄多位于起始部,其发病率较颈内动脉狭窄低,对人体的影响也小。有报道大于或等于50%的颈外动脉狭窄的诊断标准为狭窄处峰值流速大于或等于150cm/s,其与颈总动脉峰值流速之比大于或等于2。

(五)鉴别诊断

1.颈内动脉与颈外动脉闭塞性疾病的鉴别

正常情况下,颈内与颈外比较好鉴别,当有病变时,特别是其中一条血管闭塞、先天发育异常或外科手术后,均可给两者的辨别带来困难。除正常声像的鉴别外,还应注意以下几个方面:

(1)颈外动脉起始段分支较多,一般病变较轻;颈内动脉颅外段一般无分支,一旦发生病变,随着病程延长,可使颈内动脉颅外段全程闭塞。

(2)颈外动脉狭窄频谱显示阻力高,颈内动脉狭窄频谱显示阻力相对较低。

(3)当颈总动脉闭塞或重度狭窄时,可引起同侧颈外动脉血液逆流入颈内动脉,不会引起颈内动脉血液逆流入颈外动脉。

(4)颈总动脉的血液频谱改变不同。因为2/3的颈总动脉血流量供给颈内动脉,当颈内动脉存在较严重的狭窄或闭塞时,同侧颈总动脉血流呈现颈外动脉化血流,表现为高阻力甚至出现反向波,当颈外动脉存在闭塞性病变时则同侧颈总动脉血流并无此改变。

(5)如果远端动脉或其分支动脉呈现狭窄下游的频谱改变,则提示其相应的颈内动脉或颈外动脉存在狭窄或闭塞。

2.颈动脉狭窄与非颈动脉狭窄所致血液流速加快的鉴别

颈总动脉远端狭窄所致射流可引起同侧颈内动脉、颈外动脉血液紊乱,流速明显加快,给是否合并颈内动脉与颈外动脉狭窄以及狭窄程度的判断造成困难。此时,不应过多地依赖多普勒频谱,应结合二维图像和彩色血流显像进行判断。另外,一侧颈内动脉重度狭窄或闭塞不仅引起同侧颈外动脉流速加快,还可引起对侧颈动脉流速代偿性加快。

(六)临床意义

彩色多普勒超声可以清晰地显示颈部血管壁和管腔内结构、血流状态,检出动脉粥样硬化斑块和血栓并做鉴别诊断;较准确地判断血管腔狭窄范围及程度,并能对动脉闭塞的原因做鉴别诊断;亦可对颈动脉内膜剥离术后进行追踪随访。

四、颈动脉瘤

(一)病因病理

颈动脉瘤大多数为动脉硬化与创伤所致,也可由感染、梅毒、纤维肌性增生、马方综合征、血管中层囊样变性坏死等引起。颈动脉造影或内膜剥脱术后也可引起,但以动脉硬化为最多见。颈动脉瘤多发生于成人,儿童较少见,先天性极为罕见。一般为单发,一侧血管局部囊性病变,腔内可有血栓形成,如脱落栓子循环至颅内,可引起脑梗死。

(二)临床表现

患者常因颈部肿块而就诊。肿块位于颈前三角区,有明显的搏动,常可闻及收缩期杂音,压迫动脉瘤近端时,肿块搏动与杂音可减小或消失。动脉瘤继续增大时,可引起疼痛和压迫症状,压迫气管、食道及喉返神经,出现呼吸和吞咽困难或声音嘶哑,少数患者有头痛、头昏、耳鸣等症状。

(三)声像图特点

1.病变血管处呈局限性扩张或膨大

小者呈梭形,大者呈囊球形或多段扩张;管壁变薄,边缘尚清晰,两端壁与正常颈动脉壁相连续;管腔内膜粗糙。瘤内如有血栓形成则可见贴近管壁处有低或中等回声区,中心为无回声液腔,实时显像可见有收缩期搏动。

2.脉冲多普勒特点

瘤体内显示为涡流频谱,表现为高阻力、低流速特征,血流声频信号低弱。

3.彩色多普勒血流显像特点

显示瘤体内血流束与颈动脉相连续,血流进入瘤体内呈云雾状飘动,横切时可见血流在瘤内旋转显示红蓝相间双向漩涡状,部分呈多彩血流;如有血栓形成,血流束小于瘤径。

（四）鉴别诊断

1.颈动脉体瘤

位于颈动脉分叉处，颈动脉及分支明显增粗，常被肿瘤包绕，可见血管伸入肿块内部，为实性肿物。

2.颈神经鞘瘤

位于颈总动脉分叉处的后方，常将颈内、外动脉推向前外侧移位，血管本身不扩张，不进入肿块之内，内部回声以实性为主。

3.颈动脉扭结

是颈动脉血管硬化晚期时产生延长和弯曲的结果，少数属于先天性改变。二维图像可见颈动脉迂曲扭结，多发生于近心端。彩色血流显像可见因血管绕行方向变化而显示的不同方向彩色血流。

五、颈动脉体瘤

（一）病因病理

颈动脉体位于颈总动脉分叉后方的动脉外鞘内，为一小卵圆形或不规则扁平形的红褐色组织，体积 6mm×3mm×4mm，属化学感受器。颈动脉体的血液供给来自颈外动脉。颈动脉体瘤的发生原因不明，经动物实验证明，慢性缺氧将导致颈动脉体肥大。颈动脉体瘤不常见，它来自副神经节组织的非嗜铬神经节瘤，多数为良性，一般为单侧，约 5% 为双侧，双侧者常先后发生。少数病例有家族史。

（二）临床表现

颈动脉体瘤一般生长缓慢，可长达数年或数十年，有个别生长较快。各种年龄均可发生，平均年龄 25 岁左右，无性别差异。颈动脉体瘤为颈部无痛性肿块，典型的颈动脉体瘤位于下颌角下方、胸锁乳突肌内侧缘深部，恰好在颈总动脉分叉处。肿瘤呈球形，多数质地呈中等硬度，表面光滑，触之为囊性呈海绵感。早期肿块可向两侧移动而不能上下移动，由于血运丰富，可扪及搏动，压迫肿瘤可变小。颈动脉体听诊可闻及杂音。颈动脉体瘤一般从颈总动脉分叉处向上生长，不向锁骨区生长，5%～15% 的病例瘤体向咽喉部膨出，引起吞咽困难和声音嘶哑。当肿瘤增大压迫邻近器官和第Ⅸ至第Ⅻ对脑神经时，可引起头痛、颈痛、耳痛、吞咽困难、声音嘶哑、舌肌萎缩、霍纳氏综合征等。少数病例合并有颈动脉窦综合征，系由于心脏功能受抑制，患者可突然发生心跳缓慢，血压下降，导致脑缺血、缺氧而出现昏厥症状。

（三）声像图特点

1.二维超声图像特点

颈动脉体瘤多为实质性低回声包块、有完整的包膜，瘤体直径一般不超过 2～3cm，个别可达 20cm。根据其形态分为 2 种：

（1）局限型：肿瘤位于颈总动脉分叉处外膜内，与外膜紧密相连，向上生长位于颈外和颈内动脉之间，并使两者分开，间距加大。

（2）包裹型：肿瘤围绕颈总、颈内、颈外动脉生长，可侵犯血管壁的外膜，甚至侵犯中层及内膜。

2.脉冲多普勒特点

肿瘤内可探及较丰富的动、静脉频谱。为协助临床选择治疗方案,可进行颈动脉压迫实验,于压迫前后分别检测两侧颈动脉血流速度。如压迫后患侧血流完全阻断,近心端无血流信号,而近颅段有逆向血流,健侧血流速度增加,表明侧支循环已建立。此法可为临床提供血流定量指标。

3.彩色多普勒血流显像

可清晰地显示颈动脉与肿瘤的关系,颈总动脉向外前移位或颈内、颈外动脉分叉角度扩大;颈动脉由于受压,管腔内彩色血流束变细,严重者可伴多彩血流,少数病例颈动脉闭塞,则无血流显示。肿瘤的血供主要来自颈外动脉和颈总动脉,瘤体内血管丰富,可见较多不同方向的彩色血流束穿行其中。

(四)鉴别诊断

1.与颈交感神经鞘瘤、颈神经鞘瘤、颈神经纤维瘤的鉴别

二维图像显示为实性占位性病变,边缘清晰光滑,位于颈总动脉分叉的后方,将颈内、颈外动脉推向前方,与颈动脉分叉处无依附关系,彩色多普勒可见颈总动脉分叉的血流束行进于肿瘤前方表浅处。血管不进入肿块内部。

2.与颈动脉瘤的鉴别

颈动脉呈局限性扩张或膨大,可见动脉旁有一囊实性肿物,可见收缩期搏动,腔内可有血栓回声,彩色多普勒显像瘤体内为多彩血流。

3.与腮裂囊肿、腮腺肿瘤的鉴别

腮裂囊肿为一无回声囊性肿物,腮腺囊肿位于耳下的腮腺内,位于颈总动脉分叉上方,与颈动脉无密切关系。

六、椎基底动脉供血不足

(一)病因病理

椎基底动脉供血不足是一种常见的缺血性脑血管疾病,好发于椎动脉起始部。此病为一临床症候群,发病原因为多种因素,一般有血管位置与形态的变异、椎动脉粥样硬化、颈椎病、两侧椎动脉管径极度不对称、血流量减低、锁骨下动脉盗血综合征等。

(二)临床表现

椎基底动脉供血不足多发生于中老年人,患有颈椎病和血管病变者有80%的人在50～70岁之间出现症状,男女患者之比为3∶2。可有眩晕、头痛、视力障碍及意识障碍等症状。

(三)检查方法

长期以来,由于缺乏对椎基底动脉供血情况的检测手段和方法,对其定性、定位及定量的诊断存在一定困难。经颅多普勒为颅内段椎动脉和基底动脉提供了一种安全有效的检查方法。它具有深度聚焦延伸、低脉冲、高发射频率的多普勒动态血流分析诊断系统,但对血管腔图像缺乏直观性。高频率、多功能彩色超声诊断仪对颅外段椎动脉提供了一种无创、方便、直观、定量的检测手段,为临床诊断椎基底动脉供血不足提供了有价值的依据。

(四)声像图特点

1.二维超声

椎动脉管壁增厚,内膜毛糙,管径狭窄以一侧狭窄多见,管径可小于 2.0mm,严重狭窄者不足 1.5mm。如有斑块形成可致局部管腔狭窄,对侧椎动脉可呈现代偿性改变,表现为内径增宽、流速加快和血流量增加。

2.脉冲多普勒特点

(1)血流参数的改变:椎动脉出现收缩期及(或)舒张期血流速度减低为主要特点,表现为以下几种情况:

①双侧椎动脉均为低速度血流(较少见)。

②一侧椎动脉流速减低,而另一侧椎动脉流速正常(比较常见)。

③一侧椎动脉流速减低,而另一侧流速为代偿性增高。

④有时可出现椎动脉流速增高(可一侧增高,对侧正常或双侧均增高),椎动脉痉挛。

⑤部分可伴有搏动指数增高和阻力指数增高。

(2)血流频谱形态改变

①椎动脉出现低流速血流频谱,表现为收缩期峰值及舒张期波幅均明显降低,舒张期可出现部分断流,甚至完全断流。严重者仅见随心动周期有规律出现的低小单峰异常频谱,表示椎动脉已无有效供血。

②椎动脉硬化引起供血不足,血流频谱收缩期 $S_1 < S_2$ 峰或双峰融合,波峰圆钝呈拱形。

③频谱宽度增加,出现流速增高的湍流频谱。

④椎动脉管腔内探测不到血流频谱则说明完全阻塞。

⑤椎动脉如为逆向血流频谱则提示为锁骨下动脉盗血。

3.彩色多普勒血流显像

由于椎动脉管腔狭窄,流速减低,彩色血流信号减少,血流束变细,椎动脉明显弯曲可见弯曲部位为多彩血流;如彩色血流色彩倒错(应为红色而其为蓝色),则可判定为锁骨下动脉盗血。完全无彩色血流显示,应考虑为椎动脉闭塞。

因为正常椎动脉的流速明显低于颈总、颈内动脉,所以应用彩色多普勒血流显像技术时注意适当降低速度范围,有利于椎动脉彩色血流的显示。如椎动脉未显示血流时,应将彩色多普勒与脉冲多普勒技术结合起来综合判断。亦可嘱患者头部正位休息 5 分钟左右再次检测或者进行转颈试验而进一步验证,不应轻易诊断椎动脉闭塞。

(五)鉴别诊断

1.椎动脉狭窄与椎动脉不对称的鉴别

双侧椎动脉的粗细不对称很常见,大约 80% 可见左侧椎动脉内径大于右侧椎动脉。一般椎动脉的粗细差异无临床意义,但是当一侧椎动脉很细小(内径小于 2mm),可引起椎-基底动脉供血不足。一侧椎动脉发育不全表现为管腔普遍性细小,但血流充盈满意,频谱形态正常,对侧椎动脉可增宽。椎动脉狭窄表现为某段管腔血流束变细,流速突然加快。

2.椎动脉完全闭塞与椎动脉缺如的鉴别

前者二维超声心动图仍可见椎动脉管壁,而后者在椎静脉后方,不能发现椎动脉样结构。

有时两者难以鉴别。

3.椎动脉起始部狭窄与锁骨下动脉狭窄的鉴别

对于单独的椎动脉起始部狭窄与锁骨下动脉开口后狭窄,仅依据在椎动脉远端或上肢动脉分别探及狭窄下游的血流频谱,两者比较容易鉴别。而对于锁骨下动脉和椎动脉开口前的狭窄,同侧远端椎动脉和上肢动脉同时呈现狭窄下游的频谱改变。

4.锁骨下动脉、颈动脉和对侧椎动脉闭塞性疾病与椎动脉狭窄的鉴别

前者可引起椎动脉流速代偿性升高,整条椎动脉流速均升高,而后者为椎动脉狭窄处流速突然加快,且其远端呈狭窄后的紊乱血流。

5.椎动脉流速降低与椎动脉狭窄下游血流的鉴别

远端椎动脉或基底动脉闭塞可引起近端椎动脉流速减低,多普勒频谱收缩期上升陡直,而椎动脉狭窄下游的频谱表现为收缩期上升倾斜,两者可以鉴别。另外,在严重心功能不全也可导致椎动脉流速减低,甚至呈类似狭窄下游的频谱改变,但这种波型改变一般都是双侧的,而椎动脉狭窄引起的狭窄下游的频谱改变一般为单侧。

(六)临床意义

彩色多普勒对颈部椎动脉检测成功率很高,虽肥胖、颈椎横突、锁骨的遮盖及椎动脉走行弯曲等因素可影响某段椎动脉的清晰显示,但对椎动脉性疾病的诊断影响较小。

由于双侧椎动脉汇合成基底动脉,因此,当椎动脉有闭塞性病变时,侧支循环可以建立。彩色多普勒超声不仅可以诊断椎动脉狭窄或闭塞,还可以了解其侧支循环情况,同时评价颈动脉情况,为临床治疗方案的选择提供重要依据。

七、锁骨下动脉盗血综合征

(一)病因病理

锁骨下动脉盗血综合征通常是由于动脉粥样硬化或大动脉炎,使锁骨下动脉近心端狭窄或闭塞所致,其中绝大多数锁骨下动脉阻塞的原因是动脉硬化。由于锁骨下动脉近端闭塞,闭塞远侧的压力下降,健侧椎动脉上行的血流进入脑底动脉后向下流向患侧椎动脉供应侧支循环,到达锁骨下动脉及其次级的动脉系统时发生血液逆流现象,从脑底动脉窃取血流,损害了脑干的血液运输。

(二)临床表现

多见于左侧。多数患者可能没有症状,但当并发有其他动脉病变时,就可产生脑部或上肢缺血症状。上肢供血不足表现为患侧上肢麻木、乏力、沉重或冷感。桡动脉搏动减弱或消失,血压比健侧低 $2.67\sim4.00$ kPa($20\sim30$ mmHg)。可在锁骨上窝听到血管杂音。椎基底动脉供血不足患者患侧上肢用力时出现头晕或眩晕、恶心、呕吐、视物模糊、共济失调等症状,少数患者可发生意识障碍及摔倒。颈动脉系统缺血可出现发作性轻偏瘫、半身感觉障碍,亦可出现一过性失语症。

(三)彩色多普勒特点

患侧椎动脉在收缩期及舒张期全程呈逆向血流频谱,形态呈单峰低小频谱;健侧椎动脉均

为正向血流频谱,形态高,呈湍流频谱。

彩色血流显像表现为椎动脉血流颜色与椎静脉或颈内静脉血流颜色一致,而与颈动脉血流颜色不一致。

二维声像图显示一侧锁骨下动脉或无名动脉狭窄或闭塞。

八、粥样硬化性脑梗死

(一)病因病理

脑动脉粥样硬化是脑梗死的原因,是中老年人最常见的疾病之一。颈动脉粥样斑块和内膜溃疡是脑梗死的潜在病因,颈动脉内膜溃疡表面与血小板黏附,导致纤维素血小板物质沉积,这些物质脱落后引起远端动脉的栓塞,从而引起脑梗死。

(二)临床表现

脑梗死在脑血管病中发展最快,起病急骤,常无任何症状突然起病,多数症状迅速达顶峰。一部分患者在起病时出现栓塞病灶侧头痛,多数表现为颈动脉系统特别是大脑中动脉闭塞症状,如突起的偏瘫、失语、偏盲、局限性癫痫发作或偏身感觉障碍等局部脑症状。患者多有不同程度的运动、言语、智能障碍等后遗症,约有 20% 的脑梗死患者可能复发。

(三)彩色多普勒特点

1.二维图像特点

多数患者有多发或单发斑块,形态多不规则,大小不一,回声强弱不等,以软斑及混合斑多见。其中一侧血管可发生完全阻塞,血管内充满弱回声,颈总动脉内壁以粗糙为主,厚度1.0～1.3mm。

2.脉冲多普勒特点

舒张期血流速度明显减低,健侧亦减低,最大峰值血流速度减慢,血管阻力增高,表现为阻力指数增高。

九、大动脉炎

(一)病因病理

多认为大动脉炎属于自身免疫性疾病,且大多与结缔组织疾病及某些感染(结核、链球菌、梅毒、病毒等)有关。大动脉炎主要累及主动脉的大、中分支,最常累及的是主动脉弓及头臂动脉、颈总动脉和锁骨下动脉,但不侵犯上述血管的颅内段。血管损害的特点是斑块状内膜增厚,纵行的瘢痕形致血管节段性改变,常有血栓形成及血管再通。显微镜下见动脉壁三层均有慢性炎症,炎症常致动脉壁变薄形成动脉瘤或致管腔进行性狭窄,最终引起动脉阻塞与远端组织的梗死,甚至脑梗死。

(二)临床表现

起病大多缓慢,病程 1 个月至 30 余年。早期有低热、关节痛、肌痛、食欲和体重下降等大动脉炎活动期的表现,持续数周或数月后渐出现大动脉及其分支管腔狭窄或闭塞的表现。临床上根据血管受累部位分为 3 种类型:

Ⅰ型：主要累及主动脉及其分支，即头臂动脉型。病变主要位于主动脉弓及头臂动脉、颈总动脉和锁骨下动脉，是最常见的一型，有脑和上肢供血不足的症状与体征。50%左右的患者在颈部或锁骨上下区有血管杂音。如锁骨下动脉受累，轻者患肢无力、麻木、发冷、沉重感、活动后间歇性疼痛。患肢动脉搏动减弱或消失，上肢血压降低或测不出，下肢血压正常或增高。锁骨下动脉盗血时加重脑缺血，甚至出现脑梗死。如颈总动脉受累，常见短暂性黑矇晕厥、失明、偏瘫、失语或昏迷。患者因视网膜及脑动脉供血不足而常采用头低位姿势以增加脑血流量和改善视力。

Ⅱ型：主要累及胸腹主动脉。

Ⅲ型：是以上两型之混合型。

(三)彩色多普勒特点

颈动脉近端及中段管壁正常结构消失，外膜与周围组织分界不清，内膜呈节段性不规则增厚，厚度不一，一般为 1.4～3.0mm；呈弱回声及中等回声，有的可呈斑片状增厚，管腔节段性狭窄或闭塞；可继发血栓，血栓的回声常常较管壁的回声低；颈总动脉近端有的内壁变薄，管腔呈瘤样扩张。锁骨下动脉或肱动脉以狭窄为主，极少发生局部管腔扩张的改变。

血管狭窄时腔内彩色血流在收缩期高速射流呈湍流，闭塞时无血流通过；颈总动脉起始段如瘤样扩张可显示紊乱血流；狭窄段收缩期血流速度明显增高，阻力指数高，可出现锁骨下动脉盗血。

(四)临床意义

彩色多普勒可较好地诊断本病，并能与常见的动脉粥样硬化相鉴别。二维超声可以观察受累动脉壁的结构改变、有无继发血栓和合并动脉瘤、病变部位血液动力学改变等情况，对狭窄部位、范围和程度的判断较为准确。但是，对于左颈总动脉起始部、左锁骨下动脉起始部、胸主动脉及肾动脉等，由于受骨骼遮盖、肥胖及气体等因素影响则显示不满意，难以清晰显示受累动脉的管壁结构，有可能将这些部位的轻度狭窄遗漏。

虽然血管造影不能显示管壁的结构和了解血液动力学的变化，由于可以清晰显示受累的部位、程度和范围，仍认为是诊断多发性大动脉炎的重要检查方法，也是选择手术治疗的重要依据。

第二节　颅脑血管

一、解剖概要

正常人脑血流供应由颈内动脉与椎基底动脉两大系统完成，颈内动脉主要供应前循环即大脑半球的前、中部脑组织，包括额叶、颞叶、顶叶等。椎-基底动脉主要供应后循环脑组织包括小脑、脑干延髓、大脑的枕叶等。

(一)颈内动脉系

根据解剖位置，颈内动脉分颅外段(入颅前段)与颅内段两大部分。右侧颈总动脉由无名动脉分出,左侧颈总动脉直接起自主动脉弓。双侧颈总动脉走行于胸锁乳突肌的内缘,在甲状软骨上缘或第四颈椎水平分出颈内动脉和颈外动脉。颈内动脉颅内段包括岩骨段(C_5段)、海绵窦段(C_4段)、膝段(C_3段)、床突上段(C_2段)和终末段(C_1段)。C_2、C_3、C_4段组成颈内动脉虹吸部。由C_1段分出大脑中动脉、大脑前动脉、后交通动脉。双侧大脑前动脉之间为前交通动脉。眼动脉从颈内动脉虹吸部发出。

(二)椎-基底动脉系

椎-基底动脉系主要包括椎动脉、基底动脉及小脑的3支供血动脉(小脑后下动脉、小脑前下动脉及小脑上动脉)。超声检查通常仅能探及小脑后下动脉。双侧椎动脉起源于双侧锁骨下动脉,也可能直接起源于主动脉动脉弓(起源异常)。在颈部向上穿行于颈椎横突孔,经枕骨大孔入颅,至脑桥下缘汇合成基底动脉。大脑后动脉是基底动脉的终末分支。正常情况下,大脑后动脉的血液供应多数来自椎-基底动脉系统,但有25%~30%人群通过颈内动脉供血。以后交通动脉为界,大脑后动脉可分为交通前段(P_1段)和交通后段(P_2段)。

(三)脑动脉侧支循环途径

正常人通过颈内动脉和椎-基底动脉系统的动脉构成一个类似六边形的颅底动脉环或称之为Willis环。Willis环是双侧颈内动脉系统间、颈内动脉与椎-基底动脉系统之间侧支循环通路的解剖结构基础,是脑血管超声检查的重要部分。典型侧支循环有3条途径:①经眼动脉建立颈内、外动脉之间的侧支通路。②经前交通动脉建立双侧颈内动脉系统之间的侧支通路。③经后交通动脉建立颈内动脉与椎动脉-基底动脉系统之间的侧支通路。

二、超声检查技术

(一)患者准备

检查前无须特殊准备,应进食及饮水,避免血液黏稠度对血流速度测值的影响。

(二)体位

(1)颈内动脉颅外段及双侧半球动脉的检查通常采用仰卧位。

(2)椎-基底动脉系统检查采用侧卧位或坐位,嘱患者头稍低,颈部放松。

(三)仪器

1.经颅多普勒超声(TCD)

检查颅内动脉,频率1.6~2.0MHz。颅外段颈内动脉的检测,可以选择2.0MHz脉冲波多普勒探头,降低发射功率强度(10%~20%功率),从深度10~15mm开始检测。常规TCD仪器还配备连续波多普勒探头,频率为4.0MHz或8.0MHz,可用于颈总动脉、颈内动脉颅外段、锁骨下动脉等动脉的检测。

2.经颅彩色多普勒超声(TCCS)

采用1~2.5MHz的相控阵探头,有利于声束穿透颅骨。

(四)检查方法

1.TCD检查

(1)通过检查深度、血流信号的连续性、解剖位置评价颅底动脉功能状态。

（2）通过血流方向鉴别不同的动脉及侧支循环的建立。

（3）通过颈总动脉压迫试验对检查动脉及侧支循环途径进行鉴别。

（4）通过屏气或过度换气试验对脑血管舒缩功能进行评价。

（5）通过脉冲波多普勒频谱测定血流速度及血管搏动指数。以频谱显示最清晰、血流速度最高时进行血流参数测量。

2.TCCS检查

（1）采用二维超声显示双侧半球（额、顶、枕叶）脑实质基本结构。

（2）采用彩色多普勒成像观察颅内动脉的走向及血流充盈状态、血流方向及速度分布。

（3）采用脉冲波多普勒分支、分段检测血流频谱，测量血流速度等血流动力学参数。TCCS检查时取样容积不宜过大，多普勒取样与血流束之间的夹角应<45°。

3.检测声窗

无论是TCD或TCCS检查，均需通过特定的部位（易于声波穿透颅骨的位置）-声窗。常规检查声窗包括以下几种。

（1）颞窗（经颞骨鳞部）：检查大脑中动脉、大脑前动脉、大脑后动脉、前交通动脉、后交通动脉。

（2）眼窗（经闭合的上眼睑）：检查眼动脉及虹吸部各段。

（3）枕窗（经枕骨大孔）：检查椎动脉、小脑后下动脉、基底动脉。

（4）颌下窗：检查颈内动脉颅外段。

4.多普勒频谱

正常脑动脉血流频谱类似直角三角形，周边为明亮色彩，中间接近基线水平色彩偏暗，形成频窗，收缩期快速升高的尖锐波峰（S_1峰）是收缩期最高峰值流速的测量点，随后的收缩晚期波峰即S_2（血液进入大动脉后出现的血管搏动波），心脏舒张早期形成一低谷波峰（D峰）。正常舒张末期流速测值是在D峰以后的最低值。正常脑动脉血流频谱波峰测值高低顺序是S_1＞S_2＞D峰（cm/s）。TCCS检测与TCD检测方式及成像模式不同，是在彩色血流成像的基础上，但获取的动脉血流频谱形态与TCD相同。

5.脑动脉血流动力学参数

常规TCD或TCCS的血流动力学参数测量包括收缩期峰值血流速度（SPV或Vs），舒张期末流速（EDV或Vd），平均血流速度（Vm），血管搏动指数[PI,PI＝(Vs－Vd)/Vm]和血管阻力指数[RI,RI＝(Vs－Vd)/Vs]。正常脑动脉PI值为0.65～1.10。

6.血流方向的判断

不同的动脉解剖走行不同，相对于探头检测时的血流方向不同。朝向探头的血流为正向，频谱位于基线上方；背离探头的血流为负向，频谱位于基线下方。当多普勒取样容积位于血管的分支处或血管弯曲走向时，可以检测到双向血流频谱。

三、颈动脉及椎动脉疾病的症状

颈动脉狭窄患者可发生TIA、卒中或一过性黑矇。TIA的症状只持续数分钟且患者能在

24小时内完全恢复,而卒中患者的症状持续超过24小时且无法完全恢复。症状包括:一次或多次发作的身体力量或感觉丧失,可发生于单侧上肢或下肢(单肢轻瘫)或双侧肢体(轻偏瘫)或单侧面部;口齿不清或丧失语言能力(言语障碍症);或视觉空间忽视。

大脑右半球控制着左侧身体,反之,症状侧与对侧颈动脉相对应。语言能力通常由大脑优势半球控制(即右利手患者的语言能力通常由大脑右半球控制)。多次发作一过性黑矇的患者主诉常为"一块窗帘遮住一只眼睛"持续几分钟的时间,这是视网膜微循环内的栓子造成的。这种情况下,眼睛的症状常与同侧颈动脉相对应。模糊的症状,如头晕和黑矇通常与颈动脉病变无关。锁骨下动脉窃血综合征通常不会引起严重的症状。只有约15%的患者在卒中前出现了TIA症状。在颈动脉缺血所致卒中患者中,50%由ICA血栓引起,25%由小血管病变引起,而15%是来自心脏的血栓所致。只有1%~2%的卒中患者为血流动力学所致(即流量限制性狭窄)。

出现TIA及轻微卒中症状的患者在症状出现后7天、1个月及3个月内因大血管病变发生卒中的累积复发风险分别为4%、12.6%及19.2%。换言之,约20%出现TIA症状的患者将在4周内发生卒中。超声能用来帮助选择患者是否行CEA以降低发生卒中的风险。有研究表明,在症状出现2周内行CEA能获得最佳疗效,而在最后症状出现4周后手术疗效降低近1/3。对于狭窄达到70%~99%的有症状的患者,2周内行CEA的绝对风险降低23%,而症状出现12周以后则为7.4%。美国心脏协会/美国卒中协会指南建议出现TIA或轻微卒中症状的患者应进行评估并在2周内手术。因此,这需要出现TIA或轻微卒中的患者及时进行颈动脉超声扫查,以获得早期诊断和治疗。

其他神经系统疾病也可引起与TIA相似的症状,比如癫痫、颅内肿瘤、多发性硬化症及偏头痛。无症状的颈动脉疾病通常在临床通过闻及颈动脉杂音而发现,使用听诊器听诊颈部时为低沉连续的杂音。然而,颈动脉杂音不一定由ICA狭窄引起,而可能与ECA或主动脉狭窄有关或根本没有动脉狭窄存在。狭窄>70%的患者很大一部分没有颈动脉杂音,因此杂音存在与否并不能准确预测是否存在病变。

颈部外伤能导致颈动脉壁剥离,可能引起血管阻塞。当颈部外伤患者出现卒中时应该考虑到这种情况。超声扫查也可用于检查颈部搏动性肿物,以鉴别是否存在颈动脉瘤或颈动脉体瘤,这些都是很罕见的病变。

四、B型超声图像

(一)正常表现

正常血管壁在长轴切面表现为双层结构(图2-2-1),尤其在使用高频探头时更加清晰,分别代表内中膜和外膜,CCA后壁显示最为清晰,这是因为其正好垂直于声束走行方向。超声测量内中膜正常厚度为0.5~0.9mm。正常血管管腔为低回声,然而超声医师可以通过降低时间增益补偿以去除管腔内的回声,所以小心使用成像参数是很重要的。灰阶超声图像聚焦区应该调至血管所在区域,保证血管壁达到最佳成像效果。有时很难获得分叉处的清晰灰阶超声图像,在这种情况下,彩色血流图有助于定位血管并可以使用多普勒频谱进行测量。

（二）异常表现

颈动脉病变早期在超声上表现为内中膜增厚。随着病情进展，可看到更多粥样硬化的区域，最常见于颈动脉分叉处。然而，有一小部分患者可以出现 CCA 的严重病变，甚至累及 CCA 起始处。一定要综合考虑超声与组织之间相互作用原理和探头参数设置的影响，比如增益调节和动态范围选择，然后才能给出斑块表面情况或成分的结论。当观察斑块成分时，需要使用高频探头。许多研究已经开始将动脉粥样硬化斑块的声像图表现与颈动脉内膜切除术（CEA）中取出的标本进行组织学对照以试图预测哪类斑块更容易脱落成为栓子（图 2-2-2）。有些研究已经表明症状与斑块内出血有关（即血液进入斑块内）。如果内部含有血肿或脂质池的斑块表面破裂，内容物被释放进入血管腔，则会引起远端栓塞并可导致诸如 TIA 或卒中的临床症状。欧洲一个多中心研究表明灰阶超声图像的回声强弱与软组织成分（包括血肿或脂质）成反比，与钙化成正比。在这个研究中，把斑块的超声表现分为 3 级，1 级表示强回声（明亮），而 3 级表示低回声（暗），同时，也将斑块回声描述成均匀或不均匀。而斑块表面不规则与发生溃疡并不相关。

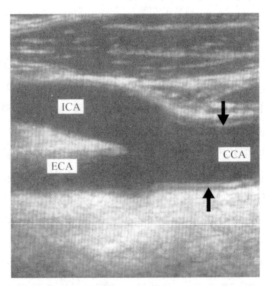

图 2-2-1　颈动脉分叉处长轴切面灰阶超声图像，ICA 和 ECA 在同一个平面内显示。箭头指示内中膜

某国际研讨会议使用了相同的方法来描述斑块特征：回声（低回声至强回声）、表面（光滑至溃疡形成）及质地（回声均匀至不均匀）。该会议建议将血液（低回声）、乳突肌（等回声）或骨骼（高回声的颈椎）的回声作为回声描述的参照。将管腔表面分为规则、不规则（0.4~2mm）和有溃疡的（深度＞2mm，长度＞2mm，基底部有明显的壁，彩色血流可见涡流）。图 2-2-3 显示一个回声不均匀的斑块，伴有血流充盈的溃疡影，提示为溃疡。

图 2-2-4 显示了一个略有不同的斑块分类方法，在长轴切面显示斑块，并将其分为 1~4 型。1 型表现为低回声，有个菲薄的帽（图 2-2-5A）。低回声区与脂质或斑块内血肿有关。高回声斑块为 4 型，并认为是稳定的。图 2-2-5D 显示了一个更高回声的斑块。2 型和 3 型斑块为回声不均匀的斑块（图 2-2-5B 和图 2-2-5C），而 3 型回声较 2 型更高。1 型和 2 型斑块更常见于有症状的患者，而 3 型和 4 型则更多见于无症状患者。

近年来的研究表明,最有价值的灰阶超声表现就是斑块内低回声区的比例或斑块内低回声区域的面积。显然,斑块的表现取决于是否适当调节探头以显示最佳图像。

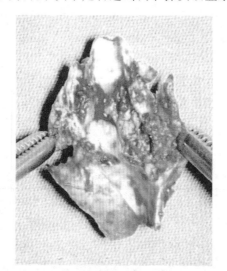

图 2-2-2　CEA 切除的颈动脉分叉处粥样硬化斑块

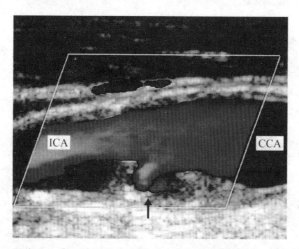

图 2-2-3　图像为一个回声不均匀的斑块,伴有溃疡影(箭头),提示溃疡形成

ICA.颈内动脉;CCA.颈总动脉

有些研究中心使用计算机辅助成像分析方法来客观定量分析斑块的声像图特征。使用数码超声图像并勾画出斑块、血管腔和强回声外膜的区域,通过图像分析软件计算出每个区域的平均灰度值。使用血液和外膜的平均灰度值作为定量斑块平均灰度值的标准,规定管腔为低回声,而外膜为高回声。这可以用来降低探头和增益水平引起的误差。

Fosse 等发现用肉眼分类斑块的回声是主观的,并且很大程度上依赖于观察者。他们提出了具有较好可重复性的脱机计算机辅助斑块分类方法,但是感兴趣区的选择会对平均灰度值产生影响。Gronholdt 等利用计算机辅助评估狭窄＞50％的病例,发现斑块回声与有症状的患者发生卒中风险有关,而与无症状患者无关。有研究表明,组织学表现与缺血性脑血管事件发生风险有相关性;但对于超声检查所见无症状患者的斑块而言,外科手术比内科治疗是否更有价值尚待探讨。随着计算机辅助分类的进一步进展,未来将能改善对斑块的特征描述。

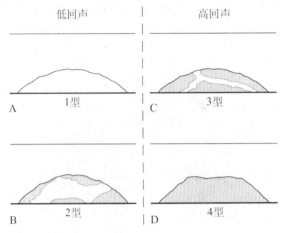

图 2-2-4　粥样硬化斑块的超声图像分类

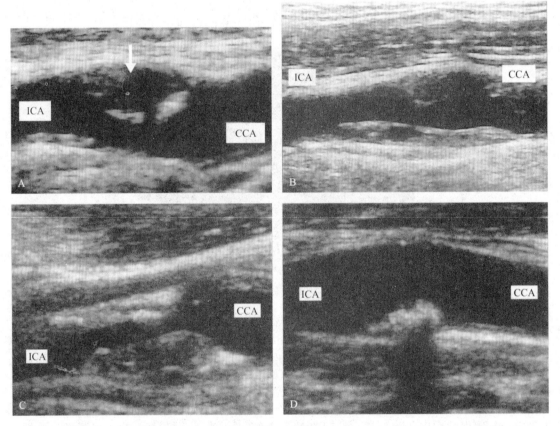

图 2-2-5

A.1 型,低回声斑块(箭头),有菲薄的纤维帽;B.2 型斑块;C.3 型斑块,2 型和 3 型回声不均匀,而 3 型回
声较 2 型更强;D.4 型,均匀的强回声斑块。ICA.颈内动脉;CCA.颈总动脉

五、颅内动脉狭窄和闭塞（图 2-2-6、2-2-7）

（一）病理与临床

颅内动脉狭窄或闭塞性病变的常见病理基础是动脉粥样硬化,此外还有先天性颅底动脉环（Willis 环）发育不良性病变、脑动脉炎等。有 8%～10% 的缺血性脑血管病是动脉硬化性血管狭窄引起,其中大脑中动脉占 20%,椎动脉狭窄占后循环脑缺血患者的 25%。基底动脉狭窄也是重要原因之一。临床上,由于病变部位和程度不同,发生的脑缺血表现也不同。大脑中动脉病变主要以偏身感觉、运动障碍、言语障碍等为特征。椎动脉、基底动脉病变主要表现为头晕、眩晕、共济失调等后循环缺血（PCI）的特征。

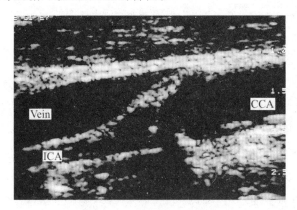

图 2-2-6　长期闭塞的 ICA

CCA.颈总动脉

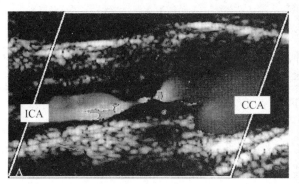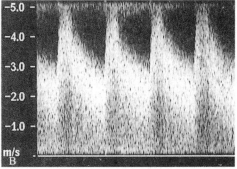

图 2-2-7

A.彩色图像显示近端狭窄的颈内动脉（ICA）；B.多普勒检查显示狭窄处明显的流速增高[收缩期峰值流速（PSV）为 500cm/s,舒张末流速（EDV）为 300cm/s]伴频谱增宽,提示管腔明显狭窄（直径减少大于 80%）

CCA.颈总动脉

（二）超声表现

1.大脑中动脉狭窄

（1）血流速度异常:①轻度狭窄,动脉血管内径减小 50%。大脑中动脉狭窄段峰值流速

140~170cm/s,平均流速 90~120cm/s。②中度狭窄,动脉血管内径减小 50%~69%。大脑中动脉狭窄段峰值流速 170~200cm/s,平均流速 120~150cm/s。狭窄近段流速正常,远端流速相对减低,PI 值尚正常,血流频谱形态基本正常。③重度狭窄,动脉血管内径减小≥70%。狭窄段峰值流速>200cm/s,平均流速>150cm/s。狭窄近、远段流速均减低,特别是狭窄远端大脑中动脉 M2 段明显下降,PI 明显减低,血流频谱形态异常,峰钝。

(2)血流频谱和音频异常:轻度狭窄时血流频谱形态基本正常,中、重度狭窄时收缩期出现涡流或湍流频谱,闻及粗糙的血流音频或血管杂音,异常音频呈索条状高强频谱信号分布于基线上下。

(3)TCCS 检测:CDFI 显示大脑中动脉狭窄段血流充盈纤细,伴紊乱的五彩镶嵌样血流信号。狭窄远端管腔扩张,血流充盈带增宽,形成典型的"束腰征"。

2.大脑中动脉闭塞

(1)急性闭塞:TCD 沿大脑中动脉主干检测深度 40~65mm 范围内均未探测到血流信号或仅探及不连续的低速高阻力型或单峰型血流信号。通过对侧颞窗交叉探测(深度达 90~100mm)也未获得大脑中动脉主干血流信号。病变同侧大脑前动脉、大脑后动脉血流信号可探及,流速与健侧比较基本对称,无明显升高。TCCS 影像显示大脑前动脉及大脑后动脉血流充盈良好,流速升高的特征,而大脑中动脉主干血流信号中断或从起始段消失。

(2)慢性闭塞:沿大脑中动脉主干(深度 40~65mm)探及单向或双向低流速低阻力型(PI值明显减低)不连续性血流信号。患侧大脑前动脉、大脑后动脉流速明显升高(高于健侧20%~30%),伴 PI 减低(软脑膜动脉代偿特征),血流频谱形态异常,峰钝。TCCS 显示患侧大脑前动脉及大脑后动脉血流充盈带增宽,流速升高,远端可探及皮质丰富的细小动脉血流信号,脑膜支侧支循环建立的特征。

3.椎-基底动脉狭窄、闭塞

(1)基底动脉狭窄:狭窄段流速明显升高。近心端双侧椎动脉流速相对减低,PI 相对升高。基底动脉狭窄段以远及双侧或单侧大脑后动脉(由基底动脉供血者)流速明显减低伴 PI下降,血流频谱形态改变。基底动脉轻、中度狭窄时仅为狭窄的流速升高,而远端流速减低不明显。

(2)基底动脉闭塞:①急性闭塞,双侧椎动脉流速明显减低伴高阻力型(PI 升高)血流频谱改变。沿双侧椎动脉增加检测深度,到达基底动脉水平时,血流信号微弱或消失。双侧大脑后动脉血流方向或流速异常。②慢性闭塞,双侧或单侧大脑后动脉出现流速减低伴低搏动性血流频谱特征。若基底动脉为节段性闭塞,闭塞近、远端之间有良好的侧支循环通路,闭塞以远的基底动脉流速可能减低不明显,但具有典型低搏动性血流频谱特征改变。

(3)椎动脉狭窄、闭塞:一侧或双侧椎动脉狭窄者均具有节段性血流速度升高的特征。重度狭窄时(狭窄≥70%),单侧与双侧椎动脉狭窄远端的基底动脉、大脑后动脉流速及血流频谱将出现不同的血流动力学变化。

双侧椎动脉重度狭窄或一侧椎动脉闭塞并另一侧重度狭窄时,病变远端的基底动脉、大脑后动脉血流速度、血管搏动指数明显减低,出现典型的低流速低搏动性血流频谱。

（三）鉴别诊断

1.与大脑中动脉狭窄鉴别的病变

（1）脑血管痉挛：此类病变特点是广泛性颅内动脉流速升高，流速的高低与病变进程、原发病变相关。常见于蛛网膜下隙出血性病变继发的血流动力学改变。

（2）脑动、静脉畸形：病变是由于脑组织形成局限性增生的血管团，动、静脉之间直接形成短路，供血动脉阻力明显减低，血流速度升高是全程性、收缩与舒张末期非对称升高，表现为高流速低搏动性血流频谱特征。

2.与椎动脉-基底动脉狭窄鉴别的病变

主要是颅外段颈内动脉狭窄或闭塞性病变，导致后交通动脉开放时产生的椎动脉、基底动脉流速升高。此类病变出现的椎动脉、基底动脉流速升高是全程代偿性血流动力学变化。

（四）临床价值

对于颅内动脉狭窄性或闭塞性病变的 TCD 检查，可以提供临床关注的动脉血流异常诊断；动态的血流动力学变化监测结果；脑膜支代偿的客观判断；药物或介入治疗的有效性评估。

六、蛛网膜下隙出血

（一）病理与临床

脑血管痉挛是蛛网膜下隙出血（SAH）后临床上常见的严重并发症之一。由脑动脉瘤破裂、脑血管畸形、动脉粥样硬化性血管破裂等原因引发的 SAH 是原发性 SAH；外伤后、脑肿瘤术中或术后、介入治疗术中等发生的 SAH 是继发性 SAH。无论何种原因的 SAH 均有可能引发脑血管痉挛（VSP）。严重的 VSP 可能造成严重的脑缺血并发症而危及患者的生命。

（二）超声表现

1.血流速度异常

SAH 后 4～8 天颅内动脉血流速度广泛升高，高峰持续时间 1～2 周，3～4 周脑动脉血流速度逐渐恢复正常。通常血流速度升高以大脑中动脉明显，但是前交通动脉动脉瘤破裂早期以大脑前动脉流速升高为著，而基底动脉瘤破裂以基底动脉流速升高明显，因此，SAH 后应尽早检测颅内动脉基础血流速度，动态观察血流速度变化。根据 Vs 及大脑中动脉与颅外段颈内动脉的比值，确定 VSP 及程度。正常大脑中动脉与颈内动脉颅外段流速比值为 1.2～2.5 : 1。当比值≥3 即可以考虑 VSP 的形成，当比值≥6 为重度 VSP，介于二者之间为中度，比值越高 VSP 越严重。以峰值流速判断轻度 VSP 为 120～140cm/s，中度 140～200cm/s，峰值流速＞200cm/s 为重度 VSP。

2.血流频谱异常

多普勒血流频谱呈现收缩峰（S_1 峰）尖锐并融合（S_1 与 S_2），随 VSP 程度的减轻血流速度逐渐恢复，频谱形态逐渐恢复。

3.血管搏动指数

PI 值随 VSP 及继发脑缺血程度的变化出现升高、相对减低、恢复正常的动态改变。

（三）鉴别诊断

1.动脉硬化性血管狭窄

血流速度与狭窄性病变血管相关，其流速升高为节段性。

2.脑动静脉畸形

非对称性血流速度升高、血流频谱分布异常及血管搏动指数减低等典型特征。但是，当畸形血管破裂引发 SAH 时，TCD 鉴别存在一定困难，要注意动态血流变化。

（四）临床价值

TCD 对于 SAH 后血流动力学的变化，是临床预防 VSP 发生、减少脑缺血并发症的重要检查和监测手段。随着 VSP 程度的变化，出现脑缺血、脑组织水肿导致颅内压升高的病理生理改变，血管搏动指数（PI）的检测与动态观察可以说明颅内压的改变对防治 VSP 具有重要的临床价值。

七、脑动、静脉畸形

（一）病理与临床

人类脑血管畸形以脑动、静脉畸形（AVM）最常见，占 80%，其他有毛细血管扩张，海绵状血管扩张，静脉血管畸形（脑静脉曲张、Sturge-Weber 综合征，大脑大静脉畸形）等。AVM 的主要临床表现有以下几点。

1.头痛

约占 60%，具有突发性、剧烈性、周期性、进行性加重的特征。

2.脑出血

是 AVM 最严重的并发症，多见于青壮年患者。

3.癫痫发作

多发于 20～30 岁患者。癫痫发作以局限性小发作多见，也可为全身大发作。

4.进行性神经功能损害或智力减退

表现为进行性大脑半球功能障碍（轻偏瘫）。三叉神经痛、进行性双眼视力下降。约 50% 的患者有精神症状与痴呆。

5.颅内压增高、听诊闻及血管杂音、一侧眼球突出等

AVM 的病理基础为动静脉血液的直接相通，动脉血管阻力的减低。

（二）超声表现

1.血流速度异常

AVM 供血动脉血流速度异常升高，通常高于正常的 2 倍、3 倍或更多。供血动脉收缩期与舒张期流速为非对称性升高，以舒张期血流速度增加为著，收缩与舒张期流速比值＜2：1（正常为 2.0～2.4：1）。

2.血流频谱异常

AVM 供血动脉的血流频谱增宽（舒张期流速升高），舒张期无平滑线性下降特征，呈"毛刺样"改变，频窗消失，并可探测到涡流或湍流血流频谱，索条状"乐性"血管杂音信号，分布于

基线上下方。

3.血管搏动指数异常

由于 AVM 供血动脉血流速度为非对称性升高(舒张期高流速),血管搏动指数明显减低,通常<0.65。

4.血流音频异常

血流音频紊乱粗糙,伴随高调的混乱血管杂音,如同"机器房样"。

5.自动调节功能异常

AVM 病变局部血管扩张、血管壁变薄,失去正常的血管弹性。因此,供血动脉的血管自动调节功能减退或消失,血流速度随血压的升高而增加、血压的减低而下降。

6.脑动脉舒缩功能异常

正常人血液中 CO_2 浓度在一定范围内升高时,可使脑血管扩张,脑血流量增加,血流速度升高。AVM 血管团内由于动、静脉血液的混流,即使增加血液中 CO_2 浓度,供血动脉的血流速度也无明显改变,即脑血管舒缩功能异常。

7.TCCS 检测

二维超声检测病变处脑组织局限性回声不均或中一高回声。彩色血流成像显示病变区域呈五彩镶嵌样,多普勒检测血流速度明显升高,血流频谱与音频改变与 TCD 具有一致性。

(三)鉴别诊断

AVM 主要与动脉硬化性血管狭窄或 VSP 引起的动脉血流速度升高相鉴别。

(四)临床价值

TCD 对于 AVM 的检查意义在于客观评估供血动脉的血流动力学特征,动态随访 AVM 介入或手术治疗后供血动脉血流动力学变化。

八、颅内高压与脑死亡

(一)病理与临床

引起颅内压升高的常见原因有两种。

(1)颅腔内容积的增大,如各种外伤性或非外伤性病变导致脑组织缺血、缺氧、脑细胞水肿继发颅内压升高。

(2)狭颅症、颅骨纤维结构发育不良、颅底凹陷症、内生性颅骨骨瘤等病变使颅腔空间相对缩小,脑组织受压,颅内调节受限或不能调节引发颅内压升高。

无论何种病因导致严重的颅内压升高最终使脑循环停止、脑功能丧失不可逆转,但脑以外的生命体征,如心脏搏动、呼吸功能等用药物或人工机械可以维持一定时间,即脑死亡。

(二)超声表现

1.血流速度异常

在颅内压升高早期,以舒张期末流速下降为主,平均流速相对减低,随着颅内压的不断增加,收缩期流速逐渐下降。

2.血流频谱异常

血流频谱表现为收缩峰高尖,S_2 峰消失,舒张期前切迹加深。

3.血管搏动指数异常

随颅内压的升高 PI 值进行性增加。

4.脑死亡血流变化

(1)收缩期峰值流速＜50cm/s。

(2)舒张期血流方向逆转,出现"振荡型"血流频谱。

(3)血流方向指数(DFI)＜0.8,DFI＝1－R/F(R、F 分别为反向与正向血流速度值)。

(4)舒张期流速为零,出现"钉子波"。

(5)无血流信号,脑血流循环完全停止。

(三)鉴别诊断

检查过程中应及时注意与血压相对减低引发脑灌注压下降出现的相对颅内压升高鉴别。另外,对于重症脑病患者的脑死亡判断,需要注意与声窗不穿透、是否存在骨窗开放等情况对血流评价的影响。

(四)临床价值

TCD 对于颅内压升高的血流动力学变化是临床无创评价的重要手段。20 世纪 90 年代初,美国临床医学领域就已开展 TCD 对颅内高压、脑死亡的判断。通过 TCD 对脑动脉血流动力学变化的监测,指导临床及时纠正颅内高压,及时发现重症脑病患者脑死亡血流变化特征。

第三节　四肢血管

一、四肢动脉血管超声基础

(一)解剖概要

1.上肢主要动脉

上肢动脉的主干包括锁骨下动脉、腋动脉、肱动脉、桡动脉和尺动脉。

左锁骨下动脉直接从主动脉弓发出,右锁骨下动脉则发自头臂干。锁骨下动脉最重要的分支是椎动脉,甲状颈干和肋颈干也是锁骨下动脉的分支,在超声检查时应避免二者与椎动脉混淆。

锁骨下动脉穿过锁骨和第一肋之间的间隙成为腋动脉。腋动脉在越过大圆肌外下缘后成为肱动脉。肱动脉的主要分支为肱深动脉,肱动脉闭塞时,肱深动脉成为重要的侧支循环动脉。肱动脉在肘部分成桡动脉和尺动脉。桡动脉走行于前臂的外侧至腕部并与掌深弓相连接;尺动脉则走行于前臂的内侧至腕部并与掌浅弓相连接。骨间动脉是尺动脉的重要分支,桡动脉和尺动脉闭塞时,骨间动脉可成为侧支循环的重要供血动脉。

上肢动脉可出现不同的解剖变异,包括:①左锁骨下动脉与左颈总动脉共干并发自主动脉弓;②肱动脉高位分叉;③桡动脉发自腋动脉;④尺动脉发自腋动脉。

2.下肢主要动脉

下肢动脉的主干包括股总动脉、股浅动脉、腘动脉、胫前动脉、胫腓干、胫后动脉、腓动脉和足背动脉。

股总动脉在腹股沟韧带水平续于髂外动脉。股总动脉在腹股沟分叉形成股深动脉和股浅动脉。股深动脉位于股浅动脉的外侧、深部,其分支供应大腿肌肉。股深动脉的分支与盆腔动脉及腘动脉均有交通,是髂股动脉闭塞后的重要侧支循环动脉。股浅动脉走行于大腿内侧进入腘窝成为腘动脉。股浅动脉在大腿段无重要分支。

腘动脉经膝关节后方下行,并发出膝上内、膝上外、膝下内、膝下外动脉。当股浅动脉及腘动脉闭塞时,膝动脉成为重要的侧支循环动脉。

胫前动脉在膝下从腘动脉分出,向前外侧穿过骨间膜后沿小腿前外侧下行至足背成为足背动脉。足背动脉走行于拇长伸肌腱和趾长伸肌腱之间,位置较浅,可触及其搏动。

腘动脉分出胫前动脉后成为胫腓干。后者分叉为胫后动脉和腓动脉。胫后动脉沿小腿浅、深屈肌之间下行,经内踝后方转入足底并分成足底内侧动脉和足底外侧动脉。腓动脉沿腓骨的内侧下行,至外踝上方浅出,分布于外踝和跟骨的外侧面。

下肢动脉可出现不同的解剖变异,包括:①股总动脉高位分叉;②股深动脉上段走行于股浅动脉的内后方;③胫前动脉在膝关节或膝关节以上水平从腘动脉发出;④腓动脉发自胫前动脉。

(二)超声检查技术

1.患者准备

检查室和患者身体要保证足够温暖。检查床要足够宽以使患者的四肢和躯干能舒适放松。患者要处于安静平和状态。

2.体位

(1)上肢动脉:一般采用平卧位,被检肢体外展、外旋,掌心向上。当被检者疑患胸廓出口综合征时,可采用坐位检查锁骨下动脉和腋动脉以便了解上肢体位变化对上述血管产生的影响。

(2)下肢动脉:一般采用平卧位,被检肢体略外展,外旋,膝关节略为弯曲。采用这一体位可以扫描股总动脉、股浅动脉、腘动脉、胫前动脉的起始部、胫后动脉及腓动脉。从小腿前外侧扫描胫前动脉或从小腿后外侧扫描腓动脉时,则需让被检肢体伸直,必要时略为内旋。

3.仪器

(1)上肢动脉:通常采用5～10MHz线阵探头。从锁骨上窝扫描锁骨下动脉的近端时,可采用5～7MHz凸阵探头。

(2)下肢动脉:通常采用5～7MHz线阵探头。股浅动脉的远段和胫腓干的部位较深,必要时可用3～5MHz凸阵探头。胫前动脉的远段和足背动脉则较为浅表,可采用7～10MHz线阵探头。

4.检查方法

(1)四肢动脉超声检查内容

①采用灰阶超声显示动脉,观察动脉内壁和管腔结构,测量动脉内径,识别解剖变异;②观察动脉彩色多普勒,包括血流方向、流速分布以及流速增高引起的彩色混叠;③对被检动脉分段进行脉冲多普勒采样并对所记录的多普勒频谱进行分析。

（2）上肢动脉检查步骤

①锁骨下动脉：超声检查从锁骨上窝开始，首先显示位于锁骨下静脉上方的锁骨下动脉。右侧锁骨下动脉从头臂干发出，一般能显示其起始段。左侧锁骨下动脉从主动脉弓直接发出，通常难以显示其起始段。由于锁骨造成的声影，位于锁骨后方的锁骨下动脉段通常显露较差。锁骨下动脉与肺尖相邻，从锁骨上方扫描锁骨下动脉时，可能出现以胸膜为界面的镜面伪像。锁骨下动脉远心段可从锁骨下方显示。

②腋动脉和肱动脉：锁骨下动脉直接延续为腋动脉。腋动脉可从肩部前方或经腋窝扫描。腋动脉下行至上臂成为肱动脉。锁骨下动脉、腋动脉和肱动脉为同一动脉主干的延续，解剖学上根据动脉段所在的解剖部位分段命名。腋动脉与锁骨下动脉的分界点为第一肋的外侧缘，与肱动脉的分界点为大圆肌的下缘。超声检查时一般可以根据以上解剖特点来判断。当动脉病变处于锁骨下动脉与腋动脉交界部，可以测量并记录动脉病变部位与体表解剖标志（如肘窝皮肤皱褶的距离）来协助病变的定位。肱动脉上段可从上臂内侧显示。肱动脉远心段可从肘窝及前臂上段的前方显示。

③桡动脉和尺动脉：肱动脉在前臂上段分叉后成为桡动脉和尺动脉，二者可从前臂前方显示。在前臂上段，尺动脉的位置通常较桡动脉为深。桡动脉和尺动脉在手腕部甚为浅表，较易显示。必要时可从腕部开始显露桡、尺动脉，然后逆向扫描至其起始部。

（3）下肢动脉检查步骤

①股总动脉：超声检查从腹股沟部开始，首先采用横切扫描显示位于股总静脉外侧的股总动脉，然后逐渐下移超声探头直至显示股总动脉分叉。旋转超声探头显示股总动脉的纵切面，并显示股浅动脉和股深动脉的上段。

②股深动脉：在股总动脉分叉处，股深动脉通常位于股浅动脉的外后方。股深动脉分支较多，一般可以追踪到大腿中部。股浅动脉闭塞时，股深动脉成为下肢主要的侧支循环动脉，对远端肢体的血供甚为重要。

③股浅动脉：股浅动脉的超声扫描可经大腿内侧，股浅动脉的近段较为浅表，一般较易显示。股浅动脉的近段，位于股浅静脉的上方。股浅动脉的远段走行于收肌管内而部位较深，检查时应适当调节超声仪的设置，必要时改用频率较低的超声探头，使该段动脉显示良好。此外可从膝后显示腘动脉后，向上逆向扫描股浅动脉的远段以保证显示股浅动脉的全程显示。股浅动脉的远段为下肢动脉闭塞性病变的好发段，长段的腘动脉瘤也可累及股浅动脉的远段。

④腘动脉：经膝后的腘窝，可以显示位于腘静脉下方的腘动脉。检查腘动脉时，除了采用平卧位以外，也可采用侧卧位、俯卧位或坐位，无论采用何种体位检查，都应保证被检肢体膝关节放松。腘动脉是动脉瘤的好发部位，应注意其口径变化，并观察动脉腔内是否有附壁血栓。腘动脉的近段与股浅动脉的远段相连，也可从大腿内侧显示。

⑤胫前动脉：从膝下腘动脉发出，其近端可经腘窝显示。经腘窝扫描时，胫前动脉位于腘动脉的下方，与腘动脉几乎垂直。经膝后扫描一般只能显示短段胫前动脉，为 $1\sim2cm$。胫前动脉近段穿过小腿骨间膜进入小腿前外侧。在小腿上部经前外侧扫描可显示该段动脉朝向超声探头略呈弧形。胫前动脉在沿小腿下行过程中，先贴着骨间膜，然后走在胫骨前方，该动脉在足背部成为足背动脉。胫前动脉的远段位于小腿前方，甚为浅表，必要时可改用 10MHz 超

声探头检查。

⑥胫腓干、胫后动脉和腓动脉:腘动脉分出胫前动脉后成为胫腓干。胫腓干可从小腿上部的后方或内侧扫描。胫腓干为短段动脉,在小腿上部分为胫后动脉和腓动脉。胫后动脉和腓动脉从小腿内侧检测时,前者的位置较后者为浅。腓动脉除了可从小腿内侧显示以外,也可从小腿后外侧显示。有时还可从小腿前外侧显示,此时腓动脉位于胫前动脉的深部。胫后动脉和腓动脉的远心段较为浅表,一般较其上段更加容易显示,必要时可从这些动脉的远端开始扫描,逐渐向上直至腘动脉。

(三)正常超声表现

1.灰阶超声

正常肢体动脉管腔清晰,无局限性狭窄或扩张;管壁规则,无斑块或血栓形成。在灰阶超声图像上,动脉壁的内膜和中层结构分别表现为偏强回声和低回声的均质条带,可见于内径较大且较为浅表的动脉,如腋动脉、肱动脉、股总动脉,股浅动脉的近段以及腘动脉。当动脉处于较深的部位和(或)动脉内径较小,动脉管腔和管壁结构的分辨度可受到限制,利用彩色多普勒显示血管甚为重要。

2.彩色多普勒

正常肢体动脉的腔内可见充盈良好的色彩,通常为红色和蓝色。直行的动脉段内的血流呈层流,表现为动脉管腔的中央流速较快,色彩较为浅亮;管腔的边缘流速较慢,色彩较深暗。正常肢体动脉的彩色血流具有搏动性,彩色多普勒可显示为与心动周期内动脉流速变化相一致的周期性红蓝相间的色彩变化。红蓝两色分别代表收缩期的前进血流和舒张期的短暂反流。

3.脉冲多普勒

肢体动脉循环属于高阻循环系统。静息状态下,正常肢体动脉的典型脉冲多普勒频谱为三相型,即收缩期的高速上升波,舒张早期的短暂反流波和舒张晚期的低流速上升波。在老年或心脏输出功能较差的患者,脉冲多普勒频谱可呈双相型,甚至单相型。当肢体运动、感染或温度升高而出现血管扩张时,外周阻力下降,舒张早期的反向血流消失,在收缩期和舒张期均为正向血流。

正常动脉内无湍流,脉冲多普勒频谱波形呈现清晰的频窗。肢体动脉的血流速度从近端到远端逐渐下降。当正常动脉呈弧形时,动脉腔内流速分布出现变化,表现为近动脉外侧壁,即弧形较大一侧的管腔内流速较快,而在近动脉内侧壁,即弧形较小一侧的管腔内流速较慢。

应用脉冲多普勒检测动脉内的血流速度对诊断动脉狭窄甚为重要,临床上一般采用狭窄处收缩期峰值流速以及该值与其相邻的近侧动脉内收缩期峰值流速之比诊断动脉狭窄的程度。

二、动脉硬化性闭塞症

(一)病因病理

动脉硬化性闭塞症是一种全身性动脉病变,好发于大、中型动脉,如冠状动脉、主动脉弓、腹主动脉、髂动脉、股动脉、腘动脉均为常见受累部位。发病年龄多在 50 岁以上，男多于女。高血压、糖尿病、高脂蛋白血症是易患因素，脂代谢紊乱与本病发展有密切关系。主要病理改变为内膜粥样硬化斑块、中层退行性变和增生、动脉多层炎性损害及炎性反应等，致动脉管壁增厚，管腔呈不同程度的狭窄，腔内可继发血栓，最终使管壁狭窄，甚至闭塞，导致缺血性病变，甚至肢体坏死。病变大多为节段性分布。

（二）临床表现

早期出现间歇性跛行，为肢体供血不足的缺氧反应。病变在腹主-髂动脉者，疼痛发生于下腰、臀、髋、大腿后侧或小腿腓肠肌部位；病变在股-腘动脉者，疼痛发生于小腿肌肉，重者夜间疼痛。疾病早期，足背动脉或踝部胫后动脉搏动减弱或消失，肢端皮肤苍白。疾病后期，营养障碍致足趾冰冷、发绀、溃疡或坏疽等。

（三）声像图特点

病变部位血管壁不均匀性增厚，失去光滑的内膜，内壁呈低、高回声，斑块隆起增厚，部分回声不均，管腔粗细不均，钙化斑后方伴声影。

局部血管腔偏心性狭窄，甚至闭塞，狭窄达 50% 以上时症状明显，狭窄远端血管搏动减弱或消失。

彩色多普勒血流显像显示病变部位彩色血流边缘不光滑，呈锯齿样，血流束不规则。狭窄处正常红、蓝、红三相血流消失，呈五彩镶嵌显示；频带增宽，频窗消失，流速增快，远端彩色血流暗淡，血流速度减慢。完全闭塞时，闭塞近端血流暗淡，远端无彩色血流显示，闭塞处血管腔充满实质性回声；频谱形态失去正常的三峰形，代之以圆钝频谱，单峰形，血流峰值低，负向峰消失；完全闭塞者测不出频谱信号。

三、四肢动脉其他疾病

（一）急性动脉栓塞

1. 病理与临床

急性动脉栓塞是指栓子自心脏或近心端动脉壁脱落或自外界进入动脉，随动脉血流冲入并停留在管径与栓子大小相当的动脉内，引起受累动脉供应区组织的急性缺血而出现相应的临床症状。肢体动脉急性栓塞常具有特征性的所谓"5P"征，即疼痛、麻木、苍白、无脉和运动障碍。上述各种症状出现的早晚并不一致，症状的轻重取决于栓塞的位置、程度、继发性血栓的范围、是否有动脉粥样硬化性动脉狭窄以及侧支循环代偿的情况。在肢体动脉栓塞中，下肢动脉栓塞远多于上肢，发病率较上肢约高 10 倍。下肢动脉栓塞以股动脉栓塞的发病率最高，其次是腘动脉。上肢动脉栓塞则以肱动脉为常见。

2. 超声表现

（1）灰阶超声：动脉管腔内见不均质实性偏低回声，有时可见不规则强回声斑块伴典型或不典型声影，有时于栓塞近心端可见到血栓头漂浮于管腔内。

（2）彩色多普勒：急性动脉完全栓塞时，彩色血流于栓塞部位突然中断。不完全性栓塞时，彩色血流呈不规则细条或细线状，色彩明亮或暗淡。

（3）脉冲多普勒：完全栓塞时，动脉栓塞段不能探及血流频谱。不完全栓塞时，栓塞区血栓与管壁间可见不规则血流信号，此处的血流速度多不太高，脉冲多普勒频谱波形不定。栓塞远心端动脉内可探及低速低阻或单相连续性带状频谱。

3.鉴别诊断

急性四肢动脉栓塞须与急性四肢深静脉血栓形成鉴别，后者可引起动脉反射性痉挛，使远心端动脉搏动减弱、皮温降低、皮色苍白，以致和急性四肢动脉栓塞相混淆；但是，急性四肢深静脉血栓形成时，二维超声可发现四肢深静脉有血栓，彩色多普勒则显示深静脉血流异常，而动脉血流通畅。

4.临床价值

由于肢体动脉的急性栓塞起病急，发展快，若不及时治疗可使患者终身残疾，甚至危及生命。因而须尽快对栓子的部位、继发血栓的范围做出诊断，以便于尽早切开取栓或经血管内导管取栓。彩色多普勒超声检查简便、快捷，能够无创直观地显示栓塞动脉的形态和血流动力学改变，从而迅速确定栓塞的部位和范围，其定位远较通过皮肤温度和感觉改变间接推断栓塞部位更加准确，常可以免除动脉造影检查，对临床诊治具有重要的指导作用，也可作为取栓术后了解血流重建情况的监测手段。

（二）血栓闭塞性脉管炎

1.病理与临床

血栓闭塞性脉管炎（Buerger 病）是一种发作性和节段性的炎症和血栓并存的疾病，侵犯四肢中小动脉和静脉，好发于下肢，以 20～40 岁年轻吸烟男性多见。病因尚不明确，目前公认的可能因素包括吸烟，内分泌紊乱，地理环境，自身免疫，血液高凝状态等。血栓闭塞性脉管炎的主要病理改变是非化脓性全层血管炎症、增厚。病变早期有动脉内膜增厚，伴管腔内血栓形成；晚期动、静脉周围显著纤维化，伴侧支循环形成。

此疾病早期症状较轻，可仅表现为肢体特别是足趾发凉、怕冷、麻木和感觉异常等；病情继续发展，出现间歇性跛行；晚期动脉缺血严重时，患肢可出现静息痛，甚至出现指端或足趾的溃疡甚至坏疽。

2.超声表现

（1）灰阶超声：病变动脉段内径不均匀性变细甚至闭塞，内膜面粗糙不平呈"虫蚀"状，管壁不均匀增厚。由于病变呈节段性，可见正常动脉段与病变段交替；病变近心端和远心端的正常动脉段内中膜无相应改变；病变段无动脉粥样斑块形成，一般无钙化。多以腘动脉以下病变为主。

（2）彩色多普勒：病变动脉段彩色血流图像变细、边缘不平整，血流间断性变细、稀疏。如完全闭塞则无彩色血流显示。病程较长者可见侧支循环建立。

（3）脉冲多普勒：由于血栓闭塞性脉管炎一般会累及一段较长的动脉，呈非局限性特点（不像动脉粥样硬化所致的动脉狭窄，一般呈局限性），脉冲多普勒频谱变化较大。如果病变较轻，仅有内膜或管腔的轻度改变，频谱形态可接近正常的三相波。但多数情况下，脉冲多普勒频谱呈单相波，流速增高或减低，病变以远正常动脉内的脉冲多普勒频谱呈高度狭窄远段的"小慢波"。在闭塞病变段探测不到脉冲多普勒频谱。

3.鉴别诊断

(1)血栓闭塞性脉管炎与动脉粥样硬化的鉴别:动脉粥样硬化老年人好发,动脉管壁上可见粥样斑块及钙化,两者根据临床表现和超声图像特点容易鉴别。

(2)血栓闭塞性脉管炎与结节性动脉周围炎的鉴别:结节性动脉周围炎主要累及中、小动脉,肢体可出现类似血栓闭塞性脉管炎的缺血症状。其特点是病变广泛,常侵犯肾、心等内脏,皮下有沿动脉排列的结节,常有乏力、发热和红细胞沉降率增快。血液检查呈高球蛋白血症(α和 α_2)。确诊需做活组织检查。

4.临床价值

彩色多普勒超声具有无创、廉价、分辨力高的优点,可准确、直观地显示血管闭塞性脉管炎受累的范围和程度,并能够反映疾病造成的血流动力学改变,有助于疾病的分期和疗效的判断。

(三)动脉瘤

1.真性动脉瘤

(1)病理与临床:真性动脉瘤的定义是一条动脉病变处的管径为相邻正常管径的 1.5 倍或以上,其发生常与动脉粥样硬化有关。真性动脉瘤的瘤壁由动脉壁全层(内膜、中膜和外膜)组成,与假性动脉瘤不同;而且可以发生继发性改变,包括破裂、附壁血栓形成和继发感染等。

四肢真性动脉瘤破裂并不常见,主要临床表现包括动脉瘤附壁血栓脱落形成急性动脉栓塞;动脉瘤管腔扩张压迫局部周围神经和静脉;其他症状包括疼痛、感染和动脉瘤腔闭塞导致肢体缺血。腘动脉瘤是四肢动脉最常见的真性动脉瘤。

(2)超声表现:

①灰阶超声,动脉局限性梭状或囊状扩张,内径为相邻正常动脉的 1.5 倍或以上;内壁回声可能有异常改变,如回声增强、不光滑或毛糙或见大小不等、形态各异的强回声斑块,部分斑块后方伴声影;可有附壁血栓,呈低回声或中等回声。

肢体动脉瘤最大直径的测量方法是从动脉外膜测至外膜,尚需测量动脉瘤长度及血栓厚度(如果有血栓),同时应该测量瘤体近端至近心端动脉分叉、瘤体远端至远心端动脉分叉的距离,为临床介入治疗提供更多信息。

②彩色多普勒,动脉瘤内血流紊乱,其程度与动脉扩张的大小与形状有关。在扩张明显或呈囊状扩张的病变区内可见涡流。附壁血栓形成时,可见彩色血流充盈缺损。彩色多普勒对发现是否因血栓形成导致动脉闭塞具有重要价值。

③脉冲多普勒,血流由正常动脉段进入动脉瘤,管腔突然扩大,可造成明显的血流紊乱,在动脉瘤腔的不同位置取样,可得到不同的血流频谱波形。脉冲多普勒对于识别瘤腔因血栓形成而闭塞具有重要价值。

(3)鉴别诊断:请参见表 2-3-1。

(4)临床价值:彩色或脉冲多普勒对于评价有无附壁血栓形成,血栓是否导致动脉闭塞具有重要诊断价值。超声可以测量瘤体距近心端和远心端动脉分支或分叉处的距离,为临床介入治疗提供资料。

2.假性动脉瘤

(1)病理与临床:局部动脉壁全层破损,引起局限性出血及动脉旁血肿形成,形成假性动脉瘤。常见诱因是局部创伤,如动脉刺伤或插管、挫伤、贯通伤、动脉断裂等。当动脉损伤后,血液进入肌肉和筋膜间隙,形成搏动性血肿。很多情况下,动脉破口可自行愈合,血肿自行吸收。否则,在动脉管腔与血肿之间存在着血流交通,血肿的中心部仍处于液性状态,周围则形成凝血块。一段时间后,凝血块和血肿的周围机化吸收,形成纤维组织的外层,其内衬以一层上皮细胞。这种动脉瘤的形态常不规则,绝大部分是偏心性的,即动脉瘤体位于损伤动脉的一侧。

不同原因所致、不同部位的假性动脉瘤,症状有所不同。一般来讲,多有疼痛,如果瘤体压迫周围脏器组织可能产生局部压迫症状,也可能伴发感染,位于浅表部位动脉的假性动脉瘤可能有搏动性包块。

(2)超声表现:①灰阶超声,动脉外侧可见无回声病灶,呈类圆形或不规则,即假性动脉瘤瘤腔。当伴有血栓形成时,瘤腔壁见厚薄不均的低或中等回声。高频探头可以显示瘤腔内血流回声,呈"云雾"状流动。如果动脉与病灶之间的开口较大($>2mm$),灰阶图像可以帮助确定开口位置。②彩色多普勒,瘤腔内血流紊乱或呈涡流状。除此之外,彩色多普勒还可以帮助确定灰阶超声不能显示的动脉与瘤腔之间的小开口,即瘤颈。于瘤颈处可见收缩期由动脉"喷射"样进入瘤体内的高速血流束,舒张期瘤体内的血液流回动脉腔,彩色血流暗淡。瘤体内的彩色血流充盈情况与瘤颈的大小及腔内有无血栓形成有关。如瘤体内有血栓形成,彩色血流显示局限性充盈缺损。③脉冲多普勒,于瘤颈处可探及双向血流频谱,即收缩期由动脉流入瘤体的高速血流频谱,舒张期瘤体内的血流反流入动脉的低速血流频谱,这是假性动脉瘤的特点和诊断要点。在瘤腔内血流紊乱,不同位置探及的血流频谱不同。

(3)鉴别诊断:请参见表2-3-1。

3.动脉夹层

(1)病理与临床:四肢的动脉夹层主要为主动脉夹层发展所累及。当超声检查诊断有四肢动脉夹层,应该进一步检查主动脉;相应的,当诊断主动脉夹层后,应该进一步检查四肢动脉是否也被累及。经动脉导管介入性操作,也可造成四肢动脉夹层。动脉夹层为动脉内膜与中层分离。当动脉夹层伴有动脉瘤形成时成为夹层动脉瘤。

(2)超声表现:①灰阶超声,显示动脉夹层的整个外界较正常增宽,但没有真性动脉瘤那样明显。动脉管腔被分成两个部分,即真腔和假腔,假腔内径一般大于真腔。真腔和假腔之间的隔膜随每一次动脉搏动而摆动,收缩期隔膜摆动的方向一般是假腔所在的位置。假腔内可并发血栓形成。②彩色多普勒,真腔与假腔具有不同的血流类型。真腔的血流方向与正常动脉相似,而假腔内血流常不规则。如能发现动脉夹层的破裂口,彩色多普勒可显示收缩期血流从真腔经破裂口流入假腔内,流经破裂口的血流速度可以很高;假腔内的血流可在舒张期经破裂口回流至真腔;有时可能因为假腔内血流速度太低或血栓形成而不能探及明确血流信号。③脉冲多普勒,可以很好地显示真腔与假腔血流类型的差异,包括血流方向和流速等。

(3)鉴别诊断:假性动脉瘤与真性动脉瘤及动脉夹层的鉴别诊断,请参见表2-3-1。

表 2-3-1　真性动脉瘤与假性动脉瘤、动脉夹层的鉴别

		真性动脉瘤	假性动脉瘤	动脉夹层
病因		动脉粥样硬化	外伤、感染	动脉粥样硬化、梅毒、Marfan综合征等
起病		缓慢	较慢	急骤
好发部位		肾动脉以下	—	升主动脉、主动脉弓、胸主动脉、向下延伸
形态		梭形、囊状	囊状	梭形或螺旋形
灰阶超声	纵切面	梭形	类圆形或不规则	双腔(真腔和假腔)
	横切面	圆形、类圆形	腹主动脉外侧,类圆形或不规则双腔	
	彩色多普勒	紊乱血流或涡流	瘤腔内见高速射流	真、假腔内彩色血流一般不同(方向、彩色血流亮度等)
	脉冲多普勒	同彩色多普勒	湍流或高速射流频谱	真、假腔多普勒频谱一般不同(方向、流速等)

(4)临床价值:超声可对动脉瘤的部位、大小、瘤内有无血栓等提供证据,具有确诊价值;多普勒超声可用于假性动脉瘤的随访,观察瘤体大小变化、瘤体内血流充盈状况,并可观察假性动脉瘤的治疗效果。

近年来,利用超声引导对股动脉假性动脉瘤进行治疗,报道疗效肯定。主要有两种方法,超声引导下压迫治疗和超声引导下注射凝血药物治疗。

前者是在超声引导下,用超声探头局部加压股动脉假性动脉瘤,彩色多普勒观察分流口处无血流通过时,再持续加压一段时间即可完成。如果失败,可以重复治疗;后者系在超声引导下经皮瘤内注入促凝药物(多为凝血酶)促使血栓形成,进行治疗。两种方法均可取得较好的临床疗效。

(四)胸廓出口综合征

1.病理与临床

胸廓出口综合征(TOS)是指臂丛神经,锁骨下动、静脉在经过锁骨后方和第1肋骨前方的胸廓出口处,受到骨性组织或软组织压迫而产生的一组神经和(或)血管受压的症候群。许多患者神经、血管的压迫不一定为持续性,只有在一定的体位下才会发生。锁骨下动脉和腋动脉长期受压可出现管壁受损,部分患者可出现动脉狭窄和动脉瘤。锁骨下静脉和腋静脉长期受压可出现内膜受损,部分患者可出现静脉血栓形成。

胸廓出口综合征的临床表现一般以神经受压为主,表现为患侧上肢及手部的疼痛、麻木和针刺感,尺侧多见;患肢软弱、无力,严重时不能上举梳头;可出现上肢及手部肌肉萎缩。部分患者同时出现血管受压表现,锁骨下动脉或腋动脉受压时,可出现患肢缺血症状,如发凉、麻木、无力以及肢端苍白发紫;锁骨下静脉或腋静脉受压时,可出现患肢静脉回流障碍的症状,如

肿胀,上肢下垂时前臂和手指青紫;临床症状的严重程度与是否出现并发症,如动脉栓塞和静脉血栓有关。

2.超声表现

胸廓出口综合征的超声检查应从锁骨上方和锁骨下方逐段扫查锁骨下动、静脉和腋动、静脉。检查中体位首先采取自然平卧,头部转向对侧,上肢位于身体两旁,掌心向上;然后上肢外展,肘关节弯曲,掌心朝上并置于枕后,观察上肢处于不同位置时,是否出现动、静脉受压的表现;若上述检查无受压,可令被检者坐在检查床的边缘,头部转向对侧,上肢外展约90°,肘关节弯曲呈锐角,挺胸,上臂用力向后(行军礼位)或肘关节的弯曲呈直角或钝角(宣誓位);若以上体位仍未发现受压,在诱发患者临床症状的体位下扫查。

(1)灰阶超声:对于不存在动脉并发症,即动脉尚无器质性病变的患者,锁骨下动脉和腋动脉通常无异常表现。对于病程较长、病情较重的患者,由于动脉长期受压而受到损伤,可出现动脉狭窄和(或)动脉扩张。扩张动脉段(动脉瘤)多见于狭窄动脉段的远心段。如发现动脉瘤,应注意瘤腔内是否存在附壁血栓。

(2)彩色多普勒:发生动脉狭窄时,彩色多普勒显示彩色混叠及湍流;发生动脉闭塞时,闭塞动脉段内无彩色多普勒信号。

(3)脉冲多普勒:对于不存在动脉并发症,即动脉尚无器质性病变的患者,锁骨下动脉和腋动脉的频谱呈正常三相型。发生动脉狭窄时,狭窄处脉冲多普勒频谱显示流速增快、频带增宽。当发生闭塞或严重狭窄时,其远心端的腋动脉频谱发生变化,表现为收缩期峰值流速降低,收缩期和舒张期均为正向血流。

3.鉴别诊断

通常,无特殊疾病需要与本病相鉴别。超声检查已经成为胸廓出口综合征患者动、静脉辅助检查的首选方法。其他影像学检查方法,如 X 线平片、CT 血管成像、磁共振血管成像和动脉造影也可用于此征的辅助诊断,并对发现引起动、静脉挤压的骨性组织或软组织具有重要意义。

4.临床价值

超声检查可用于判断锁骨下动、静脉和腋动、静脉是否受压从而诊断胸廓出口综合征,也可用于诊断动、静脉长期受压后出现的并发症,如动脉狭窄、动脉瘤、动脉血栓形成、动脉栓塞以及静脉血栓形成。超声检查可以评价胸廓出口综合征患者局部动脉受损情况以及远侧动脉闭塞状况,临床上可据此选择治疗方式。超声检查还用于评估胸廓出口综合征患者手术治疗的疗效,并可用于动脉血管移植术后的长期随访。

四、四肢静脉血管超声基础

(一)解剖概要

1.上肢主要静脉

上肢静脉可分为深静脉和浅静脉两类。深静脉多走行于深筋膜的深面并与同名动脉相伴而行;浅静脉走行于皮下组织内,不与动脉伴行;深浅静脉之间常通过穿静脉相互交通。上肢深静脉包括桡静脉、尺静脉、肱静脉、腋静脉和锁骨下静脉；浅静脉包括头静脉、贵要静脉和肘正中静脉。

桡、尺静脉分别伴行于桡、尺动脉的两侧，向上延伸成为肱静脉。肱静脉伴行于肱动脉的两侧，在近端汇合成一总干向上到腋窝，并与头静脉、贵要静脉汇合成为腋静脉。腋静脉在第一肋的外侧缘延续为锁骨下静脉。锁骨下静脉进入胸腔出口向近端走行在第一肋上缘、前斜角肌的前方，与锁骨下动脉以前斜角肌相隔。

头静脉起于手背静脉网的桡侧，沿前臂桡侧向上行；贵要静脉起于手背静脉网的尺侧，逐渐转至前臂屈侧；二者在肘窝处通过肘正中静脉相交通。然后头静脉沿肱二头肌外侧间沟上行，经三角胸大肌间沟穿过深筋膜，注入腋静脉或锁骨下静脉；贵要静脉沿肱二头肌内侧间沟上行至臂中点的稍下方穿深筋膜并伴随肱动脉的内侧上行至大圆肌的下缘高度与肱静脉汇合后形成腋静脉。前臂的浅静脉有多种变异。

2.下肢主要静脉

下肢静脉也分为深静脉与浅静脉，其交通是通过穿静脉实现的。深静脉与同名动脉相伴，而浅静脉则无。下肢深静脉包括小腿的胫前静脉、胫后静脉、腓静脉、胫腓静脉干；腘窝处的腘静脉；大腿的股浅静脉、股深静脉和股总静脉。下肢浅静脉包括大隐静脉和小隐静脉。

胫后静脉伴随胫后动脉走行于小腿后部，腓静脉与腓动脉伴行，二者在腘窝汇合成胫腓静脉干。胫前静脉伴随胫前动脉上行于小腿前外侧，在胫骨近端的后方穿骨间膜从内侧向中部汇入胫腓静脉干，后者向上延续为腘静脉。腘静脉在腘窝内位于胫神经和腘动脉之间，腘动脉的正后方，向上行至大收肌腱裂孔处续于股静脉。股静脉由股浅静脉、股深静脉和股总静脉构成。股浅静脉为腘静脉的延续，位于股动脉的后外侧，为大腿主要的回流静脉，由于表面没有肌肉组织，因此位置表浅；股深静脉由伴随穿动脉的相应静脉属支汇合而成，位于股深动脉前方，在腹股沟韧带下方7～8cm处与股浅静脉汇合成股总静脉；股总静脉上行至股三角的尖处位于股动脉的后方，在股三角内上行至腹股沟韧带逐渐转至动脉的内侧。

大隐静脉为全身最长的浅静脉，缘起于内侧足背静脉网，经内踝前方沿小腿内侧和大腿内侧上行，逐渐行向前上，在大腿根部的前方，于耻骨结节下外方3～4cm处穿隐静脉裂孔向深部汇入股总静脉。大隐静脉在注入股静脉之前还接收旋髂浅静脉、腹壁浅静脉、阴部外浅静脉、股内侧浅静脉和股外侧浅静脉5条属支。大隐静脉大有10～20对静脉瓣，末端有一对较为固定的瓣膜，对防止血液的逆流发挥重要作用，若此瓣膜功能丧失可导致大隐静脉曲张。小隐静脉缘起于外侧足背静脉网，经外踝后方沿小腿后面上行，经腓肠肌两头之间达腘窝并在此注入腘静脉。

穿静脉穿过深、浅静脉之间的肌层，分为两类：一种是直接连接在深、浅静脉之间并沟通两者的一组静脉，另一种则通过肌肉内静脉连接深、浅静脉。穿静脉多位于大腿远心段和小腿。正常情况下，穿静脉的功能是将浅静脉系统的血流向深静脉引流，穿静脉瓣膜功能不全将导致静脉血液从深静脉向浅静脉逆流，引起踝部肿胀、浅静脉曲张、皮肤色素沉着、增厚和慢性静脉溃疡等临床症状。

(二)超声检查技术

1.患者准备

检查室和患者要足够温暖以防止外周血管收缩而致静脉变细，导致超声检查困难。检查床要足够宽以使患者的四肢和躯干能舒适放松,否则肌肉收缩压迫和阻滞静脉会影响检查,同时也会妨碍探头的放置。患者平静呼吸,并保持心境平和,尽量减少因呼吸引起的胸内压变化及心脏活动而导致的静脉血流波形的变化。

2.体位

(1)上肢静脉:一般采用平卧位,被检肢体外展、外旋,掌心向上。

(2)下肢静脉:一般采用平卧位,被检肢体略外展,外旋,膝关节略为弯曲。采用这一体位可以扫查股总静脉、股浅静脉、腘静脉、胫前静脉的起始部、胫后静脉及腓静脉。从小腿前外侧扫查胫前静脉或从小腿后外侧扫查腓静脉时,则需让被检肢体伸直,必要时略为内旋。卧位检查如有困难,可站立位检查,由于站立位静脉膨胀,容易观察这些情况,特别适合于大部分或完全再通的血栓形成后综合征患者内膜和残存小血栓的观察。

3.仪器

(1)上肢静脉:锁骨下静脉和腋静脉一般可使用5MHz的凸阵探头;上肢其他静脉比较表浅,可使用7.5MHz或10MHz线阵探头。

(2)下肢静脉:一般使用5～7MHz线阵探头。有时,肢体粗大者位置深在的静脉(如股浅静脉远心段)需使用3.5MHz凸阵探头。相反,浅表静脉可使用10MHz以上线阵探头。

4.检查方法

(1)四肢静脉超声检查内容:四肢静脉疾病主要包括静脉血栓和功能不全,每条(段)静脉的观察内容大致相同,包括:①观察静脉变异、内膜、管腔内回声情况;②进行压迫试验,观察静脉腔被压瘪的程度,进而判定管腔内有无静脉血栓;③观察静脉管腔内是否有自发性血流信号以及血流信号的充盈情况;④检查瓣膜功能。

(2)上肢静脉检查步骤

①上肢深静脉:锁骨下静脉最难显示,可采用锁骨上、下径路或胸骨上窝径路进行探测。腋静脉可从胸前扫查在胸前肌肉后方显示,也可将探头置于腋窝高处,从腋部扫查来显示。肱静脉可从肱二头肌内侧寻找肱动脉,然后在其两侧进行追踪观察。一般来说,上肢深静脉检查至肘部即可,若临床怀疑前臂静脉血栓,则需进一步检查前臂静脉。

②上肢浅静脉:先在三角肌旁找到头静脉与锁骨下静脉或腋静脉的连接处,然后沿肱二头肌外侧追踪观察头静脉;检查贵要静脉需要先在上臂找到贵要静脉与肱静脉或腋静脉连接处,然后沿肱二头肌内侧追踪观察;上述静脉也可由肱骨下端向上检查。

(3)下肢静脉检查步骤

①下肢深静脉:在腹股沟处显示股总静脉,向上观察至髂外静脉的远端,向下观察到股浅静脉与股深静脉近心段。股浅静脉远心段位置较深,可采用前侧或后侧径路来充分显示此段静脉;其中位于收肌管内段位置很深,不能被有效地按压,应纵切采用彩色多普勒观察管腔内血流信号,必要时使用3.5～5MHz的凸阵探头。检查腘静脉时患者可取仰卧位,膝关节弯曲或取俯卧位,在检查侧踝部垫一小枕,使膝关节轻度屈曲,从而腘静脉处于膨胀状态。将探头置于股浅静脉远心段,使收肌管裂孔处的股、腘静脉获得清晰显示,一直追踪观察至胫前静脉汇入处。胫后静脉探查常用小腿前内侧径路:患者取仰卧位,膝关节稍弯曲,小腿外展,探头置于小腿前内侧,声束指向后方或后外方,沿胫骨外侧与肌肉之间的间隙向上追踪观察。腓静脉

探查可采用与探测胫后静脉相同的小腿前内侧径路,在胫后静脉后方显示腓静脉。胫前静脉探查常采用仰卧位小腿前外侧径路,探头先置于内外踝连线的中点附近,显示胫前静脉远心端,然后沿小腿前外方向上追踪观察。腓肠肌静脉和比目鱼肌静脉也最好常规检查,特别是当患者小腿局部疼痛和(或)触痛而深静脉系统正常时,探测这些静脉是否有血栓很重要。

②下肢浅静脉:全程检查大隐静脉,沿小腿内侧上行,经过膝关节内侧,再沿大腿内侧上行,并逐渐转向前方,最后于耻骨结节下外方3～4cm处汇入股总静脉。小隐静脉走行表浅,经过外踝后方,沿小腿后面上升,经腓肠肌两头之间达腘窝并在此注入腘静脉。

（4）探查注意事项

①深静脉与同名动脉伴行。在超声检查时,常以伴随的同名动脉作为静脉寻找和鉴别标志。

②检查浅静脉及部分位置表浅的深静脉时以探头轻触皮肤为宜。探头压力过大会影响静脉显示。

③评价静脉血栓时可在灰阶图像上横切扫查,应用间断按压法或持续按压法,观察静脉腔被压瘪的程度。间断按压法是指探头横切按压血管,尽量使静脉腔被压瘪,然后放松,按顺序每隔1～2cm反复进行,扫查整条血管。持续按压法是指探头横切滑行时持续按压血管,观察管腔的变化。静脉腔被压瘪程度的判定主要依据压迫前后近、远侧静脉壁距离的变化。若探头加压后管腔消失,近、远侧静脉壁完全相贴,则认为无静脉血栓。否则,存在静脉血栓。

④小腿静脉检查采用将横切按压和纵切彩色多普勒相结合的方法。一般应用横切按压法从踝关节开始检查,往往容易发现胫、腓静脉并能较好地追踪观察。采用纵切观察管腔内的彩色血流信号,特别是在小腿上部,成对的静脉汇合成静脉干。

⑤小腿深静脉的超声检查主要受骨骼、位置深在和水肿的影响,而且当动脉粥样硬化而动脉显示不清时,小腿静脉的检查也会受到限制。小腿静脉内的血流通常不是自发性的,需要通过不断的按压足部或检查处远端小腿来显示血流。

（三）正常超声表现

1.灰阶超声

四肢主要静脉内径大于伴行动脉内径,且随呼吸运动而变化。在深吸气或Valsalva动作时,较大的静脉内径发生相应的改变。正常四肢静脉具有以下4个灰阶声像图特征:①静脉壁非常薄,甚至在灰阶超声上都难以显示;②内膜平整光滑;③超声图像上管腔内的血流呈无回声,高分辨力超声仪可显示流动的红细胞呈弱回声;④可压缩性,探头加压可使管腔消失,此特征在鉴别静脉血栓时具有重要意义。部分人在管腔内看见的瓣膜,经常见于锁骨下静脉、股总静脉及大隐静脉。

2.彩色多普勒

正常四肢静脉内显示单一方向的回心血流信号,充盈于整个管腔;挤压远端肢体静脉时,管腔内血流信号增强;而当挤压远端肢体放松后或Valsalva动作(Valsalva动作:深吸气后紧闭声门,再用力做呼气动作)时血流信号立即中断或短暂反流后中断。有一些正常小静脉(桡、尺静脉,胫、腓静脉)可无自发性血流,人工挤压远端肢体时,管腔内可呈现血流信号;加压后静脉管腔消失,血流信号亦随之消失。

3.脉冲多普勒

正常四肢静脉重要的多普勒特征。①自发性:当受检者肢体处于休息或活动状态时,大、中静脉内存在血流信号,小静脉内可缺乏自发血流。②呼吸期相性:正常四肢静脉血流速度和血流量随呼吸运动而变化,脉冲多普勒能更直观地观察上述变化。吸气时胸内压降低,右心房压随之降低,上肢静脉压与右心房压的压力阶差增大,上肢静脉血液回流增加、血流速度加快;呼气时则相反。下肢静脉血流的期相性变化正好与上肢静脉相反,吸气时,膈肌下降,腹内压增高,下腔静脉受压,下肢外周静脉与腹部静脉之间的压力阶差降低,造成下肢血液回流减少和血流速度减慢;呼气时则相反。当静脉血流缺乏期相性,变为连续性血流时,预示着检查部位近端,有时可为远端严重的阻塞。③Valsalva 反应:正常 Valsalva 反应是指深吸气后憋气,四肢大静脉或中等大小的静脉内径明显增宽,血流信号减少、短暂消失甚至出现短暂反流,用于判断从检查部位至胸腔的静脉系统的开放情况。严重的静脉阻塞才引起异常的 Valsalva反应。④挤压远端肢体血流信号增强:人工挤压检查处远端肢体后,正常四肢静脉呈现短暂的血流信号增强或多普勒频移加快,这种反应可以证实检查部位与被压迫处之间的静脉段是开放的;如果挤压检查处远端肢体后,血流信号没有增强,则说明在检查部位以远的静脉存在阻塞;血流信号延迟或微弱的增强,提示远端静脉不完全阻塞或周围有侧支循环。⑤单向回心血流:因静脉瓣膜防止血液反流,故正常下肢静脉血液仅回流至心脏。当先天或后天因素造成瓣膜功能不全时,静脉血液的反流时间会明显延长,据此可判断瓣膜功能不全。

五、四肢静脉血栓

(一)病因病理

深静脉血栓形成好发于下肢,以左侧多见,大都发生在长期卧床患者,如术后、产后、创伤、妊娠、瘫痪等。深静脉血栓形成的条件为血管壁损伤、血流速度缓慢和血液呈高凝状态的综合作用。

(二)临床表现

因血栓形成的部位不同分为三型:①周围型:血栓始发于小腿肌静脉丛;②中央型:血栓发生于髂股静脉;③混合型:原有的血栓扩展累及整个下肢深静脉。

髂股静脉包括髂总、髂外到股总静脉,是整个下肢静脉回流的主要通道。一旦发生血栓,迅速出现下肢疼痛和肿胀,血栓在静脉内激发炎性反应,瘀血引起胀痛。在股三角常可扪及股静脉充满血栓所形成的条索状物。深静脉血栓脱落顺血流移动,有造成肺栓塞的危险。深静脉血栓形成,如同时伴有动脉强烈痉挛者为股青肿型,表现为起病急骤,疼痛显著,整个肢体短时内肿胀充血、发冷、发绀,足和足趾起水泡,足背动脉搏动消失,全身反应强烈,甚至血压下降出现休克。

(三)声像图特点

1.正常静脉声像特点及试验方法

(1)乏氏试验:深吸气后屏住,增加腹腔压力后血管腔增宽 50%～200%,血流速度减慢或停顿。

（2）压力试验：用探头加压于局部皮肤见静脉管腔变形塌陷。

（3）增压试验：挤压小腿腓肠肌后，近端血管腔增宽，血流速度增加，彩色血流充盈饱满，显示明亮。

2.二维超声特点

深静脉血栓形成时管径增宽，内见实质性低回声或不均匀回声区。血管壁增厚模糊，局部加压试验血管腔变形差或不凹陷，乏氏试验血管腔增宽受限或缺乏反应。

3.彩色多普勒血流显像

可见血栓部位血管腔彩色血流充盈不完全，呈偏心型、虫蚀样、不规则型或不显示血流；彩色血流变窄，速度增快；增压试验不能使血管腔充盈饱满；完全闭塞时，无彩色血流充填，远端血管扩张，并见逆向流动的侧支循环血流。

（四）鉴别诊断

髂总静脉受压综合征可成为髂股静脉血栓形成的诱因，临床上出现下肢水肿等静脉回流受阻和盆腔瘀血的表现。鉴别点为髂总静脉受压综合征起病较缓慢，多见子女性，经期及妊娠中晚期症状加重；髂总静脉被髂动脉压迫狭窄或阻断，管腔内通常无血栓回声可资鉴别。

下肢浅静脉炎和浅静脉血栓形成表现下肢局部疼痛、肿胀，可触摸到硬索状肿物，发红且触痛明显。超声显示局部表浅静脉增宽，迂曲，管腔增厚，回声增高，有血栓时血管腔内见实质性回声，深静脉血管回声及血流显示正常。

六、下肢深静脉瓣功能不全

（一）病因病理

下肢深静脉瓣功能不全表现为下肢沉重、疼痛、肿胀，下肢浅静脉曲张，晚期足部皮肤出现经久不愈的溃疡。原发性下肢静脉瓣功能不全是由于静脉瓣和静脉壁的发育薄弱，瓣叶游离缘松弛，失去单向开放的生理功能。继发性下肢深静脉瓣功能不全多为深静脉血栓形成后的后遗改变。

（二）深静脉瓣的生理功能

深静脉系统中存在数目不等、位置不固定的静脉瓣，以有效地阻止静脉反流。凡在重力影响较大、血液回流比较困难的部位，如下肢的股静脉、腘静脉、胫前及胫后静脉内，以及改变血流方向的部位，如浅静脉汇入深静脉处、交通静脉内都有静脉瓣的存在。

瓣膜顺血流开放，逆血流关闭，促进静脉血向心回流，阻止静脉血由深向浅反流。特别是在小腿下 1/3 至内踝上方足靴区有固定的 3～4 条交通静脉，因其受血液的重力作用最大，并且处在小腿肌肉泵的远端，直接承受很大的逆向压力，所以该处交通静脉瓣最容易产生功能不全。

深静脉瓣的开放和关闭受很多因素的影响，能影响静脉回流速度的因素均能影响静脉瓣的形状，如肌肉的收缩和舒张、呼吸等。现有一些检查深静脉瓣功能的方法，还可用彩色多普勒超声观察静脉瓣的开放和关闭、深静脉内有无反流，以判断静脉瓣的功能。

（三）原发性深静脉瓣功能不全的诊断

1.病理改变

由于血液的重力首先作用在股静脉的第一对静脉瓣即股浅静脉瓣，因此，在病变早期，仅股浅静脉瓣发生少许的静脉反流受阻于其远端的第二对静脉瓣而不产生任何临床症状。当股浅静脉瓣病变严重累及远端的静脉瓣而产生中等量的反流时，由于小腿的肌肉泵作用，仍能使静脉血液向心回流。当病变累及到腘静脉瓣水平时，该处受血液重力的影响大，逆向压力高，当小腿的静脉瓣被破坏后，肌肉收缩时静脉向心回流的同时也向远端倒流，导致远端的深静脉瓣及交通静脉瓣破坏，产生静脉反流使下肢静脉瘀血和高压。因为大隐静脉瓣承受逆向压力的能力较低，在股浅静脉瓣受累时大隐静脉瓣也失去了正常的功能，所以浅静脉曲张是深静脉瓣功能不全的主要症状之一。

2.分度

轻度：踝部肿胀，活动或平卧后可缓解，浅静脉曲张。

中度：患肢小腿部肿胀，立位时患肢胀痛，足靴区有皮肤色素沉着和营养不良的表现。

重度：患肢肿胀和疼痛更明显，浅静脉曲张严重，足靴区皮肤病变更加严重，伴有溃疡。

3.彩色多普勒超声的表现

（1）二维超声：深静脉内径增宽，管壁回声正常，内膜光滑、连续，管壁可压瘪，腔内呈无回声，可见静脉窦扩张。病变的静脉瓣回声与管壁相同或略变强，瓣膜可增厚或变短，边缘不清，瓣膜单侧或双侧活动度减低，严重者可能固定不动，开放时瓣叶不能充分贴附在管壁上，关闭时游离缘不能对合。伴有浅静脉扩张。

（2）彩色多普勒：检查下肢深静脉时，一般采用立位，嘱患者受检肢体放松。

①在深静脉腔内彩色血流完全充盈，管壁规整，并随呼吸而亮暗交替，无血栓形成征象。

②当瓣膜病变严重时，在股、腘及小腿部的深静脉内可见蓝色回心血流后出现红色的反向血流，颜色明亮，持续时间较长。

③进行深静脉瓣功能检查挤压小腿群或乏氏试验时，可见其近端深静脉内彩色血流为明亮的蓝色，中央可呈黄绿色，当突然放松或吸气时彩色血流颜色变暗或消失，出现一股红色反向血流。

④静脉反流程度与瓣膜病变程度有关，如病变严重血流反流量大、血流速度快时，彩色血流完全充盈管腔，并且红色反流束面积较大，血流颜色明亮，持续时间长；如病变较轻，彩色血流充盈欠佳，呈局限性红色血流，其面积较小，颜色较暗。

⑤在大隐静脉内也可以看到反向血流。

（3）脉冲多普勒：如有深静脉瓣功能不全时，在向心回流的负向波群后立刻出现一下行的频谱。当以一定的压力挤压小腿肌肉时，在瓣膜近端的静脉内出现持续时间较长（＞0.7秒）的血流频谱；采用乏氏试验后吸气，同样可以看到上述的频谱。

（四）继发性深静脉瓣功能不全的诊断

1.病理改变和临床症状

继发性深静脉瓣功能不全有明确的血栓形成的病史，在深静脉血栓形成后再通时，静脉瓣被破坏，因此有深静脉血栓形成的征象，表现为静脉壁增厚，管腔内有局限的、残留的血栓存在,并有钙化。静脉瓣基本被破坏或仅遗留根部,完全失去正常的开放和关闭功能。临床表现与血栓形成的部位有关,如血栓形成在小腿,小腿的交通静脉早期便受到破坏,发生交通支静脉瓣功能不全,主要表现为足靴区迅速、早期地发生皮肤色素沉着、溃疡等营养障碍的症状。当血栓发生在股总静脉以上时,以静脉回流受阻为主要症状,病程长者,静脉瘀血、高压持续地作用于远端的静脉瓣,使静脉瓣发生功能不全,从而引起小腿部的皮肤改变。

2.彩色多普勒超声表现

(1)下肢深静脉腔内彩色血流充盈欠佳,走行不规则,血流间断,可见深静脉及大隐静脉等浅静脉内存在反向血流。

(2)静脉瓣功能检查时,由于血栓的存在,使静脉回流速度减慢,静脉反流速度减慢,红色血流束的面积变小、持续时间可以变短。当血栓被完全溶解、吸收,管腔内彩色血流充盈良好仅有边缘的不规则,此时静脉瓣功能检查与原发性深静脉瓣功能不全的表现一致,有面积较大、速度较快、持续时间较长的反向血流,同时可以测到反流频谱。

七、四肢静脉其他疾病

(一)四肢动、静脉瘘

动、静脉瘘是指动脉和静脉之间存在的异常通道,有先天性和后天性两种,本节仅阐述后天性四肢动静脉瘘。

1.病理与临床

动、静脉瘘使动脉和静脉之间的血流出现短路,对局部、周围循环和全身循环造成不同程度的影响。后天性动静脉瘘的主要病因为外伤,如枪伤、刀伤、骨折断端穿刺;其次是医源性血管损伤,如肱动、静脉和股动、静脉穿刺或插管,血管手术;动脉瘤和动脉粥样硬化也可腐蚀动、静脉壁而形成动、静脉瘘。此外,感染和恶性肿瘤也可引起本病。

后天性动、静脉瘘的临床表现因瘘口大小、部位和形成时间而异。急性动、静脉瘘的临床表现为损伤局部有血肿,绝大多数有震颤和杂音,部分病例伴有远端肢体缺血症状。慢性期的表现有静脉功能不全,局部组织营养障碍,患侧皮温升高,杂音和震颤,严重者可有心力衰竭的表现。

2.超声表现

(1)灰阶超声:动、静脉瘘较大者,瘘近心端动脉内径增宽或呈瘤样扩张,而瘘远心端动脉变细;动、静脉瘘较小者,瘘近、远心端动脉内径无明显变化。有的患者引流静脉呈瘤样扩张,有时引流静脉内可探及血栓,呈低或中强回声。供血动脉与引流静脉之间有一无回声管道结构(导管型)或裂孔(裂孔型),有时瘘道呈瘤样扩张。灰阶超声可能遗漏裂孔型动、静脉瘘。

(2)彩色多普勒:显示血流持续从动脉流向静脉,并可根据瘘口处血流束的宽度大致测量瘘大小。高速血流的冲击造成瘘口或瘘道周围组织振动产生五彩镶嵌的彩色信号;同时造成引流静脉扩张、有搏动性、血流紊乱,压迫瘘近心端供血动脉,引流静脉内动脉样血流流速降低。彩色多普勒超声检查时,应注意动、静脉瘘和动脉瘤的同时存在,因为动脉瘤可逐渐粘连、腐蚀最后穿破伴行的静脉形成动、静脉瘘,且外伤也可造成假性动脉瘤与动、静脉瘘合并存在。

（3）脉冲多普勒：动脉血流通过瘘口直接分流到静脉内，导致引流静脉管腔内探及动脉样血流频谱（静脉血流动脉化），这是后天性动、静脉瘘的特征性表现之一。瘘口或瘘道处血流为高速低阻型动脉样频谱，频谱明显增宽；瘘近心端供血动脉血流阻力降低，流速常增快；远心端动脉血流方向正常，频谱形态呈三相波或二相波，少数患者血流方向逆转。Valsalva 动作时，与瘘口相连的静脉内高速血流信号消失证明分流量较小，而与瘘口相连的静脉内仍存在持续的高速血流信号则证明分流量较大。

3.鉴别诊断

（1）四肢动、静脉瘘与动脉瘤的鉴别：临床上症状不明显的损伤性动、静脉瘘易与动脉瘤混淆，应予以鉴别。

（2）四肢动、静脉瘘与血栓性深静脉炎的鉴别：由于动、静脉瘘患者肢体肿胀和静脉曲张，有时需与血栓性深静脉炎鉴别。血栓性深静脉炎患者一般肢体静脉曲张比较轻，局部没有震颤和杂音，动、静脉之间无异常通道，静脉内无动脉样血流信号，邻近动脉也无高速低阻血流。应用彩色多普勒超声，两者很容易鉴别。

4.临床价值

对于四肢后天性动、静脉瘘，大多数患者彩色多普勒超声可做出肯定性结论，对瘘准确地定位，并将瘘的位置在体表标记出来。这能避免术前的血管造影检查，指导手术时寻找瘘口。但有的患者发现静脉内有动脉样血流频谱和其他动、静脉瘘超声征象，而未能判断瘘具体位置时，则可做出推断性结论。

彩色多普勒超声能够评价瘘分流量的大小，瘘远端动脉血供情况，引流静脉有无功能障碍，为临床治疗方案的选择提供重要依据。

（二）先天性四肢血管畸形

1.四肢血管瘤

（1）病理与临床：血管瘤可分为毛细血管瘤，海绵状血管瘤和蔓状血管瘤 3 类，发生于肢体皮下或深层肌肉组织中的先天性血管瘤以后两者多见。海绵状血管瘤是由于血管组织主要是小静脉和脂肪组织向周围延伸、扩张而形成的薄壁的囊腔状结构，并大片互相吻合，其囊腔内血流相对缓慢，有时可形成血栓；多数生长在皮下组织内，并常常侵袭到深部组织和肌肉内，病变可以增大并压迫周围组织。蔓状血管瘤是由于细小的动脉和静脉异常吻合使血管丛明显扩张、纤曲而形成局部的瘤样病变；瘤体范围广泛、界限不清，其内的血管形态不规则、直径较宽、壁较厚，瘤体内有动、静脉瘘存在；此病变除可发生在皮下及深层肌肉组织外，还常侵入骨组织。

海绵状血管瘤可呈局限或弥散性改变，病变部位的局部皮肤可以正常或呈暗蓝色，可有毛细血管扩张。瘤的局部略有隆起、边界模糊不清，可有轻度压痛。发生在肌肉内的海绵状血管瘤常使患肢出现久站后肿胀等不适的感觉。

蔓状血管瘤表现为患处不规则的、呈紫蓝色的囊状肿物，其表面常有蜿蜒的血管。瘤体受压后可以缩小，放松后恢复原样。在瘤体部位能触及震颤、闻及血管杂音。由于瘤体内血管的搏动挤压皮下神经，产生明显的疼痛。病变发生在下肢时，由于营养障碍，皮肤变薄、色素沉着、甚至破溃坏疽。

（2）超声表现

①灰阶超声：海绵状血管瘤瘤体内可见大小不等、形态各异、分格状的低回声或无回声囊腔，边界不清，无包膜；囊腔内可有弱、等、强不同程度的血栓回声。蔓状血管瘤瘤体表现为不规则、走行纡曲的无回声管腔样结构，无明确的边界。瘤体受压均可变小。

②彩色多普勒：海绵状血管瘤表现为在瘤体内无回声区中有不规则、红蓝相间、小片状血流信号，颜色较暗，可无血流信号显示；探头加压后快速放松时，瘤体内血流信号可显示或者颜色较前变亮；瘤体受压时可变小，瘤体内的血流信号消失，而压力解除或挤压瘤体远端的肢体时，瘤体恢复原来的大小。上述现象可以帮助确定海绵状血管瘤的存在。

蔓状血管瘤瘤体内有丰富的红蓝相间的彩色血流，颜色明亮，有细小动、静脉瘘部位的血流呈五彩镶嵌样。与海绵状血管瘤不同的是无须加压，瘤体内的彩色血流即可清楚显示。

③脉冲多普勒：海绵状血管瘤可以测到不规则、速度较低的静脉样频谱；瘤体近段动脉血流阻力减低，可以呈现低阻力型动脉频谱。蔓状血管瘤可以测及瘤体内速度较快的动脉频谱，形态呈低阻力型；动、静脉瘘的部位可以测得高速的湍流样频谱；在距离瘤体较近的静脉内能测到随心动周期变化的、速度较快的静脉频谱；瘤体近段动脉呈低阻力型频谱。

（3）鉴别诊断

①四肢血管瘤与血管球瘤的鉴别：血管球瘤较小，表面可呈浅红色、紫色或稍暗，多发生在指、趾甲床及其附近。临床主要表现为阵发性剧烈疼痛，寒冷刺激时明显。超声表现为包膜完整的低回声肿物；彩色多普勒示瘤体内及周边血流丰富，呈花环状，与正常组织的血流形成鲜明对比；脉冲多普勒呈低速低阻表现。可与四肢血管瘤鉴别。

②四肢血管瘤与淋巴管瘤的鉴别：四肢淋巴管瘤与血管瘤超声图像难以鉴别，特别是两者极易混合生长。淋巴管瘤挤压后也可见红蓝彩色信号，可能为挤压后造成内部淋巴液流动或混有血管瘤成分所致。

（4）临床价值：彩色多普勒超声可作为本病的初步检查手段和随访工具，典型者彩色多普勒超声可以进一步鉴别海绵状血管瘤和蔓状血管瘤，做出明确诊断，指导治疗。

2.先天性动静脉瘘

（1）病理与临床：先天性动、静脉瘘是由于胚胎原基在演变过程中，动、静脉之间形成的异常交通所致。动、静脉瘘可以发生于人体任何部位，最常见于下肢，特别是踝部。在上肢瘘管常起源于尺动脉的分支、手掌动脉和手指动脉。

先天性动、静脉瘘分为3型。①干状动、静脉瘘：在周围动、静脉主干之间存在横向交通，多数为一个瘘口，瘘口分流量较大；②瘤样动、静脉瘘：动、静脉主干的分支之间有众多细小交通，累及局部软组织和骨骼，瘘口细小，局部组织伴有瘤样血管扩张，分流量较小；③混合型：有干状和瘤样的多发动、静脉交通。

婴幼儿期常无症状，到学龄期或青春发育期逐渐出现临床症状。患肢增长、增粗、皮温升高、静脉曲张、血管瘤等症状。在骨骺闭合前，先天性动、静脉瘘的存在能刺激骨骺生长，常伴有毛发增长、出汗增多现象。由于静脉压的增高，导致静脉曲张，并伴发色素沉着、溃疡，如瘘口远端的周围组织灌注不良，可表现为缺血症状，如麻木、坏疽等。病变处可触及震颤和闻及血管杂音。病变广泛、瘘口较大及病程较长者，可出现心悸，甚至心力衰竭，但多数患者心功能正常。

（2）超声表现

①灰阶超声：受累部位可见许多散在的管状和圆形无回声区，呈蜂窝样改变。

②彩色多普勒：无回声区内充满血流信号，并可见散在分布明亮的五彩镶嵌的血流信号。

③脉冲多普勒：病变部位动脉血流频谱为高速低阻型。仔细观察病变处可探及许多扩张的静脉，有的内部显示动脉样血流频谱。在病变近心端参与瘘血供的动脉常增宽，走行弯曲，甚至呈瘤样扩张，血流频谱为高速低阻型。

（3）鉴别诊断：先天性动、静脉瘘与后天性动、静脉瘘鉴别：最重要的鉴别依据是病史，后天性动静脉瘘继发于外伤、医源性血管损伤、动脉粥样硬化、动脉瘤等病因，而先天性动、静脉瘘是在发育过程中形成的。后天性动、静脉瘘的瘘口可大可小；供血动脉与引流静脉之间有一无回声管道结构（导管型）或裂孔（裂孔型），有时瘘道呈瘤样扩张。而先天性动、静脉瘘常发生于细小的动、静脉之间，瘘口众多、细小，不容易判断瘘口的具体部位。

（4）临床价值：彩色多普勒超声可作为本病的初步检查手段和术后的随访工具。典型者彩色多普勒超声可以做出明确诊断。先天性动、静脉瘘常发生于细小的动、静脉之间，瘘口众多、细小，不容易判断瘘口的具体部位，瘘口处五彩镶嵌样血流信号具有提示作用。另外，彩色多普勒超声可以判断参与瘘口血供的动脉。不典型者，彩色多普勒超声难以确诊，应建议行其他影像学检查。动脉造影的动态观察可显示病变的部位和范围，对确定治疗方案有决定性意义。

3.先天性静脉曲张性骨肥大综合征

（1）病理与临床：先天性静脉曲张性骨肥大综合征目前病因尚未明确，根据临床和组织学研究认为与先天因素有关。其基本病变包括：①浅静脉曲张，常伴有深静脉异常，表现为深静脉缺如、静脉狭窄或扩张，并伴静脉瓣缺如；②皮肤毛细血管瘤或海绵状血管瘤；③骨骼和软组织过度生长。

（2）超声表现

①灰阶超声：可在病变肢体外侧探及扩张、纤曲、网状的异常浅静脉。曲张静脉内可有血栓存在。如伴有海绵状血管瘤时可见静脉石（静脉血栓和钙化）回声。同侧深静脉可有变细或增粗的改变，也可能探查不到深静脉（缺如）。

②彩色多普勒：可直接显示浅、深静脉的分支、走行、管壁回声，管腔透声情况。如合并栓塞时，可见管腔内实性回声，探头加压管径无变化或不全消失，并可观察浅静脉粗大紊乱呈瘤样扩张及团块变化以及交通静脉形成情况。结合 Valsalva 动作，可直接观察彩色血流信号反流。可探及深静脉缺如、部分缺如或不同程度的发育不全，如静脉狭窄、瓣膜畸形等。随探头抬起和加压可观察到血管瘤内静脉血流信号的改变情况。

③脉冲多普勒：可测量其反流时间，从而判断浅、深静脉瓣的功能状况。对海绵状血管瘤可直接测及动脉型及动、静脉瘘型血流信号。

（3）鉴别诊断：由于肢体增粗、增长和浅静脉曲张，临床上易与伴有动、静脉瘘的先天性血管发育不全或肢体血管瘤相混淆。本综合征中动脉正常，无动、静脉瘘，据此可做出鉴别诊断。

（4）临床价值：超声检查可发现深静脉的畸形、发育不良、缺如和静脉瓣的发育异常（缺如和反流），可发现浅静脉的扩张和分布范围的异常，也可与动、静脉瘘鉴别，对疾病的发现及明确诊断具有重要的应用价值。

第四节　其他血管疾病

一、腹主动脉瘤

腹主动脉瘤是较为常见的动脉瘤。可发生在腹主动脉的任何部位,并可影响到主要分支。瘤体呈球形或梭形。前者为受累血管的管壁呈球形扩张,瘤体内血流缓慢,多合并血栓形成。后者受累血管壁由中间向两侧逐渐扩张成梭形,可对称或不对称。腹主动脉瘤的临床表现取决于瘤体大小和部位,可以无明显症状。由于腹主动脉瘤常因动脉粥样硬化引起,故多有肾、脑、冠状动脉粥样硬化的症状。腹部搏动性肿块最先引起注意。腹痛多位于脐周和中上腹,也可涉及背部。疼痛剧烈持续,并向背部、骨盆、会阴及下肢扩展或肿块出现明显压痛,均为破裂的征象。腹主动脉瘤常破入左腹膜后间隙和腹腔,偶尔可破入十二指肠或下腔静脉,破裂后常发生休克。腹部搏动性肿块一般均可扪及,通常位于脐至耻骨间,有时可闻及收缩期杂音,少数伴有震颤。进行主动脉扪诊时需小心,以防瘤体破裂。腹主动脉瘤压迫髂静脉可引起下肢水肿;压迫精索静脉可引起精索静脉曲张;压迫一侧输尿管可至肾盂积水、肾盂肾炎及肾功能减退。腹部扪及搏动性肿块并不一定是动脉瘤。消瘦、脊柱前突者,正常的腹主动脉易被扪及。动脉瘤内有血栓形成时,搏动可不明显,腹主动脉瘤需与附着于腹主动脉上的实质性肿块区别,后者可引起传导性搏动,并非腹主动脉瘤的搏动。超声显像检查对明确诊断极为重要。现在有不少病例是在常规体检中发现。腹主动脉瘤的检出率比以往大为提高。

二维超声显像腹主动脉长轴形态失常,局限性呈球形或梭形扩张(直径 4cm 上),其瘤壁与腹主动脉壁相连,瘤腔上下端与腹主动脉相通,瘤体无回声区内可见散在小光点或云雾状回声,横切面扫查见腹主动脉壁明显扩大,向外膨出。二维超声显像可显示腹主动脉瘤形态、大小、范围、瘤壁厚度以及与腹腔动脉、肠系膜上动脉、肾动脉和髂总动脉之关系。动脉壁可见斑块状回声为粥样硬化,及中低回声的血栓。CDFI 瘤体近心端正常腹主动脉段内血流为射流呈红色血流。瘤体腔内为湍流呈杂乱红蓝镶嵌彩色血流。

扫查中对腹主动脉要追根寻源,向上检查胸主动脉,向下要扫查到双侧髂总动脉,腹主动脉瘤大分叉处的病变可能延及双侧或单侧髂总动脉。

近年,腹主动脉瘤的发病率有所增加,严重威胁着患者生命,腔内微创隔绝术正在成为有效的治疗手段。腹主动脉瘤为动脉局部持久性扩张,其扩张程度至少为原正常动脉的 50%,如动脉直径增加<50%,则称为局部动脉扩张。腹主动脉瘤多发生于 50 岁以上的人群,男性患者为女性的 2～6 倍。第二军医大学长海医院的统计数据显示,我国的发病率正以每年 5%～15%的速度递增。

腹主动脉瘤的发生主要与动脉硬化有关,而动脉硬化源自"八高一少"。"八高"为代谢异常的四高,即高血糖、高血脂、高尿酸及高肌酐和功能上的四高,即高黏度、高血压、高体重及高压力。"一少"即运动量减少。其他少见原因为主动脉先天发育不良、梅毒、创伤、感染、大动脉炎、马方综合征与艾滋病等。腹主动脉瘤形成后,瘤体会逐渐扩张增大。通常,直径>5cm 的动脉瘤,破裂概率明显增加,如腹主动脉瘤直径>5cm,年破裂致死率达50%,5年破裂致死率达95%。腹主动脉瘤一旦出现,就会向破裂的方向不断进展,故一经诊断应尽早治疗。目前最常用的治疗方法是传统开放手术和腔内隔绝术。

开放手术即经腹径路的胸、腹主动脉瘤切除+人造血管置换术,需在全身麻醉下进行,切口巨大,出血多,创伤大。有些胸主动脉瘤需要人工体外循环和大量输血,致死率及术后并发症发生率较高,多数患者不能耐受。

微创腔内隔绝术是利用特制的传递装置将微创腔内移植物经股动脉将其送入动脉瘤腔内,依靠金属支架的弹性及头端的钩状附件将腔内移植物与动脉壁固定,利用移植物表面的人造血管覆膜将动脉瘤腔与血流完全隔绝。

二、主动脉夹层

主动脉夹层指血液通过主动脉内膜裂口,进入主动脉壁并造成正常动脉壁的分离,是最常见的主动脉疾病之一。根据主动脉夹层内膜裂口的位置和夹层累及的范围,分为3型。Ⅰ型:主动脉夹层累及范围自升主动脉到降主动脉甚至到腹主动脉。Ⅱ型:主动脉夹层累及范围仅限于升主动脉。Ⅲ型:主动脉夹层累及降主动脉。

(一)临床表现

常有剧烈疼痛、休克和压迫症状。如病变侵犯主动脉大分支,则相应的脏器可发生缺血症状。如瘤体继续扩大,可向动脉壁外破裂引起大出血而危及生命。主动脉夹层属心血管危急症,起病急、变化快、死亡率高,早期诊断和治疗对其预后非常重要。

(二)超声表现

1.二维超声

主动脉腔内可见撕裂的主动脉壁内膜,呈带状回声,将增宽的主动脉腔分为真假两腔。假腔中可有附壁血栓形成。如能找到真假两腔之间的沟通之处,可见此带状回声有连续中断现象,断端呈飘带样运动。

2.彩色多普勒

可见真假两腔中的血流情况。真腔中血流速度快,颜色鲜艳,假腔血流缓慢,故颜色暗淡,两种颜色由撕裂的内膜相隔离。如假腔中有附壁血栓形成,则无血流信号显示。DeBakey Ⅰ型和DeBakey Ⅱ型主动脉夹层患者,由于累及主动脉根部,常引起主动脉瓣关闭不全。

3.频谱多普勒

真腔中血流速度与正常人基本相同,且为层流;假腔中血流缓慢,将取样容积置于假腔中可记录到低于真腔的血流速度,有时延迟出现,有时记录不到血流信号。将取样容积置于入口处,可记录到收缩期由真腔流向假腔的多普勒频谱。

(三)鉴别诊断

1.升主动脉内的伪像

升主动脉扩张不合并这动脉夹层的患者,升主动脉腔内有时可见一横置的带状回声反射,此回声并非真正的撕裂内膜反射,系多重反射等伪像所引起。记录其M型曲线,其活动方向及幅度与主动脉后壁完全一致,位置较为固定;而撕裂的内膜反射活动方向及幅度与主动脉后壁无一定关系;彩色多普勒血流图上可见血流信号穿过此回声带,回声带两边的色彩一致。主动脉夹层患者,彩色血流信号不能穿过真正的撕裂内膜,其两侧的血流信号色泽不一样。

2.主动脉瘤

如主动脉夹层假腔中充满血栓,并与撕裂的内膜融为一体时,其声像图与单纯主动脉瘤伴附壁血栓形成类似,应注意鉴别。撕裂的内膜常伴有钙化,此时常可发现钙化内膜位于血栓表面;而主动脉瘤伴有血栓形成时,钙化的内膜位于血栓的基底部。

三、多发性大动脉炎

(一)病因病理

多发性大动脉炎为主动脉及其分支的慢性、进行性、非特异性炎症,可能与结核、风湿有关。病变由动脉外膜向内膜发展,使动脉壁各层均有重度淋巴细胞和浆细胞浸润及结缔组织增生,内膜不规则增厚硬化,管腔狭窄。根据动脉受累的部位分为头臂动脉型、胸腹主动脉型、肾动脉型、肺动脉型和混合型。起病隐匿,远侧缺血而近侧高血压是其特点。因大动脉部分阻塞或完全闭塞,阻碍远侧部位的血供而产生缺血现象。

(二)临床表现

以 35 岁以下女性多见,有时也见儿童病例。患者可有全身性高血压,上腹部可听到收缩期杂音或上肢高血压而下肢血压下降甚至测不出血压等临床症状和体征。

(三)声像图特点

病变处血管壁明显增厚,血管外膜、中层及内膜增厚,回声高低不均匀,内壁凹凸不平,管腔粗细不等,范围较广,少数可出现动脉瘤征象。

彩色多普勒血流显像显示彩色血流宽窄不等,边缘呈不规则状或毛刺状,狭窄段见五彩镶嵌血流,闭塞后则不显示彩色血流。多普勒频谱显示血流速度快慢不一,频谱形态增宽,狭窄区血流速快,远端收缩期峰速度降低,舒张期反向血流消失,闭塞后则测不出血流频谱信号。

(四)鉴别诊断及注意事项

由于狭窄的区域继发扩张可发展为动脉瘤,患者每 6 个月需要复查 1 次。病变可累及动脉的所有节段,超声不能显示胸主动脉,必须进行主动脉造影术以显示主动脉的整个行程,从主动脉瓣至主动脉末端分叉处,主动脉所有的大分支都应该检查。

血栓闭塞性脉管炎是一种累及血管的炎症性和闭塞性病变。活动期为血管全层炎症,管腔被血栓堵塞,病变动脉硬化、缩窄,呈节段分布,远端出现肢体缺血表现。本病多发于青壮年,主要侵袭周围中、小动静脉,病变一般由远端向近端进展。

雷诺综合征是肢体动脉,特别是小动脉所出现的发作性痉挛,肢体末端顺序出现苍白、青紫和潮红三大症状。病因与免疫功能异常有密切关系。本病以下列特点区别于动脉硬化性闭塞症:①青年妇女多见,病变呈双侧性,上肢比下肢多见;②发作与寒冷或情绪波动有关;③三大症状顺序出现;④超声显示四肢大血管无异常改变,小血管做冷水试验后血流速度较试验前明显增快。

四、肾动脉狭窄

（一）肾动脉狭窄

肾动脉狭窄可导致肾动脉缺血而引发肾血管性高血压。肾动脉狭窄在欧美国家 60％～70％ 为肾动脉硬化和肾动脉纤维肌性发育异常。在我国多发性大动脉炎是导致肾动脉狭窄的主要原因。

（1）多发性大动脉炎：包括中国在内的东南亚地区，肾动脉狭窄的主要原因是多发性大动脉炎，其可累及多处血管，约 70％ 发生肾动脉狭窄。其狭窄部位常在肾动脉起始部位，亦可在主干和分支，可呈节段性损害。单侧和双侧均可发生狭窄性病变。我国有一组 315 例肾动脉狭窄（肾血管性高血压）的病例报道，其中 68.6％ 为多发性大动脉炎。本病好发于年轻女性，占 67.7％～69％。发病年龄多在 5～45 岁，其中 89％ 在 30 岁以下。多发性大动脉炎活动期可出现发热、全身不适、食欲下降、出汗、关节炎及结节性红斑等症状。血常规发现血沉增快，抗链球菌溶血素"O"滴度增高，C 反应蛋白阳性、血清白蛋白降低，α 和 γ 球蛋白增高，免疫球蛋白 M、G 增高，类风湿因子、抗主动脉抗体及 Coombs 试验阳性。肾血管性高血压出现在本病慢性血管阻塞期。

（2）动脉粥样硬化：在欧美国家动脉粥样硬化是常见疾病，其引起肾动脉狭窄占全部患者的 60％，在我国动脉粥样硬化亦有明显增长，现已跃居人口死亡的主要原因之一。动脉粥样硬化多见于 40 岁以上中老年人，50 岁以后病情进展较快，男女比例为 2∶1。病变常累及大、中型动脉的内膜及肾动脉主干开口处和近端 1/3 部位，多为双侧病变。本病患者多有高脂血症、高血压、糖尿病（糖尿病患者动脉硬化的发病率是无糖尿病患者的 2 倍）。另外，吸烟也是本病的重要因素。

（3）纤维肌性发育异常：在国外 1/4～1/3 的肾血管性高血压是由纤维肌性发育异常引起的。欧美国家明显高于我国，40 岁以下女性患者多见。以中层纤维肌性增生最为常见，约占 85％。

（4）其他：随着肾移植手术的广泛，移植后肾血管狭窄已成为肾血管性高血压的病因之一。移植后肾动脉狭窄是高血压发病的 10％。一般认为肾移植后肾动脉狭窄与排斥反应、动脉粥样硬化、外科吻合技术差、血管的局部损伤、扭曲、纤维化等因素有关。

此外，肾动脉血栓形成或栓塞、先天性肾动脉瘤、肾动脉外血肿压迫、腹膜后纤维化、神经纤维瘤、嗜铬细胞瘤对肾动脉的压迫以及结节性动脉炎均可引起肾血管性高血压。肾动脉狭窄还可引起肾的病理改变，如肾小管萎缩、肾小球硬化、肾小球囊和肾间质纤维化，最终导致肾衰竭。肾动脉狭窄大多为单侧，亦可双侧。

1.超声显像

是诊断肾动脉狭窄的有效手段，有报道肾动脉狭窄，CDFI 检查的成功率可达 80％。二维超声显像在肠系膜上动脉下方横切显示主动脉短轴切面，稍稍将探头向远端移动，可发现左肾静脉；右肾动脉起始部可在左肾静脉下方找到，位置大约在主动脉的 10 点钟位置；左肾动脉在 5 点位置。肾动脉血流频谱为低阻力型（RI 低）舒张期血流量增高。在测量肾大小的同时，要观察肾有无其他病变,再显示双侧肾动脉全程,和肾内段动脉,叶间动脉和弓形动脉形态,管壁厚度和管腔大小。CDFI可显示肾动脉狭窄段血流流速增加,狭窄后可呈红蓝镶嵌高速多彩湍流。收缩期峰值血流速度>1.25m/s,肾动脉与主动脉 V_{max} 之比>3.5,肾动脉血流阻力增高。严重者,肾动脉血流不能显示,肾比正常缩小。

2.鉴别诊断

肾动脉狭窄的诊断应注意以下内容,有助于以下鉴别诊断。

(1)多发性大动脉炎好发于年轻女性,动脉粥样硬化主要见于中老年人,男性为多。

(2)肾动脉杂音对本病的诊断有重要意义。40%～50%的患者可在上腹正中偏外或背部脊肋角处听到高音调收缩期或连续性杂音。有时听诊自上腹正中向两侧移动时,可发现杂音增强,但杂音的强弱及有无与肾动脉狭窄程度无平行关系。一般认为管腔狭窄>60%时才出现血管杂音,超过80%则杂音消失。故听不到杂音时,不能除外肾动脉狭窄。

(3)大部分患者有高血压视网膜病变,是原发性高血压的2倍,表现为视网膜小动脉痉挛、狭窄或硬化。病程急骤时可出现视网膜出血、渗出(3级病变)及视盘水肿(4级病变)。因此,出现3级、4级病变者,应考虑肾血管性高血压的存在。

(4)大动脉炎患者因病变广泛、多发,可导致复杂的临床表现。如若颈动脉狭窄时,双侧颈动脉搏动强弱不等,狭窄部位可听到杂音,发生头晕、晕厥、视力障碍及偏瘫等脑血管病的症状;冠状动脉狭窄时,可引起心肌供血不足;大动脉炎病变多累及左锁骨下动脉,出现上肢无脉症或血压低于对侧;一侧下肢缺血时,出现下肢无脉症,可引起间歇性跛行、患肢无力、发凉及酸痛等症状;腹主动脉发生严重狭窄时,双下肢血压低于上肢;病变累及腹部血管时,常引起餐后腹痛等脏器供血不足等症状。

(二)肾动脉狭窄诊断的新进展

肾动脉狭窄可引起肾小球滤过率(GFR)下降,导致肾缺血,已成为终末期肾衰竭(ESRD)很重要的原因。肾动脉狭窄分级:狭窄<50%一般不影响血供,为轻度狭窄;50%～75%为中度狭窄;75%重度狭窄。一组847例在冠状动脉造影结束即刻进行选择性双侧肾动脉造影患者,肾动脉狭窄总体发生率为19%(161/847),明显狭窄患者>50%,占7.1%(60/847),双侧肾动脉明显狭窄发生率为3.9%(33/847);多因素分析显示肾动脉明显狭窄与年龄(>70岁)、高血压、多支冠状动脉病变显著有关。另一组1235例冠状动脉造影和肾动脉造影中,单侧肾动脉狭窄>50%的患者占11%,双侧者占4%。随访4年,无肾动脉狭窄组的生存率为88%,肾动脉狭窄组的生存率67%(P=0.0001)。统计分析显示,肾动脉粥样硬化伴狭窄是比充血性心力衰竭、射血分数下降以及血肌酐升高更重要的决定生存预后的因素。肾动脉狭窄的进展也可反映在肾的体积上。在一组122例重复进行影像学检查的患者中,血压未得到良好控制但无肾动脉狭窄的患者,随访2年,肾缩小1cm者占5.5%;肾动脉狭窄程度<60%和>60%的患者2年后肾缩小1cm者分别占11.7%和20.8%。

诊断动脉粥样硬化所致肾动脉狭窄主要依靠辅助检查,单靠临床判断比较困难,肾动脉狭窄的诊断依据如下:①腹主动脉区域或腰部闻及血管杂音;②常规两联降压疗法不起作用;③肾功能突然恶化;④ACEI治疗效果显著;⑤单侧肾脏缩小。上述指标仅用于推测,而非特异性诊断。某些肾动脉狭窄患者不一定有高血压(47%的肾动脉狭窄患者血压正常),而血压正常患者行主动脉造影,约有 32% 发现肾动脉狭窄。此外,亦可进行肾动脉减数造影(DSA)进行检查,此方法是目前诊断肾动脉狭窄较准确、特异的方法,但并发症相对较多、创伤大,容易诱发急性胆固醇结晶栓塞,且注射造影剂易引起急性肾衰竭。

肾脏血管彩色多普勒超声显像检查是目前诊断肾动脉狭窄最常用的方法,不仅能判断肾大小,而且能描述收缩期/舒张期血流速度、主动脉/肾动脉压力比、阻力指数、肾血流加速度及加速指数,其敏感性和特异性可达 98%,但对于肥胖患者显示率较差,对操作者技术要求较高。

五、门静脉高压症

门静脉系统因血流受阻、血液淤积而压力增高,超过 2.35kPa(24cmH$_2$O)以上时称为门静脉高压。临床上可出现脾大、脾功能亢进、食管、胃底静脉曲张、呕血和腹水等。以往我国南方常见于血吸虫病,现在则多由肝炎后肝硬化引起。按门静脉受阻部位,门静脉高压可分肝内型和肝外型。肝内型常见,约占 95%。肝内型又分窦前阻塞和窦后阻塞。窦前阻塞常见病因是血吸虫肝病(肝纤维化),其病理改变是门静脉小分支血栓性内膜炎及其周围纤维化。窦后阻塞则见于肝炎后纤维化,主要病变是肝小叶纤维组织增生和肝细胞再生结节挤压肝窦使之变窄与闭塞。以致门静脉血液不易流入肝小叶中央静脉,致使血液淤滞引起门静脉高压。肝外型主要病因是门静脉主干内血栓形成,常见于脾切除后。笔者曾见一例原发性血小板增多症患者,急性进行性脾大和腹水,超声显像门静脉主干血栓形成,几乎占据门静脉主干。在小儿可见门静脉主干闭锁、狭窄或海绵窦样病变。胰头癌、肝癌侵犯偶可引起门静脉高压。肝静脉流出道梗阻亦可引起门静脉高压,包括 Budd-Chiai 综合征、缩窄性心包炎和右侧心力衰竭。此外,尚有原发性门静脉高压症,本症无肝硬化,主要病变是 Glis-son 鞘和其周围纤维化以及门静脉小分支狭窄或闭塞而引起。笔者曾见一例误诊肝硬化而做脾切除术,仍有门静脉高压,超声显示门静脉主干内径仅 0.7cm,壁增厚呈强回声,血流缓慢紊乱,肝动脉管径增宽达0.7cm,血流明显增多。肝内门静脉分支管腔狭窄,甚至可以闭塞,管壁增厚,回声增强。

超声诊断门静脉高压甚为敏感,可显示肝硬化,脾增大和腹水等征象,特别是可显示门静脉主干及分支增宽,血液循环紊乱。

当门静脉压超过 3.92kPa(40cmH$_2$O)时,门体静脉交通支开放、扩张。胃底食管下段交通支距门静脉主干最近,受门静脉压力升高的影响最直接最显著,易引起破裂出血。

超声显像门静脉高压征象如下。

(1)门静脉主干>1.4cm,若>1.7cm 表示 2/3 的患者近期可有呕血。

(2)脾静脉>1.0cm,脾门区可见脾静脉扩张、纡曲。

(3)胃左静脉扩张纡曲,>0.4cm,严重者 0.7~1.8cm。

(4)脐旁静脉开放,内径在 0.5~1.0cm。

CDFI 门静脉高压所见如下。

(1)肝外型门静脉高压,门静脉主干近端管腔狭窄或闭塞,狭窄处血流速度增快,出现湍流频谱。远端血流速度变慢,肝脏及肝内门静脉分支结构无明显异常。

（2）肝内型门静脉高压，则有肝硬化或血吸虫肝病表现，门静脉系统进肝血流变慢，严重者逆流。当肝圆韧带内有直径＞0.5cm 的血管时，表示为脐旁静脉开放。

六、肠道血管疾病

肠道血管疾病包括肠道缺血性病变和其他病变。腹腔内胃肠道血供主要来自于腹主动脉的三大分支，即腹腔动脉、肠系膜上动脉和肠系膜下动脉。正常静息状况下，胃肠道动脉血流量占心排血量的 30%。

腹腔动脉开口相当于第 12 胸椎和第 1 腰椎之间，主要有 3 个分支：肝动脉、脾动脉和胃左动脉，分别供应肝、脾、胆囊、胃、十二指肠和胰腺上部的血供。胃的血供丰富，故临床上胃缺血梗死少见，肝动脉的胃十二指肠动脉分支-胰十二指肠上动脉与来自肠系膜上动脉的胰十二指肠下动脉的分支彼此吻合，共同供给胰腺、十二指肠 2～4 段血供。

肠系膜上动脉开口在腹腔动脉下半个椎体，除供应胰腺、十二指肠外，还供应全部小肠、升结肠和横结肠右半部分的血供。其左侧分出 12～16 支肠支供给空肠、回肠，右侧分出回结肠动脉、结肠中动脉和结肠右动脉。肠支在进入肠壁之间互相吻合成血管弓，近段空肠系膜内动脉弓只有初级弓，直支血管较长，周围脂肪较少，愈近远段动脉弓愈多，由初级弓分出动脉支吻合成二三级弓，到末端回肠可达四五级弓。静脉的分布与动脉大致相同，最后汇合成肠系膜上静脉进入门静脉。

肠系膜下动脉开口于第 3、第 4 腰椎之间，主要分为结肠左动脉和乙状结肠动脉二支。结肠左动脉供应横结肠、脾曲及降结肠血运，由于其分支的联络线长、吻合支少，故血供较差。乙状结肠动脉一般为 2～4 支，供应降结肠远段及乙状结肠。从回盲部至乙状结肠，结肠动脉各支之间相互吻合在结肠内缘形成沿结肠肠管方向的边缘动脉，并由此再分出动脉直支至肠壁内，称为结肠终动脉。结肠静脉的分布大致与相应的动脉并行，肠系膜下静脉与脾静脉汇合后流入门静脉。直肠肛管的血供主要来自于直肠上、下动脉及骶中动脉。

肠道血管疾病可分为以下三大类。

（1）急性肠缺血综合征：肠系膜上动脉栓塞和血栓形成，急性非肠系膜血管阻塞性肠梗阻，肠系膜静脉血栓形成和缺血性结肠炎。

（2）慢性肠缺血综合征：如腹（肠）绞痛，腹腔动脉压迫综合征。

（3）其他疾病：肠系膜上动脉压迫征，血管炎等。

（一）急性肠缺血综合征

1.肠系膜上动脉栓塞

肠系膜上动脉主干口径较大，与腹主动脉呈倾斜夹角，栓子易于进入，占急性肠系膜血管缺血的 40%～50%。栓子大多来自于心脏的附壁血栓，多见于风湿性心脏病、冠心病、感染性心内膜炎及近期心肌梗死患者。此外，栓子亦可来自动脉粥样硬化斑块及细菌栓子。这些栓子可自发或在导管检查时脱落。

剧烈急腹痛、器质性心脏病和强烈的胃肠道排空症状（恶心、呕吐或腹泻）为急性肠系膜上动脉栓塞的三联征。栓塞早期有脐周或上腹绞痛、腹软、肠鸣音减弱，肠黏膜可发生坏死或溃病,导致便血或呕吐咖啡样物。此时人手术解除血管阻塞,肠缺血尚可恢复;12 小时后可有腹膜刺激征或腹块、肠鸣音消失、发热、脉速等,提示病变已不可逆。如栓塞发生在分支,侧支循环较好,急性发病后可自行缓解。白细胞计数常超过 $20×10^9/L$,血清淀粉酶升高,CPK 随病情进展而不断增高,72 小时逐渐恢复,血清 LDH 及其同工酶 LDH_3 血清无机磷都有增高。本病早期超声显像可显示,小肠内气体增多,当病情发展到肠麻痹时,可见小肠、结肠明显胀气,有时可见肠壁水肿、增厚。另外,在门静脉内有时可发现气体强回声。彩色多普勒血流显像仔细扫查腹主动脉、腹腔动脉和肠系膜上动脉,在肠系膜上动脉开口处或动脉主干内可发现血栓回声,在肠系膜上动脉栓塞远端无彩色血流,也引导不出多普勒频谱。肠系膜上动脉造影可见到栓子的部位及栓塞程度、范围,栓塞近侧有造影剂充盈,而其远侧血管不显影。

2.急性肠系膜上动脉血栓形成

本病是指该动脉本身有病变基础,在一些诱因下形成血栓。主要的病变基础为动脉硬化,其他可有主动脉瘤、血栓闭塞性脉管炎、结节性动脉周围炎和风湿性血管炎等。低血容量或心排血量突然降低脱水、心律失常、血管收缩药或过量利尿药为常见的诱因。

本病好发于动脉开口部位,并常涉及整个肠系膜上动脉,因此,病变可涉及全部小肠和右半结肠。由于发病前肠系膜上动脉已有病变,因此发病后的腹痛剧烈程度常不如肠系膜上动脉栓塞。早期诊断较困难。肠系膜上动脉造影常在该动脉起始部 3cm 内发现血栓而导致梗死,因有侧支循环形成,故梗阻远端可有不同程度的充盈。

超声显像应对腹主动脉、肠系膜上动脉做仔细扫查,本病大多有动脉硬化(包括腹主动脉、肠系膜上动脉及其他动脉),可发现动脉管壁不光滑,并可见斑块强回声伴声影及在肠系膜上动脉管腔内发现血栓回声,血栓远端管腔内不见彩色血流,也引不出多普勒频谱。

3.非肠系膜血管阻塞性肠梗死

本病是指临床表现为肠梗死,但无肠系膜动、静脉血流受阻的证据,占急性肠系膜供血不全的 20%～50%。起病多与低血容量性休克、充血性心力衰竭、主动脉供血不全、头颅损伤、血管收缩药和洋地黄中毒有关。肠系膜血管血流量下降,血管床呈收缩状态。如时间较长,即使原发因素已被解除,但系膜血管仍持续收缩,肠壁组织仍处于"低流灌注"状态,缺血、缺氧导致肠坏死,甚至穿孔和腹膜炎。临床上有腹痛、胃肠道排空症状和白细胞计数增多。如出现严重腹痛、呕吐咖啡样物或便血,尤其是腹膜刺激征时,常提示病变已进入肠梗死阶段,甚至已有穿孔或腹膜炎。本病应与肠系膜阻塞性病变相鉴别,前者在及时发现和纠正病因后常可治愈,而后者则需较早手术探查。肠系膜上动脉造影显示动脉本身无阻塞,但其主干或其分支有普遍或节段性痉挛,肠壁内血管充盈不佳为其特征性表现。超声显像可显示肠穿孔或腹膜炎表现,彩色多普勒血流显像未发现肠系膜上动脉的阻塞征象。

4.肠系膜上静脉血栓形成

本病有原发性和继发性两种,但以继发性多见。常伴有高凝状态(如真性红细胞增多症和癌症)、肠系膜上静脉损伤(外伤、手术、放疗、门-腔静脉分流术后)、腹腔感染和长期服用避孕药等。近 50% 的患者有周围静脉血栓炎症病史,因此可能是血栓性静脉炎的一种特殊类型(内脏型)。

本病起病较慢,常有腹部不适、厌食、大便习惯改变等,随病情进展而腹痛加剧、腹胀、呕吐、便血、呕吐咖啡样物、腹膜刺激征甚至循环衰竭。实验室检查有白细胞计数增多、红细胞浓缩。腹部 X 线平片可见肠管扩张、肠壁水肿增厚、肠襻之间分离。腹腔穿刺如抽到血性腹水，提示肠管已有坏死。术前诊断困难，常因急性肠梗死合并腹膜炎在剖腹探查中确诊。超声显像和彩色多普勒血流显像显示肠系膜上静脉、脾静脉、门静脉等门静脉系统较为容易，大多可以全程显示（以上 3 支静脉主干）。肠系膜上静脉内的血栓可以显示，并可检测血流方向和异常血流及频谱，若有周围静脉血栓性静脉炎，则更支持本病诊断。

(二)慢性缺血综合征

1.腹（肠）绞痛

多见于老年人，常有严重的动脉硬化并影响 2 支或 3 支供应肠道血液的腹主动脉分支。临床表现为间歇的中上腹痛，其特点是发生于餐后 15～30 分钟，并持续 1～2 小时。患者常害怕进食会引起腹痛，而进食减少并伴有体重减轻。体检腹部可闻及收缩期杂音。超声显像及多普勒血流显像可见 2 支或 3 支腹主动脉大分支有明显的狭窄。

2.腹腔动脉压迫症

多见于年轻女性，有反复腹痛发作，但只有腹腔动脉狭窄的证据。上腹痛的频度和周期不定，与进食关系也不肯定，常不伴恶心、呕吐。体检在上腹部可闻及血管杂音，不向下腹部传导。超声显像和彩色多普勒血流显像显示腹腔动脉近开口处有狭窄以及狭窄后的扩张。引起腹痛的原因尚不明确，因为腹腔动脉狭窄后建立起来的侧支循环可避免引起肠缺血。亦有认为腹痛可能由腹腔神经节病变所致。

(三)其他肠道血管疾病

1.肠系膜上动脉压迫征

肠系膜上动脉一般在第 1 腰椎平面有腹主动脉分出，十二指肠水平段从该动脉和腹主动脉之间穿过，如果该动脉由腹主动脉分出的位置过低或两者之间的夹角过小或者十二指肠上升段过短或屈氏韧带过短，均可形成肠系膜上动脉对十二指肠的纵行压迫。任何年龄均可患此病，但以 20～30 岁多见，性别差异不大。一般起病缓慢，病程较长，且有间歇反复发作的特点。50% 患者有类似幽门梗阻样呕吐，吐后症状缓解。餐后取俯卧或侧卧位可使 50% 以上患者症状得到缓解。提供检查可无特殊。少数患者以间歇胰腺炎或间歇胃潴留作为首发症状。诊断主要依靠上消化道钡剂检查，典型表现为十二指肠横段及上升段交界处有纵行压迫征象，呈"刀切征"，钡剂通过受阻，改变体位或加压按摩可使钡剂通过，受阻近端的十二指肠可见到不同程度的扩张和逆蠕动波，严重者可见到幽门松弛，钡剂在胃和十二指肠内反复交流而不易通过受压处。肿瘤、结核、克罗恩病等也可引起十二指肠横段梗阻，但这些疾病在上消化道钡剂造影时多表现为肠腔狭窄，很少出现"刀切征"，必要时通过小肠镜检查可以鉴别。

2.血管炎

许多全身性疾病可引起血管炎，其特征是血管的炎症和坏死。

典型的结节性多动脉炎常累及中、小动脉，其特征是肝、肾和内脏血管有 1cm 左右的扩张的血管，大约有 2/3 的患者有胃肠道症状，包括腹痛、恶心、畏食和腹泻。此外，血管阻塞能引起缺血，继而引起溃疡、梗死和肠出血。虽然皮质激素和环磷酰胺能改善患者的存活率，但同时又有引起血小板减少、黏膜溃疡而增加胃肠道出血的危险。过敏性紫癜的特点是全身小血管炎,并伴有紫癜、关节炎和腹痛三联征。累及胃肠道者占 29%～69%,80% 以上患者有腹痛,50% 以上有黑粪。超声显像显示肝、肾、肠系膜动脉可见直径 1cm 左右的囊性扩张,并与该区域内的动脉相通,彩色多普勒血流显像可得到证实。

七、脉管组织肿瘤

脉管系统包括血管系统和淋巴管系统,血管系统由动脉和静脉两部分组成,动脉和静脉由毛细血管网连接,血管壁的细胞有两类,即位于血管腔表面的内皮细胞和血管壁外层的血管周围细胞、平滑肌细胞及血管球细胞,其中大中型动脉、静脉壁含有平滑肌和弹性纤维,小动脉仅有平滑肌,毛细血管则由内皮细胞和基质组织,其外偶见血管外皮细胞。淋巴管系统与静脉伴行,包括大的淋巴管和 6 个淋巴囊,淋巴囊再发出毛细淋巴管,毛细淋巴管仅有内皮细胞。脉管组织病变包括良性、交界性及恶性病变。血管组织肿瘤主要由血管内皮细胞、外皮细胞或血管球细胞发生的肿瘤,其中有良性血管瘤及血管畸形;淋巴管肿瘤主要来源于淋巴管内皮细胞。

(一)血管良性肿瘤

血管发育分为 3 个时期,丛状期可形成广泛的毛细血管网,网状期部分血管形成较大的管腔,管状期则形成具备正常功能的动脉和静脉。血管良性肿瘤是来源于分化成熟的血管所形成的肿瘤或血管畸形,它是最常见的软组织肿瘤之一,约占良性软组织肿瘤的 7%。根据其临床形态、血管内径的大小、内皮细胞的形态和特征性的组织结构,可进一步分为多种亚型,各亚型与血管的发育有一定的关系,在丛状期发生异常者可能形成毛细血管瘤,在网状期发生异常者可能形成海绵状血管瘤,在管状期发生异常时,则可能出现动、静脉畸形等血管畸形。软组织血管瘤好发于头面、四肢和躯干等部位,其中超过 50% 的病例发生在头颈部,以毛细血管瘤、海绵状血管瘤和由两者形成的混合型血管瘤最为多见。多数血管瘤为单发性,当其为多发性(伴有或不伴有内脏的相关疾病)或累及身体的较大部分时,称为血管瘤病。血管瘤几乎没有恶变。

1.毛细血管瘤

毛细血管瘤是最常见的血管瘤,主要发生于 1 岁以内的婴儿。在婴儿的头 6 个月生长迅速,第 10 个月开始消退,在儿童期经常可以彻底消失。毛细血管常发生于皮肤和皮下组织,呈红色或紫色的隆起性肿块,边界清楚,边缘常呈结节状或不规则形。多数病变位于眼睑和面部,该病变也是婴儿时最常见的眼眶血管性肿瘤,可以位于眼眶的表浅部位或其深部,以眼眶的内上方较常受侵,少数也可在眶内生长或眼睑、眶内并存,广泛性病变可累及眼眶的大部并可侵犯颅内,眼眶可以变大,有轻度突眼,眼睑和结膜水肿,哭闹和低头时突眼加重。该肿瘤无包膜,在镜下由大量毛细血管和内皮细胞增生而成。超声显像检查的目的不仅在于对病变进行定性诊断,还在于观察病变的范围,尤其对位于眼眶深部但无表浅病变的肿瘤来说,判断病变的范围特别重要,因为肿瘤可以通过眶上裂、视神经管和眶顶向颅内侵犯。位于眼眶内的肿瘤大多数位于肌锥外,最多见眶内鼻侧上 1/4,少数位于肌锥内或同时位于肌锥内外。超声显像显示毛细血管瘤为不规则的肿块,边缘边界清楚,肿瘤与眼肌相比,回声较低,如病变内有间隔时可呈分叶状表现,肿瘤内部有较粗血管时可见管状结构,如肿块内有亚急性期出血,则显示为不均匀较高回声。

其鉴别诊断如下。

(1)绵状血管瘤:眼眶内的海绵状血管瘤比较多见,应与毛细血管瘤相鉴别。

(2)眶内淋巴管瘤:肿瘤随年龄的增长而增大,一般不会自行消失。超声显像显示为囊性无回声。

(3)横纹肌肉瘤:多见于婴幼儿,为低回声肿块,逐渐增大可侵犯邻近骨骼,不会自行消失。

(4)神经鞘瘤:多见于成年人,肿瘤位于肌锥内,圆形,一般低于毛细血管瘤的回声。

(5)泪腺肿瘤一:位于眼眶的外上方、肌锥外,有显著的占位表现,可挤压眼球使之局部凹陷,恶性者还可破坏骨质,肿瘤回声增高。

(6)脑膜膨出:位于眼眶前部,有局部骨质缺损,内为囊性肿物回声。

2.海绵状血管瘤

海绵状血管瘤较毛细血管瘤少见,为先天性,有学者认为本病并非真性肿瘤,而是有假性包膜的孤立性的静脉畸形。该瘤可以逐渐长大,无自然消退倾向。海绵状血管瘤可见于儿童,也可见于成年人,可发生于身体的任何部位,其中以四肢、躯干、头面部和颈部多见,在儿童常见于身体上部的软组织,成年人的病变分布较广,可见于咽旁间隙、眼眶和四肢等部位。海绵状血管瘤好发于女性,多见于 30～40 岁。多数为单发病变,病变常较大,生长较缓慢,无痛,临床症状主要与其发生的部位有关,位于浅部的肿瘤常呈凹凸不平的蓝色隆起性肿块,触诊柔软。位于深部软组织者呈表面颜色较淡的弥散性肿块。该病变是眶内最常见的肿瘤,患者有突眼、视力下降,有出血时病变可突然增大,突眼加重,但在咳嗽及头部位置改变后,病变的大小不会发生变化,突眼也不会加重。海绵状血管瘤亦可发生于骨骼、肝、脾和胃肠等部位。海绵状血管瘤质地柔软,有假性包膜,切面呈腔隙状,由具有囊性扩张管腔的、薄壁的较大血管构成,内含大量的淤滞的血液。与毛细血管瘤不同,海绵状血管瘤没有显著的动脉血供。肿瘤体积大而部位深在时可发生血栓、钙化和感染。海绵状血管瘤常伴有某些综合征。Kasaback-Marritt 综合征为巨大的海绵状血管瘤伴有血小板减少性紫癜,常见于婴儿单个肢体的巨大血管瘤,在切除肿瘤后紫癜可得到纠正。海绵状血管瘤一般较毛细血管瘤大,可发生于身体的任何部位,以四肢多见,尤其好发于肘和膝的远端,经常位于深部增长间隙内,也可侵犯局部的肌肉、肌腱、结缔组织、脂肪、滑膜和骨骼等其他结构,这些结构可以单独受侵,也可同时受侵,其中骨骼受侵是因为局部压力较大所致,骨质有虫噬样改变。眼眶内病变以球后肌锥内最为常见,占 83%,也可发展到肌锥外并累及眼外肌,少数病变完全位于肌锥外,病变边缘清楚,常为卵圆形或圆形,较大者可有细小分叶,眼球受压变平或呈凹陷状。超声显像显示海绵状血管瘤内部为条带状、蜂窝状不均匀中高回声,彩色多普勒血流显像血流一般不显示。海绵状血管瘤常有钙化,49% 为静脉石,具有特征性。

其鉴别诊断如下。

(1)神经鞘瘤:常位于组织间隙内,液化、坏死和囊性变多见,超声显像为不均匀较高回声(比海绵状血管瘤回声略低),少数神经鞘瘤可有钙化,但不像海绵状血管瘤有呈圆形的静脉石。

（2）血管球瘤：发生于指（趾）的海绵状血管瘤多数表现比较典型，但很少有脂肪组织，表现不典型时（尤其是位于甲床部位者）应与血管球瘤区别，前者即使较大，也常无远端指（趾）背侧的骨质侵蚀，而后者很少位于表皮质的浅表部位。

（3）血管外皮细胞瘤：常有丰富的血供，超声显像可类似海绵状血管瘤，但该病变发病率较低。

（4）脑膜瘤：眶内脑膜瘤位于视神经旁或骨膜下，为低回声表现。

（5）毛细血管瘤：眼眶毛细血管瘤多见于婴幼儿，以肌锥外多见，常有动脉血供，回声不均匀增强，眼眶海绵状血管瘤多见于 20～50 岁的成年人，常位于球后肌锥内，病变独立于体循环，血流非常缓慢。

（6）恶性软组织肿瘤：软组织内海绵状血管瘤（尤其是位于肌肉内者）需要与恶性肿瘤进行鉴别，后者常无脂肪和纤维组织分隔，超声显像显示恶性软组织肿瘤为不规则、不均匀低回声，呈浸润性生长，肿块体积较大者，常有液化、坏死，显示为不规则、片状无回声区；肿块内及周边彩色血流丰富，并能引出搏动性新生血管彩色血流及搏动性动脉血流频谱，RI＜0.40。

（二）血管畸形

血管畸形来源于异常的血管或淋巴管，根据其畸形血管的结构不同，可以分为动脉畸形、毛细血管畸形、静脉畸形、淋巴管畸形以及混合畸形。根据其畸形血管内液体的流动速度，将血管畸形分为快速流动的血管畸形、静脉畸形和淋巴管畸形。

1.动静脉畸形（AVM）

动静脉畸形又称为动静脉血管瘤和蔓状血管瘤，病变主要由小动脉和小静脉组成，并有动静脉瘘形成，其性质是一种血管畸形，并非真性血管肿瘤。本病常为先天性，但也可以由外伤、肿瘤、感染等引起，常见于儿童和青年人，以女性多见，可以发生于身体的任何部位，以四肢多见，尤其是下肢病变约占有动静脉畸形的 80%，颈部及耳后较多见，少数位于眼睑和口唇，病变多位于软组织的深部。该病变常与动脉相通，位于颈部者常与颈动脉分支相通，下肢者可与股动脉分支相通，有动静脉瘘者可扪及搏动、温度升高和血管杂音，并可以侵犯邻近的骨骼。眶内病变比较特殊，肿物多位于内上象限，肿块柔软，压迫时可变小，但不能推动。患者常表现为慢性进行性眼球突出，视力和视野可有损害，低头或压迫颈静脉时，眼球突出加重，肿瘤内出血或血栓形成时病变体积增大，眼球突出进一步加重。动静脉畸形缺乏包膜，主要由管壁厚薄不一的动静脉团块和纤维组织组成，输入动脉和引流静脉有多支，管径较正常血管大 1 倍至数倍，血管扭曲缠绕呈藤蔓状，类似蚯蚓，管壁增厚，管腔扩大，经常合并毛细血管瘤和海绵状血管瘤，若见到伴行的中等大小的动静脉或静脉内膜因压力增高而变得肥厚则可确诊。病变内可有积血、血栓和纤维化等，以致血管间互不贯通，呈节段状或葡萄状。超声显像显示为动静脉畸形，形状不规则，边界不清楚，表现为多数盘曲杂乱的条状、线状、环状或团状的异常血管结构，其内夹杂纤维和脂肪组织，因此回声呈不规则增强，但没有明确的实性肿块。与对侧正常的结构比较，部分患者病变区域的皮下脂肪经常增多，病变也累及邻近的骨质。因为有动静脉间的直接交通，血流较快，彩色多普勒血流显像血流丰满、快速。

其鉴别诊断如下。

（1）静脉畸形：静脉畸形多发生于四肢、盆腔、椎旁等部位，病变部位经常较深，可单发亦可多发。病变为局部静脉扩张,其内血流缓慢,而且缺乏正常的静脉瓣。超声显像为低速、充盈、扩张的血流束。

(2)动静脉瘘:动静脉瘘经常由外伤引起,动静脉间通常只有单一的血管交通,而动静脉畸形经常为先天性的病变,可有多支动静脉间的血管交通,并有局部异常畸形的血管团。

2.静脉畸形

静脉畸形与动静脉畸形、动静脉瘘及其混合性病变等,都属于周围血管性病变。静脉畸形可以发生在四肢、面颈部、盆腔椎旁等部位,其中以位于四肢尤其是下肢多见(位于上肢者则是最为常见的血管畸形类型),病变的部位经常较深,少数病变可以局限于皮下脂肪内,可单发或多发,多可触及肿块,伴有疼痛或无疼痛。该病变的手术效果并不满意。不完全切除后,残留病灶比手术前更具有侵袭性。

静脉畸形是毛细血管后的静脉扩张,静脉内血流缓慢,缺乏正常的静脉瓣,有引流静脉,但是没有明显的供血动脉和动静脉间的分流。

动脉造影和静脉造影曾是诊断该类病变的金标准,但两者均匀创伤性,对病变的显示范围也较小,也无法观察病变区域的解剖结构。该病变可以为局灶性、节段性、多灶性,也可以为弥散性,其中位于四肢的弥散性病变中有 35% 是静脉畸形。超声显像能清楚显示病变范围,其范围经常较临床估计的范围大,同时尚可以观察邻近的无症状区域的病变,对附近的肌肉和肌腱等组织结构也可显示,对诊断有很大帮助。位于四肢的病变经常境界不清,顺肢体的长轴发展,与筋膜面平行,沿神经血管的走行区分布,经常侵犯肌肉、筋膜甚至肌腱,出现特征性的蜿蜒的条状结构,内部有条带状的分隔,邻近的正常血管的分布无异常。该病变常有肌肉萎缩和皮下脂肪的增多。

静脉畸形的血管内为滞留的血液,为低-无回声,CDFI 可显示慢速静脉血流。

其鉴别诊断如下。

(1)动静脉畸形和动静脉瘘:两者也可以出现肌肉萎缩和皮下脂肪的增多,但静脉畸形血流缓慢,CDFI 为扩张的低速静脉血流。而动静脉畸形和动静脉瘘血流速度很快,可以出现湍流,同时也常有扩张的供血动脉和引流静脉,其中,动静脉瘘经常有动静脉交通。

(2)动脉瘤和假性动脉瘤:前者为动脉局限性扩张,后者为动脉邻近的假性血管腔的形成,两者均与动脉关系密切,无明显的扭曲血管结构,CDFI 可确诊。

(3)肿瘤或肿瘤样病变:部分软组织肿瘤或肿瘤样病变的血供也比较丰富,但其局部常有显著的肿块征象,而静脉畸形常有局部的肌肉萎缩和皮下脂肪的增多。

(三)血管肉瘤和淋巴管肉瘤

血管肉瘤又称恶性血管内皮瘤或血管内皮肉瘤,它是来源于血管内皮细胞的恶性间叶组织肿瘤,发病率甚低,约占软组织恶性肿瘤的 1%。该肿瘤的病因尚不清楚,但可以发生于放疗的照射部位(放疗后 1~26 年发生,平均 10 年)和长期滞留的异物周围,并可以在动静脉瘘、血管瘤、神经纤维瘤、肌肉内脂肪瘤、平滑肌瘤等良性肿瘤的基础上发生。淋巴管肉瘤又称为 Stewert-Treves 综合征,起源于淋巴管内皮细胞,因镜下表现与血管肉瘤无法区分,故很多学者将本病归入血管肉瘤的范畴。血管肉瘤好发于男性和乳房切除后的女性,可以发生于任何年龄,以 60~70 岁的成年人发病多见。血管肉瘤约 50% 发生于皮肤和软组织,其他病变位于乳腺、骨骼、肝和脾等实性脏器,少数肿瘤发生于下腔静脉、肺动脉或主动脉等大血管。皮肤和软组织的血管肉瘤好发于头颈部,特别是头皮最为多见,多数病变早期表现为边缘较硬的淤血斑,继之呈进行性隆起性结节,可伴有溃疡,50%以上的病变为多发性;巨大肿瘤可伴有血小板减少性紫癜综合征或动静脉瘘。皮肤和软组织内的血管肉瘤恶性程度很高,进展迅速,手术后75%的病例有局部复发,约1/3病例有局部淋巴结、肝、肺等部位的转移,患者一般死于起病后2~3年,5年生存率仅为10%。本病易发生大出血和深部组织的浸润。在镜下,肿瘤由许多不规则的互相吻合的血管腔组成,内有不同程度间变的内皮细胞。典型的血管肉瘤常见于乳腺癌手术后1~30年的女性患者,以上肢最为常见,与手术后淋巴回流受阻,导致长期严重的淋巴水肿有关;与乳腺癌无关的患者多位于头部和小腿,病变多较表浅,通常位于皮肤和皮下组织。该病变的形态常不规则,边缘清楚或不清楚,内部为不均匀低回声,肿瘤内有出血时,可有不规则无回声区。

1.细血管瘤

应与高分化血管肉瘤区别,前者见于婴幼儿眼眶的皮肤和皮下,边界清楚,后者好发于成年人尤其是老年人的头皮和上肢,呈浸润性生长。

2.海绵状血管瘤

呈分叶状,有纤维组织分隔,边界清楚。

3.其他软组织肉瘤

部位多较深,大量出血少见,超声显像显示为不均匀低回声。

八、视网膜血管病变

视网膜中央动脉和供应脑部的血管都是颈内动脉的分支,它和供应脑部的动脉一样,彼此之间无吻合支,属于终动脉。由于动脉痉挛、血栓形成或栓塞等原因,使管腔主干或分支阻塞血流中断时,称为视网膜中央动脉阻塞。阻塞一旦发生,被供应区视网膜立即缺氧、坏死、变性,通常难以恢复而使视力遭受严重破坏。由于视网膜中央动脉阻塞多与全身疾病密切相关,导致阻塞的各种血管壁病理改变,也往往提示了其他器官特别是颅内小动脉的管壁也有同样病变。因此,视网膜中央动脉阻塞的发生常被看作为其他器官特别是颅内也将出现并发症的先兆。

(一)视网膜中央动脉阻塞

眼球视网膜血液供应有两个来源,视网膜外层由脉络膜毛细血管供血(后睫状动脉系统),视盘和黄斑中央凹也由后睫状动脉供血;内层视网膜由视网膜中央动脉供血。以上任何一种供血障碍都将发生视力障碍,视力下降严重程度与阻塞动脉的大小、数目及程度有关。视网膜中央动脉阻塞在眼科急诊中甚为常见,尤以老年人居多。

视网膜中央动脉阻塞是眼科的危急症,患者的患眼视力突然丧失,瞳孔散大,对光反应消失。检眼镜下见视盘苍白,视网膜动脉显著狭窄。视网膜呈乳白色水肿混浊,视盘附近更为明显。黄斑由于视网膜组织菲薄,能透露脉络膜毛细血管层,与周围乳白色混浊对比,形成典型的樱桃红点,中央凹反射消失。发病几周后视网膜浑浊消退,但血管更细,伴以白鞘或形成白线,黄斑区色素紊乱,视盘颜色变为苍白。

视网膜中央动脉不全阻塞时,视力减退及眼底病变的程度均较轻。若患眼有睫状动脉供养黄斑及其附近,则中心视力及该区眼底可保持正常,但视野呈管状。偶然也有睫状动脉单独发生阻塞者,此时中心视力突然丧失,视盘黄斑区呈舌状乳白色浑浊,有樱桃红点。该动脉管腔呈一致性或限局性狭窄,视野有包括注视中心的大暗点,阻塞也可仅侵犯中心动脉某一分支,而以颞上支最为常见。视网膜水肿及视功能的损害局限于该支供应的区域,视野呈扇形或象限性缺损。若黄斑受到侵犯中心视力则下降。视网膜中央动脉阻塞的并发症有以下几种。

1.视神经萎缩

阻塞后期视盘苍白、边界清楚、网膜动脉细。可有白鞘或成白线。静脉较细,黄斑色素变性,视网膜恢复透明,出现淡红色。

2.视网膜出血

典型的视网膜动脉阻塞看不见视网膜出血,只有在晚期病例可能由于新生血管破裂或毛细血管因缺氧损害,偶见小出血点位于视盘附近。当合并有视网膜中央静脉阻塞时,眼底可布满出血和水肿。视力突然完全消失,可协助诊断。

3.继发性青光眼

为少见的并发症。见于病后4~10周,多为50岁以上的老年人,大部分是中央动脉阻塞的病例。发生青光眼的原因尚不明确。有学者认为是坏死性视网膜的毒性产物刺激虹膜产生纤维血管膜,覆盖房角阻碍房水排出,使眼压增高。

视网膜动脉阻塞的原因有血栓形成、栓塞或痉挛,视网膜动脉粥样硬化和高血压动脉硬化时,管壁内面粗糙,管径逐渐呈不规则狭窄,易于形成血栓,栓子并不多见。老年人栓子多来源于有病的颈内动脉或椎动脉。年轻人栓子多来源于风湿性心脏病或细菌性心内膜炎的赘生物,特别是在心导管或瓣膜手术后,长骨骨折后可能产生脂肪栓子。

(二)视网膜中央静脉阻塞

视网膜中央静脉的主干或其属支,可因各种原因而发生阻塞,称为视网膜中央静脉阻塞。阻塞发生后,静脉血液回流被阻断,阻塞处远端的静脉扩张纤曲,管壁缺氧导致渗透性增加,以致血细胞及血浆渗出,引起广泛出血、水肿和渗出。对视网膜的破坏程度虽不如视网膜中央动脉阻塞迅速和严重,但也足以造成内层视网膜的广泛萎缩和变性。而高达10%~20%的新生血管性青光眼的并发率又进一步增加本病预后的严重性。

视网膜静脉阻塞较之视网膜动脉阻塞常见。视网膜中央静脉阻塞时,视力多降低至仅能辨别指数或手动,但光感经常存在。眼底所见视盘红色、边界模糊,整个眼底布满视网膜出血斑,以后极部最为显著,主要为浅层火焰状或条状出血。在出血较少或近周边处,也可见到圆形或不规则形的深层出血。渗出斑块掺杂于出血之间。视网膜水肿在后极部显著,甚至隆起。视网膜静脉显著扩张、纤曲、颜色暗紫,可呈腊肠状。动脉由于反射性收缩而变狭窄。阻塞不完全时,上述眼底改变程度较轻。有的阻塞发展缓慢,在全部典型改变发生之前数周或数月内,即开始出现一些征象。当阻塞仅涉及某分支时,称视网膜静脉分支阻塞,一般多发生于动静脉交叉处,眼底各种改变仅出现于该静脉的引流区。由于黄斑经常受到侵犯,中心视力也受到损害。

并发症如下。

1.黄斑水肿

长期慢性黄斑水肿常形成囊样变性,严重者可有板层穿孔。

2.新生血管形成

可反复出血,严重者玻璃体内积血,使视力严重障碍。

3.新生血管性青光眼

多见于视网膜中央静脉阻塞。常于发生后 3 个月,虹膜及前房角出现新生血管膜,玻璃体内充满血液,眼底不能窥入。常见光感消失,眼压升高,药物难以控制。

年轻患者局部吸收功能较强,后遗损害较之老年人为少。

阻塞的病因较多,主要为动脉硬化、炎症及血液循环淤滞。老年患者多有高血压及动脉硬化,年轻患者多由于静脉炎症改变使血管内壁粗糙,易致继发血栓。血液病如红细胞增多症、高眼压、视神经或眶部肿物压迫均可致视网膜血液循环淤滞,尤其是当静脉管壁已有病理改变时,更易形成血栓,阻塞静脉管腔。

大部分分支阻塞患者预后较好,视网膜中央静脉阻塞患者的预后往往不佳。

(三)视网膜静脉周围炎

视网膜静脉周围炎是指发生在视网膜中央静脉周围间隙或其血管外膜的炎症病变。其结果常常使静脉管壁遭受炎症的损害形成血栓或破裂出血,出血量多少不一,但可反复发生。若吸收不全,可引起机化而导致瘢痕增殖。以往认为由结核引起。事实上,许多其他的疾病诸如糖尿病、镰形细胞贫血、肉样瘤病、红斑狼疮等都可产生同样的临床病变。

视网膜静脉周围炎又称青年性复发性视网膜玻璃球体出血,多见于青年男性。发病年龄以 20~30 岁为最多,常两眼先后发病。自觉症状主要为视力突然减退。有的患者在开始数日内,感觉视力轻度模糊或有类似飞蚊幻视症状,随后视力在短期内可降至仅能辨认指数甚至光感,发病轻者可无症状。

眼底在玻璃体内有大量积血时不能看到,只见黑色或红色反射。玻璃球体出血吸收后,才能看见本病的主要改变,但玻璃体常遗留或多或少的不规则条索状、膜状或尘状浑浊。周边视网膜小静脉呈现不同程度的扩张、充血,管径不规则和纡曲。邻近的视网膜上有火焰状或不规则形状出血。在小静脉外有白色结节状或不规则片状或形成边缘不清、宽窄不一的白色片状或条状带。当病变进展时,受侵犯的小静脉越来越多,并且逐渐波及大支。有时则大支先受侵犯。病变附近的小动脉偶然也有同样病变。有的病例在活动期可合并脉络膜视网膜炎。在出血后几周内,视网膜损害常自行好转。本病有反复发作倾向,通常在视网膜损害未完全吸收之前,又出现新的出血。在出血吸收过程中,往往发生机化及新生血管增殖,形成增殖性视网膜病变,可导致继发性视网膜脱离。严重者晚期还可伴发青光眼及白内障。病理表现为非特殊型与肉芽肿型。前一种较为多见,静脉壁及其周围组织有淋巴细胞浸润,内皮细胞可轻度增殖,渗出可侵犯管腔并使之闭锁。后一种病理类型中可见上皮样细胞、淋巴细胞,有时也有巨细胞浸润。形成结节,围绕静脉或多或少阻塞管腔。曾有人报道在病变区找到结核杆菌。

1.周边部葡萄膜炎

因为本病也是周边部静脉炎为病理基础,所以有时与周边部视网膜静脉周围炎难以鉴别。

鉴别要点是:患眼前房水中含有浮游体,房水闪光阳性,前房角有灰白色渗出或粘连;玻璃体内出现雪球样渗出,周边部眼底尤其在下方见大片渗出或网膜前灰黄色渗出,为周边部葡萄膜炎的特点。相同点是:视网膜周边部小血管白鞘、网膜上出血、渗出及病灶。

2.视网膜分支静脉阻塞

患者年龄多在 50～60 岁,常有高血压病史。分支静脉阻塞病变仅限于某一分支静脉引流区。病变的静脉充盈纡曲,常见于动静脉交叉后。病变以出血为主。视盘及阻塞部位常出现新生血管,因黄斑常被累及而发生永久性视力损害。

3.糖尿病性视网膜病变

糖尿病性视网膜病变常为两侧性。双眼病变可有轻重之差。典型眼底改变主要集中后极部,微血管瘤分布于小动脉或静脉的末端或附近,散在、圆形、点状的深层出血及小的浅层条状或火焰状出血。灰白色小硬性渗出成组地分布于颞上下血管之间或后极部,亦可见到新旧不等的灰白棉絮样白斑。视网膜静脉饱满,当视网膜病变进展时,大支静脉中段出现管径不均匀呈梭形、串珠样或球状扩张,尤其是主支静脉明显。在动脉小支闭锁后静脉肿胀处可发生新生血管。中年以上患者视网膜动脉可呈高血压样改变,在进展快的眼底病变可见到小分支动脉呈白线。晚期糖尿病视网膜病变可发生视网膜前出血,玻璃球体出血,机化条索或膜片而形成增殖性视网膜病变。

第三章　腹部超声

第一节　肝脏

一、肝脏的解剖概要

（一）肝脏的位置及形态

肝脏是人体中最大的腺体，也是最大的实质性脏器，肝脏主要位于右季肋区和上腹部，只有小部分在左季肋区。

肝脏呈楔形，右侧较厚，而左侧较薄，外观可分为左、右、前、后四个缘和两个面。肝的上面向上隆起，紧贴膈肌称为膈面。肝脏膈面的前上方有镰状韧带与膈肌相连，将肝脏分为左右两叶，其前下缘于脐切迹处有肝圆韧带与前腹壁相连，镰状韧带向上方延伸并向左右贴附横膈而成冠状韧带，除肝脏裸区外，肝脏全部为腹膜覆盖。肝脏的脏面有一条横沟和两条纵沟，呈"H"形。横沟即第一肝门，是门静脉、肝固有动脉、胆管、淋巴管和神经出入的门户。左纵沟较窄，前半部包含有肝圆韧带，后半部包含有静脉韧带。右纵沟较宽，前半部为胆囊窝，后半部为腔静脉窝组成，其后上端为肝静脉进入下腔静脉处，即第二肝门。肝的脏面与结肠肝曲、右肾上部、十二指肠球部和胃毗邻。肝的前面与膈肌、前腹壁相邻。肝的后面贴附于第十一胸椎膈肌脚、食管腹段、腹主动脉上段和右肾上腺。

（二）肝脏的管道结构

肝内管道有两个系统，即 Glisson 系统和肝静脉系统。前者包括门静脉、肝动脉和胆管，三者在肝内走行一致，由第一肝门进出肝脏，并被共同的结缔组织所包裹。而肝静脉走行与 Glisson 系统不同，在肝内自成一体。Glisson 系统中因门静脉管径较粗，且较恒定，故肝内分叶和分段均以门静脉分支为基础。

1.门静脉

由肠系膜上静脉和脾静脉在胰颈的后方汇合而成，相当于第二腰椎水平，成人门静脉长为 50～80mm，内径约 10mm，位于肝十二指肠韧带内，其右前方有胆总管，左前方为肝动脉。门静脉主干抵达肝门处分成左右两支，其夹角近 180°。左支沿肝内横沟分为横部、角部、矢状部和囊部，主要分支有左内叶支、左外叶上段支、左外叶下段支，分布于左半肝。右支走向肝门横沟右侧，沿肝门右切迹进入肝实质，分布于整个右半肝，分为右前支和右后支。

2.肝动脉

腹腔动脉发出肝总动脉，再分出肝固有动脉走行于肝十二指肠韧带内，在门静脉的前方、胆总管的左侧上行至肝门并分为肝左动脉和肝右动脉,随门静脉分支入肝,其行径大致与门静脉相同。肝左动脉先分出左尾状叶动脉,再分出左内叶动脉和左外叶动脉,左外叶动脉又分出左外上支、左外下支。肝右动脉先分出右尾状叶动脉,继而分出肝右前叶动脉和肝右后叶动脉;肝右后叶动脉又分出右后上段支、右后下段支。

3.肝内胆管

随肝动脉与门静脉一起分布于肝内,与门静脉各级分支走行基本一致,左内叶肝管与左外叶肝管汇合成左肝管,右前叶肝管与右后叶肝管汇合成右肝管,左、右肝管汇合成肝总管。

4.肝静脉

肝静脉为离肝血管,主要由肝右静脉、肝中静脉、肝左静脉三支组成。肝右静脉内径最大,为 9～12mm;肝中静脉次之,为 8～11mm;肝左静脉最小,为 7～9mm。肝左静脉收集肝左外叶静脉回流血液,肝中静脉收集肝左内叶静脉和右前叶静脉回流血液,两者多汇合后注入下腔静脉。肝右静脉收集肝右后叶静脉及部分右前叶静脉回流血液,注入下腔静脉。肝小静脉主要包括肝右后静脉和尾状叶静脉,一般 4～8 支,直接汇入下腔静脉。

(三)肝脏的分叶

库氏命名法是一种基于肝脏节段解剖的外科相关性命名体系,是目前国际上较为通用的分段方法,其以 Glisson 系统的分布和肝静脉的走形,将肝脏分为左右半肝、五叶八段(表 3-1-1),并以肝段(S)命名,其分法是以肝脏的脏面观尾状叶定位 I 段(S_1),以此为起点,逆时针方向依次排列,至肝段Ⅶ(S_7)(图 3-1-1)。脏面观看不到肝段Ⅷ(S_8)。在肝脏膈面,以肝脏左外叶上段(S_2)为起点,顺时针方向依次排列,至肝段Ⅷ(S_8),膈面上不显示肝尾状叶(图 3-1-2)。肝裂的位置、标志及意义见表 3-1-2。

表 3-1-1　肝脏的五叶八段

			尾状叶(Ⅰ段)S_1
肝脏	左半肝	左外叶	上段(Ⅱ段)S_2
			下段(Ⅲ段)S_3
		左内叶	(Ⅳ段)S_4
	右半肝	右前叶	上段(Ⅷ段)S_8
			下段(Ⅴ段)S_5
		右后叶	上段(Ⅶ段)S_7
			下段(Ⅵ段)S_6

(四)肝脏周围的间隙

肝脏与周围毗邻脏器和组织之间存在着潜在的间隙。在横结肠及其系膜与膈肌之间为膈下间隙,此间隙又被肝脏分为肝上间隙和肝下间隙。肝上间隙被纵行的镰状韧带分为右肝上间隙和左肝上间隙,右肝上间隙又被肝冠状韧带分为较大的右肝上前间隙和较小的右肝上后间隙;肝冠状韧带前后两层间的肝脏裸区与膈肌之间的间隙称为膈下腹膜外间隙。肝下间隙被肝圆韧带又分为右肝下间隙和左肝下两间隙;左肝下间隙又被小网膜和胃分为左肝下前间隙和左肝下后间隙。

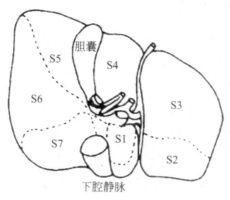

图 3-1-1　肝脏库氏分法脏面观

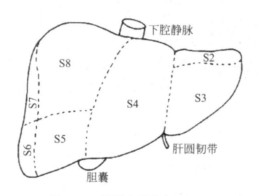

图 3-1-2　肝脏库氏分法膈面观

表 3-1-2　肝裂的位置、标志及意义

肝裂	位置	肝内标志	肝外标志	意义
正中裂	左、右半肝之间	肝中静脉、胆囊窝	胆囊切迹中点至下腔静脉左缘连线	分肝脏为左、右半肝
右叶间裂	右、前后叶之间	肝右静脉	胆囊切迹中点与右肝下缘的中外 1/3 交界处至下腔静脉右缘的连线	分肝右叶为右前叶、右后叶
左叶间裂	左内、外叶之间	门静脉左支矢状段、肝左静脉	肝左纵沟与肝静脉韧带	分肝左叶为左内叶、左外叶
右段间裂	右后叶上、下段之间	—	肝门右切迹到肝右缘中点	分肝右后叶为上、下两段
左段间裂	左后叶上、下段之间	肝左静脉、门静脉左支矢状段中点	肝左静脉、下腔静脉入口处至肝左缘后中 1/3 交界处	分肝左外叶为上、下两段

二、检查适应证及方法

(一)检查适应证

(1)肝的大小、形态、位置，正常与变异。

(2)肝脏弥散性病变：脂肪肝、肝硬化、肝纤维化、血吸虫肝病、淤血肝等。

(3)肝脏含液性占位性病变：肝囊肿、多囊肝、肝脓肿、肝周脓肿、肝包虫病等。

(4)肝实质性占位性病变：肝脏原发性良恶性肿瘤、肝脏转移性肿瘤、肝脏局灶性病变。

(5)肝脏外伤、破裂、血肿等。

(6)肝血管性疾病：门静脉血栓、癌栓，巴德-基亚里综合征，先天性肝血管畸形，肝动脉瘤等。

(7)肝脏门静脉、肝动脉、肝静脉血流动力学监测。

(8)肝移植术后监测。

(9)肝脏介入性超声诊断和治疗：超声引导下穿刺肝组织学和细胞学检查；肝脏脓肿穿刺引流抗生素冲洗治疗；肝囊肿穿刺引流及硬化剂注射治疗；肝脏肿瘤药物、酒精注射治疗；经皮肝内胆管穿刺引流、造影术；经皮肝门静脉穿刺造影术；超声引导下肝脏肿瘤消融术等。

(10)肝脏术中超声。

(11)超声造影在肝脏疾病诊断和治疗中的应用。

(二)检查前准备

为保证清晰显示，患者于检查当日应禁早餐。如当日同时进行胃肠钡餐或胃镜检查，则应先行超声检查。若腹内积便或积气较多，宜于检查前夜服用泻药以促使排除粪便和消化道积气，以保证图像质量。

(三)仪器

使用常规检查实时 B 型超声仪，凸阵或线阵探头，频率为 2.5～5.0MHz。观察肝血管血流状态需用彩色多普勒超声仪。

(四)检查方法

(1)受检查者常取平卧位，根据需要亦可取左侧卧位、右侧卧位或坐位。平静均匀呼吸，但测量肝肋下斜径与左叶的长度和厚度时，应深呼吸后屏气。

(2)检查肝脏大小、位置，常规观察以下 4 组切面。

①自右侧第五肋间隙开始，测量肝脏上界，沿肋间隙自右锁骨中线至腋中线依次向下至肝下缘，显示肝脏、胆囊、门静脉主干至门静脉右干和分支的长轴与下腔静脉。

②在肝右下缘至横膈间的肝区探测右肝静脉长轴，测量肝右叶最大斜径；腹部正中线两侧与其平行的矢状切面或斜切面，显示尾状叶、肝段下腔静脉、胆囊长轴、胆总管。

③剑突下矢状切面腹主动脉前，测量肝左叶长度和厚度；探头置于左肋缘下，声束朝向左肩、左季肋部方向，显示左外叶、左侧角。

④剑突下横切面或半横切面，探头前后转动显示第一肝门、门静脉及其左干分支、肝圆韧带、静脉韧带、三支肝静脉、第二肝门与部分下腔静脉。

（3）显示肝血管：门静脉系统与肝动脉并行，由第一肝门进入肝实质，其主要分支在肝内走行；三支肝静脉由肝周边回流，至第二肝门进入下腔静脉。

（4）检测门静脉系统、肝静脉及肝段-下腔静脉血流的方向、速度以及病灶部位及其血供。

（5）显示肝内外胆管系统，一般胆管与门静脉平行，多走行于门静脉之前，内径约为门静脉的1/3。

（6）对肝内异常病灶，需2个以上不同的切面确认，排除伪像。另需标记病变在肝脏的部位、相邻的血管或组织。

（7）检测肝与毗邻脏器、周围组织的关系。

三、正常超声表现

如果超声诊断仪的增益设置适当，正常肝脏呈中等回声，整体回声均匀，仅在血管、肝内胆管和韧带处中断，其回声比正常肾脏略强，比正常胰腺回声略低，与脾脏相同。

由于靠近胃和肋骨，肝左叶左界和右叶右界常很难看清楚。肝脏的下缘比较锐利，如果变钝，则提示某些弥漫型肝病（图3-1-3）。

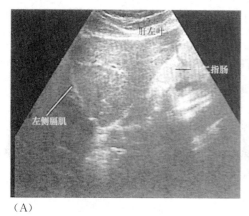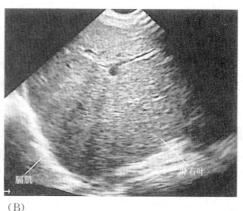

（A）　　　　　　　　　　（B）

图 3-1-3　正常肝脏超声表现

（A）肝左叶纵切面；（B）肝右叶纵切面

（一）肝内血管表现

1.肝静脉

向后上方走入下腔静脉，其本质是肝内静脉窦，壁薄或无壁，一般看不到静脉壁回声，靠近下腔静脉逐渐变粗，最宽处管径接近10mm。

2.门静脉

门静脉最大内径约13mm，一般约10mm，呈明亮、较厚、回声较强的纤维脂性壁结构，进入肝脏之后向右发出分支，然后向前、向后发出分支。门静脉左支向左前方弯曲走行（图3-1-4）。

3.肝总管和胆总管

位于门静脉的前内方，管径细、壁薄、明亮，在肝动脉跨过门静脉的位置上内径大约4～5mm，管径每10年可增加1mm。正常肝内胆管太细不能看到，其最大径约2mm。

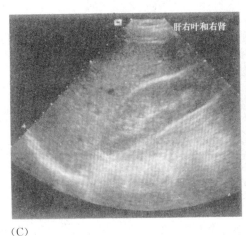
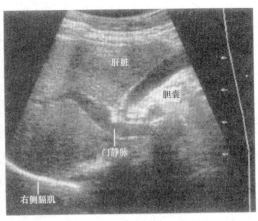

(C)　　　　　　　　　　　　　　　　(D)

图 3-1-4　正常肝脏超声表现

(C)经肾脏的肝右叶切面;(D)门静脉入肝

4.肝动脉

在门静脉的前内方走行,位于门静脉和胆总管之间。其位置变异很大,10%～15%位于胆总管前方。

(二)其他结构

镰状韧带、肝圆韧带位于肝左右叶之间,是脂肪包绕的纤维性结构,在肝脏的横切面上呈圆形、强回声斑块,在纵切面上呈强回声带(图 3-1-5E)。

胆囊床和下腔静脉之间的主叶间裂把肝脏分成左右两计。

静脉韧带位于尾状叶的前方,使得这部分肝脏看起来比别的肝脏组织回声弱,可被误认为肿块(图 3-1-6)。

(三)正常大小

正常肝脏一般在右锁骨中线上,从膈肌到下缘大约 10～13cm 长(个别可达 15cm),文献报道的正常值差异很大。如上腹部脏器正常,肝脏下缘超过右肾则说明肝脏增大,如果肾脏靠近膈肌或在某些瘦长型患者,则不然。

在门静脉水平,正常尾状叶小于肝右叶的 2/3。

触诊发现明显的肝肿大,并不一定是腹部病变所致,也可见于以下原因:

(1)气管阻塞性疾病所致的膈肌下降。

(2)胸膜渗出。

(3)膈下肿物/脓肿。

(4)Reidel 叶。

(5)右肾低位。

(四)正常脉冲多普勒表现

肝动脉血管阻力低,特征性表现为高收缩相频谱(图 3-1-7A),肝静脉呈三相波样频谱

（图 3-1-7B），门静脉呈连续性低速血流，受呼吸运动的影响，平均速度约 15cm/s（范围在12～20cm/s）（图 3-1-7C）。

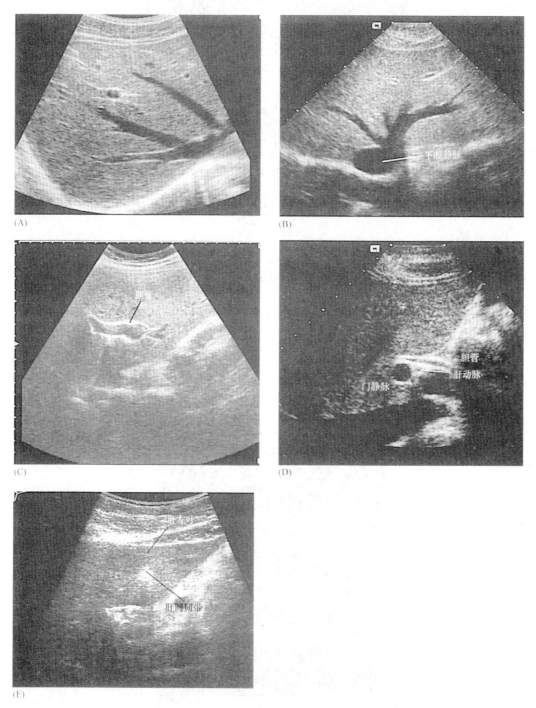

(A)　(B)　(C)　(D)　(E)

图 3-1-5

(A)肝斜切面显示肝静脉；(B)横切面显示肝静脉汇合部；(C)斜切面显示门静脉和胆管右支；(D)右肝斜切面显示胆管进入肝脏；(E)肝横切面显示肝圆韧带

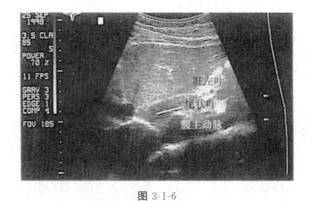

图 3-1-6

肝尾状叶,正常大小。A:静脉韧带

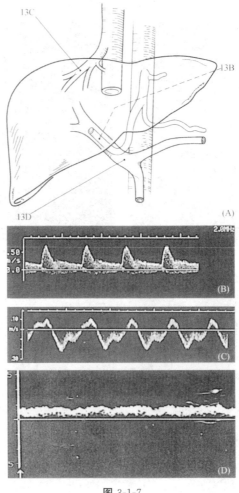

图 3-1-7

(A)肝血管和多普勒频谱信号;(B)正常肝动脉多普勒频谱;(C)正常肝静脉多普勒频谱;(D)正常门静脉
血流频谱

四、病理学分类

根据超声表现,肝脏病变可分为局灶性疾病和弥散性疾病两大类。

(一)局灶性疾病

(1)囊肿:单纯性肝囊肿与多囊肝。

(2)血管瘤。

(3)肿瘤:良性和恶性。

(4)感染性疾病。

(5)创伤。

(二)弥散性疾病

(1)肝炎。

(2)脂肪肝。

(3)肝硬化。

(4)门静脉高压症。

(5)充血性心力衰竭。

(6)血管性疾病。

五、局灶性疾病

病灶可以是单发或多发、良性或恶性,有时很难明确判断病灶源于何种器官(例如肝或肾脏),特别是病灶较大时。假如病灶起源于肝脏,呼吸时随肝脏活动或者病灶周围的血管扭曲变形。如果确定肿块来源困难,可使用 CT、MRI 等以辅助超声检查。

虽然正常肝脏的形态和大小变化很大,但各种病变均能引起肝肿大。有时正常肝脏可存在 Reidel 叶,出现圆钝的游离缘,但弥散性和其他恶性肿瘤也能使肝脏的下缘变钝。肝局限性病灶或结节可引起肝静脉走行异常,肝脏表面出现团块,腹水时更明显,膈肌表面或大的肝内血管壁上可形成压迹。恶性肿瘤,特别是进展迅速的原发性肝细胞癌可侵犯门静脉、肝静脉,并最终引起堵塞,某些患者可累及下腔静脉,多普勒超声不显示血流信号或出现逆向血流。胆管受侵犯可造成胆管阻塞,并引起肝内胆管扩张。早期恶性肿瘤侵及胆管很少发生黄疸,这是由于某一肝段受累,肝脏能够代偿分泌胆汁,黄疸仅在肝脏被肿瘤广泛侵犯时才发生。

局灶性肝病超声改变可分为如下几种类型:

(一)强回声型

肿瘤比周围正常肝组织回声强,如血管瘤、脂肪。

(二)低回声型

病灶比周围正常肝组织回声低,且均质,如小肝细胞癌。

(三)靶环型病灶(牛眼征)

和周围肝组织相比,病灶呈等回声或低回声,周围存在低回声边缘或声晕,膨胀性生长的肝细胞癌声晕较薄(1～2mm),而转移灶较厚(3～5mm)。

(四)混合回声病灶

强回声肿块出血或液化时常可见到强回声和低回声混杂改变。

(五)镶嵌型病灶

大于 4cm 的肿瘤如肝细胞癌很少看到,低回声的分隔产生"瘤中瘤"的征象。

(六)病灶中心坏死(囊性变)

病灶中心可看到一个无回声区,特别是源于女性生殖系统的恶性肿瘤。

(七)钙化灶

不多见,表现为强回声病灶后方伴有声影,见于产生黏液的胃癌或结肠癌形成的转移灶。

(八)弥漫浸润性灶

当多结节肝细胞癌增大时可看到,其轮廓模糊。

(九)囊性病灶

内部很少出现回声,后方回声增强,大多数是良性病灶。

(十)注意事项

把超声表现和病灶类型联系起来极其困难,但超声的主要作用是:

(1)寻找肝肿大原因,证实或排除局灶性病变的原因。

(2)发现低位肾、肾肿瘤、明显肿大的淋巴结、增大的胆囊、弥散性肝病或 Reidel 叶,实际上是明显肝肿大的原因。

六、肝脏良性局灶性病变

(一)单纯性囊肿

1.临床表现

囊肿常常是先天性胆道系统发育不良所致,中老年人较多见,女性比男性好发,肝创伤或脓肿也可作为其形成的原因。一般不出现疼痛,不能触及,肝功无变化。

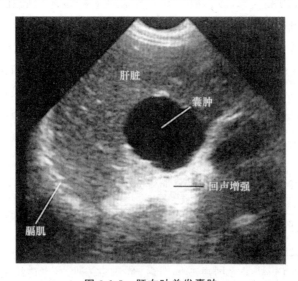

图 3-1-8 肝右叶单发囊肿

2.超声表现

囊肿壁薄、光滑，边界清，内含清亮的液体而呈无回声，后方回声增强。偶尔囊肿内有薄的分隔，无特别意义(图 3-1-8)。

3.注意事项

(1)注意有无病灶隐藏在囊肿后方回声增强区内：可改变声束方向，如果囊肿位于其他强回声结构的前方，如膈肌，则不出现后方回声增强。

(2)肝内胆囊或高位的胆总管囊肿容易被误认为肝囊肿，假如囊肿壁不规则和/或内部出现回声，这可能是肝脓肿、肿瘤坏死液化、血管瘤或转移瘤坏死，假如可疑的话，可引导穿刺抽吸内容物进行细胞学检查(应确保增益设置合适，而不出现囊内回声)。

(二)多囊肝

1.临床表现

多囊性疾病患者中约 40% 的多囊肾患者可合并多囊肝，而 60% 多囊肝患者伴有多囊肾。多囊肝可引起肝脏增大。

2.超声表现

肝脏中的囊肿大小、形状不一，肝脏中可以随机存在 1 或 2 个囊肿或整个肝脏被囊样结构占据，多发囊肿后方回声增强可引起肝脏的异常明亮。

由于囊肿的数目众多和大小不一，多囊肝常可引起肝大。如果任何一个囊肿出血或感染，患者可出现不适或疼痛。多囊肝一般无明显的临床症状，对肝功影响不大(图 3-1-9)。

3.注意事项

(1)很难保证其他病变不被囊肿后方回声增强所掩盖，解决的方法是从不同的方向进行扫查。

(2)多发囊肿可与多发低回声型肝转移瘤和明显的肝内胆管扩张相混淆，它们都能产生低回声，且后方回声增强。

(三)血管瘤

1.临床表现

海绵状血管瘤是最常见肝脏良性肿瘤，70%～95% 见于女性，随年龄增加发病率升高。血管瘤也可见于儿童，可伴有肝肿大、皮肤血管瘤和先天性心力衰竭，这些情况下，发病率和死亡率常升高。血管瘤能向腹腔破溃，但也能自发消失。新生儿往往病情严重，需紧急处理。

2.超声表现

大多数血管瘤直径小于 2cm，边界清晰，其中多发小血管呈强回声，且均质。血管瘤多位于肝右叶，靠近肝包膜或血管向外周分布，多为单发，有时也可多发。较大的血管瘤可见浅分叶状边界。有时较大血管瘤可出现明显的后方回声增强，当血管瘤发生坏死和纤维化时，其回声可不均质。

海绵状血管瘤超声表现为较强的回声病灶，边缘不规则状或分叶状，无后方回声增强。如出现引流病灶区的肝静脉增宽，腹腔干和肝动脉扩张而腹腔干远侧的主动脉内径变小时，常提示良性血管性肿瘤，肝脏恶性肿瘤不出现此征象(图 3-1-10)。

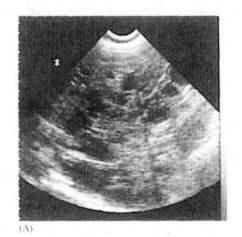

(A)

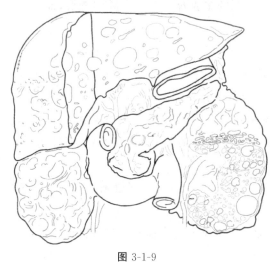

图 3-1-9

（A）多囊肾累及肝脏；（B）多囊肾可累及的上腹部器官

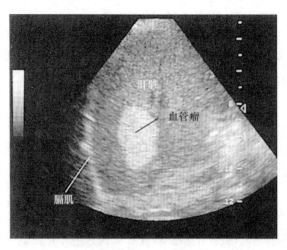

图 3-1-10 肝血管瘤

3.注意事项

从其他肝脏局限性病灶辨别出更多的不均质类型很困难。大的血管瘤有时远侧回声增强。如果较小的孤立性病灶呈不均质回声,患者无恶性肿瘤病史,血管瘤的可能性较大的。磁共振检查血管瘤的灵敏度更高,如果疑诊的话,按以往成功的经验还可采取细针活检,但有发生出血的可能。

(四)肝腺瘤

1.临床表现

肝腺瘤很少见,多见于女性,多数与口服雌激素避孕药(OCP)有关。患者出现右上腹部疼痛,能触及肿块,可发生瘤内出血或破溃引起腹腔出血。停服 OCP 后,肿瘤可萎缩。一般需手术治疗,往往是急诊手术。儿童很少发病,患糖原蓄积症的患者肝腺瘤发病率升高。

2.超声表现

肝腺瘤呈单发、边界清、光滑、圆钝、实性回声肿块,具有部分或完整的包膜。体积可以很大,直径可达 5～20cm,超声表现与肝局灶性结节样增生相似,当肿瘤内出血时(60%可出现出血),声像图即发生变化。

放射性核素扫描,肝腺瘤表现为冷结节。

(五)肝脏局灶性结节样增生(FNH)

1.临床表现

这种病很罕见,典型病例以 20～40 岁女性为主,也可在整个人群中发病。该病在儿童中非常少见。大多数患者无症状,约 6%的患者可发生出血,通常采取保守治疗。

2.超声表现

常常为实性、边界清楚的肿块,无包膜,比正常肝组织回声增强或降低,但回声均匀。

3.注意事项

(1)直径 2～8cm 的病灶行放射性核素检查表现为冷结节,则提示肝局灶性结节样增生。强化 CT 可见病灶中心星状瘢痕。

(2)临床表现比超声更有助于区分肝局灶性结节样增生和肝腺瘤。

(六)局灶性脂肪肝

1.临床表现

脂肪肝比较常见,是营养失调或毒素影响所致,几周内即可见变化,病灶数天后可消散。

2.注意事项

(1)肝脂肪浸润超声表现与其他局限性病灶相似,其边界锐利、成角;和其他病变不同的是,它不影响静脉结构。超声引导下活检有助于鉴别脂肪性和其他病灶,虽然病变血管不多,但应仔细操作和处理。

(2)当肝脏大部被脂肪浸润,常有小的局限性肝组织残余,超声表现为局限性低回声区。方叶一般不受累及,呈椭圆形。

(3)肝脂肪浸润可与有回声多发转移瘤或多发血管瘤的声像图表现相似。

七、肝癌

（一）病因病理

肝癌有原发性和继发性两种。原发性肝癌多见，病理可分为巨块型、结节型与弥漫型3型。巨块型癌肿较大，多发生在右叶，癌肿生长迅速，中间可发生坏死、液化。结节型多在肝硬化基础上呈大小不等的多个圆形结节，肝脏增大。弥漫型则为弥漫的小癌肿结节，分布均匀，周围有纤维组织包绕。继发性肝癌也常见，多为消化系统、卵巢、子宫、乳房等处癌肿经血流或淋巴管转移或直接蔓延至肝脏。

（二）临床表现

临床上常见的症状为食欲减退、恶心、乏力、肝区痛逐渐加重、明显消瘦、低热、进行性肝大、质硬、表面不光滑。同位素扫描、甲胎球蛋白试验阳性等。

（三）二维声像图

1.原发性肝癌

（1）肝脏轮廓外形改变：早期病变较小，肝脏形态尚无明显改变。当癌肿较大或靠近肝脏边缘则显示肝脏边缘高低不平，有"驼峰"样隆起突出等。肝脏亦明显增大。随着病变的具体形态和范围而改变，轮廓常呈凹凸不平或不规则。

（2）肝脏内血管的改变：肝癌可挤压其邻近组织结构，肝静脉系统因其壁薄且走行较平直，容易看出变化，故需仔细观察肝脏内部结构及门静脉、肝静脉系统血管走行，以便做出诊断。

（3）肝内回声：可见3种类型。①高回声型：可见于巨块型及结节型肝癌，表现为肝脏内出现边界不规则之光团，光团内密集光点粗大回声增强，分布不均匀，而周围肝组织回声稍弱。若癌肿坏死液化则光团内可有小的液性暗区。②低回声型：显示癌肿局部光点均匀，细小且回声暗淡减低，边界不清晰，病变区后方边缘回声减弱。③弥漫光点型：整个肝脏或其中大片区域布满粗大均匀之光点，无明显肿块边界，仅见肝脏增大、增厚，肝脏下缘角变钝（图3-1-11）。此型多见于弥漫型肝癌，较难诊断。

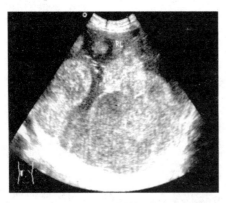 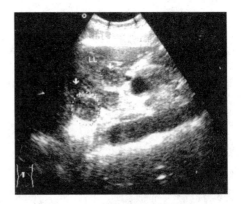

图 3-1-11　原发性肝癌声像图　　　　图 3-1-12　转移性肝癌声像图

2.继发性肝癌

继发性肝癌与原发性肝癌一样，可以从声像图上观察到病变对周围肝组织及其结构所产生的变化。肝脏内显示多个小圆形透光区,呈筛孔状,也可出现肿块内为密集强光点,周围边界为无回声的透声环。如癌肿内有液化坏死,癌肿周围肝组织又有水肿破坏时,则其中可出现小的液性暗区,周围为无回声透明环,形成"牛眼"改变。如为多个非均质的癌结节,可构成多个光斑、光团,类似"冰雪"样。细小结节则呈弥散分布的小光点(图 3-1-12)。

八、感染性疾病

(一)肝脓肿

1.临床表现

肝脓肿常继发于腹腔内感染,如胆道、结肠和阑尾炎症及既往腹部手术、创伤、肿瘤或菌血症,可经门静脉、肝动脉或胆道将感染播散入肝或由肝贯通伤所致。由于肝脓肿的发病率和死亡率高,迅速做出诊断并实施治疗很必要。患者可有发热、疼痛、恶心和呕吐。

通过细针穿刺可以确诊,样本应取自脓肿炎性囊壁,而不应是无菌的脓性部分。

2.超声表现

(1)早期(发病后数天):脓肿呈弥散性,边界不清,由于水肿和炎症可呈低回声。

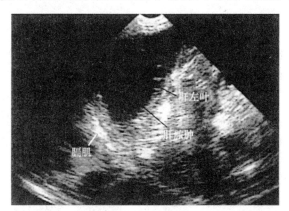

图 3-1-13 肝脓肿

(2)后期:病变边界清晰,形状不规则,呈低回声,其周围出现声晕(图 3-1-13)。

(3)脓肿形成期:形成不规则厚壁,病灶中心由于组织坏死、气体形成、碎屑产生而呈混合回声。如果脓肿变为慢性,可以发生钙化,钙化灶和气体显示明亮的强回声区,后方伴有声影。如果脓肿呈低回声(形成脓液),其后方回声增强。

3.注意事项

(1)脓肿易于在膈下或肝下间隙形成,这些间隙是腹腔最独立的部分,盆腔和下腹部通过右侧结肠旁沟和这些间隙直接沟通,因此对伴有脓肿症状的患者进行检查时,要注意肾区和膈下区。

(2)脓肿可被误诊为复杂的肝囊肿或肿瘤坏死灶。

(二)阿米巴脓肿

1.临床表现

阿米巴脓肿是由于原生寄生虫组织溶血性阿米巴引起,通过污染的水和食物传播。滋养体消化并进入结肠黏膜,经门静脉进入肝脏,患者可无任何症状,也可出现右上腹疼痛,肝功一般正常。

阿米巴脓肿最常见于肝右叶,靠近膈肌,通常是单发。

2.超声表现

脓肿壁无明显回声,呈圆形或椭圆形,比正常肝组织回声低,且均质(脓肿是肝组织坏死所致),其后方回声增强。

3.注意事项

(1)阿米巴性肝脓肿通过甲硝唑试验性治疗来确诊。治疗后病灶应缩小,其内回声减弱。脓肿虽然表现为液体,但实际是半固体,故不能进行穿刺引流。病变完全消散需两年。

(2)阿米巴性和细菌性肝脓肿超声表现相似。

(三)肝包虫囊肿(棘球绦虫囊肿)

1.临床表现

肝包虫囊肿是一种多见于牛羊牧区的寄生虫病,中东地区发病率较高。狗接触牛羊尸体时可被感染,然后再传染给人。

2.超声表现

肝包虫囊肿多见于肝右叶,为单发直径1～20cm的囊肿,与先天性肝囊肿相似。除非证实是其他疾病,在高发地区发生的任何囊肿均应考虑包虫囊肿。在囊内和囊壁外层可见低回声的包虫沙(子囊发育不全形成的颗粒),有时可见到双层囊壁。

囊壁可以分离,有时可见囊壁分离、内层脱落、崩解漂浮于囊液中或位于囊肿的底层部分,这就形成超声下的"莲花征"(图3-1-14)。

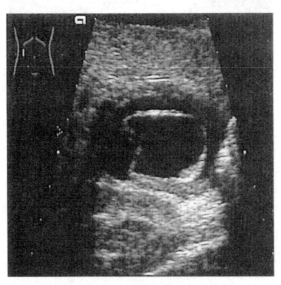

图3-1-14　肝包虫囊肿

3.子囊

发育成熟的包虫囊肿内壁产生子囊,超声可见囊肿中存在多个小囊,可被形象地描述为车轮状或蜂窝状囊肿。

4.多发囊肿

肝脏的持续感染导致多发性囊肿,可引起肝肿大,如果没有发现囊壁分离或子囊,超声表现就类似于肝脏转移瘤坏死、多囊性疾病、血肿或单纯囊肿。

5.注意事项

已经有细针穿刺引流成功的报道,但必须谨慎,以防囊肿播散。

九、创伤

(一)肝血肿的临床表现

在各大医疗中心收治的外伤病例中有 3‰～12‰ 是严重肝损伤,仅次于脾损伤。肝血肿可由腹部的钝性损伤、肝腺瘤或血管瘤破裂以及针吸活检所致。腹部钝性损伤在儿童相对多见,因为他们的胸廓比成人弹性大,而且胸廓周围的保护性脂肪层也较少。

肝损伤可分为三类:

(1)肝和包膜破裂,CT 是判断损伤程度最好的影像学方法。然而患者病情通常非常严重,需要急诊剖腹探查。肝脏破裂常需要立即手术,然而大部分肝血肿患者不需要太多临床处理,但应反复进行检查以观察血肿消散情况。

(2)包膜下血肿。

(3)中央型血肿。

(二)肝血肿的超声表现

肝血肿的超声表现随时间的发展而不同:新鲜血肿是无回声的,几小时后因为纤维蛋白和红细胞聚集而表现出强回声,几天后血肿液化,回声降低,此时血肿会增大,数月后血肿可呈囊性,其中出现线状回声,纤维瘢痕或小囊腔样改变会存在很长时间。

包膜下血肿表现为肝包膜下低回声区,边界较清晰。小的肝包膜下血肿回声和正常肝组织相似,有时难以发现。较大的包膜下血肿因出血量大,新鲜血肿容易被发现。

十、弥散性疾病

(一)概述

肝脏疾病通常是由于主要的肝解毒和合成功能衰竭所致,发生黄疸是其常见结果。如果大部分肝细胞破坏可引起严重肝功能受损,造成急性肝功能衰竭,其中 80% 的患者死亡。

1.急性肝功能衰竭的表现

(1)胆红素代谢异常所致的黄疸。

(2)含氮化合物降解异常所致的昏迷。

(3)蛋白合成异常引起的出血倾向(2、7、9 和 10 凝血因子缺乏)。

(4)因休克造成的肾小球滤过率过低所致的肾衰竭。

2.急性肝功能衰竭的主要病因

(1)毒物(药物、酒精)。

(2)感染(病毒、寄生虫、细菌)。

(3)胆管或肝血管病变。

(4)肿瘤。

3.急性肝功能衰竭的分类

(1)急性肝炎:可见肝细胞坏死并伴有炎症。

(2)慢性肝炎:可见迁延性肝细胞炎症,常导致纤维化。

(3)胆汁淤积:胆管受损所致。

(4)肝硬化:长时间的肝细胞破坏导致肝脏过度纤维化和肝细胞再生结节形成,可引起肝脏结构的改变,使门静脉压力增高(门静脉高压症)。

4.超声表现

如果超声检查前不设定适当的增益,就难以对肝脏进行观察。最好每次检查都和同深度右肾比较,以评估肝脏回声强度。

如果肾脏本身正常的话,正常肝脏的回声比肾实质强。肾脏病变可造成回声变强或变弱,也可引起肝脏自身回声的改变。换句话说,如果肾变暗,那么肝脏就相应会变亮。门静脉壁和肝实质进行比较也相当重要,如果门静脉壁回声明显增强,则肝实质回声减弱(即很亮的静脉壁与暗的肝脏结构形成对比)。相反,肝实质和血管壁的回声相同,且难以分辨,则说明肝脏回声增强。

正常肝实质的回声应当是均匀的(均质),弥散性肝病引起肝实质发生改变,故可出现细或粗的,以及斑片状回声,也会使肝脏回声变弱或变强,肝脏大小可以发生改变或不发生改变。

引起肝脏斑片状回声的局灶性病变:

(1)局限性脂肪肝。

(2)多发脓肿。

(3)多发转移瘤。

(4)大结节性肝硬化。

总而言之,弥散性肝病的超声表现可以分为回声减弱型和增强型两大类:

(1)回声减弱型:肝脏疾病产生过多的液体,肝实质和血管壁回声反差加大,此时门静脉管壁明显可见(称为"星空征")。肝组织和正常的肾组织具有相同的回声(不要和患有肾小球肾炎患者的肾比较)。

(2)回声增强型:肝组织与血管壁和肝圆韧带回声相同,并且难以发现明显的血管纹理,肝脏呈毛玻璃样。相比之下,正常右肾实质呈低回声,而集合系统与肝脏均呈强回声。

5.肝脏弥散性疾病的病理分类

(1)肝炎。

(2)脂肪肝。

(3)肝硬化。

(4)充血性心力衰竭。

(5)门静脉高压症。

(二)肝炎

可分为急性和慢性肝炎,可以由病毒感染、药物、酒精和自身免疫性疾病引起。

患者可出现恶心、呕吐、低热及周身不适。肝脏可触及肿大,有触痛。症状出现后 7 天可发生黄疸(皮肤和巩膜变黄),10 天达高峰,一般 3～10 周后消退。

(三)急性病毒性肝炎(甲、乙、丙、丁、戊型肝炎)

1.临床表现

(1)甲型肝炎是由于接触被污染的水或食用污染的海产品引起的,由粪-口途径传播,病毒可从患者的粪便中检出,一般不进行肝活检诊。

(2)乙型肝炎可通过血液、唾液、精液和皮肤破损处传播,也可经性接触和静脉吸毒者共用未消毒的针头传播。可以发展为慢性肝炎,且患者发展为肝细胞癌的可能性较大。

(3)丙型肝炎的传播途径与乙型肝炎相似,潜伏期在 2 个月左右,出现一般的肝炎症状。有一半的感染者在随后的 2 个月内康复,另一半患者在 1 年内肝功持续异常,之后进入缓解期,然后复发。这一半患者中的 75%可及时恢复,另外 25%将发展为慢性肝炎,部分患者可形成肝硬化和肝细胞癌。

(4)丁型肝炎只在乙型肝炎存在的情况下才发病,其传播途径与乙型肝炎相同,可增加慢性肝炎的病变程度,并可导致暴发性肝炎,引起肝细胞大面积坏死。

(5)戊型肝炎与甲肝相似,通过相同的途径传播。其潜伏期大约 1 个月,引起轻度感染,伴有黄疸,不发展为慢性肝炎。

急性病毒性肝炎患者的胆红素水平显著增高,当血清胆红素大于 $50\mu mol/L$(约为正常水平的 2.5 倍)时可视为临床黄疸。在发病早期,ALT 和 AST 水平升高明显,反映细胞坏死,如果下降则视为临床康复。血清白蛋白一般正常。

凝血时间(凝血酶原时间)可能出现异常,表明疾病严重,这就是在肝活检之前要查凝血时间的原因。

2.超声表现

超声有助于排除阻塞性黄疸,急性病毒性肝炎的肝实质回声与门静脉壁相比减弱,胆囊壁常增厚(大于 3mm),有时可见腹水。

3.注意事项

在为乙肝患者做检查时要特别小心,检查者要戴手套,探头使用一次性保护套。肝炎与肝脏白血病浸润、淤血性肝脏、艾滋病和中毒性休克综合征的肝脏超声改变相似。

(四)急性酒精性肝炎

1.临床表现

急性酒精性肝炎的病情可轻可重,可以逆转,但也可以发展为肝硬化。肝功能检查相关指标升高。酒精性肝损害可导致脂肪肝,戒酒可使肝细胞中脂肪量减少,如果继续饮酒,中央静脉周围发生纤维化,可引起肝硬化。

2.超声表现

肝脏几乎都增大,肝实质回声增强,而后场回声衰减,肝边缘变圆变钝。

3.注意事项

其他原因也可引起脂肪肝,要仔细询问病史。

（五）慢性肝炎

1.临床表现

慢性肝炎的定义是肝脏的炎症持续 6 个月以上,有 3 种类型。

(1)慢性活动性肝炎(CAH):肝细胞持续坏死,主要的并发症是发展为肝硬化。

(2)慢性迁延性肝炎(CPH):炎症局限于汇管区,见不到肝细胞坏死。

(3)慢性小叶性肝炎(CLH):汇管区炎症和肝实质局灶性炎症。

不同类型的慢性肝炎肝功能指标(碱性磷酸酶、AST 和 ALT、胆红素、白蛋白和凝血酶原时间)可不同。CPH 除 ALT 和 AST 增高 2～5 倍以外,其他指标正常。CLH 和 CAH 的碱性磷酸酶水平正常或轻度增高,AST 是正常的 5～20 倍,ALT 是正常的 5～30 倍,胆红素轻至中度增高,白蛋白水平正常。凝血酶原时间在 CLH 轻度延长,而 CAH 常是延长的。

2.超声表现

慢性肝炎通常回声增强,有时候可出现不同回声改变。在某些时候远场回声衰减,这主要依赖脂肪浸润、肝细胞坏死或纤维化的程度。脂肪浸润会引起远场回声衰减,难以显示膈肌,而纤维化会使超声较容易传导。

（六）脂肪肝

1.临床表现

脂肪肝可由中毒(酒精、皮质激素、四环素族)、营养失调(肥胖症、饥饿)及代谢异常(糖原蓄积病)引起。多见于糖尿病、Cushing 病、肥胖病和溃疡结肠炎患者以及服用激素、妊娠期急性脂肪肝(AFLP)患者,治疗后多可逆转。

AFLP 发病率在 1/16000～1/4000 之间,患者可出现嗜睡、恶心、呕吐、疲乏、轻度黄疸、皮肤瘙痒,症状加重可发展为严重头痛、惊厥和昏迷。肝衰竭引起低凝血酶血症和 DIC,导致呕血、自发性出血和多器官衰竭。ALP、ALT 和血清胆红素水平通常显著增高。

2.超声表现

肝脏异常的脂肪沉积(肝脏脂肪含量超过肝脏重量的 7%),可呈现"明亮肝",这是由于脂肪滴多界面反射造成的。肝脏通常增大(75% 的患者有肝大)。脂肪引起远场回声衰减,然而有时候并不发生这种情况。对于前者,应当从不同方向进行扫查以排除"盲区"中并存的转移灶(图 3-1-15)。

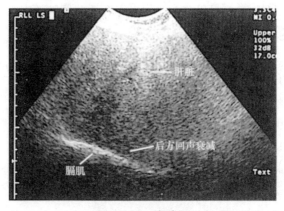

图 3-1-15　脂肪肝

超声检测脂肪浸润敏感度极高,轻度脂肪浸润检出率可达 86%,而中、高度患者则达 100%。脂肪局灶性浸润的表现类似肝脏局部转移灶,前者血管可穿过脂肪浸润区域,而转移瘤血管围绕病灶的周围分布。同样,个别区域不发生脂肪浸润,超声下看似异常,产生类似假转移瘤的表现,必须充分了解这些情况以防误诊。AFLP 超声表现可正常,所以即使超声表现正常也不能排除 AFLP。

（七）肝硬化

1.临床表现

肝脏的代谢功能衰竭可引起一系列临床征象。因肝硬化多发生于男性,肝脏对雌激素代谢异常引起雌性化(乳房发育)和睾丸萎缩。肝硬化患者常表现为虚弱、体重下降和疲倦。肝脏可触及肿大,质地变硬,边缘变钝或结节样改变。肝硬化患者中的 65% 以上与饮酒有关。

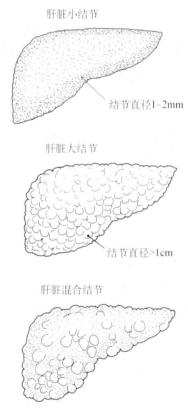

图 3-1-16　肝硬化结节的类型

有些患者开始有轻度黄疸,并可逐渐加重。生化检查 AST 和 ALT 增高,AST 增高更明显,其升高水平取决于肝细胞破坏的数量。肝脏合成功能衰退,导致血清白蛋白水平下降。凝血因子合成减少引起凝血酶原时间延长。肝硬化是肝炎、致癌物质、寄生虫和酒精等因素影响的终末结果。其病理改变是正常肝细胞破坏,取而代之的是纤维组织分隔形成的结节。肝硬化可以分为两型(图 3-1-16):小结节型(结节直径<3mm),常见于慢性、长期酒精中毒;大结节型(结节直径在 3mm～2cm 之间),此型肝细胞癌的发生率较高。肝硬化可导致肝功能衰竭和门静脉高压症。如果合并门静脉高压症,患者可发生腹水(腹腔积液)。肝硬化也可由长期胆

管梗阻引起。

2.超声表现

肝硬化患者有 1/3 超声表现为正常,2/3 表现异常。异常表现为肝脏的回声增强,门静脉壁显示不清,肝实质回声表现为粗糙和不规则状。和脂肪肝不同,肝远场无明显回声衰减。但是在酒精性肝病,肝脏可有肝硬化和脂肪肝的特征,超声表现混杂。小结节肝硬化可有砂粒状超声表现,而大结节肝硬化,同右肾和胆囊的相对光滑表面相比,肝脏表面呈"波浪"状,腹水患者尤为明显。

肝硬化早期肝脏大小可正常,随着疾病进展,肝脏可发生萎缩,肝右叶缩小,而尾状叶则占肝脏体积的大部分。如果在门静脉分叉下方做横向扫查,正常肝脏尾状叶和肝右叶的比值<0.6,如果>0.65 则 100% 考虑肝硬化。尾状叶和左叶通常不发生萎缩,甚至还可发生肥大,可能与肝静脉位置有关。

3.注意事项

肝硬化大结节和肿瘤相似,由于肝癌经常伴有大结节型肝硬化,必须仔细检查以确定大结节是不是肿瘤。如果怀疑,应做多普勒检查,肿块具有血液供应则证明肝癌存在的可能性。

第二节　胆道

一、临床基础

(一)解剖概要

胆道系是指肝脏排泄的胆汁输入到十二指肠的管道结构,通常可分为肝内及肝外两部分。肝内部分由毛细胆管、小叶间胆管及逐渐汇合而成的左右肝管组成。肝外部分由肝总管、胆囊管、胆总管以及胆囊组成。胆囊位于肝右叶下面的胆囊窝内,正常胆囊的超声测量长径不超过9cm,前后径不超过 3cm,容积 35～50mL。胆囊分底、体、颈三部分。胆囊底伸向前下方,突出在肝的前下缘,并贴近腹前壁,它的体表投影相当于腹直肌外侧缘和肋弓所成夹角处。胆囊体部、底部后下方与十二指肠和横结肠相邻。胆囊颈较细,并逐渐移行为胆囊管。胆囊管长2.5～4cm,直径 0.2～0.3cm,胆囊结石常嵌顿于此。左右肝管出肝门后合成肝总管。肝总管长3～5cm,直径 0.4～0.6cm,其下端与胆囊管汇合而成胆总管。胆总管长 9～11cm,直径0.6～0.8cm,与胰管汇合,共同开口于十二指肠壁内,形成膨大的乏特壶腹。胆总管开口周围有奥狄括约肌环绕(图 3-2-1、图 3-2-2)。

(二)检查方法

1.检查前准备

检查前应禁食 8～12 小时。一般应于胃肠道钡餐和胃镜检查之前进行超声检查。

2.体位及检查方法

(1)体位:仰卧位是最常采用的体位,一般可以满足胆道系统检查的需要。左侧卧位也较常使用,可使肝脏和胆囊稍向左移,有利于肝外胆管和胆囊颈部的显示。根据患者的情况,可以随时调整体位,如右侧卧位、坐位、半坐位、胸膝卧位等。

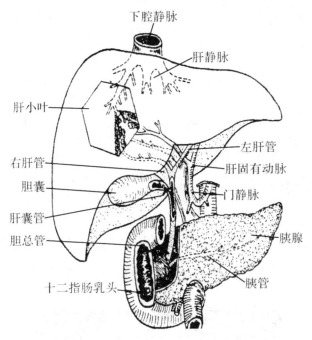

图 3-2-1 肝外胆管和胰腺示意图

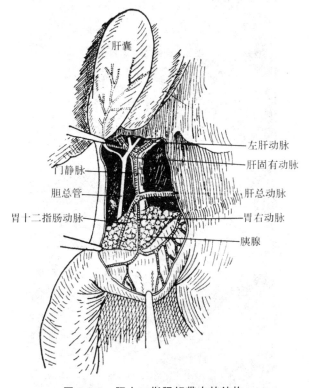

图 3-2-2 肝十二指肠韧带内的结构

（2）检查方法

①胆囊扫查方法于右肋间纵切，右肋缘下行纵切、横切及斜切面扫查，侧动探头，可获得胆囊的一系列长轴或短轴切面。

②胆管扫查方法

a.肝外胆管扫查方法：右肋间和肋缘下纵切，可于门静脉主干前显示肝外胆管的长轴切面。再从右肋缘下由上往下作一系列横切面，直至胰腺以下平面，可显示肝外胆管的一系列短轴切面图像。

b.肝内胆管扫查方法：右肋间、右肋缘下和剑突下纵切和横切肝脏，观察各切面上与门静脉各级分支伴行的肝内胆管。

二、正常超声表现

（一）胆囊

沿肝外强回声叶间裂进行纵向扫查时，胆囊为一梨形无回声结构，壁薄呈强回声。如果胆囊呈圆形或张力较大，可能有病变存在。患者禁食后，除靠近胆囊颈的囊壁较厚外，其余部分均应厚薄一致且厚度不超过 3mm。

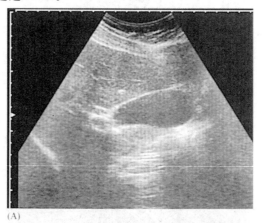

(A)

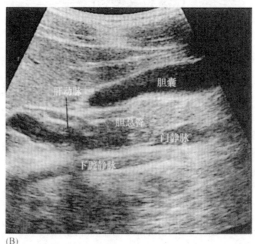

(B)

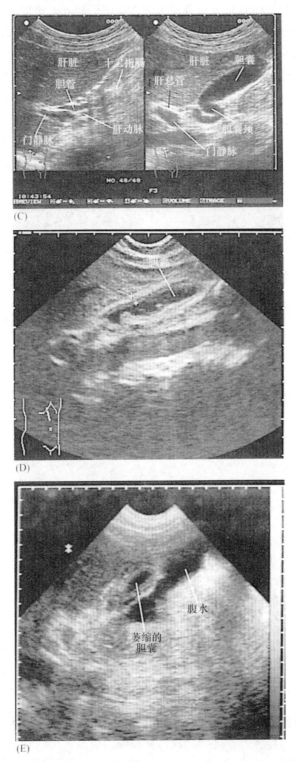

图 3-2-3

（A）正常胆囊；（B）正常胆囊和有关血管；（C）胆囊和胆囊管；（D）进食后胆囊壁增厚；（E）腹水时胆囊萎缩囊壁增厚

由于胆汁的声阻抗与水相同,因而表现为液性暗区。胆汁对声波的衰减很弱,因此胆囊后方回声增强。胆囊管走行扭曲且难以显示,有时也可形成声影,容易误认为小结石。而此处又好发结石伴后方声影,需仔细检查,认真区别。

胆囊壁在餐后、炎症和腹水时可增厚,因此要明确是由于病变引起,还是患者没有严格禁食所致。婴幼儿和儿童禁食后,胆囊在横切面上表现为三角形,如果为圆形,常提示一定程度的病理性扩张。新生儿由于肝胰括约肌发育不全,胆囊内有时可看到少量小气泡(图 3-2-3)。

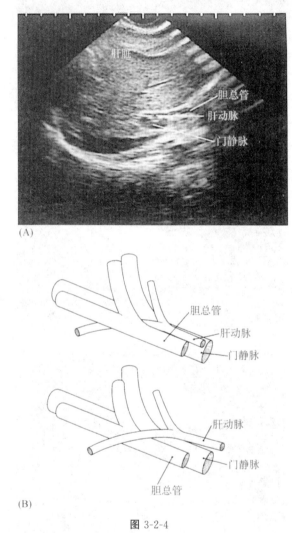

(A)

(B)

图 3-2-4

(A)胆总管和门静脉、肝动脉的关系;(B)肝动脉和门静脉、肝外胆管的关系

(二)胆管系统

左、右肝管表现为内径 1～2mm 的细小管状结构,走行于门静脉分支的前方并与之平行。在肝门处,胆管走行于门静脉上方,稍微偏右,呈较细的管道。

如果胆囊存在,肝外胆管内径应<5mm,如果为 5～6mm 则可疑异常,年轻患者大于7mm 应视为异常。随年龄增长肝外胆管可增宽,每年增加 1mm。如果已行胆囊切除术,尽管有人认为胆总管可起到替代胆囊的部分贮存功能,但只要内径大于 8mm 也应视为异常。

肝外胆管和门静脉由于肝动脉的位置不同可造成辨别困难,肝动脉位置非常接近胆总管,必要时胆总管与肝动脉可通过彩色多普勒进行鉴别。

大约85%的患者肝动脉右支在门静脉和肝外胆管之间偏右走行,在两条线状管道(前方为胆总管,后方为门静脉)之间呈现一管状截面回声。肝动脉右支的位置也可发生变异,约15%的肝动脉右支跨越胆管的前方(图3-2-4)。

由于肝外胆管下段走行于充满气体的十二指肠后方,因此很难看清。通过扫查胰腺可看到胆总管末端,表现为胰头后方的细小的圆形无回声结构(图3-2-5)。

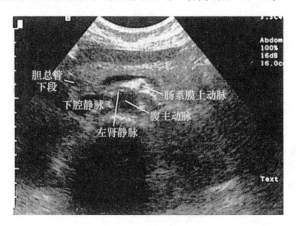

图3-2-5 胰腺和胆管

(三)胆囊正常大小

胆囊大小变化很大,禁食后胆囊扩张,其平均长径为7～10cm,最大前后径为4cm,容量为45～70mL,有时可达150mL。处于扩张状态的胆囊壁各处均不应超过3mm。胆囊的形态比其大小更为重要,正常胆囊表现为梨形且无张力,如为圆形提示可能为病理性改变。

尽管胆囊大小不一,但是1989年美国一位69岁的老年女性因逐渐腹胀而切除重达10.4千克的胆囊实属异常。

1.禁食后成人胆囊的正常大小

长度　　　7～10cm(通常最大长度为13cm)

前后径　　3～4cm

壁厚　　　<3mm

注意:胆囊大小随年龄增长而增大,但是胆囊壁的厚度不受年龄影响。新生儿胆囊前后径为0.5～1.6cm(平均0.9cm)。

2.成人正常的胆管内径

肝内胆管(仅在肝脏回声较低时才显示)　　　最大1～2mm

肝外胆管上段(在门静脉分叉水平)　　　　<4mm

肝外胆管下段　　　　　　　　　　　　　　<6～7mm

肝外胆管内径在婴幼儿为3mm,少年可增至5mm;新生儿不超过1mm

注意:胆囊切除后、曾患胆道梗阻或年龄较大时,肝外胆管内径可增粗。超声和ERCP测量的胆管内径常不一致,因为ERCP放大效应常使其测量值偏大。最近的研究表明,70%的病例增粗的肝外胆管呈椭圆形,横径大于前后径,这和 ERCP 结果一致。

(四)胆囊容积测定

胆囊容积测定有多种计算方法,最快且最接近实际的计算方法是椭圆体计算法:

$$容积=0.52×(长×宽×前后径)$$

为了评价胆囊功能,可测量禁食后的胆囊容积,并与进脂餐后的胆囊容积进行比较。

(五)注意事项

(1)胆囊位置可能很低(常见)或位于左侧(罕见)。

(2)由于气体影响,胆囊可能难以发现,这种情况少见,可通过周边其他途径寻找胆囊。

(3)胆囊已被切除者:应询问病史、了解病历、寻找切口瘢痕。

(4)如果探头频率和聚焦区使用不当,胆囊可能很难发现,检查位置浅表的胆囊时可垫以耦合块。

(5)重度肥胖患者胆囊超出探头的穿透范围,即使低频探头检查也困难。

三、胆囊疾病

(一)病理学分类

(1)胆囊结石。

(2)胆泥。

(3)胆囊息肉。

(4)胆囊癌。

(5)胆囊腺肌增生症。

(6)瓷器样胆囊。

(7)急性胆囊炎。

(8)急性胆囊炎的并发症

①坏疽性胆囊炎。

②气肿性胆囊炎。

③胆囊积脓。

(9)慢性胆囊炎。

(10)胆囊壁弥散性增厚。

(11)小胆囊。

(12)不显像胆囊。

(13)胆囊蛔虫病。

(二)胆囊结石

发达国家胆囊结石的发病率约 10%,其中 2/3 病例是无症状的,这部分病例中有 18% 的人可能在 24 年内出现症状。胆囊结石数目可单发,也可多达 23530 枚,这是 1987 年 8 月在 West Sussex 从一位 85 岁的老年女性患者胆囊中取出的。

结石大小不一,小到直径不足 1mm,大至重 6.29kg(1952 年 12 月 29 日,在伦敦 Charing

Cross 医院从一位 80 岁老年女性患者胆囊中取出)。胆囊结石不仅见于金色头发、已生育、肥胖、常有腹胀的年龄 40 岁左右的女性，也可见于青年人、老年人，甚至胎儿 B 超检查时也可发现，值得注意。

1.胆囊结石形成的机制

(1)血液中胆固醇浓度增加(高胆固醇血症)，导致胆汁中胆固醇浓度增加随后沉积而成。这常发生在肥胖、糖尿病、怀孕等情况。胆固醇结石质硬且可透过 X 线，单纯胆固醇结石的发生率很低。

(2)血中胆红素升高(高胆红素血症)发生于溶血性贫血的患者。单纯胆色素结石质地松软，较小，呈棕褐色且形状不规则。胆囊内钙盐沉积有助于这种结石的形成，而且结石不易透过 X 线。

(3)胆囊排空障碍或不排空导致胆汁淤积:由于胆囊发育不良或胆囊管阻塞导致胆汁在胆囊中滞留，进而水分过度吸收引起胆囊内胆固醇和胆色素浓度增高，由此形成胆固醇和胆色素混合性结石，这是最常见的一种类型。结石大小不一，如为多发结石可形成平面。因结石钙盐丰富，故不易透过 X 线。结石可非常细小，表现为泥沙样结石。

(4)胆囊黏膜炎症使胆汁酸吸收及胆固醇溶解度下降，从黏膜表面渗出的蛋白质构成结石的核心。钙盐大量扩散入胆汁中，促进胆红素钙形成而发展为胆固醇结石。

(5)临床表现:结石可发生在胆道系统的任何部位，但以胆囊为主(图 3-2-6)。肝硬化、Crohn 病、糖尿病、胰腺疾病和甲状旁腺功能亢进患者的结石发病率增高。另外，60% 镰状红细胞贫血病的儿童在 12 岁时可发生胆道结石，30% 的囊状纤维化的儿童可发生胆色素结石。

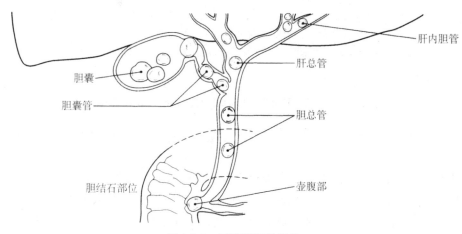

图 3-2-6　胆道结石的部位

较大的结石可导致急、慢性胆囊炎，多发的小结石通过胆囊管进入胆总管时易嵌顿在较窄的胆管远端，造成胆道梗阻。通常可引起不完全性梗阻或结石排入十二指肠后梗阻可以减轻。严重者可出现胆绞痛(胆结石发作的典型症状)，这可能是结石强行通过胆囊管引起的胆囊痉挛所致，也可能与肝胰壶腹括约肌或胆管肌肉不同程度的痉挛有关。痉挛则是由于胆囊黏膜受刺激或由于胆囊管内或胆总管内结石挤压所造成。

患者出现严重的腹痛，被迫呈蜷曲体位。疼痛持续发作但很少超过 2 小时，只有强镇痛剂才能使疼痛减轻。患者往往慑于剧痛而不愿配合腹部触诊以获得阳性 Murphy 征。肿大的胆囊可位于第 9 肋下缘,表面光滑,随呼吸移动且与肝脏边缘连续。

小结石可产生不完全性胆管梗阻,可能会造成轻微的黄疸,但临床常遇到超声检查胆囊结石阳性而胆囊切除后却找不到结石,这意味着结石可能已进入十二指肠。10% 的胆囊结石可通过 X 线平片发现。患者血清胆红素、碱性磷酸酶和天冬氨酸转氨酶水平常轻度升高。

(6)胆囊结石引起的梗阻:当胆囊结石太大不能通过胆囊管时,将引起急性胆囊炎,同时可发生胆囊周围炎,并发展为脓肿导致胆囊和十二指肠粘连。脓肿一旦破溃可形成胆囊十二指肠内瘘,结石将进入十二指肠。结石可到达回肠末端,因此处肠管较窄而结石不能通过,可发生"胆石性肠梗阻"。梗阻的小肠和积聚的气体使胰腺难以看清。少见情况为胆囊和胃、大肠和胆总管形成内瘘(图 3-2-7)。

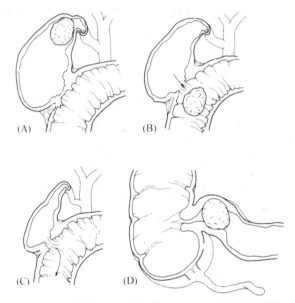

图 3-2-7　胆囊和十二指肠间的内瘘,结石可进入肠道

(A)发炎的胆囊和十二指肠粘连;(B)内瘘形成,结石进入十二指肠;(C)结石进入十二指肠后胆囊缩小;
(D)结石在回肠末端嵌顿

(7)胆囊结石的治疗:胆囊切除术是治疗胆道结石的最常用方法,美国每年实行 50 万例胆囊切除术。胆囊并非生命所必需,胆囊切除后胆汁继续产生并直接流入十二指肠,对消化功能影响较小。除了外科手术所具有的一般危险外,该手术相对较安全。手术并不能减轻术前即存在的胃肠胀气和疼痛、恶心等症状。

除了手术或内镜切除胆囊,还有其他治疗胆囊结石的方法。患者常询问结石是否可被化学药物溶解,这在许多无胆道梗阻、结石主要由胆固醇构成的病例是可行的。

治疗前应评估胆囊结石的类型和组成成分,传统的口服胆囊造影或 CT 扫描均可用来判断结石的组成和胆囊的功能。目前已有报道,通过研究结石的超声表现来排除不适合溶石治疗病例的方法。溶石治疗通过采用胆汁酸鹅脱氧胆酸和熊脱氧胆酸来增加胆汁中胆固醇的溶解度,二者仅能溶解胆囊功能正常、可透 X 线的结石,而不能溶解钙盐覆盖的结石或胆色素结石,故仅有 10％的病例适合做溶石治疗。治疗可能持续 6 个月到 2 年,视结石大小而定。据报道治疗结束后有 50％病例复发,所以建议患者在放射检查发现结石消失后继续服药 3 个月。鹅脱氧胆酸有时能引起腹泻。

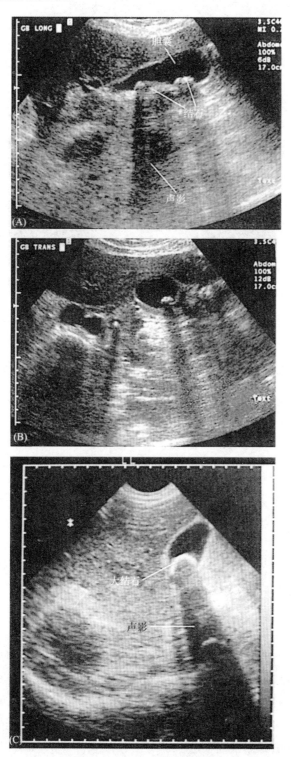

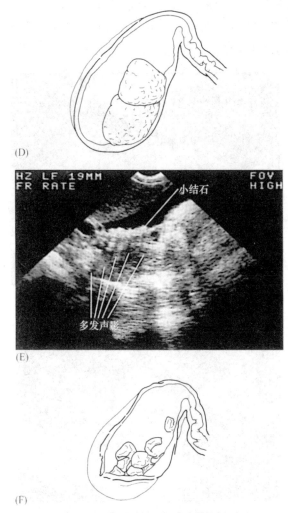

图 3-2-8　胆囊结石典型改变,注意后方声影

(A)纵切面;(B)横切面;(C、D)巨大结石;(E、F)多发小结石

对于已行溶石治疗的患者,在超声引导下行碎石治疗对胆囊功能正常的非钙化性结石是有效的。

2.超声表现

胆囊结石表现为胆囊内的强回声团,如果结石直径≥3mm,可遮挡声束的宽度,其后方可见清晰的声影。如果结石直径小于声束宽度或结石较大且部分位于声束之外或结石位于声束聚焦区之外,则看不到声影(图 3-2-8)。

结石可随重力移动,当患者变换体位时,结石缓慢移动并停留在胆囊的低位部分。声影边清,这是由于结石对声波的吸收和反射造成的,而不受结石的形态和成分的影响。肠道气体产生的声影仅是由于反射造成的,其边界不清。声影的产生取决于声束与结石的关系.为了产生声影便于观察,可通过选择合适的聚焦区,使用高频率的探头尽可能使声束宽度变小。如果具备上述所有特征,结石诊断准确率达 100%。

3.注意事项

（1）将患者体位变至左侧位、左后斜位或直立体位，可见结石沿重力方向移动的特性，并且隐藏于胆囊颈部的结石常可自行显露出来。由于胆囊结石和胆囊癌关系密切，一旦发现结石、胆囊壁软组织肿物、局限性增厚应和胆囊癌加以鉴别。

（2）小的胆囊结石可聚集在一起形成一个大的声影，否则可看到许多非常小的、散在分布的结石伴声影。

（三）胆泥

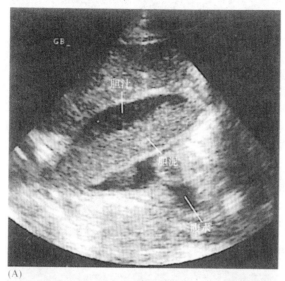

(A)

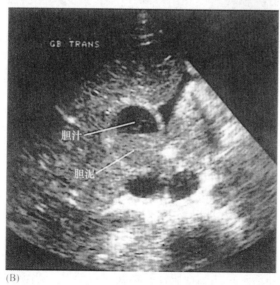

(B)

图 3-2-9　胆泥

(A)经胆囊纵切面可见胆汁-淤泥平面；(B)横切面

1.临床表现

胆泥主要由碳酸钙微粒与胆固醇结晶聚集而成，有时这些颗粒和结晶聚积成团，形成团块状淤泥球。有人认为淤泥球可能是胆结石形成的早期表现，但目前认为这只是一种假设。有时在病理性胆道梗阻、长时间禁食,以及 ITU 病房进行肠外营养和胃肠手术后需静脉营养的患者也可发生,恢复正常饮食后,胆泥常自行消失。

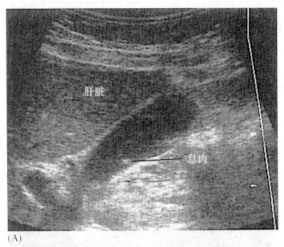

(A)

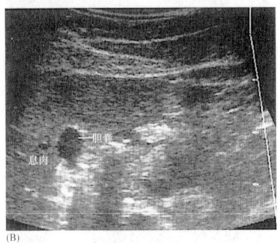

(B)

图 3-2-10　息肉

(A)纵切面;(B)横切面

2.超声表现

胆泥比正常胆汁回声强,不产生声影,表现为沿重力方向沉积的集合。这种回声也可能由创伤或感染后胆汁中血液或脓液形成,根据病史和其他特异性超声特点可明确诊断。

改变体位可使胆泥缓慢沉积停滞下来,因此需耐心观察。检查胆囊前应先扫查其他区域,是非常重要的。患者剧烈活动可使黏性胆汁扩散而难以辨认。当淤泥沉积下来时,可能并不总会出现一个平坦的"胆汁-淤泥"平面。有时可见许多细小的结石漂浮在淤泥上,表现为淤泥和胆汁之间出现一条强回声线(图 3-2-9)。

3.注意事项

(1)稠厚的胆汁在胆囊较低位置聚集而成的团块或胆泥球可类似肿瘤,但能够移动,只不过速度很慢,应耐心等待。如存在可疑情况,将患者体位转动 90°,仔细观察肿块是否移动,如果肿块没有移动,应观察是否为胆囊肿瘤,而且要仔细检查肝脏有无转移灶。

(2)某些手术,如胆总管空肠吻合术后小的食物颗粒和气体可从肠内进入胆囊,这可能和其他病变相混淆。某些患者曾做过腹部手术,最好查明患者做过何种手术。让患者变换体位进行扫查,可发现某些复杂的软组织肿块的移动情况。

(四)胆囊息肉

1.临床表现

这一术语包含胆囊炎性息肉、胆固醇息肉和腺瘤,多偶然发现且相当常见。最常见的是单发良性腺瘤,10%的良性腺瘤是多发的。有证据表明,10%的息肉为原位癌,如果息肉直径大于1cm可能恶变。

2.超声表现

息肉表现为小的、圆的、强回声团,位置固定并且突向胆囊腔内。由于其位置固定,不发生移动,无声影,其后方可见混响伪影。

除了纵向扫查外,从胆囊颈部向底部横向扫查也非常重要,否则会遗漏息肉(图 3-2-10)。

(五)胆囊癌

1.临床表现

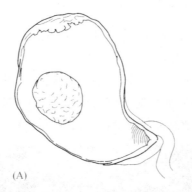

(A)

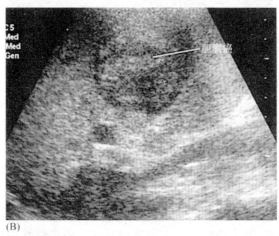

(B)

图 3-2-11

(A)胆囊底部癌和巨大结石;(B)进展期胆囊癌

胆囊癌恶性程度极高,可早期转移,预后较差。邻近胆囊颈部的癌肿易侵犯肝门组织及肝总管和胆总管。胆囊底部癌肿易侵及肝脏或腹膜,邻近淋巴结转移发生较快。其发病率随年龄增长而增长,高峰在 60~70 岁之间。男女比例为 1:4,80%~90% 的患者和胆囊结石有关,并且与慢性胆囊炎高度相关,提示炎症与肿瘤生成有一定关系。平均生存时间从发现到死亡不到 5 个月,如果胆石症胆囊切除率增加,胆囊癌的死亡率则下降,一般来讲患者极少能存活 1 年。胆囊转移癌通常源于恶性黑色素瘤,其超声表现与原发性胆囊癌相似。

2.超声表现

胆囊癌的超声表现为胆囊壁出现混合回声的不规则团块,不活动,常偶尔发现,往往合并胆囊结石。和胆囊腺肌增生症类似,胆囊壁于肿块区明显增厚。胆囊癌可引起胰头周围淋巴结肿大,导致胆总管阻塞,出现和胰头癌类似的表现(图 3-2-11)。

(六)胆囊腺肌增生症

1.临床表现

胆囊腺肌增生症指的是胆囊壁过度增生性改变,可不合并结石或炎症,患者反复出现右上腹隐痛,35 岁以上好发,男女比例为 1:3。

2.超声表现

胆囊壁呈弥散性或局限性增厚(胆囊壁节段性增厚),囊内可见多发息肉和间隔。节段性增厚可使胆囊腔局部狭窄,而呈现沙漏样改变。

Rokitansky-Aschoff 窦内小结石或胆固醇结晶(胆汁凝固物),呈斑点状强回声伴彗星尾征,这些是由胆囊内衬上皮细胞所产生的壁内憩室,向胆囊肌层延伸产生囊肿样结构。Rokitansky-Aschoff 窦内的胆固醇结晶在横断面上出现"钻戒样"改变(图 3-2-12)。

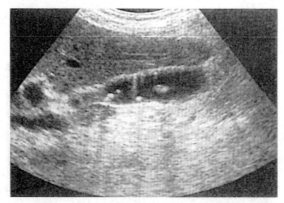

图 3-2-12　胆囊腺肌增生症的彗星尾征

(七)瓷器样胆囊

1.临床表现

瓷器样胆囊临床少见,其主要病变是胆囊壁的钙化。胆囊慢性炎症导致整个胆囊壁纤维瘢痕形成,随后可发生钙化。约 10%~61% 的患者病情可进一步发展或合并胆囊癌,胆囊前壁钙化产生的声影可掩盖某些其他病变。80% 的患者是女性,90% 的瓷器样胆囊同时合并结石。

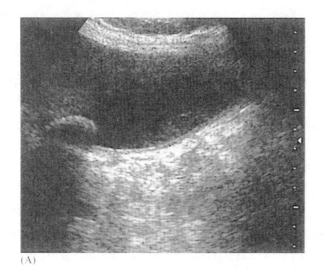

(A)

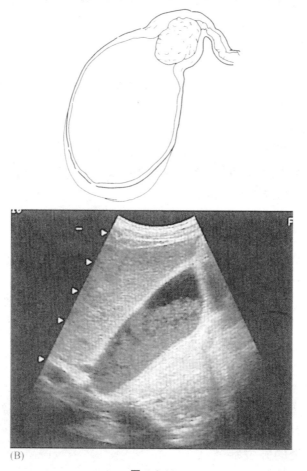

(B)

图 3-2-13

(A)胆囊颈嵌顿性结石引起的梗阻;(B)非结石性胆囊炎,注意胆囊内淤泥

2.超声表现

超声无法显示正常胆囊,而在胆囊前壁区域出现一强回声反射线,钙化的胆囊壁后方产生明显的声影。无论探头角度如何,这种情况都可出现。

3.注意事项

瓷器样胆囊超声表现可与萎缩的充满结石的胆囊类似,重要的是如何鉴别结石和瓷器样胆囊,因为后者有25%可以合并胆囊癌。尽量先找到一个非钙化的胆囊壁以确定患者是否存在结石。胆囊癌可通过钙化区以外的胆囊壁局限或弥散性增厚、胆囊壁突出的肿块或胆道阻塞、肝门或胰周淋巴结肿大、肝转移等间接征象得以确诊。

(八)急性胆囊炎

1.临床表现

急性胆囊炎30~60岁好发,女性(75%)比男性多见。患者可出现右季肋区的疼痛,并通过躯干放射到右肩胛部。疼痛呈持续性,随呼吸和体位改变而加重,患者为减轻疼痛而迫使呼吸变浅,常有恶心、呕吐,查体时腹肌紧张。心率90~100次/分,体温38℃~39℃,20%的患者出现轻度黄疸。

胆囊炎患者肝下缘可触到一个肿大的、张力较高的包块,将左手大拇指置于右肋缘下胆囊区适当加压,让患者吸气,如胆囊碰到下压的拇指,则患者屏住呼吸,这是确诊急性胆囊炎的阳性体征(Murphy征阳性)。

2.超声表现

目前缺乏诊断急性胆囊炎的单一征象,研究表明超声对急性胆囊炎诊断的敏感性是81%~95%,特异性是64%~100%。

(1)常见的超声表现如下

①70%的患者由于胆囊壁水肿增厚呈环状低回声。

②超声Murphy征阳性(最明显的触痛区位于探头下方),除了胆囊结石,超声Murphy征阳性诊断急性胆囊炎的特异性是92%。

③尽管5%~10%的病例不合并胆囊结石(非胆石性胆囊炎)(图3-2-13),但90%的急性胆囊炎是由于胆囊结石,尤其是胆囊管和胆囊颈的结石阻塞引起。

④患者禁食后胆囊壁仍然较厚,典型的病例胆囊壁厚度可达5mm以上,而正常的禁食后胆囊壁厚度不超过3mm。

⑤胆囊体积增大(积液),呈圆形,张力增高,其前后径常超过5cm,长度可达20cm。

注意:胆囊管或颈部阻塞导致的胆囊肿胀和炎症,往往临床表现较轻,且症状很快消退。胆汁可被重新吸收,上皮细胞向囊腔内分泌黏蛋白形成黏液性囊肿。查体胆囊可被触及,并有轻微不适。

(2)注意事项:虽然胆囊颈或胆囊管内的结石周围没有胆汁,超声难以发现,但结石后方仍可见到声影。有时由于胆囊管的折叠可形成伪像,如果让患者变为左后斜位或左侧位,将胆囊管伸展,便可显示隐匿结石或排除此处结石存在的可能。

(九)急性胆囊炎的并发症

1.坏疽性胆囊炎

急性胆囊炎可发展成坏疽性胆囊炎而穿孔,导致胆囊周围脓肿或腹膜炎。胆囊坏疽多见于老年人。坏疽性胆囊炎的发病率和死亡率都较高。重要的是发现某些体征,尽早进行手术。

坏疽性胆囊炎可造成胆囊内炎性渗出(内含纤维蛋白),黏膜脱落,因而囊内可见膜状物。只有 33%的坏疽性胆囊炎超声 Murphy 征阳性。应注意从局限性腹膜炎和穿孔患者中寻找胆囊周围积液以利于诊断。

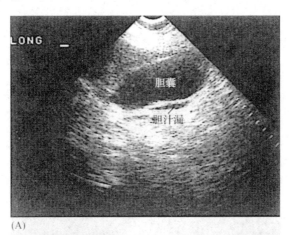

(A)

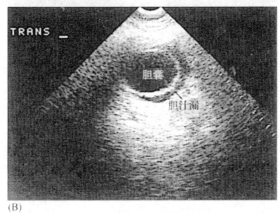

(B)

图 3-2-14 胆囊积脓和腹腔胆汁漏

(A)纵切面;(B)横切面

2.气肿性胆囊炎

气体可在胆囊壁内的 Rokitansky-Aschoff 窦内形成,也可在胆囊内产生。超声表现为水肿增厚的胆囊壁显示强回声反射区,后方伴有彗星尾状声影,类似肠祥。此征非常少见,往往提示胆囊坏疽和穿孔。气肿性胆囊炎的超声诊断对伴有急性胆囊炎症状患者的治疗具有重要意义。

3.胆囊积脓

病变继发于细菌感染、胆囊内容物化脓。胆囊管常被结石、瘢痕或炎性水肿阻塞。超声可见胆汁穿透胆囊壁形成漏和胆囊内细小回声(脓液)(图 3-2-14)。

(十)慢性胆囊炎

1.临床表现

慢性胆囊炎常合并胆囊结石,患者年龄组范围较大,以 30~60 岁之间的女性为主。其主要症状是进食后出现消化不良或疼痛(尤其是进食脂餐后),往往在进食后 15～30 分钟逐渐发生,持续 30～90 分钟。患者可伴有嗳气(胃肠胀气、消化不良),碱性磷酸酶、谷草转氨酶、谷丙转氨酶常升高。

2.超声表现

胆囊壁常增厚,超过 3mm。胆囊本身常发生纤维化,形状正常而体积变小,有时因胆囊太小而超声难以发现,但有时胆囊也可肿大。胆囊内可见结石,可伴后方声影(图 3-2-15)。

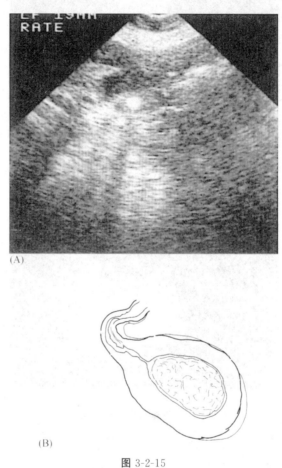

图 3-2-15

慢性胆囊炎。胆囊萎缩、充满结石,内无胆汁,注意这种情况超声难以发现

3.注意事项

(1)慢性胆囊炎时,胆囊常不能收缩变小,即便应用胆囊收缩素后反应也很小。胆囊大小应通过测量其长径和前后径来计算。如果便利的话,可测量患者进食脂餐后胆囊收缩的程度,以便计算胆囊容积。

(2)胆囊结石合并胆囊萎缩可与肠管混淆,尤其多发结石周围胆汁极少或缺乏时,此时可寻找"胆囊壁-回声-声影"这一典型所见,具体表现为浅层的胆囊壁强回声,中层的残存少量胆汁的低回声,深层的胆囊结石强回声伴后方声影。

(3)寻找到肠蠕动及其后方的模糊声影,可证实为肠管。应询问患者检查前是否进食,进食后胆囊会变小、囊壁变厚,出现类似慢性胆囊炎的超声表现。

(十一)胆囊壁弥散性增厚

正常胆囊壁禁食后不超过 3mm,而进食后或在腹水、胆囊炎(急性或慢性)、肝炎、充血性心力衰竭或 AIDS 等情况下胆囊壁可增厚。

(十二)小胆囊

禁食后胆囊小于 3cm×1cm 可认为是小胆囊,30％的囊性纤维化患者可出现小胆囊,胆囊结石发病率也升高,胆囊管常萎缩或被黏液堵塞。

(十三)胆囊不显像

(1)胆囊纤维化。

(2)胆囊充满型结石伴萎缩。

(3)某些疾病引起的胆囊萎缩。

(4)瓷器样胆囊。

(5)左位胆囊。

当然,胆囊切除后也见不到胆囊(应寻找手术瘢痕)。

(十四)胆道蛔虫

1.临床表现

蛔虫可从十二指肠进入胆道系统,欧洲和北美国家很少见,而其他国家则很常见。曾有报道胆道内 30cm 长、5mm(直径)粗的虫体。胆道蛔虫可引起胆绞痛、化脓性胆管炎、胰腺炎、肝脓肿和败血症。

2.超声表现

胆囊常肿大,其内可见许多与通心面相似的重叠的管状回声,有时可见蠕动。寄生虫死体或钙化后可产生声影,最近曾有人发表过有关肝内和肝外胆道蛔虫症超声诊断的文章。

四、胆管疾病

(一)胆管先天性疾病

1.病理与临床

胆管先天性疾病主要为胆管囊状扩张症。先天性胆管囊状扩张可发生于除胆囊外的肝内、外胆管的任何部位,胆管末端狭窄或闭锁以及胆管壁先天性发育不良是本病的基本因素。目前国内临床上仍沿用 1975 年日本学者的分类方法将其分为 5 种类型。Ⅰ型:胆总管囊性扩张型,包括胆总管囊性扩张、节段性的胆总管囊性扩张以及胆总管梭状扩张;Ⅱ型:胆总管憩室型,较少见,仅占 2％～3.1％,在胆总管侧壁有囊肿样扩张,囊肿以狭窄的基底或短蒂与胆总管侧壁连接,胆管的其余部分正常或有轻度扩张;Ⅲ型:胆总管囊肿脱垂型,罕见,仅占 1.4％,病变表现为胆总管末端扩张并疝入十二指肠内,此型在临床上有时被误诊为十二指肠内息肉或肿瘤;Ⅳ型:是指多发性的肝内或肝外的胆管扩张,既可以是肝外胆总管扩张同时合并肝内胆管扩张,也可以是肝外胆管的多发性扩张;Ⅴ型:肝内胆管扩张(caroli 病),目前部分学者认为这是一独立的病症,与先天性胆管扩张症有着本质的区别。但不管怎么分型,声像图按发病部位可大致分为三大类:肝外胆管囊状扩张、肝内胆管囊状扩张以及肝内外胆管均囊状扩张。

本病典型临床表现为腹痛、黄疸和腹部包块三联征,但临床上具有典型的三联征者非常少见,大多数患者无特异性临床表现。

2.超声表现

(1)肝外胆管囊状扩张症:①在胆总管部位出现单发或多发囊性无回声区,呈球形或梭形;②囊性无回声与近侧胆管相连通;③囊性无回声边界清晰,囊壁薄,合并感染后囊内可见点状回声,囊壁也可增厚;④囊性无回声,近侧胆管不扩张或轻度扩张,但与肝外胆管扩张不成比例;⑤胆囊或胆管部囊性无回声内可合并结石;⑥并发胆管癌无回声,内可见实性回声或仅表现为囊壁增厚。

(2)肝内胆管囊状扩张:①肝内出现多个圆形或梭形无回声;②无回声沿胆管系分布并与之相通;③无回声边界清晰,壁光滑;④可同时合并肝外胆管囊状扩张;⑤合并感染可于其内出现胆泥或脓栓回声,合并结石可见胆管内强回声伴声影。

3.鉴别诊断

(1)先天性胆管囊状扩张需与上腹部囊肿鉴别:上腹部囊肿如肝囊肿、胰头囊肿、右肾囊肿、小网膜囊囊肿等位置和胆总管紧邻,较大囊肿易误诊为先天性胆管囊状扩张,观察囊肿与胆管的解剖位置关系和囊肿与胆管是否有交通非常重要,先天性胆管囊状扩张与近端胆管可见交通。

(2)肝内胆管囊状扩张症(Caroli病)需与多发性肝囊肿鉴别:前者可见与肝内胆管相通,后者多位于肝实质内,囊腔与肝管、囊腔与囊腔之间不交通。

4.临床价值

超声成像能清晰显示肝内外扩张的胆管,典型病例可见囊肿与胆管相通,诊断较为容易,但对胆道病理变化的全面显示方面,磁共振胰胆管造影(MRCP)等影像学成像更直观。

(二)胆管结石

1.病理与临床

胆管结石分为原发性和继发性两种。原发性胆管结石是指原发于胆管系统(包括肝内胆管)内的结石,结石的性质大多为含有多量胆红素钙的色素性混合结石。继发性胆管结石是指胆囊内结石通过扩大的胆囊管进入胆总管而形成的结石。结石的形状和性质多与胆囊内的结石相同。多数呈多面形的胆固醇混合结石。由于继发胆道感染,结石的外层带有胆红素钙沉着。

胆总管结石的典型临床表现为胆绞痛、发热、寒战和黄疸,即 Charcot 三联征。但不少患者缺乏完整的三联征表现。多数患者有剑突下偏右突发性绞痛,可放射至右肩背部,少数人可完全无痛,仅感上腹闷胀不适。约 2/3 的患者继急性腹痛发作后出现寒战和高热。一般继腹痛后 12~24 小时开始出现黄疸,此时腹痛常已缓解。黄疸一般不很深,并有波动性的特点。有时黄疸也可为少数胆总管结石患者唯一的临床表现。

2.超声表现

(1)肝内胆管结石:①肝内出现强回声伴声影,沿胆管走行分布;②强回声远端小胆管扩张呈小双管、囊状或分叉状。③有胆汁淤积表现为扩张的肝内胆管内出现结石强回声,后方伴声影。④合并肝脓肿可见脓肿征象。

(2)肝外胆管结石:①肝内外胆管扩张,肝外胆管管壁可有增厚,回声增强;②管腔内出现恒定的强回声团,并能在两个互为垂直的断面中得到证实;③强回声团与胆管壁之间有分界,典型的可见液性暗环包绕结石强回声而成为"靶环"样;④强回声团后方伴有声影。

3.鉴别诊断

(1)肝内胆管结石与肝内胆管积气鉴别:见本节肝内胆管积气。

(2)肝内胆管结石与肝内钙化灶鉴别:肝内胆管结石沿胆管走行分布,周围胆管可见扩张;肝内钙化可出现在肝内任何部位,但以肝周围多见,且不伴周围胆管扩张。

4.临床价值

超声是肝内外胆管结石首选的检查方法,可准确的判断肝内胆管及肝外胆管上段结石的部位、大小、数目,但对胆总管末端的结石容易受到胃肠气体干扰,假阴性率高,诊断准确性低。

(三)肝外胆管癌

1.病理与临床

肝外胆管癌指原发于肝左右管汇合部至胆总管下端的肝外胆管恶性肿瘤。在大体形态上可分为3型:①管壁浸润型:可见于胆管的任何部位,最为多见,由于受累的管壁增厚可致管腔变小或狭窄,进而可发生阻塞现象;②肿块型:较管壁浸润型少见,可见于较晚期的胆管癌,肿块的直径可达1.5~5.0cm;③腔内乳头状型:最少见,可见于胆管的任何部位,但汇合部更为少见,此型可将胆管腔完全阻塞,癌组织除主要向管腔内生长外亦可进一步向管壁内浸润生长。胆管癌组织学类型包括乳头状腺癌、管状腺癌、黏液腺癌、腺鳞癌、鳞状细胞癌、平滑肌肉瘤、纤维肉瘤,其中以乳头状腺癌最常见。

临床表现主要为伴有上腹部不适的进行性黄疸,食欲缺乏、消瘦、瘙痒等,如合并胆结石及胆道感染可有发冷、发热等,且有阵发性腹痛及隐痛。胆管中部癌不伴有胆石及感染,多为无痛性进行性阻塞性黄疸,黄疸一般进展较快,不呈波动性。癌肿发生于胆总管下端,则可扪及肿大的胆囊,如肿瘤破溃出血,可有黑粪或大便隐血试验阳性,贫血等表现。

2.超声表现

(1)直接征象:①乳头型,肿块呈乳头状突向管腔,呈中等偏高回声,边缘不齐,无声影,其形态和位置餐前、后相对固定;②团块型,肿块呈圆形或分叶状堵塞于胆管内,管腔突然截断,肿块多为高回声,较大时可以呈低回声,与管壁无分界,胆管壁亮线残缺不齐;③管壁增厚型,管壁不均性增厚,管腔逐渐变细,呈锥形狭窄或完全阻断;④超声造影,各型肿瘤强化与周围肝实质或胆管壁同步增强,呈高或中等增强,小肿瘤均匀性增强,较大者增强不均匀,动脉晚期消退,呈快进快退特点;门脉相消退为边界清晰的明显低增强病灶,胆管壁连续性中断,侵犯周围组织时边界不清;延迟相或晚期亦呈低增强。

(2)间接征象:①病灶以上胆管系不同程度扩张;②肝体积弥散性肿大,回声增粗;③肝门部淋巴结及肝内可有转移。

3.鉴别诊断

(1)胆管癌与十二指肠乳头癌和胰头癌鉴别:胰头癌可见胰头体积增大,胰头内可见低回声团块,同时伴有胰管扩张等征象,特别是胰管扩张而胆管扩张不明显者诊断更明确。十二指肠乳头癌等壶腹周围肿瘤与胆管癌的鉴别比较困难,需要病理才能完全区分。

(2)胆管癌与非肿瘤性原因所致的胆管扩张鉴别:胆管结石、胆管炎、胆泥等均可导致胆管扩张,但结石和胆泥的回声特点与肿瘤不同,超声造影有助于鉴别。胆管炎特别是硬化性胆管炎需要借助胆道造影及病理才能完全鉴别。

(3)胆管癌与肝肿瘤及肝门部肿大淋巴结鉴别:肝肿瘤及肝门部肿大淋巴结与胆管壁分界清晰,胆管壁连续性好,胆管呈外压性改变。胆管癌呈浸润性生长,侵犯胆管壁及周围组织,边界可不清晰,胆管壁连续性中断,超声鉴别不难。

4.临床价值

超声能清晰显示肝内外胆管扩张、病变胆管形态及走行改变,并可判断肿瘤的形态学特征,结合超声造影更可准确定性,并评估肿瘤周围侵犯程度,为临床提供可靠信息,指导临床选择手术治疗方案。

(四)胆管炎症

1.病理与临床

急性化脓性胆管炎是外科急腹症中死亡率较高的一种疾病,多数继发于胆管结石和胆道蛔虫症。但胆管狭窄和胆管肿瘤等病变有时亦可继发此症。在原有结石等阻塞性疾病的基础上发生胆管感染,在含有脓性胆汁的胆管高压的作用下,肝内小胆管及其周围的肝实质细胞发生炎性改变,产生大片坏死,形成肝内多发性小脓肿。在后期,可发生感染性休克,肝、肾衰竭或弥散性血管内凝血等一系列病理生理性变化,此即为急性梗阻性化脓性胆管炎或称急性重症胆管炎。

硬化性胆管炎又称狭窄性胆管炎,实质上不是一种化脓性疾病,以肝内、外胆管的慢性纤维化狭窄和闭塞为其特征,临床上较少见。原发性硬化性胆管炎一般无胆石,亦无胆管手术史,不少病例同时伴有溃疡性结肠炎。少数人还伴有纤维性甲状腺炎及后腹膜纤维化等疾病。发病年龄多数为30～50岁,男性多于女性。目前认为,细菌和病毒感染,免疫功能异常以及某些先天性遗传因素是本症可能的发病因素。

急性化脓性胆管炎起病急骤,突然发生剑突下或右上腹剧烈疼痛,一般呈持续性,继而发生寒战和弛张型高热,近半数患者出现烦躁不安、意识障碍、昏睡乃至昏迷等中枢神经系统抑制表现,同时常有血压下降现象。多数患者有黄疸,但黄疸的深浅与病情的严重性可不一致。体温升高,脉率增快,脉搏微弱,剑突下和右上腹有明显压痛和肌紧张。白细胞计数明显升高和右移,血清胆红素和碱性磷酸酶值升高,并有肝功能损害表现,血培养常有细菌生长。

硬化性胆管炎临床主要表现为梗阻性黄疸,呈进行性的缓慢过程。一般无上腹绞痛病史,仅有上腹不适和胀痛,伴有明显的皮肤瘙痒,有食欲减退、恶心和乏力等。

2.超声表现

(1)急性梗阻性胆管炎:①肝外胆管增粗,管壁增厚,胆管腔扩张;②扩张胆管内可见结石、蛔虫回声;③胆汁内可见密集细点状回声或絮状沉积物;④肝内胆管扩张,可伴有胆囊增大;⑤肝内、肝周可并发脓肿。

(2)硬化性胆管炎:①胆管壁明显增厚,回声增强,厚度0.4～0.6cm,甚至超过1cm;②受累节段胆管腔内径狭窄或闭锁,呈僵硬强回声带;③狭窄以上胆管系轻中度扩张;④累及胆囊致胆囊壁增厚,胆囊收缩功能减低或消失。

3.鉴别诊断

(1)急性梗阻性胆管炎与硬化性胆管炎鉴别:二者均可表现为胆管内结石,胆管壁增厚,但前者起病急,临床症状明显,后者表现为进展缓慢的胆管壁增厚,临床表现出持续性缓慢进行性加重的黄疸,容易鉴别。

(2)硬化性胆管炎与胆管癌鉴别:胆管癌管壁增厚呈局限性,局部管腔有截断感,近端胆管扩张显著,硬化性胆管炎管壁增厚均匀呈强回声,范围较广泛,近端胆管扩张较轻,与临床黄疸症状不符。

4.临床价值

超声诊断急性梗阻性胆管炎准确直观,并可与其他急腹症鉴别,对疾病早期诊断临床价值大,并可在超声引导下行胆管穿刺置管引流减压术,是临床诊断急性梗阻性胆管炎首选的影像检查方法。硬化性胆管炎超声表现特异性不高,需结合其他影像检查或穿刺活检才能确诊。

(五)胆管积气

1.病理与临床

胆管积气是气体积聚于胆管内,临床比较常见,常继发于胆道手术、T管引流、胆肠内引流、Oddi括约肌松弛等疾病。由于体位因素,气体多位于右前叶和左内叶胆管内,也可同时分布于肝内外胆管。患者多数同时合并反流性胆管炎,表现为上腹部疼痛、发热等,但较少引起胆道梗阻或黄疸。

2.超声表现

(1)肝内外胆管内出现带状或条索状强回声,后方伴有彗星尾征。

(2)强回声带不稳定,随体位改变向人体靠上侧移动,同时形态也有改变。

(3)多分布于胆管左右支。

(4)胆管可无扩张。

3.鉴别诊断

(1)胆管积气需与胆管结石鉴别:见表3-2-1。

(2)胆管积气与门静脉积气鉴别:肝内胆管与门静脉伴行,二者积气易混淆,但多切面扫查结合彩色多普勒血流成像可确定气体位置,且门静脉积气多为严重肠道坏疽合并产气杆菌感染,临床症状严重,鉴别容易。

4.临床价值

超声可敏感准确诊断胆道积气,并可发现潜在的胆道疾病,但对于胆道积气合并结石者,鉴别较为困难。

表 3-2-1 胆管结石与胆管积气的鉴别要点

	胆管结石	胆管积气
病史特征	多无手术史,可有疼痛、黄疸等症状	多有胆道手术史,患者多无临床症状

	胆管结石	胆管积气
强回声特征	呈圆形、不规则形或条索状,形态固定,多位于管腔中央部,边界清晰	呈条索状,形态不稳定,紧贴管腔前壁
后方声影特征	干净,稳定	呈多重反射回声带,多不稳定,易发生变化
胆管扩张	多有	多无
改变体位	形态和位置无变化	位置和形态改变
分布	局部胆管内或呈多发	多位于左叶肝内胆管或两侧肝内胆管
CT扫描	胆管内高密度影	胆管内见气体影

第三节　胰腺

一、临床基础

(一)胰腺的解剖概要

胰腺位于上腹及左季肋区深部的腹膜后间隙,紧贴腹后壁,平齐第一、第二腰椎的高度,并横跨脊柱。胰腺的大小、形态因人而异,一般成人长度为 10～25cm,厚度胰头部 2.5cm 以内,胰体及胰尾部 2.0cm 以内。

1.胰腺的组成及毗邻

胰腺由四部分组成:胰头部、胰颈部、胰体部及胰尾部。胰腺各部及其毗邻如下。

(1)胰头部:胰头是胰腺最宽的部分,位于腹部正中线的右侧。前方为胃窦,外侧为十二指肠第二段并被环抱。上方为肝尾叶和门静脉,后方为脊柱和下腔静脉,并有胆总管走行,内侧为肠系膜上静脉走行并以此与胰体部分分界。胰头向下内侧延伸部称钩突,其下部分向左延伸,可达肠系膜上静脉与腹主动脉间。

(2)胰颈部:胰颈部是胰头和胰体之间的移行部分,此部短而窄,肠系膜上静脉走行于其后的浅沟内,并与脾静脉汇合为门静脉主干。

(3)胰体部:胰体部位于脊柱前左侧,此部较长。前面由网膜囊后壁的腹膜覆盖并和胃后壁相邻,后面由右向左直接与腹主动脉、肠系膜上动脉起始部、左肾血管、左肾上腺、左肾上极等血管及脏器相邻,脾静脉位于上述诸结构与胰腺之间,自左向右横行于胰体中部后方。腹腔动脉干在胰体上缘自腹主动脉发出,向前分叉为脾动脉及肝总动脉,脾动脉沿胰体上缘向左走向脾门。

(4)胰尾部:胰体向左上方延伸,逐渐变成胰尾,后方与左肾及左肾上腺毗邻,尾端可达脾门,其后面也有脾静脉横行。胰尾下方与结肠脾曲相邻。

2.胰腺导管

胰腺导管是胰液排出的通道,包括主胰管和副胰管。常见类型为主胰管贯穿全长,副胰管短细或缺如(61%)。

(1)主胰管(Wirsung 管):自胰尾至胰头贯穿全长,在肝胰壶腹部与胆总管汇合后由十二指肠乳头进入十二指肠第二段。正常主胰管的内径<2mm。

(2)副胰管(Santorini 管):一端与主胰管相通,另一端与肝胰壶腹上约 2cm 的小乳头处开口于十二指肠,是引流胰头上前部的导管。

(二)检查方法

1.仪器

检查胰腺应用实时显像仪器为佳,一般使用探头频率为 3.0～3.5MHz 的凸形探头。

2.检查前准备

检查前一般应禁食 8～12 小时。

3.检查体位与方法

(1)仰卧位检查法:检查胰腺最常用的体位是仰卧位,先行横切面检查,观察切面形态、轮廓、大小等。再行纵切面右到左对胰腺各部分一一观察。患者深吸气使肝下移推开横结肠,利用下移的肝脏作为透声窗观察,可提高胰腺显示率。利用左肾或脾脏做透声窗可以观察胰尾。

(2)侧卧位检查法:左侧卧位或右侧卧位可避开胃肠气体干扰,当仰卧位检查胰头或胰尾显示不佳时,可以使用此体位,右侧卧位观察胰头而左侧卧位观察胰尾。

(3)坐位、半坐位或立位:此体位亦可达到使肝脏位置下移推开横结肠的目的而使胰腺容易显示。

4.饮水法检查

患者取坐位,饮水使胃内充满液体后,通过胃作为透声窗观察胰腺,可明显改善胰腺的显像而取得满意效果。

二、正常超声表现

正常胰腺呈均质性结构。一般来讲,正常成人胰腺比肝脏回声略高,但小儿胰腺比肝脏回声低。肥胖者、60 岁以上脂肪肝患者、皮质激素增多及库欣病患者的胰腺回声略高,与其周围的腹膜后脂肪分界不清,因此测量时会过高地估计胰腺厚度。胰管呈窦状,与声束垂直时表现为胰腺中央的长线状、管状结构,位于声束正下方时表现为"="征。

刚从事超声诊断工作者常难以找到胰腺。最简单的方法是找到胰腺后方的大血管,如主动脉、肠系膜上动脉、脾静脉。胰腺常位于脾静脉前方。横断面上只有仔细观察胰腺周围结构才能找到。

扫查胰腺长轴时,胰头内可见两个小圆形无回声结构——前方为胃十二指肠动脉,下后方为胆总管。

横切面上,胰管表现为胰腺组织内细而无回声结构(图 3-3-1)。

源于腹侧胰腺的结构(钩突和胰头后部)脂肪少,在 28% 的患者比胰体部回声低。胰腺脂肪浸润时常较难观察,需 CT 扫描检查。老年胰腺常萎缩、纤维化。儿童则相对较大,轮廓饱满,比成年人回声低。新生儿胰腺比幼儿回声更低。

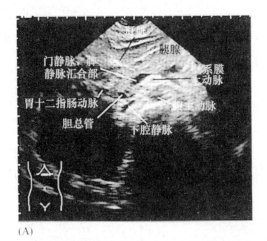

(A)

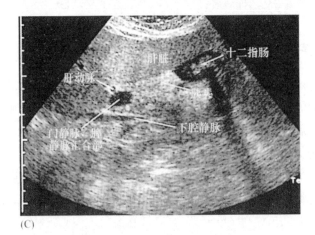

(B)

(C)

图 3-3-1　正常成人上腹部扫查

(A)横切获得胰腺长轴;(B、C)纵切获得胰腺横断面

1.注意事项

(1)钩突有时被误为肿瘤,应注意观察其正常结构。

(2)当与其他器官的回声相比较时,应注意其他组织本身可能异常。

(3)马蹄肾和十二指肠可以酷似胰腺。十二指肠后壁和胰腺前缘交界处很像胰管,胰管还易被误为肝动脉、脾静脉和胃十二指肠黏膜。

(4)环形胰腺是一种先天异常,常伴有十二指肠闭锁,表现为新生儿小肠高位梗阻。

(5)十二指肠可被误认为是胰头的一部分,而胰管被误认为脾动脉。

2.正常大小

胰腺形态不规则,其大小难以准确测量。胰腺从头至尾长约15~20cm,老年人略小,新生儿、小儿的胰尾较饱满。表3-3-1为胰腺各部的前后径。

表 3-3-1　各年龄段胰腺各部的前后径(单位:cm)

年龄	胰头	胰体	胰尾
成人	2.5~3.0	1.0~2.0	1.5~2.0
11~19 岁	2.0~2.5	1.1~1.4	2.0~2.4
1~10 岁	1.7~2.0	1.0~1.3	1.8~2.2
1 个月~1 岁	1.5~2.0	0.8~1.1	1.2~1.6
<1 个月	1.0~1.4	0.6~0.8	1.0~1.4

胰管一般都能显示,内径最大值为2mm,餐后可达3~4mm,因此扫查前患者应空腹。随着年龄增大胰管逐渐增宽,老年人最宽可达6mm。

三、局灶性疾病

(一)胰腺囊肿

1.病理与临床

胰腺囊肿包括真性囊肿、假性囊肿两类。前者由胰腺组织发生,囊壁内层为上皮细胞。按病因可分为先天性囊肿、潴留性囊肿、退行性囊肿、赘生性囊肿与寄生虫性囊肿。后者系外伤、炎症后胰液外渗被邻近组织包裹而成,囊壁由纤维组织构成,囊壁内无胰腺上皮细胞。

2.超声表现

(1)真性囊肿:①囊肿单发或多发,体积较小,呈圆形或椭圆形;②囊肿壁薄、回声清晰,边界光滑完整;③囊肿内无回声透声良好,伴有出血或感染可出现沉积物样回声。

(2)假性囊肿:①胰周可探及圆形或椭圆形液性暗区,边界清晰,少数内部可见散在光点回声或不规则低回声;②相邻胰腺无正常结构回声;③不典型假性囊肿可表现为囊内分隔,因感染、出血、凝血块可使内部回声明显增多,囊肿壁钙化等;④囊肿破裂可出现腹腔或腹膜后积液。

3.鉴别诊断

(1)真性囊肿与假性囊肿鉴别:真性囊肿较少见,女性居多,体积小,常在体检中发现,囊肿壁薄而光滑。假性囊肿较多,常见于男性,体积大,有上腹外伤史或急性胰腺炎病史,声像图显示囊肿形态多不规则,囊内可见点状低回声堆积或漂浮。

(2)胰腺囊肿与囊腺瘤或囊腺癌鉴别:真性囊肿囊壁薄,囊内透声好;假性囊肿囊内可见沉积物回声,彩色多普勒囊内及囊壁均不能录及血流信号。囊腺瘤或囊腺癌囊壁可增厚,囊内可见分隔样回声或乳头状低回声,彩色多普勒可于其内录及动脉血流信号。

4.临床价值

超声诊断胰腺囊肿敏感性很高,且有较高的诊断准确率,随着超声仪器分辨率的不断提高,对于直径<1cm的囊肿,超声也能清晰显示。对于假性囊肿的发生、发展、破裂等演变可动态观察,并能在超声引导下经皮穿刺囊肿抽液行淀粉酶检查,帮助确诊本病,同时还具有治疗作用。

(二)胰腺囊腺瘤与囊腺癌

1.病理与临床

胰腺囊性肿瘤包括胰腺囊腺瘤和胰腺囊腺癌,可发生于胰腺的任何部位,但以胰腺体尾部多见。两者大体外观基本相似,瘤体大小不一,常呈不规则圆形,表面光滑,包膜完整,与正常胰腺组织有较明确的分界,与毗邻脏器和周围组织无明显粘连,肿瘤的囊壁厚薄不均。囊腺癌晚期可累及周围组织和器官,出现局部淋巴结或肝转移。

胰腺囊腺瘤生长缓慢,一般病史较长,囊腺癌常由囊腺瘤恶变而来。上腹胀痛或隐痛、上腹部肿块是胰腺囊性肿瘤的主要临床表现,其次有体重减轻、黄疸、消化道出血、各种胃肠道症状和肝转移。

2.超声表现

(1)胰腺局部出现分叶状多房囊性包块及混合性包块,以体尾部多见。

(2)包块后壁及后方回声增强,边缘不规则,可见乳头状实性回声自囊壁突入腔内。

(3)囊腺癌呈不规则分叶状囊性肿块,囊壁较厚,晚期胰腺周围淋巴结肿大,肝内出现转移灶。

(4)包块周边及内部实质可探及血流信号,囊腺癌尤为明显。

(5)超声造影瘤体内部实质与周围胰腺组织同时均匀增强,早期等于或高于胰腺实质,囊腺瘤消退较慢,晚期略低于胰腺实质,囊腺癌消退较快,晚期增强程度低于周围胰腺实质。

3.鉴别诊断

(1)囊腺瘤与囊腺癌鉴别:两者声像图类似,鉴别较为困难,如间隔光带较厚,实性部分较多,生长较快应考虑有恶性可能,其次超声造影囊腺癌瘤体增强消退较快,增强晚期低于周围腺体组织。

(2)囊腺癌或囊腺瘤与假性囊肿鉴别:见本节胰腺囊肿的鉴别诊断。

4.临床价值

胰腺囊腺瘤或囊腺癌极为少见,临床表现无特异,单从二维声像图上两者难以鉴别,诊断很困难,但结合超声造影可以提供鉴别诊断依据,具有一定价值。

(三)胰腺癌

1.病理与临床

胰腺癌是消化道常见的恶性肿瘤之一,是恶性肿瘤中最常见的,多发于胰头部,其次为体尾部,弥散性胰腺癌可累及整个胰腺,较为少见。胰腺癌绝大部分是胰腺导管腺癌,占80%以上,其次为腺泡细胞癌,其他类型还有腺鳞状细胞癌、黏液囊腺癌、黏液性腺癌、多形性癌和胰岛细胞癌等,但均较少见。

胰腺癌的临床表现与肿瘤发生部位、病程早晚等相关,胰头癌出现症状较早,体尾部癌出现症状较晚,一旦有症状,已属晚期。腹痛及进行性黄疸为胰头癌的常见症状,90%胰腺癌有迅速而显著发展的体重减轻,晚期常伴恶病质,乏力与食欲缺乏亦甚为常见。体格检查早期无特异,晚期可触及结节状质硬肿块。

2.超声表现

(1)胰腺局部局限性肿大,呈结节状、团块状、不规则局部隆起,弥漫型表现为胰腺弥散性肿大而失去正常形态。

(2)胰腺轮廓多有改变,较小肿块可见局部向外突起,轮廓略显不规则,较大肿块轮廓不规则,呈蟹足状向周围浸润。

(3)胰腺内出现肿块,肿块多为低回声,光点分布不均匀,表现为高回声者少见,肿瘤内出血则表现为不规则无回声。

(4)胰管不同程度扩张,内壁光滑,肿瘤侵犯胰管可致胰管闭塞。

(5)胆管由于癌肿或肿大淋巴结浸润或压迫梗阻,导致远端胆管扩张。

(6)周围血管受压、移位、梗阻,也可直接侵犯血管壁,致血管壁局部连续性中断。

(7)晚期出现转移征象:腹膜后淋巴结肿大,肝内出现转移灶,胰腺后方软组织增厚,腹水等。

(8)彩色多普勒超声表现为较大肿块内可录及点、线状血流信号,肿块较小时很少能检出血流信号。

(9)超声造影早期增强速度较胰腺实质晚,瘤内可见不规则瘤血管缓慢向心灌注,达峰时间及加速时间较长,其强度也小于周围胰腺实质。晚期增强水平均低于周围胰腺实质。

3.鉴别诊断

(1)胰腺癌与胰岛细胞瘤鉴别:功能型胰岛细胞瘤体积较小,呈均匀性低回声,临床伴发低血糖症状,比较容易鉴别。无功能性胰岛细胞瘤体积通常较大,包膜完整,与周围组织分界清晰,其生长缓慢,病程较长,一般可以鉴别。超声造影可以鉴别二者,胰岛细胞瘤增强早于周围胰腺实质,达峰时间短,增强速度快,增强水平较周围实质高。

(2)胰腺癌与胰腺囊肿:液化范围较大的胰腺癌有时与胰腺囊肿相似,但前者除液腔外还可见实性成分和不规则边缘以及周围浸润、转移等征象,一般可以鉴别。

(3)胰腺癌与壶腹癌及胆总管下段癌鉴别:见本节梗阻性黄疸的鉴别诊断。

4.临床价值

超声对胰腺癌的检出率较高,特别是伴有胆管、胰管扩张时,超声易于显示,超声造影可定性诊断,也易于显示周围器官和血管的浸润,但<2cm的肿块超声显示较困难。

(四)壶腹部癌

1.病理与临床

壶腹部癌包括壶腹癌、十二指肠乳头癌和胆总管下端癌3种。组织学类型以腺癌多见,其次为乳头状癌,大体形态有肿瘤型和溃疡型两种。肿瘤生长首先阻塞胆管和(或)胰管开口,引起黄疸和消化不良。癌肿浸润肠壁可引起十二指肠梗阻和上消化道出血,晚期患者可累及周围大血管和脏器或出现淋巴结转移或肝转移。

临床表现为较早出现的黄疸,有时伴随有胆囊肿大、肝大、粪便呈陶土色等。早期即可因胆总管扩张而发生上腹疼痛,进食后较明显,随着癌瘤浸润范围增大或并发炎症,疼痛加重,并可出现脊背痛。还可出现发热、食欲缺乏、饱胀、消化不良、腹泻、贫血、消瘦等。

2.超声表现

(1)癌肿位于扩张的胆总管末端,内以低回声为主,少数表现为高回声或混合回声,部分表现为管壁增厚,肿瘤较胰头癌更小,轮廓更清晰,

(2)肿块体积较小,边缘多不规则。

(3)较早出现胆管、胰管扩张,胆管扩张程度较胰管显著。

3.鉴别诊断

壶腹部癌需要与胰头癌、胆管癌、胆管结石相鉴别,见本节梗阻性黄疸鉴别诊断。

4.临床价值

壶腹部肿瘤体积小位置隐蔽,但由于出现临床症状早,胆管扩张明显,故较易被早期发现,因此,超声对壶腹癌的早期诊断和与胰腺癌的鉴别诊断具一定价值,可作为首选的影像检查方法,但仅凭超声影像难以与壶腹部的炎性狭窄或其他良性疾病鉴别,需结合病史或其他检查才能确诊。

(五)胰岛细胞瘤

1.病理与临床

胰岛细胞瘤是最常见的胰腺内分泌肿瘤,分为功能性和无功能性两种,好发部位依次为胰尾、体、头部,常见于20~50岁。约60%为功能性胰岛细胞瘤,较早即出现明显的临床症状,90%的瘤体直径<2cm,功能性胰岛细胞瘤有6种,即胰岛素瘤、胃泌素瘤、高血糖素瘤、生长抑素瘤、血管活性肠肽瘤和胰多肽瘤,以胰岛素瘤常见。

功能性胰岛素瘤临床常出现低血糖发作及whipple三联征:自发性周期性发作低血糖症状、昏迷及其精神神经症状,每天空腹或劳动后发作;发作时血糖低于2.78mmol/L;口服或静脉注射葡萄糖后,症状可立即消失。随病程延长低血糖症状逐渐加重,发作时间延长,发病次数增多,甚至餐后也可诱发低血糖。身体逐渐肥胖,记忆力、反应力下降。

2.超声表现

功能性胰岛细胞瘤单发或多发,以单发多见,好发于体、尾部,瘤体回声均匀,以低或无回声为主,边界清晰规整,有时可见包膜,瘤体体积一般较小为1~2cm。较大者内部回声不均匀,可见粗大的斑点状高回声或液化坏死无回声。

无功能性胰岛细胞瘤体积一般较大,边界清晰,内部回声较低,不均匀,可伴有无回声区及后方回声增强效应,压迫周围血管可出现相应压迫症状。

3.鉴别诊断

胰岛细胞瘤与胰腺癌鉴别,见本节胰腺癌的鉴别诊断。

4.临床价值

超声可检出体积稍大的胰岛细胞瘤,对不能发现的肿瘤,可应用术中超声探查,可检出肿瘤,准确定位,指导临床手术治疗。

（六）梗阻性黄疸的鉴别诊断

1.病理与临床

梗阻性黄疸是由肝内毛细胆管、小胆管、肝胆管、肝总管或胆总管的机械性梗阻所致。梗阻性黄疸只是征象而不是独立的疾病，与胆道梗阻并非同一概念，一侧的肝胆管梗阻不一定出现黄疸，因对侧肝叶有能力排除足量的胆红素。梗阻性黄疸的原因有肝外梗阻和肝内梗阻两种，而以前者为常见。临床上梗阻性黄疸病因多种多样，按胆管本身分为3种类型：①胆管内因素：如胆管结石、蛔虫等；②胆管壁因素：如胆管损伤、炎症、肿瘤、先天性胆管闭锁等；③胆管外因素：如胰头癌、肝门区淋巴结转移性癌肿压迫侵犯肝管等。

临床表现为皮肤呈暗黄色，完全梗阻者可为黄绿及绿褐色，伴有皮肤瘙痒及心动过缓，尿色加深如浓茶，粪便颜色变浅，完全梗阻粪便呈白陶土色，并常有出血倾向，尿结合胆红素实验阳性，不同的病因还会有相应的临床症状。

2.超声表现

（1）肝外梗阻性黄疸的超声图像：①肝内胆管扩张，左、右肝管内径＞3mm，二级以上肝内胆管与伴行门静脉分支形成小平行管征；②肝外胆管扩张，肝外胆管内径＞6mm提示扩张，7～10mm为轻度扩张，＞10mm为显著扩张，扩张的胆总管与伴行的门静脉形成双筒猎枪征；③胆总管内病变引起的梗阻，胆总管内蛔虫可见平行光带呈"空心面"征，结石可见胆管内强回声伴声影，沉积的泥沙样结石、胆泥可见点状强回声，前者伴声影，陈旧性炎性胆汁呈絮状光团、光斑，胆管癌可见胆管局部不规则团块回声等；④胆管本身病变，胆管炎性狭窄可见管壁增厚，先天性胆总管囊状扩张局部可见囊状无回声与近端胆管相通；⑤胆道外及周围病变压迫引起的梗阻，如肝门部、胰头部、壶腹部肿瘤可见相应部位肿块回声。

（2）梗阻部位的判断：①胆总管显示扩张是下端梗阻的可靠佐证，提示胆道下段梗阻；②肝外胆管正常或不显示，而肝内胆管或肝左、右管仅一侧扩张，提示肝门部梗阻；③肝总管水平梗阻胆囊不增大，胆总管水平梗阻则胆囊增大；④单纯胆囊肿大，肝内、肝外胆管均正常者，则提示胆囊颈管处梗阻或胆囊本身的病变；⑤胆总管扩张而胆囊不增大，可能由胆囊颈部阻塞或胆囊本身疾病所致，因而不能只根据胆囊是否增大来判断梗阻部位；⑥肝内外胆管扩张、胆总管扩张、胆囊肿大和胰管扩张，则提示十二指肠Vater壶腹水平发生阻塞。

3.鉴别诊断（表3-3-2）

表3-3-2　不同病因梗阻性黄疸的鉴别

	胰头癌	胆管癌	亚腹癌	胆管结石
肿瘤位置	多位于胰头	可位于胆管下段、肝门以及胆囊管与肝总管汇合处	肿块位于Vater壶腹水平	无肿块
肿瘤内回声	多数低回声	多数回声增强	多为强回声	无
肿瘤大小	多数体积较大	体积大、小均常见	体积多数较小	无
胰腺增大	多有	无	无	合并胰腺炎时可有
胰管扩张	有	无	有	下段结石可有

续表

	胰头癌	胆管癌	亚腹癌	胆管结石
胆管扩张程度	重度	中、重度	时轻时重	轻度或中度
胆管壁形态	正常	增厚、僵硬	轻度增厚	正常或炎性增厚
下腔静脉	受压移位	正常	正常	正常
胆管内回声团	无	胆管内可见乳头状低回声	壶腹部胆管内可见乳头状高回声	强回声,后方伴声影
胆囊结石	无	无	无	多有

4.临床价值

超声检查具有安全、便捷、准确、价廉等特点,能较完整地显示扩张的肝内外胆管,诊断率高,能为临床诊断及手术治疗提供重要依据,在诊断梗阻性黄疸方面独树一帜。超声不仅能确定肝外梗阻性黄疸的存在,而且还能确定梗阻的部位,对梗阻性黄疸的病因诊断率高。可以认为超声在肝外梗阻性黄疸的定性,尤其是定位诊断中,是首选的检查方法之一。

四、弥散性疾病

(一)急性胰腺炎

1.临床表现

急性胰腺炎是一种急性病变,具有腹痛及血、尿淀粉酶随病情发生变化的特点。常与下列因素有关:胆石症、酗酒、胰管的梗阻、一些少见的病毒感染、外伤、医源性感染(如 ERCP 检查)、孕妇急性脂肪肝、一些不常见的如灰蜘蛛或蝎子的叮咬。酗酒虽然可导致胰腺炎的发作,但胰腺通常早已受到损害,故酗酒所致的胰腺炎常转为慢性复发性胰腺炎。

胆道结石所致的急性胰腺炎常为复发性,但是胰腺很少受损,并且这种胰腺炎非慢性病。有三分之一的胰腺炎病例与饮酒及胆结石无关,而 $21\% \sim 45\%$ 的胰腺炎与十二指肠、胰管等的病变有关。

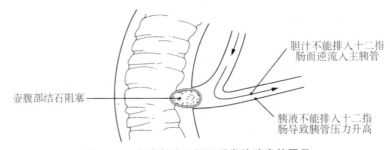

图 3-3-2　壶腹部结石梗阻诱发胰腺炎的图示

急性胰腺炎是胰腺内胰酶被激活外溢而发生胰腺自身消化的一种疾病,胰管的阻塞是由胰管异常或结石而导致管道系统压力增高所致。当压力超过 60cm 水柱,胰管破裂,胰酶进入胰腺间质,导致胰腺炎的发生。胰酶(尤其是肠促胰酶肽)的作用因胆汁或十二指肠内容物的影响而加强(图 3-3-2)。

胰腺炎从轻型到重型再到整个胰腺的出血坏死,这一过程的致死率为50%,急性水肿型胰腺炎常有较快痊愈的病例。一种较为严重的胰腺炎——出血坏死型胰腺炎呈现出从轻型(胰腺受累低于50%)到重型(胰腺受累高于50%)的过程,重症胰腺炎有较高的致死率(约95%~100%),这一类型在晚期可出现呼衰和肾衰。唯一的治疗措施是切除坏死组织。痊愈的患者有疾病复发的可能,重症胰腺炎导致败血症可产生致死性的有毒气体(10%)。

患者上腹部疼痛放射到肩背部可能预示着病情加重,常伴有恶心、呕吐或频繁干呕。活动可导致疼痛,患者常用憋气来抑制因活动所产生的疼痛。胰腺炎进展期,患者可出现因低钙造成的手足抽搐(肌肉痉挛),并且随脂肪坏死程度的加大而加剧。胰腺炎男、女性的发病率接近,可发生在任何年龄,40~55岁多发。常出现腹部触痛、紧张、僵硬甚至休克。胰腺炎常被误诊为急性溃疡穿孔或动脉瘤破裂。

重症坏死型胰腺炎预后不良的因素:

(1)患者年龄大于55岁。

(2)血清淀粉酶升高(10001U/L),但是这一现象也常出现在消化道溃疡或阑尾穿孔时。较为特异的是淀粉酶高于正常值的5倍,但也不能完全依赖这一结果。淀粉酶维持高水平时间短暂,可能不被记录。

(3)白细胞计数>16000(16×10⁹/L)

(4)血尿素氮>16mmol/L

2.超声表现

急性水肿型胰腺炎的超声表现为整个腺体肿大,回声减低,胰管内径增大。常出现胰周或小网膜囊积液,其次是出现假性囊肿,严重时可并发胰腺脓肿。这种表现可累及部分或整个腺体(图3-3-3)。

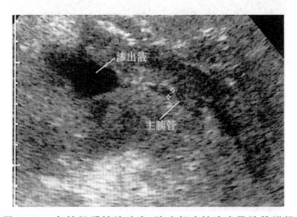

图3-3-3　急性间质性胰腺炎,胰头部液性渗出及胰管增粗

就胰腺炎患者而言,有30%的患者在6个月内面临更严重的复发,因而超声探查有无结石是必要的。

对于坏死型胰腺炎,扫查胆道系统是必要的。如果胆总管内径大于6~7mm,应当考虑胆总管切开取石。早期超声检查胰腺可为正常表现,随后的扫查显示整个胰腺因脂肪坏死而回声不均,血管受累可导致阻塞。胰腺回声不均可局限在一处或多处,直径7~8mm。

彩色多普勒显示胰腺炎低回声区及周围血流信号增多。

(二)慢性胰腺炎

1.临床表现

慢性胰腺炎相对少见,发生率为 0.2%~3%,然而在最近 20 年本病常见,这与全国范围内的酒精高消费有关。慢性胰腺炎导致胰腺轮廓不整,质地不均,胰管不规则狭窄及扩张,胰管内结石。胰管内可见蛋白栓子,它可引起胰管扩张、腺泡肿胀,导致局灶性坏死。胰管周围广泛纤维化,最终只残存部分胰岛细胞和腺泡,伴胰管明显扩张。蛋白栓子钙化形成结石。

慢性胰腺炎是一种不可逆的病变,如果戒酒,病情可不再发展,但并不是不再发生,它会演变成渐进性疾病,可伴有持续时间较短的轻微疼痛或慢性疼痛,常因厌食而体重减轻。钙化型胰腺炎患者常并发脂肪泻、糖尿病,30%~45% 的患者在 X 线平片上可见到胰腺结石。

血清淀粉酶的测量对诊断慢性胰腺炎价值不大。

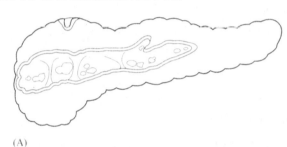

(A)

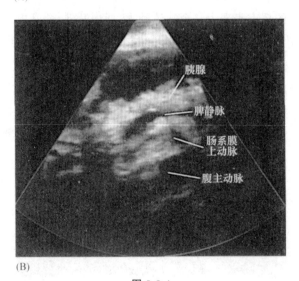

(B)

图 3-3-4

(A)慢性胰腺炎扩张胰管内的结石;(B)钙化、纤维化的萎缩胰腺

2.超声表现

早期慢性胰腺炎的胰腺外形不规则,内回声不均,胰管扩张内径大于 2mm,钙化伴有声影,回声不均的炎性肿块形似肿瘤。

晚期慢性胰腺炎常见胰管不规则狭窄及扩张,胰管内径超过 4mm,胰管钙化,间质纤维化,胰腺外形不整,内有直径超过1cm的囊腔(图3-3-4)。

胰腺假性囊肿是慢性胰腺炎常见的并发症。酒精性胰腺炎并发腹腔积液是胰管和腹腔之间交通的结果,液体中淀粉酶含量较高。

(三)胰腺脂肪浸润

1.临床表现

与年龄、肥胖有关,并见于库欣综合征的患者,胰腺脂肪含量较高。糖尿病、酒精摄入、慢性胰腺炎等因素可导致胰腺呈脂肪瘤样的假性肥大。

2.超声表现

胰腺回声不均匀,大部为脂肪组织所取代而呈强回声(图3-3-5),CT扫描效果尤佳。

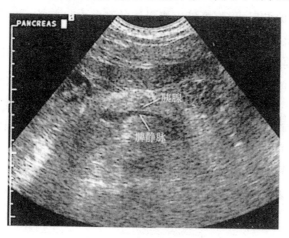

图3-3-5　胰腺脂肪浸润

(四)胰腺囊性纤维化

1.临床表现

胰腺囊性纤维化是儿童期常见的胰腺疾病,它是常染色体隐性遗传性疾病,因内分泌腺遗传缺陷而致使腺体产生稠厚的分泌物。病人依靠良好的治疗,如低脂肪(减轻脂肪泻)高热量饮食、补充维生素、应用治疗本病的药物等可使患者活到成年。

诊断方法包括发汗试验,胰腺功能测定——外分泌部的血清淀粉酶及胰十二指肠酶,粪便脂肪测定。内分泌部的胰岛素、胰高血糖素、葡萄糖耐量试验。

2.超声表现

胰腺萎缩,体积变小。胰腺内(尤其是胰尾部)可见小囊肿形成。

第四节 脾脏

一、临床基础

(一)主要功能

(1)网状内皮细胞摄取细胞碎片、破裂的红细胞,并将这些陈旧的组织成分运输到肝,肝脏可以利用这些成分贮存铁并分泌胆汁。

(2)生成红细胞,这种功能在胎儿期的 2～5 个月及疾病时最明显。

(3)脾脏含有大量的淋巴组织,可以生成人体的某些淋巴细胞,并与网状内皮系统的其他细胞共同产生抗体和抗毒素。

(二)解剖学概要

脾脏约 12cm×7cm×(3～4)cm,重 100～200g,是一个生成淋巴和血液的器官,深紫色,相当于握紧的拳头大小。它位于左季肋部后侧面第 9、10、11 肋骨深面,其上方以较大面积与左膈面相邻。脾脏表面分成突出的膈面和凹入的脏面,及上、下、前、后缘。

脏面上有血管和神经出入的脾门,此外还有三个压迹:胃压迹,结肠脾区压迹和左肾压迹。

脾脏有一纤维包膜,几乎完全由腹膜覆盖。其脏面有由两层腹膜形成的两条韧带:前面为胃脾韧带,连接脾脏与胃底和胃大弯上缘;脾肾韧带,由胃压迹经脾门的前方至左肾上极前部,将脾脏固定于后腹壁。脾肾韧带包绕胰尾及其后方的脾血管,并包绕自左肾静脉向脾静脉走行的门静脉系统汇合的血管(图 3-4-1)。

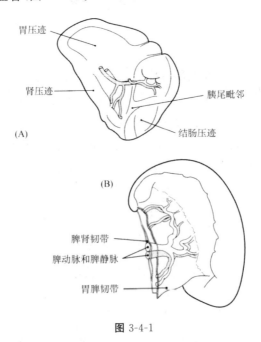

图 3-4-1

(A)脾的脏面;(B)脾韧带

肋骨一定程度上使脾脏受到保护,但在某些外伤情况下仍会发生脾破裂,导致严重的出血、休克,甚至死亡(图3-4-2)。

1.动脉血供

脾动脉是腹腔动脉的分支之一,在进入脾门之前分成大约5支。

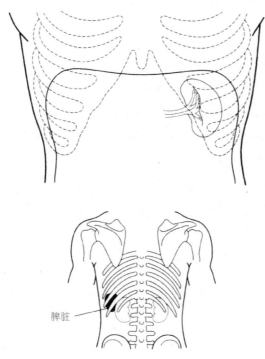

脾脏

图 3-4-2　肋骨深而的脾脏

2.静脉回流

脾静脉由多条属支汇合成一主干,与肠系膜上静脉汇入门静脉。

3.淋巴引流

淋巴引流则通过胰脾周围及腹腔动脉周围淋巴结。

4.神经支配

来自交感神经链。

5.毗邻关系

前方:胃底。中部:左肾。前中部:胰尾。下方:结肠。上方:左膈。

6.体表标志

脾长轴对应左侧第10肋骨。脾上极位于第10胸椎水平,距其3～5cm处;脾下极可达腋中线。

7.正常解剖变异

(1)内脏转位表现为脾脏在右,肝脏在左(检查时可误以为脾增大,但可发现门静脉进入其中而确认为肝脏)。

(2)副脾较常见,其发生率为10%～31%。多数位于脾门附近,也可位于胃脾韧带之中,有时出现于左下腹。数目可多达 20 个。副脾多为圆形或卵圆形,直径在 1～1.5cm 之间,直径大于 4cm 者罕见;与脾脏结构相似。在因出血性疾病而行脾切除后的患者中偶尔可发现副脾。

（3）脾缺如是一种伴有先天性免疫缺陷的罕见异常。

（4）有时可见脾位于左肾后方。

（5）游走脾或称异位脾,常见于育龄期妇女,平时无症状。由于游走脾仅靠一条较长的脾蒂支持,一旦发生缠绕则出现疼痛的消化道症状。

8.触诊

触诊脾脏时需站立于患者右侧,俯身将左手放于患者左肋缘下。当患者深吸气时,左手向上推举脾,右手在左肋缘下向深面按压,以手指尖触摸脾。如果未触及,让患者取右侧卧位重复上述动作。如果脾脏肿大明显,可在右髂窝触及其下缘。通常只有脾脏肿大到正常大小的 3 倍左右时才可被触及(图 3-4-3)。

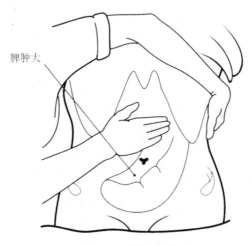

图 3-4-3　触诊脾脏

9.实验室检查

血红蛋白:130～180g/L(男)。

115～165g/L(女)。

血小板:150～400×10^9/L。

白细胞计数:4～11×10^9/L。

中性粒细胞分类:2～7.9×10^9/L。

（三）检查方法

1.患者准备

患者检查前应禁食 4～6 小时。这是因为门静脉高压患者除作脾脏的扫查外,还需做肝脏及胆管系统的扫查;同时,进餐后门脉系统的扩张也会影响门脉的测量。充满了食物的胃易被误认为脾脏(此时,可通过观察毗邻的胃肠道的蠕动或改变患者体位来鉴别)。

2.仪器

探头频率,成人用 3.5MHz 或 5MHz,儿童或幼儿用 7.5MHz。扇形探头对肋间扫描效果较好,但会丢失某些皮肤表面的信息。曲面探头可获得更多的表面信息,但在小儿肋间扫描时会显得有些笨重。

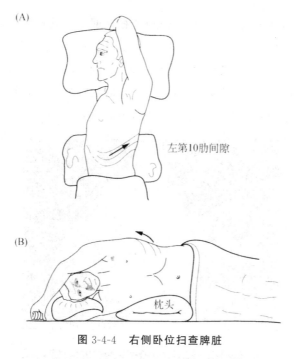

(A)

左第10肋间隙

(B)

枕头

图 3-4-4　右侧卧位扫查脾脏

患者右腰部垫一枕头,左手伸过头顶以扩展左肋间隙

3.扫查技术

患者最好取仰卧位,此体位使得胃内的气体浮起而离开脾区,但不能像斜后侧卧位那样触到脾。最佳体位应是右侧卧位,左臂伸至头上,右侧垫一枕头,以充分展开肋间隙。但应注意的是此体位时胃中的气泡会升至胃大弯处而接近脾脏(图 3-4-4)。

折中的办法是以斜后侧位来扫查患者,使胃泡向前离开脾,同时给探头留有足够的空间。可根据患者的情况选择合适的体位。

脾的长轴位于第 10 肋深面。沿第 10、11 肋间扫描可获得脾的最大切面,范围自左膈肌到脾下缘。向内、外侧倾斜探头可检查整个脾脏。脾肿大时,探头与左肋弓平行,可在左肋缘下探及脾脏。

平静呼吸时扫查。深吸气时,空气进入肺,使与肺毗邻的脾上部显示不清。而且如果吞入空气,胃泡内气体增多也会影响脾脏的显示。

4.注意事项

(1)大量饮水使胃充盈,在仰卧位经胃扫查。还可取站立位将探头置于胸骨下与左肋缘间扫描。动作要轻柔、灵活。

(2)门静脉高压患者,脾脏扫查应与肝脏的扫查和脾血管的多普勒分析结合进行。

5.基本切面

(1)包括左侧膈肌、脾实质及下界在内的脾长轴测量。

(2)包括部分左肾的横断面,可反映不同的回声强度。

二、正常超声表现

脾脏呈均质性回声,常表现为与肝脏等回声或稍低回声。其正常声像图与肝脏类似,但其中没有血管穿行。如果比较两者的回声强度,应注意在肝脏疾病时脾脏也可异常,反之亦然。脾脏回声高于正常的左肾。由于进出脾门血管间的界面和堆积的脂肪较多,脾门处回声较高。

人们普遍认为脾脏超声检查的价值有限:脾大有时无特异性,不同病因所致的超声表现难以区分。目前,超声对于脾脏局灶性病变的诊断价值相对较大(图 3-4-5)。

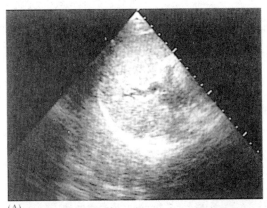

(A)

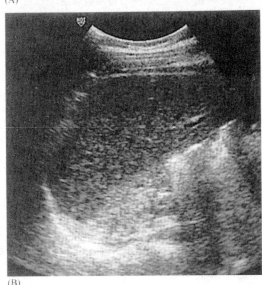

(B)

图 3-4-5

(A)进入脾脏血管的正常表现;(B)正常脾脏

(一)正常大小

脾脏的大小随年龄发生变化,婴儿和儿童的脾脏相对于整个身体而言较大,但中年以后脾脏就开始缩小。成人脾脏从膈至下缘长约 12cm,而与青年早期基本相同。其他较小年龄段对应的脾脏大小(从膈至下缘的距离)见表 3-4-1。

表 3-4-1　未成年人的脾脏大小

年龄	长度（cm）
0～3 个月	6.0
3～6 个月	6.5
6～12 个月	7.0
1～2⁺ 岁	8.0
12～14⁺ 岁	10～12

（二）脾肿大

（1）前缘在主动脉及下腔静脉之前，厚度与正常肾脏相仿。

（2）右侧卧位，脾脏大小为肾脏的两倍。

（3）膈至下缘的距离大于 14cm。

脾肿大向下及中线位置延伸，且越大越突向体表。如果显著肿大，脾脏可越过中线位于胃及结肠前方，而成为透声良好的声窗。

（三）注意事项

如果找不到脾脏，则应寻找有无体表瘢痕并查阅病历（患者可能做过脾切除手术）。如行脾切除手术，左肾及结肠脾曲因此向上占据原脾区。

三、脾脏疾病

（一）脾脏弥散性肿大

脾脏弥散性肿大简称脾大，常因感染、血液病、淤血、代谢性及自身免疫性疾病等原因引起。

1.声像图表现

（1）脾体积增大：长径大于 11cm，厚径大于 4cm。

①轻度肿大：肋缘下刚可探及脾脏，深吸气时不超过肋缘下 3cm。

②中度肿大：深吸气时，脾下极在肋缘下可超过 3cm，但不超过脐水平。

③重度肿大：脾脏失去正常形态，脾门切迹消失，脾下极超过脐水平线以下。

（2）脾内回声改变：感染性者，回声稍增强或无明显变化；淤血性者，回声随着时间推移由低到高变化；血液病者，内部回声减低。

（3）彩色多普勒超声：脾门及脾实质内血管增多、增粗。

2.鉴别诊断

与腹膜后巨大肿瘤、左肝巨大肿瘤、脾下垂和游走脾鉴别。

3.临床意义

超声对脾肿大的内部回声缺乏特异性，对其病因诊断意义不大。可对脾大程度及变化进行监测。

（二）脾脏先天性异常

1.副脾

副脾于胚胎期在背侧的胃系膜内，由一些脾组织胚芽未能融合而成，其位置、数目、大小不定,多位于脾门。

（1）声像图表现

①脾门或胰尾部单个或多个结节,界限清楚,有不完整包膜细光带回声。

②结节呈低回声,与脾脏回声相延续。

③彩色多普勒超声部分较大的副脾内可见有相连的血管内彩色血流束与脾脏相连。

（2）鉴别诊断应与脾门处肿大的淋巴结相鉴别:肿大的淋巴结回声更低、不均匀;仔细观察,可显示淋巴门回声,且不与脾脏回声相连。

（3）临床意义:副脾在正常人群中无临床意义。但有脾脏病变或行脾脏病变切除术的患者,确定副脾的存在尤为重要。在某些血液病中,脾脏受累,亦可累及副脾,使其增生肿大,不要误认为肿瘤。

2.游走脾

游走脾又称异位脾,罕见。其超声表现如下。

（1）脾区探不到脾脏回声。

（2）腹部其他部位探测到与脾脏形态、轮廓、回声相同的肿块。

（3）彩色多普勒超声:可通过显示肿块内血流确定脾门部位。

3.先天性脾缺如

脾区和腹部其他部位均未显示脾脏图像。

4.先天性脾脏反位

先天性脾脏反位与肝脏反位或其他内脏反位同时存在。在右季肋区显示脾脏声像图。

（三）脾破裂

1.病理与临床

脾破裂可分为自发性和外伤性两种,自发性脾破裂可见于血友病患者或接受抗凝治疗者。外伤性脾破裂为常见腹部损伤之一。根据损伤的范围和程度脾破裂可分为3种类型。

（1）真性破裂:为脾实质和包膜同时破裂,发生腹腔内大出血。轻者为线条破裂,重者为粉碎破裂。前者可发生进行性腹胀和贫血,后者可发生腹腔内急性大出血。为临床最为常见的类型。

（2）中央破裂:为脾实质内部破裂。可在脾实质内形成血肿,致脾在短期内明显增大,临床可没有明显出血症状。

（3）包膜下破裂:为脾包膜下脾实质出血。由于包膜完整,故血液积聚在包膜下,形成张力性血肿,暂时没有出血现象。经过一个时期（短者数小时,长者数天或几周）,可因包膜破裂,发生腹腔内急性大出血现象。有的小血肿可被吸收,形成囊肿或纤维化。如脾破裂邻近脾门部,可能撕裂脾蒂内大血管,造成出血性休克。

脾破裂的临床表现与破裂类型、失血量和速度有关。患者可有不同程度的腹痛、左肩胛牵涉痛、左上腹压痛和腹肌紧张。亦可表现为贫血貌、心率加快、腹腔移动性浊音等。脾周围血肿偶被网膜包绕时,左上腹可叩出固定浊音区（Balance 征）,如多发性损伤,易受其他脏器损伤症状所掩盖而难以确诊。

2.声像图表现

(1)真性破裂:声像图表现与破裂程度有关。多数表现为脾包膜连续性中断,局部回声模糊,或有局限性无回声区。实质内有不均匀性回声增强或减低区。脾外或腹腔内显示异常无回声区。

(2)中央破裂:脾外形不同程度增大,轮廓清楚、包膜光整。实质内回声不均匀,可见不规则的回声增强或减低区。有血肿形成者,脾实质内可见不规则无回声区。

(3)包膜下破裂:脾大、变形。被膜光整。包膜下血肿部位可见局限性无回声区,多为月牙形,其内可见细小点状回声,出血时间较长者,可见血凝块形成的强回声光团或机化形成的高回声条索。当血种较大或内部压力较高时,脾实质可有凹状压痕。

如无合并其他脏器(如肝、肾)破裂,中央型和包膜下破裂,脾外均无异常无回区。

由于脾外物属于腹部脏器闭合性损伤,超声检查除应注意脾及其周围外,还应检查肝、胆囊、胰、双肾、腹膜间隙及腹膜后区,甚至还应观察有无胸腔积血。

3.鉴别诊断

(1)脾破裂与脾囊肿性疾病鉴别:后者表现为脾实质内出现圆形或椭圆形无回声区,边缘清晰,后方回声增强。结合临床病史,前者有外伤史,随诊可见动态变化。

(2)脾破裂与脾分叶畸形鉴别:后者由于深陷的脾切迹可表现为自脾表面向内延伸的裂缝状回声带,脾呈分叶状,内部回声正常。如有腹外伤史时,可被误诊为脾破裂或左上腹肿瘤。结合临床病史,前者有外伤史,后者腹腔、盆腔无积血现象。

4.临床价值

超声检查有助于临床对脾外伤做及时而明确的诊断,协助临床判断脾外伤的类型和程度。估计腹膜腔出血量。此外超声检查还有助于同时发现其他较复杂的并发症和内脏损伤,为选择合理的治疗方案提供可靠依据。对于进行保守治疗的患者,超声检查可以监测病情进展和判断预后,脾周血肿难以自行消散者,超声引导下穿刺引流可以取得良好效果。当患者局部疼痛体位受限时,会给超声扫查带来一定困难;破裂口和活动性出血的显示常较困难;对脾破裂程度和范围估计不够准确;病程较长或无明显外伤史的陈旧性脾破裂有时与脾肿瘤难以鉴别,因此必须结合临床和其他检查综合分析。

(四)脾脓肿

1.病理与临床

脾脓肿是一种比较少见的继发性感染性病变。发病率在 0.14%~0.7%,病死率较高。原发病灶大多不明显,脾脓肿本身的症状可在原发感染消失后几周乃至几个月后才出现,脾脓肿的常见感染原发病因有:①由其他部位的感染病灶经血运播散至脾,占病例总数的 75%~90%,但腹腔内感染也可经由门静脉进入脾。②脾的损伤或梗死,占脾脓肿的 10%~25%。即使较小的外伤也可形成脾血肿,并因继发感染而导致脾脓肿。脾梗死可因脾动脉结扎、栓塞后引起。③邻近脏器感染直接侵入脾引起脓肿,但临床较少见,占脾脓肿发病原因的 10%以下。④免疫抑制或缺陷患者,脾脓肿多为单发,少数为多发。临床表现多不典型,早期主要表现为发热、左上腹痛及白细胞数升高。当脓肿位于脾下极时,可于肋下叩及触痛明显的肿大脾。部分脾脓肿可能发生破裂,并发弥散性腹膜炎或破入左隔下、胃、结肠或小肠。外伤性继发感染的脾脓肿破裂常合并大出血。

2.超声表现

(1)脾大:半数以上患者有脾大。脾大的程度与脓肿发生的部位、大小及数量有关。单发或早期脓肿脾大可不明显。

(2)脾内异常回声:小而散在的多发性脾脓肿,早期超声显像可无特殊改变;较大的脓肿早期在脾实质内表现为单个或多个圆形、卵圆形或不定形的回声增强或减低区,边缘不规则,其内回声不均匀。随着病情的进展,病灶内坏死液化,内部出现不规则无回声区,其间有散在的小点状及斑片状高回声,随体位改变而浮动,偶尔有气体强回声。无回声区壁厚,不规则,后方回声增强。约60%病灶在脾上极,可伴有左胸积液。当病灶回声介于脾被膜与实质之间,并使脾表面局部隆起时,应考虑脾被膜下脓肿。超声导向下,穿刺引流可抽出脓液。

3.鉴别诊断

(1)脾脓肿与脾囊肿鉴别:前者无回声区壁厚、不规则,内部有随体位改变浮动的点状及斑片状高回声。后者囊壁薄,而轮廓清晰,内部呈完全透声。

(2)脾脓肿与脾血肿鉴别:后者因出血量和时间的不同而表现为低回声、高回声或无回声。结合外伤史及声像图的动态变化有助于鉴别诊断。

(3)脾脓肿与脾梗死鉴别:后者多表现为指向脾门的楔形异常回声区。

(4)脾脓肿与脾淋巴瘤鉴别:主要与孤立及多节型淋巴瘤鉴别,后者多显示为脾内均质性低回声团块,CDFI后者可见动脉血流频谱。结合病史及动态观察,前者短期内变化较大,有助于鉴别。

(5)脾脓肿与脾转移瘤鉴别:后者也可以表现为低回声或强回声团,与未液化的脾脓肿鉴别困难。但动态观察,脾脓肿在短期内变化较大,有助于鉴别。

4.临床价值

脾脓肿病死率可高达60%。早期症状不明显,术前诊断十分困难。孤立性脾脓肿如能早期正确诊断,经外科手术切脾及抗生素治疗,可获得较好疗效。超声显像可清晰显示病灶,对脾脓肿的早期诊断和治疗有重要价值。

(五)脾梗死

1.病理与临床

脾梗死是脾内的动脉分支梗死,形成脾局部组织的缺血坏死。脾梗死多由左心附壁血栓及瓣膜赘生物脱落引起梗死。还可见于腹腔动脉内血栓、动脉插管术等导致动脉分支阻塞。也可因红细胞增多症,恶性肿瘤,淤血性脾大等使脾局部缺血坏死而形成。梗死多在脾实质的前缘部,梗死局部组织水肿、坏死,坏死组织被纤维组织取代后,因瘢痕收缩,脾边缘出现局限性凹陷。较大梗死病灶中央产生液化形成囊腔。左季肋部突发性疼痛并进行性加重是本病的症状特征。某些病例临床表现不明显。梗死范围较大的病例或合并感染者,可有发热。

2.超声表现

声像图表现为典型的尖端朝向脾门部的楔形或不规则形回声异常区,边界清楚。内部回声因病程长短不同,梗死早期为均质性低回声或弱回声,周缘为回声更低的晕环,随着病程的延长,内部回声逐渐增强而且不均匀,因纤维和瘢痕形成,病变体积趋于缩小。当梗死区坏死液化时,形成不规则无声区,可能发展为假性囊肿。局部钙化后,出现伴有声影的强回声斑。由脾淤血、白血病等引起的脾实质局部坏死,多数发生液化,形成不规则无回声区,无回声区内可见细点状回声,少数未液化的坏死灶,形成高回声区。

3.鉴别诊断

脾梗死与其他脾占位性病变鉴别:前者属于坏死性病变,占位效应不明显,依据其尖端指向脾门的楔形异常回声区,结合突然发生脾区疼痛的病史,密切动态观察有助于与脾占位性病变鉴别。

4.临床价值

超声检查不仅能及时发现脾梗死,而且可以准确了解梗死的部位和范围,判断其严重程度,估计发生梗死的时间,监视病情变化,为制定合理治疗方案提供临床依据。

(六)脾囊肿

1.病理与临床

脾囊肿按有无内衬上皮成分可分为两类。

(1)真性囊肿:真性脾囊肿囊壁有细胞层,是一类原因不明的疾病,可能是先天发育异常或组织迷入所致。有表皮样囊肿、皮样囊肿、血管和淋巴管囊肿等。其中表皮样囊肿多见于青年,常为单发性,最大直径可达 30cm,色质浓稠,为淡红色或褐色,可有胆固醇结晶;皮样囊肿病理所见囊壁内衬鳞状上皮及附属器,为皮肤全层结构,可有神经组织和骨组织等,囊内可有白细胞、脂肪小体和胆固醇结晶。

(2)假性囊肿:较真性囊肿多见,约占非寄生虫囊肿的 80%,囊肿多为单房性,可有外伤或脾梗死史,囊肿可以很大,囊壁无内皮细胞被覆,多由纤维结缔组织或仅由脾包膜本身构成。纤维化的囊壁常发生透明变性,可有广泛钙化,称为钙化囊肿。

小的囊肿常无临床症状,当囊肿增大压迫和刺激邻近脏器时,才产生器官受压症状,以左上腹不适或隐痛最多见,有时亦可累及脐周或放射至右肩及左腰背部;如果压迫胃肠道,可有腹胀或消化不良、便秘等。

2.超声表现

脾内可见大小不等的圆形无回声区,合并出血、感染时,内部可有弥散性低、中强度回声。囊壁锐利清晰,若囊壁钙化,可显示斑块状强回声伴声影。其后壁及后方组织回声增强。脾外形可不规则或明显畸变,囊肿周围的正常脾组织被挤压变形。

3.鉴别诊断

(1)脾假性囊肿与脾包膜下血肿鉴别:后者鉴别多呈新月形,内部有细点状回声。同时结合临床病史,后者新近有外伤史,脾区疼痛和叩击痛较明显。

(2)脾囊肿与脾脓肿鉴别:后者边缘回声较强、模糊,内部常有云雾样点状及带状回声。同时需结合临床病史,后者有全身感染及脾区疼痛和叩击痛。

(3)脾囊肿与脾肉瘤鉴别:后者加大增益后,可见点状回声出现,而且边缘缺少囊肿的明亮囊壁回声及侧壁声影。结合临床病史,有时可显示脾门处淋巴结及肝转移灶。

(4)脾囊肿与多囊脾鉴别:后者是一种先天性疾病,脾明显肿大,脾内布满大小不一的囊性无回声区。囊肿之间无正常脾组织回声为其特征。可伴有多囊肝及多囊肾。

(5)脾囊肿与胰腺假性囊肿、肾积水及腹膜后囊肿鉴别:鉴别要点是仔细探查无回声区与脾关系可获得诊断依据。

4.临床价值

超声显像对脾囊肿具有很高的诊断敏感性和特异性,为目前诊断脾囊肿的首选检查方法。

(七)脾炎性假瘤

1.病理与临床

本病的病因不明,被认为可能是一种炎性病变的修复过程,按组织成分分为 3 种类型:黄色肉芽肿(以组织细胞为主)、浆细胞肉芽肿(以浆细胞为主)和硬化性假瘤(显著纤维化)。后者肿物内可伴有玻璃样变及钙化,多有厚薄不一的纤维包膜,偶可见蛋壳样钙化。一般无临床症状,可有左上腹不适及疼痛。

2.超声表现

边缘清晰的结节,内回声不均匀,可为低回声或高回声,包膜钙化时可见弧形强回声,伴声影。CDFI 示肿物内可有血流信号。

3.鉴别诊断

(1)脾炎性假瘤与脾淋巴瘤鉴别:前者可出现包膜钙化,后者高回声少见。结合临床病史及症状,有助于鉴别诊断。

(2)脾炎性假瘤与脾转移瘤鉴别:前者边界多清晰,可有包膜钙化。结合临床病史,后者有原发肿瘤病史有助于鉴别诊断。

4.临床价值

脾炎性假瘤少见,超声检查可以发现病变,但声像图特异性不强,仅可做出良性病变诊断,需超声引导下穿刺活检进一步明确诊断。

(八)脾血管瘤

1.病理与临床

脾血管瘤是脾最常见的良性肿瘤,可是全身性血管瘤病的一部分。根据其组织学表现分为毛细血管性、海绵状和混合型血管瘤,成人以海绵状血管瘤多见,儿童多为毛细血管瘤。海绵状和混合型血管瘤可伴有大小不同的囊变区。病变单发或多发,可位于脾实质内或向表面突出,通常无包膜,大多数病变的直径在 2cm 以下,直径＞2cm 的病变中有 20％可发生破裂出血。肿瘤生长缓慢,病史长达数年以上。一般无临床症状,最常见的临床表现是左上腹无痛性包块。

2.超声表现

声像图特征与肝血管瘤相似,大部分表现为较有特征的边界清晰的高回声结节,有时可见周围血管进入病灶,使边缘出现裂隙现象。当有大的血窦或囊变存在时,相应区域呈无回声区,少数脾血管瘤呈低回声。瘤体血管窦腔隙显著扩大者,多有显著脾大。脾静脉若发生栓塞或合并血流在窦腔内凝固时则往往加速脾大进程。CDFI 示病灶内未显示血流。

3.鉴别诊断

(1)脾血管瘤与脾错构瘤鉴别:CDFI 示前者病灶内未显示血流,后者病灶内血流信号丰富,频谱分析可探及动、静脉血流。

（2）脾血管瘤与脾转移瘤鉴别：后者为低回声或混合回声者易于鉴别,两者均可为高回声时鉴别困难,结合临床病史,后者有原发肿瘤病史有助于鉴别诊断。

4.临床价值

脾血管瘤临床症状缺乏特异性,超声诊断敏感性和特异性较高,为目前诊断脾血管瘤及随访观察的首选检查方法。

（九）脾错构瘤

1.病理与临床

脾错构瘤又称脾内副脾。其构成成分和正脾成分一致,是由杂乱排列的脾组织构成的肿瘤样畸形,病变内脾组织的成分比例失调、排列紊乱,主要结构是和脾窦相似的血窦样管腔,但其轮廓不如正常脾窦的轮廓清楚,肿物无包膜,但边界清晰。一般无临床症状。

2.超声表现

声像图表现为脾内圆形或椭圆形稍强回声区,边界清晰,内回声不均匀,可见条带状回声。CDFI示肿物内血流信号丰富,频谱分析可探及动、静脉血流。

3.鉴别诊断

（1）脾错构瘤与脾血管瘤鉴别。

（2）脾血管瘤与脾转移瘤鉴别：后者为低回声或混合回声者易于鉴别,后者为稍强回声时,CDFI示前者血流丰富,后者血流不丰富。结合临床病史,后者有原发肿瘤病史有助于鉴别诊断。

4.临床价值

脾错构瘤超声检查有一定的特异性,为目前诊断脾错构瘤及随访观察的首选检查方法。

（十）脾淋巴瘤

1.病理与临床

脾是淋巴瘤最易累及的实质脏器,原发脾淋巴瘤虽远比继发脾淋巴瘤少见,但仍是最常见的脾原发肿瘤之一。原发脾淋巴瘤为 Hodgkin 和 non-Hodgkin 淋巴瘤,以后者多见。多发生在脾动脉分支周围的淋巴样组织。其诊断标准为：①脾（包括脾门淋巴结）受累;②无浅表淋巴结淋巴瘤;③无骨髓受累。左上腹疼痛及肿块是最常见的症状,部分患者伴有发热,体检脾明显增大,浅表淋巴结多无异常,可有脾功能亢进和外周血细胞减少,个别病例有鼻出血、齿龈出血、皮肤紫癜等。

2.超声表现

超声声像图可表现为 4 型。

Ⅰ型：脾正常或增大,内部回声减低,无占位性病变特征。

Ⅱ型：粟粒样病变,脾实质内可见密布的小弱回声区,间以较厚的高回声分隔,呈筛孔样。

Ⅲ型：多灶病变,脾实质内多发低或极低回声病灶,无包膜,内部回声均匀。当肿瘤融合时,可呈分叶状。CDFI示肿瘤内动脉血流信号。

Ⅳ型：孤立性病变,脾实质内单发低回声肿物,形态不规则,边界清晰,肿瘤内部可发生液化坏死,可见无回声区,CDFI示肿瘤内动脉血流信号。

脾门淋巴结肿大常常提示淋巴瘤的可能。

3.鉴别诊断

(1)脾淋巴瘤与脾大鉴别:前者常伴脾门淋巴结肿大,结合临床,后者常有原发病史有助于鉴别诊断。

(2)脾淋巴瘤与脾转移瘤鉴别:主要与低回声转移瘤相鉴别,仅从声像图鉴别困难,结合临床病史,后者有原发肿瘤病史有助于鉴别诊断。

(3)脾淋巴瘤与脾囊肿鉴别:主要是脾淋巴瘤孤立性病变极低回声时与后者鉴别,前者加大增益后,内见细小光点回声,CDFI 示前者可见动脉血流信号。

4.临床价值

超声为脾淋巴瘤诊断首选检查,有助于临床制定合理治疗方案。超声引导下穿刺活检是目前确诊脾淋巴瘤重要手段。

(十一)脾转移瘤

1.病理与临床

脾转移性肿瘤是指起源于上皮系统的恶性肿瘤,不包括起源于造血系统的恶性肿瘤。可源于卵巢癌、胃肠道恶性肿瘤,肺癌、乳腺癌、少数也可来源于生殖系统的恶性肿瘤、恶性黑色素瘤等。原发肿瘤细胞可通过血行、淋巴途径转移至脾。转移灶肉眼常表现为多数结节或单个结节,结节界限清楚,病灶中央可有液化坏死。亦可表现为多数微小结节和弥散性浸润。少数情况可转移到副脾。转移性脾肿瘤早期多无特殊症状或仅表现为原发病灶引起的症状。在脾明显增大时,可产生类似原发性脾肿瘤的症状。部分患者还伴有脾功能亢进、恶性贫血、胸腔积液、恶病质等。脾功能亢进可能是癌患者贫血原因之一。恶性脾肿瘤偶尔可发生自发性脾破裂。

2.超声表现

声像图表现较复杂,共同表现为不同程度的脾大和脾实质内团块状回声,内部回声水平与肿瘤的病理结构有关。组织界面多的肿瘤呈高回声或混合性回声;组织界面少的肿瘤呈弱回声,甚至无回声;肿瘤内部有坏死,液化时可类似囊肿表现;肿瘤形态可不规则,周围水肿或有较多血管者,可出现低回声晕环。

3.鉴别诊断

与其他脾肿瘤鉴别见前述,需要指出的是声像图与其他脾肿瘤鉴别困难时,需紧密结合临床病史,有助于鉴别诊断。

4.临床价值

脾转移瘤声像图无特异性,结合临床病史可做出诊断。超声检查是脾转移瘤首选影像学检查方法,在诊断和随访中有重要价值。

(十二)脾血管肉瘤

1.病理与临床

脾血管肉瘤来自血管内皮罕见的高度恶性肿瘤。原发性脾恶性肿瘤占全身恶性肿瘤不足1%,脾血管肉瘤约占脾恶性肿瘤7%。组织学表现为由非典型增生和分化不良的血管内皮细胞覆衬不规则血管腔构成。肿瘤在脾实质内形成多数紫红色结节,常伴有出血、坏死及囊性变,也可伴有纤维化和钙化。临床主要表现为左上腹痛、发热、巨脾、消瘦和贫血,1/3 患者发生脾破裂和血性腹水。

2.超声表现

超声检查可发现脾增大乃至巨脾,脾实质内可见单发或多发肿物或结节,病变可为高回声或低回声,常见液化坏死所致无回声区。多发结节时可相互融合,边缘不光整。因发现时肿物多已较大,向脾轮廓外突出生长,引起脾形态改变。伴破裂出血者可探及脾周液性无回声区。CDFI 示肿瘤内血流丰富,多为动脉血流。

3.鉴别诊断

(1)脾血管肉瘤与脾血管瘤鉴别:两者均可为高回声,前者肿瘤往往巨大,CDFI 示肿瘤内血流丰富。

(2)脾血管肉瘤与脾转移瘤鉴别:声像图鉴别困难,结合临床病史,后者有原发肿瘤病史有助于鉴别诊断。

4.临床价值

超声检查可以发现病变,结合声像图特点可做出定性诊断,但明确诊断困难。超声检查可作为患者随访及评价疗效的首选检查。

参考文献

1.卢丽君.常见急腹症超声诊断学.兰州:甘肃科学技术出版社,2015.

2.徐金锋,毓星,熊奕.计划生育超声诊断学.北京:人民军医出版社,2015.

3.轩维锋.浅表组织超声与病理诊断.北京:人民军医出版社,2015.

4.李胜利,朱军.简明胎儿畸形产前超声诊断学.北京:人民军医出版社,2015.

5.李旭霞.临床超声诊断学精要.西安:西安交通大学出版社,2015.

6.王学梅,张义侠.乳腺超声诊断与病例分析.沈阳:辽宁科学技术出版社,2015.

7.林红军,杨斌.腹部超声检查技巧与鉴别诊断.北京:科学技术文献出版社,2015.

8.亓立花,王莉,韩冰,等.心血管病超声诊断治疗与护理.昆明:云南科技出版社,2015.

9.何和清,谭文.超声检查与诊断技术.北京:人民卫生出版社,2015.

10.郝晶,朱玉召,郭旭霞主编.临床超声诊断学.哈尔滨:黑龙江科学技术出版社,2015.

11.黄道中,邓又斌.超声诊断指南.北京:北京大学医学出版社,2016.

12.李天刚,米永锋,邹全.超声诊断学.北京:中医古籍出版社,2016.

13.吴嗣泽.实用肝脏超声诊断学.北京:科学出版社,2016.

14.石力,汤礼军,陈涛.肝胆胰疾病介入性超声治疗学.成都:四川科学技术出版社,2016.

15.潘湘斌.单纯超声引导经皮介入治疗先天性心脏病.北京:北京大学医学出版社,2016.

16.冉素真,张晓航.中孕期胎儿超声常用切面解析.重庆:重庆出版社,2017.

17.程颜苓,袁丽君.超声解析泌尿及男性生殖系统疾病.北京:金盾出版社,2017.

18.曹玉洁.超声医学.昆明:云南科技出版社,2017.

19.刘艳龙,伍强,崔岩.超声诊断与治疗.南昌:江西科学技术出版社,2019.

20.李晓艳,苏小勇,杨舟.实用超声诊断学.南昌:江西科学技术出版社,2019.

21.王金锐,周翔.腹部超声诊断学.北京:人民卫生出版社,2019.

22.谢明星,田家玮.心脏超声诊断学.北京:人民卫生出版社,2019.

23.杨洁.实用超声诊断精要.上海:上海交通大学出版社,2018.

24.吕国荣,杨舒萍.肺部急重症超声.北京:北京大学医学出版社,2018.

25.陈智毅.生殖超声诊断学.北京:科学出版社,2018.

26.陈宝定,鹿皎.临床超声医学.镇江:江苏大学出版社,2018.

27.李凯,许尔蛟.介入性超声的临床应用.广州:华南理工大学出版社,2018.

28.张淑珍,赵玲利,李明奎,等.超声介入下注射聚桂醇在治疗剖宫产瘢痕妊娠61例中的应用.实用妇产科杂志,2015,31(02):112-115.

29.门杰,王开福,曾宁,等.超声诊断并引导介入性治疗卵巢冠囊肿效果分析.临床超声医学杂志,2015,17(11):775-777.

30.张丽红,王玉柱.超声引导PTA在动静脉内瘘狭窄中的应用.中国血液净化,2016,15(06):321-323.

31.林铭新,朱长富,侯秀昆.关于介入性超声临床应用的思考.医学与哲学(B),2017,38(01):85-86.

32.周泳,虞乐华,吴宗辉.超声影像技术在肌肉骨骼疾病诊疗中的应用进展.中国康复医学杂志,2019,34(01):96-100.

二、蛛网膜下腔神经阻滞

把局麻药注入蛛网膜下腔内,使相应节段的脊髓、脊神经根产生可逆性阻作用,称为蛛网膜下腔神经阻滞,因穿刺部位在腰部,故又称"腰麻"。

(一)阻滞特点

蛛网膜下间隙中由于有脑脊液的存在,局麻药注入后立即与脑脊液混合并扩散,再加上蛛网膜下间隙中的神经根无鞘膜包括,局麻药很易与之结合并产生麻醉作用。这些特点决定着蛛网膜下腔神经阻的性能及其临床表现。

(二)阻滞类别

1.根据所用局麻药液与脑脊液比重的差别,蛛网膜下腔神经阻滞可分为等比重、重比重、轻比重三类。

(1)脑脊液的比重为 $1.003\sim1.009$,等比重即指局麻药比重与脑脊液的比重极近似的溶液。通常将较少量的局麻药溶于较大量($6\sim10ml$)脑脊液配成。由于药液配制麻烦和麻醉作用时间短暂,目前临床上已少用。

(2)重比重液:指局麻药比重显著高于脑脊液者。一般于局麻药中加适量的 $5\%\sim10\%$ 葡萄糖配成。其麻醉作用最为可靠,作用时间最长。麻醉范围的调整也容易实现,因此成为临床使用最普遍的蛛网膜下腔神经阻滞的药液。

(3)轻比重液:指比重显著低于脑脊液者。一般以较大量($6\sim16ml$)的注射用水来稀释局麻药而成,其特点为麻醉作用比较接近等比重液,却没有等比重蛛网膜下腔神经阻滞所固有的特点,是临床上很有实用价值的麻醉方式之一。

2.根据手术时要求的麻醉范围,可分为

(1)高位腰麻:感觉阻平面高于胸者。

(2)低位腰麻:感觉阻滞平面低于胸者。

(3)鞍麻:在低位腰麻中,阻滞范围局限于会阴及臀部者。

(4)单侧阻滞范围只限于(或主要限于)一侧下肢者。

(三)阻机制

1.局麻药液注入蛛网膜下间隙后即与脑脊液混合并扩散,局麻药与神经组织有较强亲和力,一旦与神经组织相接触便被吸收。神经组织吸收一定(临界)浓度的局麻药后便丧失或减弱其传导功能,称神经(或传导)阻滞。

2.神经阻滞顺序交感神经、温度感觉、痛觉、触觉、肌肉运动、压力感觉,最后是本体感觉的阻滞。

(四)生理影响

1.血流动力学紊乱,为蛛网膜下腔神经阻滞时最为突出的生理功能改变。其原因有:

(1)交感神经阻滞:使血管扩张并导致回心血量减少是主要因素。

(2)"肌泵"作用消失:正常情况下肌纤维的收缩对其间的微血管产生挤压作用,如此则有助于增进静脉血流。肌肉完全麻痹后此辅助静脉血回流的机制即不能发挥作用。

(3)肾上腺神经阻:并未直接促使血管扩张,但却可能在一定程度上削弱机体的代偿能力。

（4）迷走神经兴奋:使血管进一步扩张。

2.呼吸功能的改变一般不如血流动力学改变的明显和急剧。

（1）阻滞平面不超过胸。者,通气功能可不受影响。

（2）平面高达胸时,补呼气量可有不同程度的降低,但静息通气量仍可正常。

（3）阻滞范围在胸 2 以上可使补呼气量明显减少,患者可有主观气促感,虽然血气仍可在正常范围。

（4）阻滞范围在胸 3～4 以上的阻滞如麻醉药浓度较低,隔神经可不致麻痹,仍可有微弱的通气量,但如麻醉药的浓度较高,隔神经可被麻痹,呼吸肌亦即完全麻痹。

3.胃肠功能的改变腹腔内脏的交感神经被阻滞后,迷走神经功能相对亢进,因而胃肠处于收缩状态,以致有时患者自觉有胃肠痉挛感,或是引起呕吐。

4.对生殖泌尿系统影响脊麻对肾功能影响与血压降低程度相关,血压在 80mmHg 以上,对肾功能影响很小,由于阻 S2～4,副交感神经,术后易出现尿留。

（五）适应证与禁忌证

1.适应证蛛网膜下腔神经阻是临床最常用的麻醉方法之一,主要用于体格条件较好的患者施行部位较低、时间较短的手术。

（1）下肢、会阴、肛门、直肠以及泌尿系的手术最为适应,盆腔内的短小手术也可采用。

（2）脐以上的手术麻醉效果往往不能如意而且麻醉的管理常有困难,已很少用。

2.禁忌证

（1）穿刺部位有感染者属绝对禁忌。

（2）有中枢神经系统的疾病患者。

（3）休克、低血容量患者。

（4）脊柱严重畸形患者。

（六）麻醉前准备

1.术前至少 6 小时禁食。

2.保持精神安定,必要时给予适量的镇静药或安眠药,如地西泮、哌替啶或吗啡等。

3.为了增进术前药的效果,术前药中常给予东食若碱。

4.严格各项无菌操作和灭菌处理是杜绝蛛网膜下腔神经阻滞后神经系统后遗症最有效措施。

（七）常用局麻药

1.普鲁卡因最早应用于蛛网膜下腔神经阻的药物之一,吃今仍用。

（1）其重比重液为 5％的葡萄糖液或 0.9％的氯化钠液,更常用者则是将本品 150mg 溶于 3ml 脑脊液中使用。

（2）本品的麻醉作用最为可靠,麻醉平面也较易控制,起效时间为 1～5 分钟,但其麻醉作用持续时间最为短暂,约 45～60 分钟。只适用于短小手术。

（3）其实用剂量小于 150mg,极量 200mg,最长阻滞时间为 75 分钟。

2.丁卡因

（1）作用持续时间适中,能够满足一般手术的需要。起效时间为 5～10 分钟,麻醉持续时间为 60～120 分钟。

(2)重比重液俗称 1—1—1 液,即以丁卡因、3%麻黄碱和 10%葡萄糖各 1ml 混合而成的 3ml 液。

(3)实用剂量小于 10mg,极量小于 20mg,最长阻时间为 120 分钟。

3.利多卡因在蛛网膜下腔中的固定性能较差,易弥散,阻平面不易控制,近来较少应用。

4.布比卡因

(1)为长效局麻药,是近年最常用的局麻药,其重比重液可采用 0.5%或 0.75%丁哌卡因 2ml 与 10%葡萄糖 1ml 混合配制。

(2)麻醉起效时间快,作用时间长,可持续达 3～4 小时,下腹部可持续 2 小时左右。

(3)实用剂量小于 15mg,极量 20mg,最长阻滞时间 200 分钟。

(八)蛛网膜下腔穿刺术

1.体位最常采用的体位是侧卧位,坐位也可应用。为扩大棘突间的距离,可令患者俯首抱膝,使腰部屈曲。

(1)侧卧位:取左侧或右侧卧位,两手抱膝,大腿贴近腹壁。头尽量向胸部屈曲,使腰背部向后弓成弧形,棘突间隙张开,便于穿刺。背部与床面垂直,平齐手术台边沿。采用重比重液时,手术侧置于下方,采用轻比重液时,手术侧置于上方。

(2)坐位:臀部与手术台边沿相齐,两足踏于凳上,两手置膝,头下垂,使腰背部向后弓出。这种体位需有助手协助,以扶持患者保持体位不变。如果患者于坐位下出现头晕或血压变化等症状,应立即平卧,经处理后改用侧卧位穿刺。鞍区麻醉一般需要取坐位。

2.穿刺点一般选择腰 3～4 或腰 2～3,最高不超过腰 2～3,以免损伤脊髓,两髂崎连线与脊柱的交叉处即腰～间隙或腰棘突,为最常用穿刺间隙。

3.穿刺方式,可分为直入及侧入两种方式。

(1)直入法是指穿刺针由棘突连线(即棘中线)刺入,穿透棘上韧带、棘间韧带、黄韧带最后穿破硬脊膜而进入蛛网膜下间隙。

(2)侧人法则取距脊中线 1.5～2.0cm 处为穿刺点,穿刺针取向头(约 30°角)的方向刺入,如此则穿刺针已避开棘上韧带及部分棘间韧带而直接刺入蛛网膜下间隙。

(3)侧入法主要适用于棘上韧带钙化、棘突过长和(或)棘间隙过窄的病例。由于所穿透的韧带组织较少,术后腰疼的并发症可较少。

(九)影响局麻药在蛛网膜下腔扩散的因素

1.穿刺部位一般首选腰～4 间隙穿刺,此间隙正位于(患者侧卧时)脊柱的最高点。若用重比重液,高位阻滞时可选用腰～3 间隙,低位阻滞时可选用腰～s 间隙。

2.穿刺针内径及针端斜口方向,注射速率相同时,内径越小,扩散越广。斜口向头则向头侧扩散广,反之亦然。

3.注药速率过快或采用脑脊液回抽后注药可引起脑脊液漏流,则麻醉平面扩散愈广。

4.局麻药容积与剂量局麻药容积和剂量(浓度)越大则阻滞范围愈广。

5.局麻药比重重比重液,药物流向低处,轻比重液,药物流向高处。

6.患者脊柱的长度局麻药剂量相同时,脊柱越长的患者阻滞平面较低。

7.腹内压增加、妊娠、肥胖、腹水或腹部肿瘤,均可增加下腔静脉丛的血流量,并导致局麻药扩散更广。

8.脑脊液压力和患者年龄,脑脊液压力偏低和老年患者易于呈现较高平面的阻滞。

(十)蛛网膜下腔阻的管理

局麻药注入蛛网膜下间隙的最初 20 分钟是阻平面、呼吸、循环功能最易发生改变且有时改变极其急剧的时期,因此,在此时期中必须加强监测和管理。

1.循环系统,阻平面超过胸常出现血压下降、心率减慢,多数人在注药 15～30 分钟出现,应加快输液速度,立即静脉注射血管收缩药麻黄碱 15～30mg 即可使血压回升,对心率缓慢患者给予阿托品 0.3～0.5mg 以降低迷走神经张力。

2.呼吸系统,麻醉平面过高,可引起肋间肌麻痹,表现为胸式呼吸微弱,腹式呼吸增强,严重时患者潮气量减少,咳嗽无力,甚至发,应迅速吸氧,进行辅助呼吸,直至肋间肌运动能力恢复。

3.恶心、呕吐多因血压下降引起脑缺氧,或因麻醉后胃肠蠕动亢进外加手术牵拉内脏引起,应对症处理如吸氧、使用升压药,止吐药甲氧氯普胺等。

4.手术完毕后待阻滞平面消退至胸。以下方可送返病房。

三、全身麻醉复合硬膜外神经阻滞

硬膜外神经阻与全身麻醉两种方法的联合使用,首先,保留了各自的优点,克服了彼此的不足。其次,充分利用两种方法联合使用时的循环和呼吸效应,有利于围手术期患者生理功能的调控。此外,由于硬膜外神经阻的效应,可以在较浅的全麻状态下仍然保持有较好的麻醉效果。

(一)适应证

凡是能够在单纯硬膜外神经阻滞下完成的手术,如腹部手术、下肢手术和盆腔手术,均为其适应证。一些不能单独在硬膜外神经阻滞下完成的手术,如胸腔内手术等,则可以在全身麻醉的基础上,配合术中、术后的硬膜外麻醉和硬膜外镇痛,不仅能够满足手术的需要,而且取得了良好的效果。

(二)禁忌证

绝对禁忌证同硬膜外神经阻。相对禁忌证则包括各种短小手术,不必采用复杂的硬膜外神经阻滞复合全麻。

(三)实施原则

1.硬膜外神经阻滞和全身麻醉联合使用时应符合全麻的基本要素。

2.硬膜外穿刺点的选择和硬膜外神经阻滞平面的调节,应尽量满足外科手术镇痛的基本要求。

3.应注意硬膜外神经阻滞和全身麻醉之间的配合,既要充分发挥硬膜外神经阻的作用,同时又要避免硬膜外局麻药过量,造成阻滞平面广泛,引起严重的循环紊乱。

4.硬膜外神经阻和全身麻醉的配合及药物的使用必须做到个体化,并在术中随时调整。

(四)主要优缺点

1.主要优点

(1)由于全身麻醉和硬膜外神经阻的协同作用,因而全麻药和硬膜外局麻药的用量均明显减少。

(2)具有较完善的局部镇痛和肌松作用,减轻手术对患者的刺激,减少了麻醉知晓的发生,有效地抑制了手术所致的应激反应。

（3）患者苏醒迅速和完全,苏醒时无疼痛,因而比较舒适。避免单纯全麻时经常出现的高血压和烦躁、躁动。

（4）硬膜外神经阻滞促使肠管收缩,有利于手术野的显露。

（5）良好的硬膜外镇痛,有利于术后早期活动,减少术后并发症。

（6）在血管外科手术时,有利于维持术中血流动力学稳定。

（7）有利于术后呼吸功能的维护。

（8）术中维持心肌氧供需平衡,对冠心病患者有利。

2.主要缺点

（1）操作比较费时,有增加创伤和发生硬膜外神经阻滞并发症的可能。

（2）诱导期间虽然高血压的发生率减低,但如果全麻诱导前硬膜外局麻药用量掌握不当,则全麻诱导期间低血压的发生机会增加。

（3）麻醉期间液体用量增加,有造成水钠流的可能。

（4）如硬膜外神经阻滞和全身麻醉的配合不当,或术中过度追求"浅全麻",则患者有发生术中知晓的可能。

第六章　心血管外科介入手术的麻醉

随着心脏外科手术技术的改进、人工材料和体外循环相关设备与技术的不断进步,手术的成功率得到了很大的提高,尤其是疑难危重心脏病的手术死亡率已普遍降低至 5% 以下,其中心脏手术麻醉技术的进步,包括监测技术和用药技术的改进,尤其是麻醉医师综合素质的不断提高,是重要的环节之一。心脏手术麻醉是随着麻醉学的发展和心脏外科手术的要求而不断发展的。在几十年的发展过程中,心脏手术麻醉发生了重大的变迁。

第一节　缩窄性心包炎手术麻醉

缩窄性心包炎是由于心包慢性炎症性病变所致的心包纤维化、增厚并逐渐李缩、钙化,压迫心脏和大血管根部,使心脏舒张和充盈受限,血液回流受阻,心功能逐渐减退,心排血量降低而引起的心脏和全身一系列病理生理改变,从而导致全身血液循环障碍的疾病。其自然预后不良,最终因循环衰竭而死亡。治疗的唯一有效方法是确诊后尽早手术。

一、病情特点与评估

心包包裹心脏和出入心脏的大血管根部,分为外层的纤维心包和内层的浆膜心包。纤维心包为底大口小的锥形囊,囊口在心脏右上方与出入心脏的血管外膜相移行,囊底对向隔中心腱并与之相连。纤维心包坚韧、缺乏伸展性,心包积液时腔内压力增高,可压迫心脏。浆膜心包分为脏、壁二层,壁层与纤维心包紧贴,脏层紧贴心肌,即心外膜。脏、壁层心包在出入心脏的大血管根部稍上方相互移行。慢性炎症时,脏、壁层粘连,限制心脏舒缩。心包腔为纤维心包和壁层心包与脏层心包围成的狭窄、密闭腔隙,内含少量浆液,起润滑作用。

缩窄性心包炎的病因尚不完全清楚,目前已知有结核性、化脓性、非特异性及肿瘤化疗、肿瘤和外伤等所致的缩窄性心包炎等。过去慢性缩窄性心包炎多由结核分枝杆菌所致,结核病的控制使慢性缩窄性心包炎病例显著减少,大多数患者病因不明,即使心包病理和细菌学检查也难以明确病因。心包脏层和壁层由于炎性病变导致炎性渗出和增厚,彼此粘连闭塞心包腔。心包增厚一般在 0.3~1.0cm,严重者可达 2cm。在心脏表面形成一层厚薄不均的硬壳紧紧包裹心脏,限制心脏舒缩。在腔静脉入口和房室沟处易形成狭窄环,造成严重梗阻。由于心脏活动受限,心肌逐渐萎缩变性,甚至纤维化。心脏和腔静脉入口受增厚甚至钙化心包压迫是生理紊乱的主要原因。心脏舒张受限,充盈不足,心排血量下降,心率代偿性增快。右心室充盈受限,静脉压升高,导致体循环静脉扩张、颈静脉怒张、肝淤血肿大、腹腔和胸腔积液、下肢浮肿。左心室舒张受限使肺循环压力增高和肺淤血,影响呼吸功能。约 50% 患者发病缓慢,无明确的急性心包炎病史。急性化脓性心包炎发病后 1 年至数年才出现典型症状,结核性心包炎 6 个月后可出现症状。主要表现为重度右心功能不全,呼吸困难、腹胀和下肢浮肿,呈慢性进行性加重,患者易疲劳,心前区不适,活动后心、咳嗽、食欲缺乏、黄疸、消瘦等,肺部淤血严重者可出现口唇、末梢发绀、端坐呼吸。重症患者可有腹水、消瘦、血浆蛋白降低、贫血等,甚至出现恶病质。听诊心音遥远、无杂音,触诊心前区无搏动,脉搏细速,出现奇脉(吸气相脉搏减弱或消失),血压偏低,脉压减小,中心静脉压升高。即诊胸部浊音,可有胸腔积液,呼吸音粗,可闻及湿啰音。血象改变不明显,可有贫血。红细胞沉降率正常或稍快。肝功能轻度损害,白蛋白降低。部分患者可出现结核抗体试验阳性。心电图改变包括 QRS 波低电压、T 波平坦或倒置,提示心肌缺血;可有房性心律失常,P 波异常。X 线检查心影大小无异常,心脏边缘不规则、各弧段消失、左右侧心缘变直,主动脉弓缩小,心脏搏动减弱,主动脉搏动减弱,上腔静脉扩张致右上纵隔增宽,左心房增大,心包钙化,肺淤血。胸部平片可见一侧或两侧胸膜增厚、粘连、钙化或胸腔积液。CT 核磁共振检查可了解心包增厚、钙化的程度和部位,有助于鉴别诊断。超声心动图可显示心包增厚、粘连或积液,室壁运动受限,下腔静脉和肝静脉增宽等。其他检查包括冠状动脉 CT、心导管检查、心肌组织成像等有助于排除血管疾病导致的心肌缺血和明确心肌受损程度等。

二、术前准备

缩窄性心包炎起病缓慢,全身情况差。心脏收缩和舒张功能严重受累,临床表现为射血分数正常,但心排血指数降低,循环时间延长,动静脉血氧分压差增大。代偿性表现为血浆容量、血细胞比容和总循环容量增加。多数伴有胸膜炎、胸腔积液,肺功能受影响,亦可累及肝脏功能。术前应根据患者的病情积极维护各脏器功能,调整内环境稳定,提高患者对麻醉和手术的耐受性,减少术中和术后并发症的发生。针对原发感染应积极采取抗感染措施,除明确诊为非结核性心包炎之外,至少应进行系统的抗结核治疗 2W。对大量胸腔积液、腹水患者,为维护其呼吸功能,术前可适当抽排胸腔积液、腹水,抽排量以患者能耐受且不剧烈影响血流动力学为原则,但绝不能因为药物治疗和反复胸腹腔穿刺能缓解症状而延误和丧失手术时机。麻醉前用药以不引起呼吸、循环抑制为前提。可在患者进入手术室后在严密监测下适度使用,常用药物有吗啡、东茛若碱、咪达唑仑和右美托咪定等。术前常规禁食禁饮。腹内压高的腹水患者,为防止误吸,可预防性给予氢离子拮抗剂,如奥美拉唑、雷尼替丁等。低流量氧疗有助于改善患者的组织代谢状况。提供高蛋白饮食、补充血浆蛋白和补充维生素 B、C。肝功能明显下降患者还应补充维生素 K 以改善患者的凝血功能,防止手术过程中因凝血功能低下导致异常出血。常规利尿,补钾,调整水、电解质平衡。术前一般不用洋地黄制剂,心功能差、心率大于 100 次/min 者仅在手术当日清晨给予小剂量洋地黄类药物,如毛花苷 C0.2～0.4mg,可适当控制心率,改善心功能。准备呼吸循环辅助治疗设施,对病程长、心肌萎缩、估计术后容易发生心脏急性扩大、心力衰竭者,除药物准备外,应备好机械通气装置和心室辅助装置如主动脉球囊反搏(IABP)等。应备妥体外循环以防术中大出血,手术前,患者的一侧腹股沟区应做消毒准备,必要时可实施股动脉、股静脉体外循环转流,以保证氧合与补充血容量。准备体外贴敷式除颤电极并连接除颤仪,防止心包剥脱完成前发生心室纤颤时无法进行胸内除颤的窘迫状态。

三、麻醉方法

无论采用何种麻醉方法,麻醉管理的目的在于避免心动过缓和心肌抑制。选择气管内插管静吸复合麻醉时,应行全面监测,包括心电图、脉搏血氧饱和度、无创动脉压、有创动脉压呼气末二氧化碳分压、中心静脉压和体温等,估计术后可能发生低心排血量综合征的患者,建议放置肺动脉导管进行监测。缩窄性心包炎患者由于循环代偿功能已十分脆弱,必须在严密监测心电图、脉搏氧饱和度和有创动脉压下缓慢施行麻醉诱导。由于患者的循环时间延长,药物起效慢,应得情减慢麻醉诱导注药速度,不能误以为患者耐受性好而造成药物相对过量,以致血压下降甚至循环衰竭。备好多巴胺、去氧肾上腺素和肾上腺素等急救药物,根据监测情况随时修正麻醉用药方案,避免血压下降和心动过缓。常用麻醉诱导药物有咪达唑仑、依托咪酯、氯胺酮、苏芬太尼等。尽管氯胺酮可以增加心肌氧耗,但可以防止诱导时出现血压下降和心动过缓,而心率增快是缩窄性心包炎患者增加心排血量的唯一有效代偿因素。肌松药应选用循环影响轻微且不减慢心率的药物,如伴库溴铵、罗库溴铵等,并适当减小剂量、缓慢滴定给药。麻醉维持以采用对循环影响轻微的芬太尼、苏芬太尼和瑞芬太尼为主的静吸复合或静脉复合麻醉。对心功能较好的患者可在手术强刺激环节(如切皮、劈开胸骨或撑开肋骨)时,吸入异氟烷、七氟烷或地氟烷加深麻醉。采用对肝肾功能影响小的阿曲库铵和顺式阿曲库铵等维持肌松。

麻醉管理要点在于:①维持血流动力学稳定,严格管理输血输液速度和液体入量,以防缩窄解除后心室过度充盈膨胀,引发急性右心衰竭或全心衰竭。遵循在心包完全剥离前等量输液或输血、心包剥离后限量输液的原则。②随着心包的剥离,开始小量使用多巴胺等强心药物,并随时调整剂量,直至心包完全剥离。避免心包剥脱、心肌受压解除、腔静脉回心血量骤增引起的急性心力衰竭。③密切监测心电图,出现严重心律失常时,应及时与手术医师沟通,必要时暂停手术并积极处理。由于开胸后无法直视心脏表现,经食管超声心动图(TEE)在评估缩窄性心包炎患者血流动力学方面有非常重要的价值。④避免机械通气潮气量过大,以防回心血量进一步减少导致心排血量降低。全面监测内环境,包括血气分析、血常规、电解质和尿量等根据血气分析等监测结果及时调整内环境稳定,维持水、电解质和酸碱平衡。手术结束后应保留气管插管送 ICU 机械通气,全面监测,维持正常血气水平,控制输液、输血量,持续强心、利尿,维护心功能,防止术后低心排血量综合征的发生,防止水、电解质和酸碱紊乱,并根据患者的情况合理制订镇静、镇痛方案,避免血流动力学波动。

第二节　先天性心脏病手术麻醉

一、病情特点

国内先天性心脏病(以下简称先心病)的发病率约为 6.3%～14%,但真实的发生率可能高于这一水平,许多出生后即死亡的患儿可能与致死性的先心病有关,而有些先心病,如主动脉双叶瓣畸形和动脉导管未闭早期无症状,因此真实的发病率尚不明确。早产儿先心病的发病率高于足月儿(尤其是室间隔缺损与动脉导管未闭),患糖尿病的母亲,其新生儿先心病的发病率高于无糖尿病母亲的产儿。23%～56%染色体异常的患儿伴有先心病。发病原因可能与胚胎期发育异常、环境或遗传因素等有关。在过去的数年中,随着疾病的诊断、体外循环技术、监测和围手术期管理技术的不断进步,越来越多的幼小、危重的先心病患儿得到了成功的手术治疗。医学和外科手术技术的发展为 85%～95%的先心病患儿活至成年提供了机会,成年先心病患者的数量已与儿童的数量相当。先心病种类繁多,临床常见的有 10 余种。一般根据先心病血流动力学特点进行分类,如是否存在分流、肺血流是增加还是减少、瓣膜周围是否有异常导致血流梗阻或减少等。因此,先心病分类方法也有多种,麻醉医师应采用有利于麻醉管理的分类方法。发绀型和非发绀型先心病是最常用的分类方法,发绀型先心病通常存在右向左分流或以右向左分流为主的双向分流或动静脉血混合;非发绀型先心病通常又分为无分流型和左向右分流型根据心脏血流动力学特点和缺氧原因,先心病可分为:①左或右心室压力超负荷;②心室或心房容量超负荷;③肺血流梗阻性低氧血症;共同心腔性低氧血症;体、肺循环隔离性低氧血症。

根据分流血流对肺循环的改变可分为:①肺血流增多型:肺血流增多导致肺循环容量或压力超负荷;②肺血流减少型:异常分流或肺血流梗阻使肺血流减少导致全身血液氧合不足;③正常肺血流型:无分流的梗阻性病变常导致心肌做功增加、心室肥厚、顺应性降低和氧耗增加。根据解剖病变和临床症状分类:单纯交通型(心房、心室、动脉和静脉间直接交通)、心脏瓣膜畸形型、血管异常型、心脏位置异常型、心律失常型等。心脏麻醉医师不但要掌握手术前患者的病理生理特点,还要掌握手术后患者的病理生理改变。

(一)室间隔缺损

胚胎从第 8 周开始形成室间隔组织,出生后约 20%～60% 新生儿的室间隔自行闭合,其余 40% 在婴儿期闭合,多数在 5 岁以内闭合。超过 5 岁自行闭合者很少,即遗留室间隔缺损畸形。室间隔缺损是最常见的先天性心脏畸形。左心室压力[(80～130/5～10)mmHg]远超右心室[(15～30/2～5)mmHg],产生左向右分流。左向右分流量取决于缺损大小和肺循环阻力。缺损部位不同对血流动力学影响的差异很小。只有很小的缺损心脏收缩后期可暂时关闭,而大、中型缺损的分流无影响。左向右分流的血流动力学改变包括:①肺血多致左心室容量超负荷;②肺血流量大大增加;③体循环流量不足。左心室扩大、肥厚,心肌拉长,在生理代偿期内收缩增强,但心腔内超容和室壁顺应性降低使左心室舒张压升高,充盈受限,肺静脉、肺微血管等后续血流受堵,导致肺淤血和肺间质水肿、肺泡水肿,肺顺应性降低,通气和换气功能障碍,左心衰竭和呼吸衰竭同时出现。左心室泵向主动脉的血流因分流减少,导致代偿机制的出现,血中儿茶酚胺浓度升高,交感神经兴奋,体循环血管收缩,外周阻力增高以维持血压。肾血流量减少使肾素血管紧张素系统兴奋导致水钠潴留、血容量增加,肺循环和体循环静脉床淤血,引起肺水肿、肝大和皮下水肿等。肺动脉阻力增加最终导致肺动脉高压。年龄、海拔高度、血细胞比容、体力活动和肺血管结构均可影响肺动脉压力。长期左向右大量分流使肺血管被破坏,Heath 和 Edwards 将其病理变化分为六级,肺血管结构的改变最终使肺动脉高压从可逆的动力性高压向不可逆的阻力性高压演变,肺动脉压可达到或超过主动脉压,使缺损处发生右向左分流,称为艾森门格综合征(Eisenmangercomplex);其后发现除室间隔缺损外,其他左向右分流的先心病亦可继发此病理生理,因此 Wood 将这类患者统称为艾森门格综合征。

(二)房间隔缺损

房间隔缺损为心房水平的左向右分流,可使肺循环流量三、四倍于体循环,右心房、右心室和肺动脉扩张。左右心房的压力差不能解释临床所见的巨大分流量,体位(重力)与分流方向也无关,房间隔缺损大量右向左分流的机制为:左室壁厚,心腔狭长,二尖瓣口面积小(成人约 4～6cm²);右室壁薄,顺应性高,易扩张,心腔短阔,三尖瓣口面积较大(11～13cm),方便容纳血液,心室舒张时右心房较易充盈右心室。房间隔缺损时左右房压力趋于相等,约 $4\sim5$ mmHg,右心室远较左心室容易充盈,由此造成大量左向右分流。心室收缩时存在左向右分流是由于右心房连接的腔静脉系统容纳血量远远大于左心房连接的肺静脉系统,在心室收缩晚期缺损部位已有左向右分流,但在心房收缩早期由于右心房收缩较左心房稍早,可有少量右向左分流,但随着大量左向右分流,少许分流入左心房的血流又被赶回右心房。由于右肺静脉开口接近缺损部位,因此分流部分大多由右肺静脉而来。房间隔缺损时左心室的射血分数仍能保持正常,但左心室充盈不足,年长后左心室功能减退,因房间隔存在缺损,左心室功能减退导致的左房压升高可由缺损的分流得到缓解,所以临床表现为右心衰竭,手术修补后可能表现出左心室功能不全的症状。房间隔缺损患者 20 岁以前多无明显的肺动脉高压,除非居于海拔很高地区的患者。

(三)动脉导管未闭

动脉导管是胎儿肺动脉和主动脉间的正常通道,出生后即自行关闭。如关闭机制有先天缺陷,即构成临床上的动脉导管未闭。在某些先心病中,未闭的动脉导管是患儿生存的必需血源,自然关闭或手术堵闭可致死亡。出生后血氧升高和前列腺素降低是导管关闭的最主要因素,其螺形和环形平滑肌开始收缩,使导管管壁增厚、缩短,不规则的内膜增厚和垫墩发挥堵闭管腔的作用。出生后 15h 内大多已功能关闭,管壁细胞无菌性坏死,代之以纤维组织增生而成动脉韧带。

出生后 3 个月仍未关闭一般才被认为是临床上的动脉导管未闭。因主动脉的收缩压和舒张压总是高于肺动脉,所以始终是左向右分流。主动脉分流的动脉血和来自右心室的静脉血在肺动脉混合,入肺循环再回到左心房、左心室,大大增加了左心室每搏量;除非有肺动脉高压,否则右心的前后负荷不变,而左心容量增加导致心肌肥厚。主动脉收缩压不变甚至升高,而舒张压因主动脉瓣关闭后继续向肺动脉分流而降低,脉压增宽,产生周围血管体征。左心容量增加致左心室扩大,舒张压上升,使左心房及后续血管床癌滞引起肺水肿。导管的长度、粗细与分流量有关,流程长者阻力增大,还可有扭曲使分流减少,还可因体位不同而与纵隔脏器位置关系变更压迫导管,称为"间歇性"导管,杂音时有时无。肺循环阻力是影响分流大小的至关重要因素,阻力主要产生于肺动脉至小分支段,如二尖瓣狭窄或左心衰竭时肺静脉回流受阻,亦可使肺动脉压上升,分流减少。如肺循环阻力超过体循环,将产生右向左分流,肺动脉血流向降主动脉,产生下身青紫而上身不紫的差异性青紫。动脉导管未闭引起肺动脉高压的原因包括:①分流量大使肺动脉压力增高(动力性);②主动脉压力传导至肺动脉;③年长后产生梗阻性肺动脉高压;④肺静脉压增高(微血管后肺动脉高压)。

(四)肺动脉狭窄

根据狭窄部位可分为瓣膜部、漏斗部、肺动脉干和肺动脉分支狭窄,有单纯性狭窄或合并其他心血管畸形,约占先心病总数的 $25\%\sim30\%$。肺动脉狭窄使右心室射血受阻,其收缩压增高程度与狭窄的严重程度成正比。严重肺动脉狭窄随着年龄增长,右心室进行性向心性肥厚,顺应性下降,舒张压增高,同时伴有三尖瓣反流,右心房、右心室扩大,最终导致右心衰竭。未经治疗的患者可出现肝静脉淤血所致的肝硬化。中、重度肺动脉狭窄在胎儿期右心室心排血量可维持正常。重度狭窄患者的回心血经卵圆孔或房间隔缺损进入左心房、左心室,致使右心室、三尖瓣发育不良。出生后由于心房水平大量右向左分流,呈现严重低氧血症,不及时处理将危及生命。周围肺动脉狭窄约占先心病总数的 $2\%\sim3\%$。狭窄可单发,仅累及肺动脉总干或其分支,或多发性狭窄同时累及肺动脉总干及若干较小的肺动脉分支。周围性肺动脉狭窄常合并其他先心病,如肺动脉瓣狭窄、法洛四联症、主动脉瓣上狭窄和室间隔缺损等。单纯周围性肺动脉狭窄病因未明,目前认为可能与胎内风疹病毒感染有关。根据狭窄范围和程度,可致不同程度的右心室肥厚,随着年龄增长,肺动脉狭窄可加重。周围肺动脉狭窄的治疗首选经皮球囊血管成形术。严重的分支狭窄,尤其是多发性外周分支狭窄,手术治疗难度很大,疗效也不满意。

(五)法洛四联症

法洛四联症是最常见的发纳型先心病,其发生率为 0.2% 左右,占先心病 12%～14%1888 年 Fallot 描述了该病的四个病理特点,即:肺动脉狭窄、主动脉骑跨、室间隔缺损和右心室肥厚,故称为法洛四联症。其中肺动脉狭窄和室间隔缺损是最主要的病变。肺动脉狭窄导致肺血量严重不足,由体循环向肺循环丛生侧支血管,侧支血管可分为三类。第一为支气管动脉与肺动脉在肺内深部连接;其次为主动脉分支在肺门与肺动脉相连;第三为锁骨下动脉在进肺门前与肺动脉相连。法洛四联症的非限制性室间隔缺损使左右心室收缩压相等,通过室间隔缺损的血流方向和流量由肺动脉狭窄程度所决定。可呈现双向分流和右向左分流,右向左分流者肺血量明显减少,主动脉血流主要来自右心室,故有明显发细。尽管有明显的肺动脉狭窄,但肺动脉压力正常或偏低,心排血量可正常或增高。非限制性室间隔缺损的存在使右心室压力不会超过体循环压力。法洛四联症中室间隔缺损的位置、肺动脉狭窄部位和主动脉骑跨程度对血流动力学改变不起决定性作用,右心室肥厚是右心室收缩压增高的代偿性改变。发继程度还与血红蛋白增高程度和是否伴有动脉导管未闭以及体循侧支血管多少等因素有关。法洛四联症右心血流的分流和左心回心血量减少都不增加容量负荷,因此心力衰竭很少见。心脏不大甚至偏小,慢性低氧血症可代偿性地产生肺部侧支循环和红细胞增多症,致使血液黏滞度增高容易发生血栓。侧支循环丰富的患者,肺血减少不明显,术前患者发细较轻,但根治术后侧支循环的病理生理相当于未结扎的动脉导管,引起术后肺血增加,应引起注意。

(六)右心室双出口

典型的右心室双出口基本病变为:①主、肺动脉全部出自形态右心室(无动脉出自形态左心室);②室间隔缺损为形态左心室唯一出口;③主动脉瓣和肺动脉瓣下均有肌性圆锥,均与房室瓣无纤维连结;主动脉瓣和肺动脉瓣位于同一高度。右心室双出口常见三种类型:①艾森门格型(Eisenmemger),右心室双出口合并主动脉下室间隔缺损,无肺动脉狭窄;②四联症型,右心室双出口合并肺动脉狭窄;③陶氏型(Taussig-Bing),右心室双出口合并肺动脉下室间隔缺损。室间隔缺损是右心室双出口的病理要素之一,其位置可分别位于主动脉下、肺动脉下、两动脉下或远离动脉。由于室间隔缺损的位置与两大动脉种种不同的关系,主动脉瓣和肺动脉瓣下有无梗阻性病变,右心室双出口的病理生理、血流动力学和临床表现有极大差异。右心室内血流为层流者,临床上可完全无法发绀。一般患者有轻重程度不等的发展,肺血或稀少或增多,甚至出现肺动脉高压,因此临床表现类似于单纯室间隔缺损、重度法洛四联症或完全型大动脉转位。

(七)三尖瓣畸形

1.三尖瓣闭锁必然存在心房间交通,体静脉、冠状静脉回心血经卵圆孔或房间隔缺损进入左心房,与肺静脉血混合进入左心室。太小的房间隔缺损使右心房和外周静脉压力增高,临床有体循环淤血和右心衰竭的表现。左心室接受的动静脉混合血使外周动脉血氧饱和度降低,临床出现发继。

发绀的严重程度与肺循环血流量有关,而肺血流量又取决于室间隔缺损大小和肺动脉狭窄程度。合并大的室间隔缺损又无肺动脉狭窄时肺血流量增多,发绀可不明显。若合并肺动脉狭窄、闭锁或限制性室间隔缺损时肺血流量减少,发绀症状严重。三尖瓣闭锁合并肺动脉闭锁和室间隔完整的情况十分罕见,此时到达肺部的唯一通道为未闭的动脉导管或体、肺侧支循环。

2.三尖瓣下移(Ebstein 畸形)三尖瓣下移是指三尖瓣隔瓣或后瓣偶尔连同前瓣下移附着于近心尖的右心室壁上,约占先心病的 0.5%~1.0%。1866 年德国学者 Ebstein 在尸检中首先发现本病并详细描述了其病理解剖,故又被称为"Ebstein 畸形"。本病无性别差异,偶有家族史报道,母亲妊娠早期服用锂制剂者其后代易患本病。三尖瓣下移的病理生理改变轻重不一,轻者瓣膜功能基本正常;重者三尖瓣口狭小,右心室腔狭小,射入肺动脉血流量少,瓣叶变形、腱索缩短或乳头肌发育不良致使三尖瓣关闭不全,导致三尖瓣反流。右心房压力逐渐增高、扩大,血流分流至左心房,引起临床发绀症状。房化右心室与功能右心室同时收缩,而与右心房活动不一致,当心房收缩时,血流由右心房流向房化右心室,心室收缩时,这部分血流又返回右心房,因此右房压持续增高,而右心室容量较小,三尖瓣严重反流,致其收缩期无前向血流射入肺动脉,这种现象称为"功能性肺动脉闭锁",此时肺循环血流完全依赖动脉导管分流或侧支循环。三尖瓣下移患儿发绀症状可在婴儿期缓解,但年长后不可避免地再次出现,可能因三尖瓣和右心室心肌功能逐渐减退,三尖瓣反流使瓣口逐步扩大,反流加重,并形成恶性循环,导致右房压增高,右向左分流加重。

(八)主动脉缩窄

主动脉缩窄是指主动脉上的局限性狭窄,其内有隔膜阻挡血流。缩窄可发生于主动脉任何部位,多数在主动脉峡部和左锁骨下动脉分叉处,约占主动脉缩窄的 98%,男性多于女性。因下半身缺血导致侧支循环丰富,包括锁骨下动脉所属的上肋间动脉、肩脚动脉、乳内动脉支,以及降主动脉所属的肋间动脉、腹壁下动脉、椎前动脉等。因肋间动脉显著扩张可导致肋骨下缘受侵蚀。主动脉缩窄以上的血量增多,血压上升,缩窄以下血量减少,血压降低。逐渐导致左心劳损、肥厚,负荷加重,终致心力衰竭。脑血管长期承受高压,可发展为动脉硬化,严重者可发生脑出血。下半身缺血缺氧,可引发肾性高血压及肾功能障碍等。

(九)主动脉狭窄

主动脉狭窄可分为主动脉瓣狭窄、主动脉瓣下狭窄和主动脉瓣上狭窄三型。其引起的基本血流动力学改变为左心室流出道梗阻,导致左心室与主动脉收缩压存在较大的压力阶差。主动脉瓣狭窄较多见,瓣口狭小,有单瓣叶、双瓣叶、三瓣叶或四瓣叶畸形,瓣叶相互融合、增厚和钙化。主动脉瓣下狭窄的瓣叶基本正常,而瓣环下方呈纤维膜型或肌性狭窄。主动脉瓣上狭窄的位置在主动脉瓣叶和冠状动脉开口的上方,较少见。三类狭窄都引起主动脉排血阻力增加,左心室负荷增大,左心室肥厚、劳损、舒张末压升高、充盈减少,同时冠状动脉供血不足出现心肌缺血症状。随着左心室的变化可致左心房、右心室压增高,心肌肥厚、劳损,终致左、右心室衰竭。

(十)大动脉转位

大动脉转位是胚胎发育过程中出现的主动脉与肺动脉异位,居发绀型先心病第二位,可分矫治型和完全型两种。矫治型大动脉转位,主、肺动脉位置颠倒,同时两个心室的位置也错位,肺动脉连接于解剖左心室,但仍接受静脉回血;主动脉连接于解剖右心室,却接受肺静脉氧合血。因此,虽有解剖变异,但血流动力学和氧合得到矫正,仍维持正常。完全型大动脉转位是两个大动脉完全转位,主动脉与解剖右心室连接,将静脉回心血排至全身;肺动脉与解剖左心室连接,将氧合血排入肺动脉,再经肺静脉回到左心。如果在肺循环与体循环之间没有通道,则患儿不能存活;只有存在通道（如卵圆孔、房间隔缺损、室间隔缺损、动脉导管未闭等）的情况下,患儿才得以生存,但自然寿命取决于通道的大小与位置,其中45％死于出生后一个月内。

（十一）完全型肺静脉异位引流

肺静脉血不回到左心房,而流入右心房或体静脉,一般都存在房间隔通道。解类型较多,1957年Darling将其分为四型:①心上型,临床较多见,约占50％,肺静脉汇合成肺静脉干,在心脏上方进入体静脉系统,再回入右心房;②心内型,约占30％,肺静脉汇合后,血流入冠状静脉窦后再进入右心房;也有直接进入右心房者,但较少见;③心下型,约占12％,肺静脉汇合后,向下穿过膈肌连接于下腔静脉、门静脉和肝静脉;④混合型,较少见,约占8％。其病理生理变化取决于房间隔缺损的大小和异位连接有无梗阻;因动脉血氧饱和度低,大量血流从左向右分流使右心和肺循环负荷增加,容易导致右心衰竭和肺动脉高压,使病情急剧恶化。

二、术前评估与准备

对先心病病理生理和临床症状的充分了解对制定麻醉方案至关重要,应详细询问病史,

体检是术前评估的重要组成部分,因为患儿无法表达其症状,而其父母常常不能理解某些发现的重要性。

（一）术前评估

1.病史与体检患儿的发病年龄往往与疾病的严重程度有关。肺血流减少或混合不充分的患儿可能持续存在发继,或因情绪激动、哭闹和活动量增加而间断出现发红。年长的小儿应了解其有无喜"蹲距"的习惯,并观察其与发继之间的关系。应充分了解发绀的频率,以判断疾病的严重程度,因为发绀性缺氧发作也可能在麻醉和手术过程中发生,以便及时采取措施降低右向左分流。临床发纳的出现依赖于血中还原血红蛋白的绝对浓度而非氧饱和度,但新生儿由于含有大量高度饱和的胎儿血红蛋白,在临床出现发甜前其氧分压已严重降低。发纳型先心病往往潮气量增高,尽管早期并未出现称状指,但其呼吸耐量降低,对缺氧的呼吸反应也减弱。婴儿喂养困难、成长缓慢往往提示有充血性心力衰竭,呼吸道易感染,出现肺炎。先心病患儿常常合并其他先天性疾病,因而容易在围手术期出现温度调节困难、营养不良、脱水与低血糖、气道困难、凝血异常和中枢神经系统疾病。实验室检查应特别关注血细胞比容、白细胞计数、凝血指标、电解质和血糖等。缺氧使血红蛋白持续升高,定期检查血红蛋白有助于简单地判断患儿低氧血症的水平。高血红蛋白使血液黏滞度升高,容易导致血栓形成,如果患儿进食困难处于相对脱水状态将加速血栓形成。已有大量资料正明发纳型先心病患者存在凝血功能障碍,原因可能为血小板功能不全和低纤维蛋白血症。白细胞计数和分类的变化有助于判断患者的全身感染情况,发热、上呼吸道感染和白细胞增高患者不应施行择期手术麻醉,不仅因为体外循环将进一步降低免疫功能,而且术中所有的人工材料被细菌种直后将出现感染性心内膜炎等灾难性的情况。应排除家族性凝血异常,实施体外循环前应保证凝血功能正常。了解患儿血钾、镁、钙和血糖状态,及时纠正。左心室发育不全综合征患儿容易出现低血糖,新生儿心肌对血糖的依赖大于成人心肌,因而低血糖更易加重心力衰竭。其他检查包括心电图、超声心动图、心导管检查和胸部X线检查等。

2.麻醉前告知先心病的诊治风险因是否为完全矫治或姑息性手术以及医疗单位的水平而异。随着先心病手术死亡率的降低,术后严重的并发症的问题却显得尤为突出。麻醉医师应充分向家长告知麻醉手术的风险。神经系统后遗症仍然是先心病和其修复术最常见的并发症,25%患者术后早期存在脑功能障碍,体外循环后癫痫的发生率为20%。尽管文献报道癫痫一般为自限性,没有长期不良后果,但研究显示癫痫是视神经系统发育的重要预后指标,术后癫痫与认知功能降低、语言和运动功能存在密切关系。许多先心病患儿术前并发脑发育不全,心血管功能不全也与脑发育不良、脑梗死、脑血管栓塞和脑胶肿形成有关,先心病的早期修复有助于限制这一脑损伤机制。术中脑损伤发生的主要机制为低氧性缺血再灌注损伤或栓塞损伤,血流动力学不稳定和脑能量需求增加导致脑氧供需失调是术后脑损伤的主要原因。

(二)麻醉前准备

在充分了解患儿病情的情况下,麻醉医师应与儿科医师和心外科医师仔细讨论患者的麻醉前准备。如果在不纠正解剖病变患儿生理功能既无法改善的情况下,应决定实施限期手术。

1.术前用药目前有关术前用药的意见尚不统一。术前用药的作用主要包括:减少分泌物、阻断迷走神经反射、减少烦躁焦虑和降低麻醉诱导期的心血管不良反应。随着对呼吸道刺激小的吸入麻醉药的问世,以及众多关于抗胆碱能药物引起术后认知功能不全的报道,目前成人术前已很少使用抗胆碱能药物,尽管小儿麻醉中的使用还比较普遍,但研究显示不用抗胆碱能药物并没有增加不良后果。研究发现,呼吸道副作用与小儿的年龄、体重有关,小于3个月的小儿,尤其是新生儿,其迷走神经张力高,诱导药物、喉镜刺激、手术刺激等均可通过迷走反射引发心动过缓。许多麻醉医师采用术前肌注或在麻醉诱导时静注阿托品等药物,阿托品常用剂量$40\mu g/kg$和$20ug/kg$没有显著疗效差异,口服、静注、肌注不影响血药浓度。长托宁为M受体拮抗剂,选择性的作用于M、M受体,对M受体无明显作用,既能减少呼吸道分泌物和防止刺激迷走神经引起的并发症,又能有效避免心动过速、尿留、肠麻痹等不良反应。小儿长托宁的推荐剂量为0.1mg(体重<3kg),0.2mg(7~9kg),0.3mg(12~16kg),0.4mg(20~27kg),0.5mg(体重≥32kg)。小于8个月的婴儿很少需要镇静药,大于1岁的小儿麻醉前是否使用镇静药尚存分歧必须充分权衡术前用药可能给患者带来的益处和不良反应,着重关注心血管反应和呼吸道通畅情况。目前最常用的镇静药为咪达唑仑,口服咪达唑仑已成为小儿麻醉前最常用药物。1998年后面市的咪达唑仑口服溶液(Versed糖浆)为小儿麻醉提供了术前镇静的有效方法。Versed糖浆pH为2.8~3.6,以水溶性和亲脂性闭合环为主,口感好,小儿容易接受,口服后接触口腔黏膜的亲脂成分吸收好、更稳定。常用口服剂量为0.25mg/kg,起效时间10~15分钟,20~30分钟达峰值,AA/S评分满意,不影响术后苏醒。咪达唑仑(0.25~0.5mg/kg)联合氯胺酮(4~6mg/kg)口服效果更好,无明显的循环、呼吸副作用。此方法也适用于接受诊断性检查的患儿。应用氯胺酮的小儿必须同时加用阿托品或长托宁,以避免分泌物引起呼吸道并发症的风险。选择术前用药总体原则应着眼于患者的需求和对镇静药物的反应。小儿用药后,应常规监测脉搏血氧,以提高安全性。

2.术前禁食的原则在近年发生了较大变化。长时间禁食的婴幼儿可能发生低血糖和容量不足,也容易因馄饿和口渴导致情绪烦躁。关于是否需要长时间禁食的研究发现小儿清流质的胃排空时间为2小时左右,固体食物排空较慢,尤其是动物脂肪含量较高的膳食。据此,美国麻醉医师协会修改了相应的禁食时间指南,建议手术当日固体食物(包括牛奶)的禁食时间为6~8小时,清流质量为 2~3 小时。此法大大减轻了择期手术小儿的口渴和饥饿感,降低了低血容量和血液浓缩的风险,同时不增加误吸的危险。急诊手术的禁食时间难以硬性规定,无法制定有效的指南来权衡推迟手术和误吸的风险。麻醉医师应针对不同的患者制定个体化的应对方案。

该推荐方案适用于各年龄组择期手术患者,但不适用于产妇该指南并不能完全保证胃排空应特别关注禁食与长期用药的问题。一般来说,手术日清晨吞服药物时所饮的少量水并无误吸的危险。长期用药的目的不是为了维持术中血药浓度稳定,而是着重于其术后作用因为术后需相当长时间才能恢复正常口服用药。

3.患儿的准备开放静脉和补液。长时间禁食、禁水有引起脱水的危险,发绀患儿红细胞增多(特别是血细胞比容大于 60% 者),液体不足将增加脑、肾等重要脏器栓塞的风险。而充血性心力衰竭患儿应适当限制液体,以防心室功能进一步恶化。对所有先心病患儿应特别注意排出静脉通道中的气泡,以防止右向左分流时气泡进入体循环动脉系统引起重要器官的栓塞。应采用精密输液器或输液泵以精确控制液体输注。术中是否输注含糖溶液目前尚有争论,如患者存在缺氧,高血糖可能加剧神经系统损伤。年龄不足 1 岁或体重小于 10kg 的患儿可输注一定量含糖溶液(5% 葡萄糖液 5ml/kg),其他以平衡液为主,并随时监测血糖浓度。可以在父母的陪同下在病房或麻醉接待准备室中为患儿开放静脉通道,口服咪达唑仑后,也可在手术中吸入七氟烷后开放静脉通道。

4.相关麻醉用品的准备

(1)器械和辅助设备:小儿专用麻醉机、儿童简易呼吸囊和儿童加压面罩;小儿间接喉镜或新生儿直接喉镜;小儿牙垫;听诊器;尽可能选用内径大的适合当前小儿的气管导管,上下号各一备用;小号插管钳;22G 和 24G 动静脉穿刺针用于动脉置管,深静脉置管常用 20~16G 管道;多功能监护仪,包括无创血压、有创压力(2 或 3 个通道)、温度(至少 2 个模块)氧饱和度、心电图、呼气末二氧化碳和麻醉气体监测等,计量尿容器;小儿食管超声探头;多功能血气生化分析仪(血气、电解质、血糖、血细胞比容、乳酸等)、ACT 监测仪、除颤仪;气体和液体加温装置及相应耗材;精密输液装置和注射泵等。

(2)药物:使用合适大小的注射器将常规和抢救用药按较低的浓度抽好备用,以便紧急情况下快速精确给药。持续用药的浓度应满足既能精确给药,同时避免液体过量。

三、麻醉方法

(一)术中监测

1.无创监测主要包括心电图、无创血压、经皮脉搏氧饱和度、呼气末二氧化碳、麻醉气体浓度和温度等,TEE 为半有创监测,有专用小儿食管探头时可以采用。心电图主要用于监测心律失常和心肌缺血,婴幼儿应准备专用电极妥善固定并防止皮肤受损。心脏手术中的无创血压只在有创动脉压建立之前使用。经皮脉搏氧饱和度在小儿心血管手术中极为重要,可大大提高麻醉的安全性,特别对于发绀患儿。手术中影响脉搏氧饱和度的因素众多,如高频电刀、手术灯光、袖带血压计、血管收缩痉挛、注射染色剂、局部低温和低灌注等。目前第五代脉搏氧饱和度监测技术已可安全地用于低温和低灌注状态,考虑到小儿的肢端容易受低温和低灌注影响,建议采用一次性氧饱和度探头,有用于指、趾、手掌、脚掌、耳垂的探头,并有额贴探头,可监测脉搏脑氧饱和度。小儿的氧储备较差,一旦出现氧饱和下降,说明已经出现明显缺氧,应特别注意。呼气末二氧化碳监测已成为临床麻醉中的常规监测项目,除了解二氧化碳分压水平、确认气管内导管和麻醉回路完整性外,也可获得病理生理方面的信息。如法洛四联症流出道疫李肺血减少导致缺氧发作的患儿,呼气末二氧化碳可明显降低。

2.有创动脉压监测术中由于血压波动、体外循环期间非搏动血流和反复采样血液分析等的需要,直接动脉压监测极为重要。适用于所有体外循环心脏手术和小儿非心脏手术,特别是新生儿。小儿测压管道的抗凝为每毫升生理盐水含肝素1U。虽然股动脉、尺动脉、肱动脉、颞动脉和足背动脉均可采用,但临床上最常使用烧动脉。术前应常规检查手部两侧的血液循环,通过触诊对烧动脉搏动情况作出评价,行改良 Allen 试验对手部并行循环作出评价。

3.中心静脉压监测可用于中心静脉压测定、快速给药、输血输液、放置肺动脉导管或起搏导管及术后静脉营养等。常用穿刺置管途径有颈内静脉、锁骨下静脉、股静脉、颈外静脉和肘前静脉等。

4.肺动脉压监测,中心静脉压仅反应右心充血和血容量状况,不能反映左心状态。Swan－Ganz 导管可用于术中和术后测定右室肺动脉压及混合静脉血氧饱和度,为诊断和治疗提供指标。尤其适用于充血性心力衰竭、左心功能低下、肺动脉高压、主动脉瓣和二尖瓣病变患者。目前临床已有用于小儿的特种肺动脉导管。

5.左房压监测放置肺动脉导管困难的小儿可在术中由外科医师在左心房置管测定左房压。有些医疗中心采用将位于右心房的中心静脉导管经房间隔缺损置人左心房临时监测左房压,此时,5岁以内的小儿中心静脉导管应置人 10～14cm。左房测压时要慎防气体进入测压系统。

6.中枢神经系统监测体外循环心脏手术后的中枢神经系统并发症多发、复杂,成为目前研究领域的热点。常用监测手段包括脑电图、双频谱分析(BIS)、经颅多普勒脑血流图(TCD)、颅内压监测及脑氧饱和度监测等。但目前在敏感性、可靠性、定位和定量等方面均存在不足。

7.TEE 目前 9T 经食管超声探头可安全地用于体重大于 4kg 的患儿,适用于术中明确诊断、评价手术疗效和心室功能,也可指导外科医师排出心内气泡。

(二)麻醉诱导与维持

1.麻醉药的选择全面理解先心病病理生理和血流动力学特点,是麻醉管理和麻醉用药的基础。药物选择须综合考虑疾病严重程度、心血管功能状况、年龄、有无静脉通道、入室状况和有无气道梗阻等。

(1)吸入麻醉药:除经呼吸道吸入外,也可在体外循环机上安装挥发罐维持体外循环期间的全身麻醉,可选用 N_2O、恩氟烷、异氟烷、七氟烷或地氟烷等。吸入药诱导较迅速,可避免患儿因穿刺等操作而引起哭闹和缺氧;麻醉苏醒较快,利于早期拔除气管导管;但对循环功能抑制较明显,血清氟离子浓度较高,对肾、肝功能可能产生不利影响。NO 可用于麻醉诱导和维持,但从转流开始即应停止使用,以防发生张力性气胸或气栓等并发症。

(2)静脉麻醉药:常用药物有氯胺酮、咪达唑仑、依托咪酯和丙泊酚。氯胺酮的交感兴奋作用使心率增快、心肌收缩力增强,故对心功能差的病儿较容易维持心率和血压,氯胺酮是唯一有确切镇痛作用的静脉麻醉药,对呼吸系统抑制小,除麻醉诱导外,也可用于心导管检查等,但有分泌物增多的副作用,应常规使用阿托品、东食若碱或长托宁等。丙泊酚作用迅速可靠,但抑制心肌和扩张外周血管,用于重症心脏患儿易引起血压下降。依托咪酯心血管抑制作用小,麻醉诱导安全可靠,且乳剂对血管的刺激明显减小,与吸入药或镇痛药合用,可安全地用于重危先心病患儿的麻醉诱导。

（3）麻醉性镇痛药：吗啡和笑气合用对充血性心力衰竭和发绀型先心病患儿可产生满意的镇痛作用，且不抑制心肌收缩和交感神经系统。小量吗啡（0.1mg/kg）可使患儿从手术室平稳地转移到监护室，避免手术结束时麻醉突然减浅，且对术后通气无明显影响。芬太尼及其衍生物麻醉能提供稳定的血流动力学状态，有效抑制神经体液应激反应，且无心肌抑制作用。目前已基本放弃早年大剂量芬太尼麻醉方法，改用中、小剂量芬太尼麻醉（3~5ug/kg），能有效减轻术后呼吸抑制，缩短呼吸支持时间、监护室滞留时间和住院时间。苏芬太尼镇痛作用约为芬太尼的7~10倍，且镇静作用强，引起胸、腹壁肌肉硬的副作用较小，诱导期使用更安全。随着快通道心脏麻醉的普遍提出和应用，瑞芬太尼在心脏手术中的应用越来越多，尽管其呼吸抑制作用较强，但停药后3~5分钟自主呼吸即可恢复，便于精确控制患儿的麻醉状态。由于芬太尼等存在引起胸腹壁僵硬的副作用，建议患儿诱导时在充分镇静后先用肌松药，以避免无法有效通气的状况发生。麻醉性镇痛药不能避免术中知晓的发生，应同时做好充分镇静。

（4）肌肉松弛剂：肌松药的选择通常以血流动力学效应、起效时间、作用持续时间、不良反应及患儿疾病和治疗用药等为依据。诱导常采用起效较快的罗库溴铵和米库氯铵，由于去极化肌松药琥珀酰胆碱的副作用较多，目前临床上使用较少，但在估计插管困难的患者可以作为备用药物。根据手术时间长短选择维持肌松用药。应注意苯异喹啉类肌松药阿曲库铵等的组胺释放作用对心血管系统的影响，顺式阿曲库铵的组胺释放作用大大减小，安全度有所提高。对疾病已经影响肝肾功能的患者，可选用不经肝肾代谢的阿曲库铵和顺式阿曲库铵，避免药物蓄积。麻醉维持期间的肌松药可以间隔一定时间根据肌松监测结果单次推注，或使用微量注射泵持续输注。

2.麻醉诱导方式需根据患儿的年龄、病情和合作程度作出选择，有吸入、静脉和肌肉等给药方式。①肌肉注射诱导，适用于婴幼儿或不合作患儿，及病情重、发绀显著或心功能不全面尚未开放静脉通路的患儿。常用氯胺酮4~6mg/kg肌注，可使患儿安静入睡，同时升高血压，增加心排血量，利于维持循环稳定；还有提高周围血管阻力以维持肺血流量和氧饱和度的作用，可安全用于右向左分流的患儿。②静脉诱导，适用于能合作的儿童，对左向右或右向左分流患儿均适用。根据病情可选用下列诱导药物组合：丙泊酚1~1.5mg/kg，氯胺酮1~2mg/kg，依托咪酯0.3mg/kg，咪达唑仑0.05~0.1mg/kg。患儿入睡后先用肌松药，再结合芬太尼3~6pg/kg或苏芬太尼0.5~1ug/kg静脉注射，然后可施行气管内插管。③吸入麻醉诱导，适用于心功能较好、左向右分流的患儿，但不适用于右向左分流的发绀病儿，因肺血少可致麻药从肺泡弥散人血的速度减慢，且容易引起动脉血压降低。目前常用药物为七氟烷，其特点为诱导迅速、气味好、循环抑制小、无组织毒性。诱导过程中应注意保持患儿气道通畅并关注心率的变化。先心病患儿气道梗阻的耐受性很差，特别是婴幼儿和发绀型心脏病患儿。气道梗阻将导致低氧血症和高碳酸血症，肺循环阻力增加，逆转心内左向右分流或增加右向左分流。心动过缓或结性心律可导致心排血量降低，灌注不足、酸中毒进一步抑制心肌收缩力，升高肺血管阻力，降低体血管阻力。

3.麻醉维持先心病患儿麻醉维持主要依据术前状态、对全麻诱导后的反应、手术时间长短、术中操作和术后对呼吸管理方式的需求等因素综合考虑制定。一般麻醉维持方法为麻醉性镇痛药加吸入麻醉药、肌松药或其他静脉麻醉药。结合体外循环下手术流程，分体外循环前、体外循环中和体外循环后三个阶段处理

（1）体外循环前：麻醉要求保证血流动力学平稳，使其顺利过渡到并行体外循环阶段。应加深麻醉抑制手术刺激，如切皮、锯胸骨等，追加芬太尼、苏芬太尼和肌松药，调整吸入药浓度。及时调

整心内操作引起的血流动力学变化,尤其是游离升主动脉和上、下腔静脉时,容易发生血压波动和心律失常。对手术区的直接观察有助于了解心肌收缩和两肺的膨胀。根据对血压、中心静脉压等的监测确定输液量,一般不需输血,若有明显失血应及时补充胶体或输血,或主动脉插管后通过体外循环机补充容量,维持血流动力学稳定。

(2)体外循环中:转流开始前应加深麻醉,包括镇静镇痛药和肌松药,防止体外循环装置使分布容积增大导致血药浓度降低引起术中知晓和自主呼吸恢复。全身肝素化后即停止外周液体输入。上、下腔静脉阻断后,基本无肺血流即可停止机械通气,或在主动脉阻断后停止通气。是否继续吸氧使两肺保持膨胀,从而降低术后肺部并发症有不同观点。体外循环期间膨肺主要用于帮助外科医师检查室间隔修补后有无残余分流、二尖瓣修补后检查瓣膜关闭是否完全及开放主动脉前协助排出左心气体。上、下腔静脉开放后,吸尽气道内分泌物可恢复机械通气,根据血压、肺血流量(呼气末二氧化碳水平)随时调整呼吸参数,循环灌注指标主要包括平均动脉压、中心静脉压、尿量、体温、pH 和氧饱和度。主动脉开放后,根据心脏复跳情况选用血管活性药物,常用药物多巴胺、多巴酚丁胺、肾上腺素微量泵持续泵注,其他药物如钙剂、阿托品、异丙肾上腺素、碳酸氢钠、硝酸甘油、肾上腺皮质激素、利多卡因、米力农、前列腺素 E 等,应根据不同情况选用,以维持心脏复跳后、并行循环期间血流动力学稳定。及时处理顽固性心律失常,如室颤时及时除颤等,如有Ⅲ°房室传导阻滞,在改善灌注和异丙肾上腺素等药物处理无效时,应建议外科医师尽早安装临时起搏器。在循环、呼吸、体温、内环境、麻醉深度、术野出血情况都达到满意状态后脱离体外循环,对手术效果不明显者,要做好继续体外循环的准备。

(3)体外循环后:除了维持适当的麻醉深度,应注意以下几点:①维持良好的心肌收缩力和灌注压;②补充血容量;③维持电解质酸碱平衡,特别是避免低钙血症和低钾血症;④维持满意的尿量;保持体温。根据患儿病情维持麻醉深度,病情轻者,麻醉不宜过深,以便术后早期拔管。由于监护室无吸入麻醉装置,应逐渐将吸入麻醉过渡到静脉麻醉,以防送至监护室后麻醉过浅,导致血流动力学波动。根据 ACT 监测合理使用鱼精蛋白,并注意鱼精蛋白可能引起的过敏反应,一旦发生可用钙剂和正性肌力药物纠正;一旦出现严重的肺血管收缩、疼摩,必要时可重新体外循环转流辅助。重症先心病患者病情多变,转送 ICU 前应备好小儿简易呼吸机和监护仪,途中继续观察各项指标变化,并备好急救药物。

(三)围体外循环期常见并发症及处理

1.低心排血量先心病术后低心排血量的原因有:①心率或节律变化;②出血、利尿、补液不足或心包压塞等导致前负荷降低;③肺动脉高压或外周血管收缩等引起后负荷增加;④酸中毒、电解质失衡、继发于缺血缺氧的心肌受损、心室切开或心肌保护不力等导致心肌收缩力下降;心内修补不满意,残余心内分流或瓣膜损伤等。

(1)心率:新生儿心室舒张顺应性降低与其非收缩性心肌和收缩性心肌比值有关,每搏量一般固定在 1.5ml/kg,因此其心排血量依赖心率。起搏或静滴变时性药物可改善心率,如多巴胺、多巴酚丁胺和上腺素等。术后存在房室完全性或间歇性传导阻滞的病例,心室或房室顺序起搏可调整心率、增加心排血量。

(2)前负荷:容量补充的种类、数量取决于血红蛋白水平、血细胞比容、白蛋白水平和容量丢失的多少。正常循环容量的范围为:婴儿 95ml/kg,年长儿 75ml/kg。静脉推注方式的补液量为 5～

10ml/kg,补液速度不宜过快。左房压达 14～16mmHg 时,补液将不再增加心排血量。左房压大于 20mmHg 将导致肺水肿。由于婴儿静脉容量很大,右房压不能正确反映容量需求,不能作为容量治疗的唯一指标。

(3)后负荷:体循环阻力或肺血管阻力增高将显著降低每搏量和室壁收缩程度与速度,最终导致心排血量和心室功能的降低。体外循环后患者血管阻力增高很常见。病理因素如低氧、酸中毒、低温、疼痛等均增加体、肺血管阻力,消除这些血管收缩因素对降低后负荷很重要。相反,增加的后负荷可能是心肌收缩力下降时为了维持血压的代偿性反应。残余的右心室或左心室流出道梗阻也会增加后负荷。临床常用降低后负荷的血管扩张药有米力农、硝酸甘油和硝普钠。磷酸二酯酶抑制剂米力农是一种体、肺血管床直接血管扩张剂,同时有强心作用,尤其适用于低排高阻的患者,常用剂量 0.3～0.7ug(kg·min)。硝普钠作为直接平滑肌松弛剂能有效降低血管阻力,但须避光使用,并监测氰化物水平,以防氰化物中毒,剂量为 0.5～3.0μg/(kg·min)。硝酸甘油是一种直接平滑肌松弛剂和潜在的冠脉血管扩张剂,使用剂量 1.0～5.0ug/(kg·min),需用非聚氯乙烯注射器和泵管,否则该药会黏附于注射器内壁而失活。使用血管扩张剂时需随时补充容量,维持足够的前负荷,并密切监测血压。

(4)心肌收缩力:术前因存在心脏缺损造成压力或容量超负荷可致心肌收缩力长期受损。术中药物、麻醉、心肌缺血、大范围心室切开或心肌切除也可抑制心肌收缩力。术后低氧、酸中毒和药物也影响收缩力。体外循环后常规应用改良超滤可改善术后早期左心收缩功能、舒张顺应性、提高血压和减少正常性肌力药物的使用。大剂量正性肌力药物的应用可使乳酸持续增高,不利于末梢循环和氧供的改善。

2.呼吸功能障碍体外循环后的呼吸功能障碍很常见,并受多种因素的影响,可致术后病程延长。术前存在的心脏畸形已造成肺功能长期改变,肺血流过多引起呼吸道阻力增加、肺顺应性降低。呼吸衰竭的原因有:内皮功能障碍、左心衰竭、液体超负荷致肺水肿,大量残余心内左向右分流,术中左心减压不足等。造成肺功能明显损害的原因可能是体外循环相关的全身炎性反应。血液和体外循环回路接触及其他因素(出血、末梢气管缺血、体温变化等)可触发细胞因子和补体激活,肺有着丰富的血管床,极易受炎性反应的影响,围手术期超滤可减轻这些副作用。大剂量皮质激素如甲泼尼龙可改善术后肺泡—动脉血氧差。气管支气管分泌物积聚和肺不张也是肺功能受累的常见因素。利尿剂和正性肌力药物有助于改善肺水肿所致的心肺功能。术后持续呼吸支持有助于降低氧耗,并逐渐恢复心肺功能。

3.肺动脉高压肺血管阻力升高的患儿心脏术后常立即出现肺动脉高压,尽管纠正了心脏缺损,但肺血管阻力有时可进行性升高,特别在缺氧、二氧化碳蓄积、酸中毒、疼痛刺激、使用肾上腺素等收缩肺血管药物、清理气管内分泌物等情况下出现肺动脉高压危象。尽管有很多方法可控制肺血管阻力,但目前临床上仍缺乏一种可控性强、肺血管选择性良好、给药方便、毒性反应小且停药后不反弹的治疗方法。当同时存在肺动脉高压和左心功能紊乱时,应慎用降低肺血管阻力的措施,因为肺血管阻力降低后,肺血流量增加,将大大增加功能紊乱的左心室前负荷,可能导致急性肺水肿。常用控制肺血管阻力的方法有:

(1)适度麻醉:维持麻醉深度,降低氧耗,增加肺血管反应性。

(2)机械通气:尽管增加吸入氧浓度可降低肺血管阻力,但氧浓度超过 60% 时可能引起肺损伤,应避免长时间吸入高浓度氧。由于功能残气量正常时肺血管阻力最小,因此肺适度膨胀非常重要。气管内吸引刺激可能通过神经反射导致肺血管阻力急剧升高,对合并肺动脉高压的患儿,应设计不同的气管内吸引间隔时间,并设法减少吸引的危险。确定合适的 PEEP,达到既改善氧供又不增加肺血管阻力的目的。

(3)pH 值:血液 pH 值对肺血管阻力有很强的影响,碱化血液(pH7.50~7.60)常用于肺血管阻力升高患儿的治疗。尽管过度通气和输注碱性液体碱化血液均可降低肺血管阻力,但过度通气可升高平均气道压、增加全肺阻力、减少静脉回流和心室充盈,并可引起气压伤,低碳酸血症还可降低脑血流。因此,碱化血液不能仅靠过度通气,在血钠允许时应输注部分碱性液体。

(4)静脉用药:临床上许多扩血管药物均曾用于肺动脉高压的治疗。如 a 受体阻滞剂、钙离子拮抗剂、硝基扩血管药物、血管紧张素转换酶抑制剂和磷酸二酯酶抑制剂等。但所有药物均缺乏选择性肺血管扩张作用,同时引起体循环血管扩张,出现全身低血压。

1)前列腺素:是一种强力肺血管扩张药物。另外,前列腺素的抗炎特性可能促进中性粒细胞相关的炎性介质形成,由前炎性介质转变成具抗炎特性的介质。抗炎作用在治疗肺动脉高压中可能很重要,因为前炎性介质升高和巨细胞激活表明炎性过程在发病机制中起重要作用,静脉持续使用依前列醇可改善持续性肺动脉高压患儿的存活率、活动量和血流动力学。近年来,静脉依前列醇广泛用于免疫性疾病、新生儿持续性肺动脉高压、先心病和其他合并肺动脉高压的疾病。吸入前列腺素类药物如伊洛前列环素开始用于选择性扩张通气良好区域的肺血管。与静脉用药相比,雾化吸入前列腺素或其衍生物可显著降低肺动脉压和肺血管阻力,同时增加心排血量,避免全身不良反应和通气/血流比失调,吸入前列腺素主要表现出肺血管扩张作用,对体循环血管的影响较小研究显示静脉小剂量磷酸二酯酶抑制剂结合吸入前列环素可强化并延长前列腺素雾化吸入作用,且不影响全身血压和肺通气/血流比。

2)吸入一氧化氮:一氧化氮是一种气态内皮依赖性血管舒张因子。吸入低浓度一氧化氮可松弛处于收缩状态的肺血管平滑肌。透过肺泡上皮和血管壁到达毛细血管的一氧化氮与血红蛋白结合后迅速灭活,从而表现出选择性肺血管扩张作用。许多研究证实了吸入低浓度一氧化氮可用于小儿先心病围手术期、治疗新生儿持续性肺动脉高压和成人肺动脉高压或呼吸窘迫综合征。与静脉扩血管药相比,吸入一氧化氮的优点在于无全身低血压并能改善肺内通气/血流比。吸入低浓度一氧化氮术前可用于肺动脉高压性质的鉴别(动力性或阻力性),有助于合并肺动脉高压患儿手术适应证的选择,术中和术后可用于肺动脉高压危象的预防和治疗。临床治疗的最佳一氧化氮吸入浓度目前仍不清楚。合并肺动脉高压的严重肺实变患儿,吸入较高浓度一氧化氮(80PPm),通过调节通气/血流比可产生最大的肺血管扩张效应。吸入外源性一氧化氮有潜在的细胞损伤作用,应注意二氧化氮和高铁血红蛋白的产生。在设计合理的一氧化氮输送装置和严格监测下,吸入低于40PPm 一氧化氮尚未有急性毒性反应的报道,与其他扩血管药物一样,停用一氧化氮后肺动脉压会反弹。

3)西地那非:美国药品食品管理局 FDA 已批准西地那非可用于肺动脉高压的治疗。Ghofrani等前瞻性地研究了伊洛前列环素吸入治疗失败的重症肺动脉高压患者口服西地那非的作用,结果显示,西地那非与伊洛前列环素的联合治疗可逆转患者的病情恶化。目前,国内多家医院已在术前和术后口服西地那非联合其他扩血管药物治疗重症肺动脉高压患者,取得了良好的效果。

(5)理想的血细胞比容:升高血细胞比容可增加携氧能力和氧输送,但增高的血液黏度使肺血流阻力也升高。肺动脉高压患儿合理的血细胞比容目前尚不清楚。Lister 等根据经验和理论计算得出,血细胞比容由 33％升至 55％时,肺血管阻力升高 36％。血细胞比容与肺血管阻力间的关系是否适用于所有临床情况尚不清楚。

四、体外循环对患儿的影响与麻醉后管理

(一)体外循环对患儿的影响

体外循环是治疗先心病不可缺少的手段,但也可能带来不同程度的危害。①小儿体液占全身体重的比例较成人大,细胞外液相对多,即使将体外循环机预充液总量减少至 1000ml,也相当于婴儿血容量的 4 倍,且预充液内含有各种电解质、药物、晶体液和胶体液,都可对患儿体液和血液成分产生干扰。因此,体外循环后很容易发生体液过多、血浆渗透压下降、脏器含水量增加、血红蛋白下降、血液酸碱度改变等后果,也可引起体外循环炎症反应及血细胞和血浆成分改变。这一系列变化都足以导致重要脏器功能的影响;②体外循环时间在 30 分钟以内,脑循环障碍发生率为 7.4％;2 小时以上者为 51.9％。提示体外循环时间愈短,脑损害愈小;③体外循环灌注流量不足,容易发生脑损伤;新生儿和婴幼儿在深低温下,脑压力/流量自主调节功能消失;脑血流与平均动脉压呈正相关;动脉血二氧化碳分压和 pH 可直接影响脑血管紧张度和脑组织氧供;④体外循环后容易出现肺损伤,其原因众多,如转流期间肺被长时间隔离于循环系统之外而不能正常代谢;血液与体外循环管道表面接触产生炎症反应;缺血再灌注损伤及微栓形成等。其中炎性反应涉及补体、凝血、激肽、纤溶等多个系统,使肺血管通透性发生改变、通气/血流比失调、肺顺应性下降、呼吸频率增加,以及肺不张、肺水肿和浸润,即所谓体外循环后灌注肺。为减轻或避免肺损伤,应从预防着手,提高心肺机的材料结构质量,注意维持体液及胶体渗透压平衡,尽量缩短体外循环时间,掌握合理的体外循环灌注技术,手术矫正畸形尽量满意等;体外循环后肾损伤目前已明显减少,但如果患儿术前并存肾功能不全,或在接受长时间体外循环灌注、灌注流量不足及术后并发低心排等情况时,肾脏严重损害就很难避免。据统计儿童心脏手术后约 4％～7％发生肾功能衰竭且需要肾透析治疗,死亡率高达 58％～72％。故应从预防入手,术前积极治疗心源性以外的肾病,体外循环采用优质人工肺,适量血液稀释保持尿量 1～2ml/(kg·h)以上,防止酸中毒、碱化尿液和减少溶血;及时利尿,不用肾毒性药物等。此外,手术纠正畸形尽量满意以避免术后低心排,是肾保护非常重要的原则;心脏损伤的影响因素较多,包括麻醉药对心肌的抑制、心肌经受体外循环炎症反应、非生理性体外循环灌注、血液成分改变,以及心脏血流阻断和开放引起地再灌注损伤等。必须重视心肌保护措施。

(二)麻醉后管理

体外循环手术后管理是重要的环节,麻醉医师应参与处理,包括:体温管理,术后低温可导致机体酸中毒,增加感染机会,并直接影响心功能和凝血功能,增加再次手术的风险;体温过高可致脏器代谢增高、氧耗增加、心脏负担加重,故必须重视维持体温稳定;②呼吸道管理,患儿送 ICU 后应核对气管插管深度,检查是否移位;需机械通气者需有保湿装置,以保护呼吸道黏膜;吸痰要严格按操作常规定时吸痰,每次吸痰前、中、后都要充分吸氧,每次吸痰时间不超过 10～15 秒。吸痰必须严格无菌消毒,选用柔软、直径不超过气管导管直径 1/2 的吸痰管,吸痰前先钳闭吸管,并尽快深插入气管,然后松钳并旋转吸痰管由里向外轻轻抽出,切忌进退反复移动,以防损伤气管黏膜。如果痰黏稠,吸痰前先在气管内滴入少量生理盐水;如果发生支气管症李,可在盐水中加入适量支气管扩张药。小儿术后保留气管插管容易并发症喉头水肿,拔管后可能发生窒息。故应尽量缩短留管时

间,并适当应用镇静药避免患儿头部过度活动,避免呛咳和吞动作,定时使用地塞米松,定时松开气囊减压;③体外膜式氧合(ECMO),适用于术后心、肺功能衰竭的抢救,1975年首例新生儿术后应用ECMO抢救成功。ECMO连接方法有三种:静脉—动脉;静脉—静脉;体外CO交换。自1990年以来新生儿、婴儿术后应用ECMO抢救的成活率由21%提高至83%。

第三节　心脏瓣膜病手术麻醉

任何原因所致的心脏瓣膜疾病均不能自愈,其病变可从轻微的、无任何症状的瓣膜畸形到严重的循环功能衰竭直至死亡。药物治疗在于预防感染、改善症状,控制相关的心律失常,并预防血栓形成和栓塞类疾病;适时的手术治疗才能阻止病变的进一步恶化并恢复正常的心脏和循环功能。随着外科手术技术的改进、人工瓣膜材料和体外循环相关设备及技术的不断进步,大大提高了手术的成功率,尤其是疑难危重心脏瓣膜疾病的手术死亡率已普遍降低至5%以下。心脏瓣膜病发病原因较多,包括风湿性、非风湿性、先天性、老年退行性和缺血性瓣膜病等,其中以风湿性心脏瓣膜病最为常见。由于心脏瓣膜病病程长,心功能普遍受累,受损瓣膜类别、性质和严重程度显著不同,故对血流动力学影响很不一致。

一、病情、病理特点与评估

(一)二尖瓣狭窄

多数为风湿性心脏病引起,部分为先天性二尖瓣狭窄。正常二尖瓣瓣口面积4~6cm,轻度狭窄为1.5~2.5cm,中度狭窄为1.1~1.5cm,重度狭窄为1.0以下。一般瓣口面积小于1.5cm才有症状,小于1.0cm则静息状态也出现症状。二尖瓣狭窄导致左心室舒张期充盈受阻,左心室慢性容量负荷不足,左心室相对变小。严重狭窄时,每搏量和左心室舒张末容积均减少。瓣口狭窄左心房排血受阻,左房压增高,左心房扩张,随之肺静脉压也上升,肺水渗漏增力口,早期可由淋巴回流增加代偿,后期两肺基底部组织间肺水增加,肺顺应性降低,呼吸功能增加,出现呼吸困难。病情进展逐渐发生肺动脉高压,肺小血管内膜增生、中层增厚、血管硬化和狭窄、肺血管阻力增加、肺血流量减少,右心室后负荷增加引起右心功能不合并出现功能性三尖瓣反流。二尖瓣狭窄患者左心房扩张,常伴有心房纤颤,部分有血栓形成。心动过速时,由于舒张期充盈时间缩短较收缩期更为显著,心排血量降低,此时心脏电复律常不能恢复窦性节律,且有可能导致左心房血栓脱落,发生致命的栓塞。

(二)二尖瓣关闭不全

风湿性二尖瓣关闭不全最常见,其他病因有细菌性心内膜炎、乳头肌梗死和二尖瓣脱垂。症状性质与程度主要与左心室功能和反流程度有关。反流量取决于心室、心房间的压差和二尖瓣反流孔大小。反流分数≤0.3为轻度,0.3~0.6为中度,0.6为重度。二尖瓣关闭不全时左心室收缩期血液除向主动脉射出外,部分血液反流回左心房,重者可达100ml,因此左心房容量和压力增高。最初左心泵功能增强,容量增大。左心房扩大后,75%发生心房纤颤。一旦左心室功能下降,可致每搏量减少、反流增加、肺淤血、肺动脉高压、右心室超负荷和心力衰竭。二尖瓣关闭不全分急性和慢性两类,急性二尖瓣关闭不全常见病因有心内膜炎所致腱索断裂、心肌缺血所致乳头肌功能不全和急性心肌梗死乳头肌断裂等。由于左心房大小与顺应性正常,一旦发生急性二尖瓣关闭不全形成反流,即使反流量不大也将使左房压和肺毛细血管压骤升,加之急性反流多发生在急性心肌梗死后,心功能不全、充血性心力衰竭和肺水肿难以避免。慢性二尖瓣关闭不全时左心室扩张或代偿性心肌肥厚,心排血量有一定程度的代偿。一旦出现症状,提示心肌收缩力已有一定损害。由于扩大的左心房有很大的顺应性缓冲,但患者存在肺充血症状时,常反应反流容量极大(大于60%),心肌收缩力显著受损。中、重度二尖瓣反流患者因为反流分数的显著增加不能耐受外周血管阻力显著增加。当反流分数超过60%时,出现心力衰竭症状,左房压、肺动脉压升高,肺充血。二尖瓣反流合并狭窄患者,左心房功能受损加快,右心衰竭出现较早,而合并心房纤颤者,对心排血量的影响小于单纯二尖瓣狭窄患者。

(三)主动脉瓣狭窄

风湿热是年轻人主动脉狭窄的常见病因,瓣叶的炎性改变、纤维化和钙化最终限制瓣叶的活动与开放,常见狭窄与反流同时存在,并合并二尖瓣或三尖瓣病变。老年钙化性主动脉狭窄多发生在65岁以上正常主动脉瓣的老年人。退行性变化最终如何导致主动脉瓣狭窄的机制仍不清楚。糖尿病和高脂血症可促进该病的发生。严重钙化时,不仅瓣叶和交界处粘连,瓣环、主动脉壁和二尖瓣前瓣也发生钙化,狭窄程度较严重。绝大多数先天性二叶主动脉瓣畸形发展成为钙化性主动脉瓣狭窄,只有少数发展成为主动脉瓣关闭不全。虽然主动脉瓣狭窄的病因不同,但其病理改变都是主动脉瓣瓣口面积降低,导致左心室后负荷增加和跨瓣压差增加,并随之出现一系列病理生理改变,其过程可分为代偿期和失代偿期。正常成人主动脉瓣口面积3~4cm,当瓣口面积降至正常的25%~30%时,才出现明显的血流动力学改变并有临床症状。目前认为主动脉瓣口面积>1.5cm为轻度狭窄,瓣口面积0.75~1.5cm为中度狭窄,瓣口面积≤0.75cm时为重度狭窄。但瓣口面积并非与症状的严重程度相关。另一种评价主动脉狭窄程度的方法是根据心导管检查测量的跨瓣压差来判断,当跨瓣压差峰值≥50mmHg时为重度狭窄,25~50mmHg为中度狭窄,25mmHg为轻度狭窄。主动脉瓣狭窄致左心室流出道梗阻,后负荷增加,心脏代偿性反应为左心室向心性肥厚。随着狭窄程度的加重,最终导致心脏功能失代偿。具体表现为收缩期室壁张力显著升高,左心室收缩功能降低,临床出现左心衰竭表现;过度肥厚心肌和左心室收缩压增加导致心肌氧耗大大增加,室内压升高超过冠状动脉灌注压,左心室心肌出现慢性心内膜下灌注不足或缺血,影响心肌收缩功能;心室肥厚使舒张期顺应性减退,导致舒张期充盈压升高和肺静脉压升高,导致肺水肿和左心衰竭。

(四)主动脉瓣关闭不全

主动脉瓣关闭不全约占心脏瓣膜病的25%,病因包括先天性和获得性两种。风湿病仍是我国主动脉瓣关闭不全最常见病因。约占单纯主动脉瓣关闭不全的50%。其他病因包括原发性主动脉瓣心内膜炎、主动脉环扩张症、马方综合征、特发性主动脉扩张或升主动脉瘤、升主动脉夹层、高血压性主动脉扩张、退行性主动脉扩张和梅毒等。先天性二叶主动脉瓣畸形部分病例可以发生主动脉瓣关闭不全、主动脉瓣狭窄或两者并存。慢性主动脉瓣关闭不全时,舒张期血液由主动脉反流至左心室,致左心室容量负荷增加、舒张末室壁张力增加、左心室代偿性肥厚、扩大。临床表现为主动脉收缩压升高,舒张压降低,脉压增宽。不同于慢性二尖瓣关闭不全的单纯前负荷增加,慢性主动脉瓣关闭不全的心肌肥厚既有前负荷增加,又有后负荷增加,因此心肌肥厚较重。长期左心室肥厚和扩大逐渐导致心肌间质纤维化,心肌相对性缺血等损害,最终导致左心室功能减退,左心室功能失代偿。表现为左心室舒张末压升高,收缩末容量指数增加,射血分数和短轴缩短率降低,心排血量降低。患者逐渐出现左心衰竭表现。重度主动脉瓣关闭不全由于舒张压显著降低,冠脉灌注压下降,而室壁张力增加,心肌肥厚使毛细血管相对供血不足,出现心绞痛症状。左心室功能失代偿后,左心房和肺静脉压升高,最终导致肺动脉高压,右心衰竭。主动脉瓣关闭不全引起的反流量大小与反流面积、心脏舒张时间和体循环血管阻力有关。有效反流口面积(EROA)W0.3cm 或反流量>60ml 时为重度反流。舒张期越长,反流量越大,心率增快,反流量减少。体循环阻力高,反流量增加,反之,反流量减少。急性主动脉关闭不全时,左心室舒张期压力迅速升高,接近或超过主动脉舒张压,导致左房压和肺静脉压迅速升高,可导致急性肺水肿。尽管此时反流量相应降低,但每搏量降低,动脉压降低,可出现休克。

(五)三尖瓣狭窄

三尖瓣狭窄多为风湿热后遗症,且多数与二尖瓣或主动脉瓣病变并存,由瓣叶边沿融合腱索融合或缩短而造成。其他尚有先天性三尖瓣闭锁或下移(Ebstein 畸形)。因瓣口狭窄致右心房淤血、扩大和右房压增高。由于体静脉系的容量大、阻力低、缓冲大,因此右房压在一段时间内无明显上升,直至病情加重后,静脉压明显上升,颈静脉怒张,肝大,可出现肝硬化、腹水和浮肿等体循环淤血症状。由于右心室舒张期充盈量减少,肺血流量、左心房、左心室充盈量均下降,可致心排血量下降,体循环血量不足。由于右心室搏出量减少,即使并存严重二尖瓣狭窄,也不致发生肺水肿。

(六)三尖瓣关闭不全

三尖瓣关闭不全多数属于功能性,继发于左心病变和肺动脉高压引起的右心室肥大和三尖瓣环扩大,由于乳头肌、腱索与瓣叶之间的距离拉大而造成关闭不全,因风湿热引起者较少见。其瓣膜增厚缩短,交界处粘连,常合并狭窄。因收缩期血液反流至右心房,使右房压增高和扩大。右心室在舒张期还需接收来自右心房反流的血液,因此舒张期容量超负荷、心室扩大。当右心室失代偿时可发生体循环游血和右心衰竭。

(七)肺动脉瓣病变

肺动脉瓣狭窄绝大多数属先天性或继发于其他疾病,常与其他瓣膜病变并存,且多属功能性改变,而肺动脉瓣本身的器质性病变很少。因风湿热引起者很少见。在风湿性二尖瓣病变、肺源性心脏病、先心病室间隔缺损和动脉导管未闭、马方综合征、特发性主/肺动脉扩张和肺动脉高压或结缔组织病时,由于肺动脉瓣环扩大和肺动脉主干扩张,可引起功能性或相对性肺动脉瓣关闭不全。因瓣环扩大,右心容量负荷增加,最初出现代偿性扩张,当失代偿时可发生全身静脉游血和右心衰竭。

(八)联合心脏瓣膜病变

侵犯两个或多个瓣膜的疾病,称为联合瓣膜病或多瓣膜病。常见病因为风湿热或感染性心内膜炎。如风湿性二尖瓣狭窄时,肺动脉高压致肺动脉明显扩张时,可出现相对肺动脉瓣关闭不全。也可因右心室扩张而出现相对三尖瓣关闭不全。此时肺动脉瓣或三尖瓣本身并无器质性病变,只是功能和血流动力学发生变化。又如主动脉瓣关闭不全时,由于射血增多可出现主动脉瓣相对性狭窄。大量血液反流可影响二尖瓣的自然开放而出现相对二尖瓣狭窄。也可因大量反流导致左心室舒张期容量超负荷,左心室扩张,二尖瓣环扩大,而出现二尖瓣相对关闭不全。联合瓣膜病发生心功能不全的症状多属综合型,往往存在前一个瓣膜病变症状部分掩盖或减轻后一个瓣膜病变临床症状的特点。如二尖瓣狭窄合并主动脉瓣关闭不全较常见,约占10%。二尖瓣狭窄时左心室充盈不足和心排血量降低,当合并严重主动脉瓣关闭不全时,因每搏量低而反流减少。二尖瓣狭窄时也可因主动脉瓣反流而使左心室肥厚有所减轻,说明二尖瓣狭窄掩盖了主动脉瓣关闭不全的症状,但容易因此低估主动脉瓣病变的程度。二尖瓣狭窄合并主动脉瓣狭窄时,由于左心室充盈压下降,左心室与主动脉间压差缩小,延缓了左心室肥厚的发展速度,减少了心绞痛发生率,说明二尖瓣狭窄掩盖了主动脉瓣狭窄的临床症状,如手术仅纠正二尖瓣狭窄而不处理主动脉瓣狭窄,血流动力学障碍可加重,术后可因左心负担骤增而出现急性肺水肿和心力衰竭。

(九)心脏瓣膜病变合并冠心病

风湿性心脏瓣膜病、老年性主动脉瓣和二尖瓣退行性病变,有相当一部分人同时合并有冠心病。冠心病并发心肌梗死发生乳头肌功能不全或腱索、乳头肌断裂也可引起二尖瓣关闭不全,以上这些患者需同期行瓣膜成形或置换与冠状动脉搭桥术。心脏瓣膜病与冠心病合并存在时,其病理生理存在复杂的相互影响关系。瓣膜病可影响心室功能,明显的冠心病引起区域性或左心室壁异常运动,不仅心肌收缩力降低,而且区域性心肌梗死可引起心室几何结构改变,造成心肌功能或瓣膜功能不全。临床可见主动脉瓣病变合并冠心病、二尖瓣病变合并冠心病和主动脉瓣与二尖瓣双瓣病变合并冠心病。这类患者由于心脏功能差、手术和体外循环时间长,血流动力学管理难度较大。

(十)心脏瓣膜病合并心房纤颤

心房纤颤70%发生于器质性心脏病,二尖瓣病变中的发生率可达50%~79%。心房纤颤对血流动力学影响巨大,正常人心房主要为血流通道,心房收缩仅占心排血量的5%~10%,而慢性风湿性心脏病患者由于心室功能降低,心房收缩所占心排血量的比例逐渐上升至40%~50%。此时维持窦性节律对保证心排血量极为重要。术中应注意维持满意的血压,以保证窦房结供血;手术操作尽量避免牵拉和压迫窦房结组织,特别在处理上腔静脉插管或阻断时尤需谨慎;缩短阻断心脏循环的时间;充分做好心肌保护,以使心肌均匀降温,可保护窦房结组织。为维护血流动力学稳定,术中可临床采取电复律措施,如同期施行心房纤颤治疗手术,将对术中和术后血流动力学控制及维护心脏功能带来益处。

二、手术前准备

(一)患者的准备

了解患者的病史、诊断和治疗及效果。重点了解有无心衰、胸痛发作、发作频度、严重程度及治疗措施;有无意识障碍及神经系统症状,活动受限状况。反复心衰常提示心肌功能受损,可能影响到多器官脏器功能,神经系统症状常提示脑供血不足、脑缺血或脑栓塞。晚期心源性恶病质患者应考虑到其对麻醉药的耐受性降低。掌握当前的治疗情况,特别应注意当前用药与麻醉药的相互关系。全面了解患者的用药情况,包括洋地黄制剂、利尿剂、强心药、扩血管药、抗心律失常药和抗生素等。需用至手术当天的药物应做好交接准备或改为术中使用的药物。了解其他合并疾病和重要的过去史、过敏史、手术麻醉史及家族史,特别是伴有糖尿病、高血压、哮喘和特定药物过敏者。结合病史、心电图、超声心动图、胸部X线、心导管、心脏造影等检查结果综合判断心功能。对于心胸比例>0.8,EF<0.4,Fs八○.3及右冠状动脉供血不足的患者,术中注意维护心肌的氧供需平衡,防止心肌抑制和心律失常。瓣膜手术患者常伴有肺动脉高压、肺静脉压升高、肺血管外肺水增加,小支气管和肺间质水肿,肺弥散能力和顺应性降低,术前须行肺功能检查和血气分析,便于术中、术后机械通气参数的选择和调节。肝肾功能不全的患者,术中用药应减少对肝肾功能的影响。肝功能不全导致凝血功能减退者,术中出血较多,应充分备血和凝血物质如血小板;肾功能不全的患者除了药物和血流动力学处理外,可考虑备用超滤。术前访视患者以获取病历记录以外的病情资料,并作与麻醉相关的各项检查。包括气管插管有无困难、各穿刺部位有无异常、心肺听诊、Allen试验、屏气试验等。对麻醉和手术中的问题给予必要的解释,获得患者的信任与合作,消除或减轻患者的紧张程度。

(二)术前用药

1.心血管治疗药物术前正在使用的钙通道阻滞剂可持续用至手术当天早晨。B受体阻滞剂突然停药可导致反跳现象,表现为紧张、心动过速、心、高血压、心肌梗死、室性心律失常和猝死,因此β受体阻剂必须用至术晨,但可用短效药替代长效药。术前使用洋地黄制剂作为强心药的患者,鉴于地高辛等药物在围手术期使用中因液体治疗、低血钾症和过度通气等致毒性作用增强,因此手术当天可停用洋地黄制剂,改用其他的强心药。而术前使用洋地黄制剂用于控制房颤和反扑心室率的患者,洋地黄制剂可用至术晨,麻醉后根据心率可用小剂量维持以控制心率小于100次/分钟。用于治疗心肌缺血的血管扩张药如硝酸甘油可改用贴膜或小剂量静脉使用,但在手术前必须撕掉贴膜,必要时改静脉用药。围手术期用于治

疗室性心律失常的抗心律失常药物可持续应用。有报道在非心脏手术患者中,由于胺碘酮可导致顽固性的低血压和心动过缓,而且对儿茶酚胺无反应,从而使心脏手术患者无法脱离体外循环,因此,建议择期手术前两周停用胺碘酮,考虑到顽固性心律失常治疗的需要,也有安全用至术前的报道。

2.麻醉前用药患者术前用药的目的在于缓解焦虑、产生术中遗忘作用、镇痛以及减少分泌物和不良反射。就成人患者来讲,对术前疼痛性操作的镇痛、镇静和遗忘作用非常重要。心脏手术患者常用术前用药为吗啡0.1mg/kg,东食若碱0.06mg/kg,根据情况加用地西泮或咪安定。东食若碱主要用于预防术中知晓,但在年龄大于70岁的老年患者中易致焦虑,剂量应减至0.03mg/kg。极度危重的患者,如严重主动脉瓣或二尖瓣狭窄,明智的做法是不给术前用药,而在患者进入手术室后给予小剂量的咪安定或芬太尼。瓣膜疾病和心室功能不全的患者可能伴有肺部病变,术前用药后应常规吸氧。

(三)入室事前准备

心脏瓣膜手术患者可能需要紧急复苏或急诊体外循环,因此患者进入手术室之前必须准备好相应的麻醉药品和复苏设备。

1.择期瓣膜手术

(1)麻醉机及气管插管设备:检查麻醉机是否处于正常工作状态,有确实可用的吸引器,气管插管物品包括咽喉镜、合适的气管内导管、插管用管芯、口咽通气道或鼻咽通气道、牙垫胶布、听诊器、局部表麻药物、注射器等。

(2)监护仪:包括常规监护项目心电图、脉搏氧饱和度、无创血压、呼气末二氧化碳设备的准备,

以及重症监测项目直接动脉压、中心静脉压、肺动脉导管、心排血量测定、体温测定等仪器的准备。其他设备包括除颤仪、ACT 测定仪、血气分析仪和 HCT 测定仪以及血小板及凝血功能测定仪的准备。

（3）药物：包括麻醉药、心血管活性药、肝素和其他药品。心血管药品的准备必须有静脉推注和持续滴注的不同浓度，以便对患者进行快速处理并能短时间内维持适当的血药浓度。

（4）静脉输液：体外循环心脏手术中除非患者有糖尿病或低血糖，一般选择无糖液体，无糖液体将使体外循环期间的高血糖状态降至最低程度，以利于缺血期间的脑保护。至少需准备两路液体。体外循环前输注的液体不必加温，而且这一阶段应使患者的体温逐渐降低，体外循环后输注的液体应加温。

2.急诊瓣膜手术

（1）气管插管设备：应快速完成常规气管插管所需设备，尤其是吸引器、咽喉镜和气管内导管。

（2）药物：除常规药品外，可能需要准备作用更强的强心药等药物，做到能及时延续患者已经开始的各项治疗，并做出适当的调整。

（3）静脉通道：必须准备两路静脉通道，患者入手术室之前必须已经开放一路静脉以便快速诱导。必须保证开放足够大口径的静脉通道，以利快速输血输液。

（4）术前监测：对重症患者来说可能没有时间放置重症监测导管，如直接动脉压和肺动脉导管。如果患者血流动力学尚稳定，必须安全快速地建立无创监测项目如心电图、无创血压、呼气末二氧化碳和脉搏氧饱和度。最优先的项目是建立好的静脉通道。其他重症监测项目可在体外循环开始后建立。如患者之前已经建立了动脉压和中心静脉通道，应迅速和手术中的传感器相连。

三、麻醉管理

鉴于各种瓣膜疾病的不同病理特点和对血流动力的不同影响，采取不同的诱导方法以维持患者最佳的血流动力学状态。麻醉诱导和维持期间的处理包括了血流动力学状态的维护和麻醉技术的实施。

（一）主要麻醉技术

1.阿片类药物为主的方法使用麻醉类药物如芬太尼、苏芬太尼诱导的优点在于诱导过程平稳，心肌抑制最小、心率降低，呼吸抑制降低了气道反应，为术后提供了镇痛，使心肌对儿茶酚胺不敏感，无肝肾毒性，不污染环境。但缺点是不降低心肌氧耗，容易触发高动力状态，导致心动过速和高血压，胸壁僵硬使通气困难，气道压增高，术后机械通气的时间延长，与吸入麻醉药相比术中知晓的发生率较高。此方法主要用于心功能较差的瓣膜手术患者（EF＜40％）。

2.吸入麻醉药为主的方法吸入麻醉药为主的诱导产生剂量依赖性心肌和脑氧耗抑制，能完善抑制外科手术刺激，无术中知晓，能加强神经肌肉阻剂的作用，术后可快速拔管，个别药物的副作用如血管扩张有助于二尖瓣关闭不全等患者的处理。但吸入麻醉药的心肌抑制作用容易导致低血压，不如预期的那样能降低手术刺激的血流动力学反应，有肝肾毒性，术后需额外提供镇痛并污染环境。此方法主要用于心功能较好，尤其是出现高动力状态的瓣膜手术患者。

3.静吸复合麻醉静吸复合麻醉有助于发挥彼此的优点，减轻各自的副作用。

(二)二尖瓣狭窄

围手术期处理二尖瓣狭窄患者必须适当增加左心室的前负荷,但又不至于因过量输液引起肺水肿。降低心率,延长舒张期时间,增加左心室充盈。二尖瓣狭窄患者心房收缩约占左心室每搏量的30%,房颤患者心房的收缩功能将丧失。维护心脏的收缩功能常需使用强心药。维持正常的体循环阻力,因为后负荷降低对增加二尖瓣狭窄前向血流的帮助不大。二尖瓣狭窄患者肺循环阻力常升高,低氧容易导致严重的肺血管收缩,避免任何麻醉处理导致肺动脉压升高,特别是不适当的使用氧化亚氮、没有及时发现酸中毒、高碳酸血症和低氧血症。避免术前用药过量导致前负荷降低、低氧血症和高碳酸血症,使用东食岩碱而不是阿托品以避免心动过速。用于控制心率的地高辛必须用至术晨,并积极治疗心动过速,无论是窦性心动过速或房颤。对术前无房颤患者,维持窦性心律极为重要,一旦出现房颤,应尽快电复律。二尖瓣狭窄常采用芬太尼为主的麻醉技术。二尖瓣狭窄患者需常规放置肺动脉导管以指导术中的处理,但应特别注意对于肺动脉高压患者,导管可能导致肺动脉撕裂。而且此时肺动脉舒张压不能准确估计左房压,肺动脉樱压也因狭窄的二尖瓣而过高估计左室充盈压。因此不必将导管反复置于樱压的位置。

(三)二尖瓣关闭不全

增加和维持二尖瓣关闭不全患者左心室的前负荷有助于保持每搏量,但并不是普遍提倡增加前负荷,因为左心房和左心室的扩张扩大了二尖瓣瓣环,增加了返流量。因此,对某个特定患者来说最佳的前负荷水平应以患者对液体治疗的临床反应为基础。应保持二尖瓣关闭不全患者有正常或较快的心率以减少返流,伴有房颤的患者较多见,心房收缩对前负荷的影响不如狭窄患者那么重要。使用强心药维持偏心性肥厚的心肌收缩力有助于二尖瓣瓣环的收缩,降低返流量。体循环阻力的降低有利于二尖瓣关闭不全患者保持正常的心排血量,应避免使用α受体兴奋剂,降低左心室的充盈压能显著改善心脏的射血分数,但对于因缺血性乳头肌功能不全所致的急性二尖瓣关闭不全,使用硝酸甘油是更合理的选择。应避免各种因素导致肺动脉高压,加重右心衰竭。麻醉处理中应避免术前用药过量导致肺循环阻力升高,肺动脉导管对指导液体治疗和评估返流量有很大的帮助。常采用芬太尼为主的麻醉技术,减小麻醉药对心肌的抑制。诱导过程中保持一定的过度通气可选择性地扩张肺血管而不影响体循环的压力。

(四)主动脉瓣狭窄

主动脉瓣狭窄患者围手术期处理的要点在于增加左心室的前负荷,降低心率,维持窦性节律,保持心肌收缩力不变,增加后负荷,维持肺循环阻力不变。主动脉瓣狭窄患者以小量术前用药为主,既镇静不致引起心动过速又避免过度降低前后负荷。常用吗啡 0.05～0.1mg/kg,东食岩碱 0.2～0.3mg,肌内注射;或咪达唑仑 1～3mg 肌注,可根据患者的个体情况如年龄和生理状况作相应调整。主动脉瓣狭窄患者采用芬太尼、苏芬太尼为主的麻醉诱导方法,剂量分别为 5～10ug/kg 和 0.5～1.0pg/kg。诱导和维持麻醉时应备好 α 受体兴奋剂如去氧肾上腺素,积极治疗诱导过程中的收缩压和舒张压的降低。如果患者出现心肌缺血的表现,使用硝酸甘油应非常小心,因为它对前负荷和动脉压的影响可能加重心肌缺血。积极治疗室上性和室性心律失常,在放置肺动脉导管时如果出现频发室早,应将导管顶端退至中心静脉处,待瓣膜手术完成后再置人。芬太尼和苏芬太尼的维持用量为 5～10ug(kg·h) 和 0.5～lug/(kg·h)。特发性肥厚性主动脉瓣下狭窄与主动脉瓣固定性的狭窄不一样,表现为动力性狭窄。心肌对病变的反应与瓣膜狭窄一样,但主动脉瓣下区域肥厚的心肌最终导致左心室流出道的完全梗阻。对这些患者有益的处理包括使用 B 受体阻滞剂或吸入麻醉药,增加前后负荷与降低心率也有助于改善左心室的充盈和维持肥厚心肌的冠状动脉灌注压。经皮主动脉瓣植入术:作为一种治疗高危主动脉瓣狭窄患者的应急技术,近年来逐步得到开展。尽管主动脉瓣置换术是治疗重度主动脉瓣狭窄的确切手段,然而开胸、体外循环、心脏停搏包括全身麻醉都将增加患者的风险,而且这些患者往往高龄并伴有多种合并症。因此有超过三分之一的重度主动脉瓣狭窄患者由于风险极大而无法选择手术治疗。内科治疗和球囊瓣膜成形术对这类重度主动脉瓣狭窄患者不视为有效的治疗手段,经导管主动脉瓣植入术是目前这类高危患者手术之外的一种治疗选择。尽管在设计和植入技术上有区别,可扩张式球囊和自膨式支架型瓣膜植入系统已大量应用于临床,其他新技术也发展迅速,并有望近期进入临床测试。经导管主动脉瓣植入术最常用的途径为经股动脉逆向植入,其他途径还包括经髂动脉、升主动脉或锁骨下动脉逆向植入及经心尖部植入。在透视引导下,首先用球囊主动脉瓣成形器扩张严重狭窄的主动脉瓣,导入引导鞘后,定位人工瓣并释放。瓣膜扩张和植入人工瓣期间,通过快速心室起搏使心排血量降至最低以防止植入装置滑移。高分辨率影像技术、对比血管造影和 TEE 对经导管主动脉瓣植入术的成功至关重要。至 2011 年 6 月文献报道中,大多数经导管主动脉瓣植入术在有完整设备和药物的导管室进行,包括麻醉设备、监护仪、气道困难处理设备和用于处理血流动力学不稳定患者的各类药物,TEE 图像在瓣膜植入过程和早期诊断并发症中起重要作用。在是否采用全身麻醉的争议中主要考虑是否术中使用 TEE。TEE 可协助导丝和输送系统前行、评估球囊主动脉瓣成形效果和人工瓣的位置以及植入后瓣膜的状况。当瓣膜钙化轻,透视显像困难时 TEE 的作用更显著。同时 TEE 也能及时提供前负荷、心室功能、胸主动脉解和手术相关的并发症等信息,如心脏压塞和医源性二尖瓣反流等。但也有报道认为 TEE 可能干扰透视显像,需要在植入瓣膜时退出探头。由于手术时间短,很多有经验的手术医师不用 TEE,由于术毕常规行经胸超声心动图检查(TTE),有学者认为备用 TEE 即可。全身麻醉可使患者完全制动,血管并发症发生率较低,但文献报道在输血的比例上全身麻醉和局麻没有区别。施行全身麻醉者需要强心支持的比例较高,这可能和全麻药的扩血管作用有关。但在施行局麻手术时,麻醉医师的共识是必须为随时实施全身麻醉做好准备。

(五)主动脉瓣关闭不全

主动脉瓣关闭不全围手术期处理主要在于增加左心室前负荷,维持前向血流,增加心率,降低舒张期返流,舒张压提高和左室舒张末压的降低有助于改善心内膜下的血流,维持心率在 90 次/min,以便提高心排血量又不至于引起缺血,维持窦性节律不如狭窄患者那么重要,患者常伴有房颤。维持患者的心肌收缩力,可用纯 B 受体兴奋剂如异丙肾上腺素,既可扩外周血管又能增加心肌的收缩力和心率。降低体血管阻力有利于提高前向血流,增加心排血量。维持肺循环阻力。少量术前用药既能维持心肌收缩力和心率,又不至于因为焦虑而增加外周血管阻力。麻醉诱导常采用异氟烷、洋库溴胺与补充容量相结合,左心室功能严重下降的晚期患者,可用少量芬太尼和洋库溴铵诱导。由于主动脉瓣关闭不全患者的脉压有时高达 $80\sim100mmHg$,关注平均动脉压和舒张压的变化可能比关注收缩压更重要。

(六)三尖瓣狭窄和关闭不全

三尖瓣狭窄血流动力学处理的要点在于适当增加右心室的前负荷,维持窦性节律至关重要,积极处理室上性快速心律失常,避免心动过缓。维持右心的心肌收缩力,体循环阻力的变化对三尖瓣狭窄患者的血流动力学影响较小,除非患者有二尖瓣病变,尤其是二尖瓣关闭不全。但血管扩张血压过低可能限制跨三尖瓣的血流。由于前向血流的主要阻力在三尖瓣,因此降低肺动脉压的帮助不大,维持在正常范围内即可。三尖瓣狭窄患者术前的液体限制、强心利尿能改善肝功能,降低手术的风险。如果合并有二尖瓣病变,麻醉处理的原则应以处理二尖瓣损害为主,而单纯三尖瓣狭窄患者常采用高前负荷、高后负荷及维持术前心肌收缩力的芬太尼为主的麻醉技术。三尖瓣狭窄患者由于置入肺动脉导管较困难,常采用中心静脉压导管,可在外科医师的配合下放置左心房导管以强化监测。三尖瓣关闭不全血流动力学处置的要点在于增加前负荷,维护右心室的每搏量,保持正常至较快的心率防止外周组织淤血,大多数三尖瓣关闭不全患者伴有房颤,保持窦性节律几乎不可能。由于右心室的结构更适应于容量而非压力负荷,可能需使用强心药保持右心室的收缩力,常采用芬太尼为主的麻醉技术,以减少对心肌的抑制。必须采取措施降低肺动脉压,改善右心室的功能,过度通气,避免气道压过高,如需使用强心药,可选择多巴酚丁胺、异丙肾上腺素、氨力农或米力农。

(七)肺动脉瓣狭窄

肺动脉瓣狭窄血流动力学处置的要点为增加右心室的前负荷,维持中心静脉压,患者依赖心房收缩提供右室充盈压,严重病变患者常伴有三尖瓣关闭不全,保持较快的心率有助于稳定血流动力学。严重肺动脉瓣狭窄患者右心室肥厚常需强心药维持心肌的收缩力,避免使用心肌抑制的药物,可采用芬太尼为主的麻醉方法。维持后负荷保证肥厚右心室的灌注压尽管右心室主要的射血阻力来自狭窄的肺动脉瓣,但肺动脉压升高将导致右心室功能不全,因此保持肺循环阻力处于较低的水平。

(八)联合瓣膜病变

对所有混合型瓣膜病变来说,麻醉处理的重点应放在最严重和对血流动力学影响最大的病变瓣膜上。

1.主动脉瓣狭窄合并二尖瓣狭窄,合并有主动脉瓣和二尖瓣狭窄的患者最佳的血流动力学处置包括增加前负荷,维持正常至较低的心率,维护心肌的收缩力。由于冠状动脉灌注压有降低的危险,必须增加体血管的阻力以防舒张压下降。避免使用增加肺循环阻力的药物和状况出现,纯氧通气并使动脉血二氧化碳维持的正常低限。

2.主动脉瓣狭窄合并二尖瓣关闭不全,尽管主动脉瓣狭窄和二尖瓣关闭不全的血流动力学处置有矛盾之处,而主动脉瓣狭窄更容易在术中出现危及生命的状况,因此应优先处理主动脉瓣狭窄所致的血流动力学变化。适当增加前负荷,维持正常的后负荷,保证冠状动脉灌注压,必要时可使用α受体兴奋剂。心率控制在正常范围内,避免心动过速,避免使用心肌抑制的药物,降低肺动脉压

3.主动脉狭窄合并主动脉关闭不全,由于这些患者的左心室承受了压力和容量双重负荷,对围手术期的各种影响承受力更低。心肌的氧耗急剧增加,常有心绞痛的症状。适当增加前负荷对狭窄和关闭不全病变都有利,但心率和后负荷的要求相互矛盾,一般来说,应以处理主动脉瓣狭窄的血流动力学变化为主。尽管升高体循环阻力使心排血量有所降低,但有助于维持正常的冠状动脉灌注压。术中保持正常的心率、心肌收缩力和肺血管阻力将有助于稳定患者。

4.主动脉关闭不全合并二尖瓣关闭不全 临床上比较多见的混合型病变。主动脉关闭不全和二尖瓣关闭不全在血流动力学上的要求是一致的,最主要的原则是提供足够的前向血流和外周循

环。酸中毒使周围血管收缩,增加了左心室射血的阻力,将使临床状况迅速恶化。因此,在维持适当的灌注压的情况下,保持较低的体循环阻力,达到临床状态的平衡,使患者平稳过渡到体外循环。

5.二尖瓣狭窄合并二尖瓣关闭不全在处理这类患者时,血流动力学的处理应明确患者以哪种病变为主。总的原则是保持正常的后负荷、心率和心肌收缩力,避免使用引起反应性肺血管收缩的药物,适当增加前负荷,有利于稳定血流动力学状况。

四、术后急性循环衰竭并发症

(一)心搏骤停

瓣膜手术中心搏骤停包括麻醉诱导期、开胸至建立体外循环前和术毕至关胸前三个阶段。发生的原因除与麻醉、手术处理不当等因素有关外,常常是在患者心功能或全身情况较差的基础上,在一定诱因的作用下发生的。容易发生心搏骤停的患者包括:巨大左室、巨大心脏、严重主动脉关闭不全、严重主动脉狭窄、严重肺动脉高压、急性人造瓣膜功能障碍或血栓形成、频发室性期前收缩或左束支传导阻、有明显的心肌缺血等。麻醉诱导期心搏骤停的常见诱因包括:麻醉诱导前患者人手术室后过度紧张、气管插管不顺利造成患者缺氧和心律失常,插管引起迷走神经反射,诱导期低血压,麻醉药量过大造成心肌抑制等。最常见的诱因为低血压,导致冠状动脉供血不足,加重主动脉关闭不全或狭窄患者原有的心肌缺血,很容易发生心搏骤停。一旦出现心搏骤停,应立即插管建立气道,行纯氧通气,估计插管困难的应立刻行气管切开。同时进行胸外心脏按压,如果此时尚未建立静脉通道,应尽快建立,必要时行深静脉穿刺或静脉切开,给予一定量的肾上腺素(1mg)和利多卡因(100mg),观察按压后心电图的反应决定是否追加用药,间隔时间为3～5分钟,肾上腺素的最大剂量可达0.07～0.2mg/kg。给予一定量的缩血管药提升血压,保证重要器官的血供,待室电波变粗后进行胸外除颤。心跳恢复后,继续维持通气,持续使用一定剂量的强心药,如多巴胺和肾上腺素。使用碳酸氢钠纠正酸中毒,同时进行血气和生化分析,纠正代谢和电解质紊乱,特别注意低钾血症和低钾血症的纠正。维持一定剂量的利多卡因和胺碘酮,但应注意剂量不宜过大,避免造成心肌抑制,适当补充容量。如果胸外复苏20～30分钟后仍无心脏复跳或复苏征象,但有胸外按压的有效征象:按压时股动脉可打及搏动,瞳孔保持缩小状态,甲床、耳垂、鼻尖或眼结膜无法继或缺血加重的表现,特别是患者存在严重的瓣膜关闭不全或狭窄,明显的冠状动脉供血不足,急性人造瓣膜障碍或血栓形成,继续胸外复苏也很难恢复心跳,而且只有通过手术治疗才能恢复心跳和循环稳定,此期如发生心搏骤停不能即刻复苏者应立即胸外按压并行股动、静脉插管建立体外循环。开胸至建立体外循环前发生心搏骤停通常是因血压偏低、手术操作不当、麻醉过深、严重容量不足和通气不良等引起。一旦出现应在胸内复苏的同时紧急建立体外循环,做好肝素化的准备,尽可能保持体外循环开始前的灌注压。尽快过渡到体外循环,保证重要器官的血供一旦体外循环开始,可稳步调节内环境。

体外循环停止至关胸前的心搏骤停通常由于手术操作不当、心动过缓、心室膨胀未及时处理、容量不足、出血、鱼精蛋白过敏等导致低血压、严重代谢性酸中毒、低钾血症或高钾血症等代谢紊乱等所致。此外,急性人造瓣膜功能障碍、急性冠状动脉阻塞也可致心搏骤停。处理包括紧急复苏的同时准备重新体外循环辅助,查找心搏骤停的原因。药物使用方面可在原有的基础上适当调整,切忌大剂量使用肾上腺素和利多卡因。

（二）心脏大血管损伤

瓣膜手术中的心脏大血管损伤包括升主动脉损伤、心房与腔静脉损伤及左室后壁破裂等。除了引起大出血，升主动脉损伤可产生急性夹层动脉瘤，直接威胁患者的生命。出现这些损伤时麻醉医师的主要工作在于抗休克，维持血流动力学的稳定；维护心功能，保证重要脏器的血供；纠正酸碱、电解质紊乱。如果损伤出现在体外循环前和体外循环后，应做好紧急体外循环和重新体外循环的准备。为了避免出现这类损伤，麻醉医师可协助术者适当控制术中的血压，特别是术前伴有高血压和某些特殊操作阶段，如主动脉插管和拔管等。

（三）急性冠状动脉阻塞

是指术前无冠状动脉病变或阻塞的患者，由于手术因素引起术毕冠状动脉急性阻塞，冠状动脉供血不足，甚至心肌梗死。阻塞的原因可以是气栓、组织颗粒栓塞、手术操作损伤等。如不及时处理，心功能将明显受损，无法脱离体外循环。冠状动脉气栓是急性冠状动脉阻塞最常见的原因，一般发生在右冠状脉及其分支。常见因素包括心肌停跳液中混有气体、重复顺行灌注时主动脉根部排气不佳、主动脉开放后残余心腔或主动脉根部气体进入冠状动脉主动脉开放后，一旦心跳恢复，应密切观察左、右心室心肌收缩状态及色泽、冠状动脉充盈程度、冠状动脉内有无气泡游动现象，分析主动脉开放后持续心室颤动的原因。密切监测心电图，及时诊断心肌缺血，通过 5 导联心电图分析判断左右冠状动脉哪侧可能发生栓塞。麻醉处理包括纠正酸碱和电解质紊乱、保持冠状动脉灌注压，推注少量的强心药，如肾上腺素 50ug，并维持使用以保证心肌的收缩力，配合术者的排气措施，起到挤压气体出冠状动脉的作用。辅用扩血管药，如硝酸甘油 $0.5 \sim 1.0 \mu g/(kg? \ min)$，预防和治疗冠状动脉疼李。如需手术解决冠状动脉阻塞，应做好继续体外循环的准备。

（四）不能脱离体外循环

是指心脏直视手术结束，主动脉开放后，经过一段时间的辅助循环，降低体外循环流量或试停体外循环后无法维持循环稳定，必须继续或重新开始体外循环。不能脱离体外循环有两种含义，一是由于心肌功能严重受损，停止体外循环后无法维持足够的心排血量，必须依靠其他辅助循环的方法才能脱离体外循环。二是非心肌功能因素，如严重酸中毒、人造瓣膜功能障碍、冠状动脉栓塞等因素使患者暂时不能脱离体外循环，一旦纠正这些状况，患者能顺利脱离体外循环。

1.原因

（1）心肌损伤：是导致不能脱离体外循环最为常见的原因，可以因术前心肌损害、术中心肌保护不良或两者共同作用的结果。临床多见的是术前心肌严重受损、手术操作失误导致主动脉阻断时间过长及心肌保护不良。与麻醉有关的主要因素包括体外循环前低血压、低氧血症和严重心律失常。麻醉药的心肌抑制作用也是不可忽视的因素，应合理选择所用的麻醉药，心功能差的患者应避免使用吸入麻醉药。但麻醉药对心肌的抑制作用并非主要影响因

素，合理应用可对心肌产生有益作用。主动脉开放后灌注压过高或迅速使用大剂量正性肌力药物或钙剂，可加重再灌注损伤。此外，主动脉开放后持续心室颤动也是加重心肌损害的常见因素。

（2）非心肌因素：包括人造瓣膜急性功能障碍、急性冠状动脉阻塞、严重心律失常、严重酸中毒、伴发病变未同时纠正或未完全纠正、高钾血症、严重容量不足和严重肺动脉高压等。

2.处理对术中不能脱离体外循环的患者，必须迅速、合理、全面地做出处理，以免意外转流时间

过长或心肌损害愈加严重。处理原则是:继续或重新辅助循环,迅速查明原因,及时纠正非心肌因素,判断心功能,合理应用机械辅助循环。紧急处理包括:迅速继续或重新转流,维持灌注压≥60mmHg。通过血气、生化分析,监测左房压、肺动脉压和心排血量;查明原因,及时、合理、彻底纠正非心肌因素。心动过缓者,启用右心室心外膜起搏或房室顺序起搏,调整频率至90~110次/min,快速性心律失常使用利多卡因、硫酸镁、胺碘酮等治疗。纠正水电和酸碱紊乱,补充血容量,备好食道超声和主动脉内囊反搏。持续监测动脉压、左房压、肺动脉压、心排血量、在逐步降低流量的情况下观察上述指标,明确左心或右心功能不全,结合直视观察左、右室心肌收缩状态,对心肌功能有一初步评估。调整前、后负荷,后负荷的降低不仅能提高心排血量,也有助于组织的灌注。但体循环阻力过低不利于灌注压的维持,同时动静脉短路也将加重组织的低灌注状态,应做出合理的监测与调整。增强心肌收缩力,合理选择强心药,一般选择强心药的顺序为多巴胺、多巴酚丁胺、肾上腺素、磷酸二酯酶抑制剂经上述处理后,特别是三重强心药使用之后,经过辅助循环50min~60min,绝大多数患者可脱离体外循环,但仍有部分患者心肌严重受损,必须借助机械辅助装置才能脱离体外循环。试停体外循环后,收缩压维持在80~90mmHg,左房压≥20mmHg,或有明显的心肌缺血,尤其是当辅助循环超过60分钟时,必须立即置入主动脉内囊反搏,可使80%的患者顺利脱离体外循环。对肺动脉高压、右心功能不全的患者,则可用肺动脉内囊反搏治疗。左心室或右心室无射血波或射血波不明显,心肺转流流量维持在3.0L/min以上,主动脉内囊反搏治疗无效的患者,说明心肌已严重受损,必须行心室转流。首选离心泵,其次选用人造心室或左心室血泵。如需双室右心室辅助可选用体外膜式肺氧合。

第四节　冠心病手术麻醉

生活习惯和饮食结构的改变使国人冠心病的发生率逐年增高,冠状动脉旁路移植术(coronaryarterybypassgrafting,CABG)是目前治疗冠心病的主要外科手段。冠心病患者以中老年人居多,常合并高血压、高脂血症、糖尿病和脑血管意外等,心功能较差,心脏储备功能低下,不易耐受缺血缺氧和血流动力学波动。非体外循环下冠状动脉旁路移植术是在跳动的心脏上进行桥血管吻合术,对麻醉管理提出了更高的要求。

一、病理生理简述

冠状动脉粥样硬化为脂质在冠状动脉内膜局部沉着、纤维化、钙化,加上平滑肌细胞增生,累及血管中层,使血管壁增厚,形成粥样斑块,引起局部性或弥漫性狭窄,导致心肌供血不足和心绞痛的发生。冠状动脉血流约占心排血量的5%,血液中20%的氧被摄取。由于心肌氧耗大,氧储备少,心肌灌注主要来源于主动脉舒张时,冠状动脉在舒张期血流灌注中占70%~80%,当灌注压低于60mmHg时,心肌内血管已达到最大扩张程度,进一步降低将加重心肌缺血。神经体液因素、血管活性物质如缓激肽、血栓素、组胺等均可直接或间接地影响冠状动脉血流。冠状动脉硬化常累及多支血管,其中3支病变占40%,2支病变占30%。病变发生部位主要位于冠状动脉近端,多见于分叉部位。可发生于左冠状动脉主干、前降支、对角支、右冠状动脉和回旋支,甚至发生弥漫性病变累及众多远端血管。走行于心肌内的冠状动脉不易发生病变。

冠状动脉粥样硬化斑块分为偏心性和向心性,可引起管腔部分狭窄或完全闭塞。如斑块表面形成溃疡,内膜破损,血小板聚集,并释放血管收缩物质血栓素 A,使血管收缩,血栓形成。在其他血管活性物质作用和神经体液因素影响下,硬化斑块下方可撕裂、出血,形成血肿使狭窄加重。以上原因可导致患者出现不稳定型心绞痛,甚至急性心肌梗死。心肌坏死可发生于心内膜下,从而影响心室壁,这多见于 1~2 支的血管病变。3 支血管病变一般不引起广泛的心内膜下心肌梗死。如缺血区心肌耗氧骤增或冠状动脉控李加重可引起透壁性心肌梗死。急性心肌梗死可致心室间隔穿孔、游离壁心肌破裂、心脏压塞或乳头肌断裂引起急性二尖瓣关闭不全,患者可死于心源性休克或心力衰竭。早期心肌梗死的死亡率与心肌梗死面积大小和由此引起的心功能不全程度有关。狭窄部位、数量和病变程度的不同,以及相应侧支循环是否建立对疾病的预后影响很大。慢性心肌缺血主要表现为冠状动脉供血不足,可引起各种类型的心绞痛或乳头肌功能不全导致二尖瓣关闭不全,也可表现为左心或全心功能不全。如狭窄位置重要,病变范围广,狭窄程度重,侧支循环建立少则症状重、预后差。严重的多支血管病变可致猝死,原因多与突发心室纤颤和急性血栓形成或冠状动脉痘李,以及各种原因导致的心肌缺血、缺氧加重有关。

梗死心肌常为纤维组织与存活心肌组织交织存在,术中可见局部外观呈花斑状,病变处心肌收缩无力或不收缩,心功能下降。如梗死范围和纤维化范围较大,心室壁局部变薄,在心动周期中,由于腔内压的增加使这部分病变心肌向心腔外方向膨出,出现反向运动,终至室壁瘤形成。心脏收缩时,室壁瘤不参与收缩,心排血量和射血分数降低,心脏舒张时,左心室舒张末压升高,心腔逐渐扩大,最终发生充血性心力衰竭。根据 Laplace 定律,心室腔扩大可使室壁张力增高和收缩期氧耗增加,而在舒张期氧供减少,进一步加重病情。心肌梗死后正常光滑的心内膜表面因炎性反应变得粗糙,促进了血小板黏附与聚集,心肌收缩力减弱和局部几何形态的变化导致血流停滞和附壁血栓形成。室壁瘤周围由于疲痕形成并含有存活心肌,使正常传导因疲痕受阻产生折返,可引起致命性的心律失常。少数患者破口小,心外膜与壁层心包粘连,可发展为假性室壁瘤,室壁瘤多位于左心室前壁或心尖部,可累及室间隔,造成室间隔穿孔。如发生在二尖瓣乳头肌附着部位,可引起乳头肌断裂,导致二尖瓣关闭不全。

二、术前评估与准备

(一)术前评估

冠心病患者术前通过了解病史、生理生化检查、物理检查特别是超声心动图、冠状动脉造影和左心室造影对冠心病、心功能不全和伴发疾病的严重程度进行综合评估。

1.心功能了解患者入院时的表现,有无肢体水肿或是否需服用洋地黄制剂,如有则表示心功能不全。病史中有心肌梗死的患者,常有慢性心力衰竭。心脏扩大的冠心病患者,其左心室射血分数多小于50%。这些患者病情严重,手术麻醉的风险增加,麻醉中须使用正性肌力药物支持。

2.心电图文献报道冠心病患者中约 25%~50% 的心电图是正常的。Q 波的出现表明有陈旧性心肌梗死,应注意有无心律失常、传导异常和心肌缺血(ST — T 改变)。原来 ST 段压低的患者,近期 ST 段恢复正常或轻度抬高不一定是病情改善的征象,应注意动态观察以区分。

3.心导管检查左心室造影可了解左心室射血分数。正常左心室每次收缩射出容量应大于其舒张末容量的 55％。发生过心肌梗死而无心衰的患者射血分数一般为 40％～50％。当射血分数为 25％～40％时，多数患者有活动后心、气急(心功能Ⅲ级)，当射血分数 25％时，静息状态也出现症状(心功能Ⅳ级)。

4.冠状动脉造影可显示冠状动脉具体分解关系，确定病变具体部位极其严重程度，以及病变远端的血管情况。病变引起血管腔狭窄的程度以血管截面积作为指标，血管直径减小 50％相当于截面积减小 75％，而直径减小 75％相当于截面积减小 94％。血管截面积与血流量的关系更为密切。约 55％人群窦房结血供来源于右冠状动脉，其余 45％由回旋支供血窦房结动脉还供给大部分心房和房间隔。该动脉堵塞可引起窦房结梗死和房性心律失常。90％人群的房室结血供源自右冠状动脉，另外 10％由左回旋支供血。因此后壁心肌梗死常并发Ⅲ°房室传导阻。左心室前乳头肌主要由左冠状动脉供血，而后乳头肌由左右冠状动脉共同供血。其间侧支循环丰富，只有两支动脉同时发生严重堵塞，才引起乳头肌功能不全，造成二尖瓣关闭不全。临床上多支病变风险最大，如右冠状动脉近端完全堵塞合并左冠状动脉主干严重狭窄，左冠状动脉两个主要分支(前降支和回旋支)近端严重堵塞。这类患者的麻醉风险极大。

5.周围血管病变动脉粥样硬化为全身血管性疾病，冠心病患者常伴有周围血管病变，如颈动脉狭窄(粥样斑块所致)，术前应明确颈动脉狭窄程度，对明显狭窄患者，应行颈动脉内膜剥脱术，可与 CABG 术同期施行，先解决颈动脉狭窄，再行心脏手术。以防体外循环转流等导致斑块脱落，造成中枢神经系统损害。近年来，非体外循环下冠状动脉旁路移植术的开展显著降低了这一并发症。如患者合并腹主动脉或髂动脉病变，围手术期放置主动脉内囊反搏时不宜经上述血管。

6.合并疾病冠心病患者多伴有糖尿病，国外数据统计显示 22％的 CABG 患者伴有糖尿病，其中 40％需用胰岛素控制。此类患者冠状动脉病变常呈弥漫性，由于自主神经张力发生改变，手术应激、低温和儿茶酚胺药物的应用均使庚岛素药效降低，血糖难以控制，术后切口感染率上升。高血压患者术前因对手术恐惧血压往往显著升高，并伴有心室肥厚和充血性心力衰竭。长期使用利尿剂，可能存在隐性低钾血症，增加心脏意外事件风险。冠心病患者常合并脑血管栓塞史或腔隙性脑梗史，应尽量避免主动脉壁操作，如主动脉阻断、主动脉插管、非体外循环下上主动脉侧壁钳等。可以使用主动脉近端吻合器或实施全动脉桥的非体外循环下冠状动脉旁路移植术。

(二)术前治疗药物

积极的术前治疗是降低冠心病患者术前死亡率的重要措施之一，治疗的目的在于降低心肌氧耗，改善心肌氧供。

1.硝酸甘油类药物硝酸甘油使静脉扩张，心室充盈压下降，前负荷降低，室壁张力降低。同时可扩张冠状动脉，增加侧支血运而改善心内膜与心外膜血流比。硝酸甘油作用短暂，反复使用可出现快速耐受和反射性心动过速。长效药物有硝酸异山梨醇、戊四硝酯和四丁四硝酯等。近年来，临床广泛应用单硝酸异山梨醇来治疗心绞痛和充血性心力衰竭。其特点为扩张外周血管，增加静脉容量，减少回心血量，降低前负荷，从而减少心肌氧耗，促进心肌血流再分布，改善缺血区血流供应。

2.B 肾上腺素能受体阻滞剂 B 受体阻剂对围手术期患者以及心肌梗死患者均具有心肌保护作用。其保护机制与降低心率、减少心肌收缩力有关心率降低延长了心室舒张时间，增加了舒张期冠脉灌注时间，增加了心内膜下血流，在增加心肌氧供的同时降低了心肌氧耗。由于降低了正常心肌组织的做功，从而增加了正常心肌组织的冠脉血管张力，逆转冠脉缺血现象。冠心病患者术前预防性使用 B 受体阻剂可以降低病死率,超短效·受体阻滞剂艾司洛尔可以明显降低术后心肌缺血的发生率。冠心病患者应在手术之前 1～2 周就开始服用受体阻滞剂,并在围手术期持续使用,目标为在手术之前使心率控制在 70 次/分钟以内,术后心率控制在 80 次/分钟以内,可降低围手术期心血管事件的发生率。术前使用 B 受体阻剂应用至手术当日早晨,有利于围手术期血流动力学稳定,且不增加术中低血压的发生率。

3.钙通道阻剂用于治疗心绞痛和预防心肌梗死。这类药物能抑制窦房结起搏点和房室交界处细胞的动作电位,减慢心率和房室传导,还可使血管平滑肌松弛血管扩张,并抑制心肌收缩力。其治疗心绞痛的机制为一方面降低氧耗,另一方面扩张冠状动脉增加氧供。常用药物有维拉帕米、硝苯地平和地尔硫草。其中硝苯地平的血管扩张作用最强,维拉帕米抑制房室传导的作用最强,常用于治疗室上性心动过速。钙通道阻剂应在手术当日继续服用。

4.洋地黄制剂对于术前心功能差,使用洋地黄制剂的患者,最好于术前 36h 停用。同时麻醉期间密切注意钾、钙、镁等离子的平衡,注意组织氧供、酸碱平衡、尿量等因素,防止洋地黄中毒。必要时术前可改用小剂量肾上腺素或多巴胺替代,但应注意控制心率。

5.利尿剂伴有高血压和充血性心力衰竭的冠心病患者术前常使用利尿剂。由于血浆容量的减少,麻醉诱导前应先补充容量,并注意电解质紊乱。

6.抗凝药和溶栓药冠心病患者术前常使用抗血小板药物和抗凝药物预防血栓形成,其对冠心病患者的长期预后有益。常用抗血小板药物和抗凝药物有阿司匹林、华法林、肝素、低分子肝素、血小板 ADP 受体阻剂氯匹定、氯此格雷以及血小板糖蛋白Ⅱb/Ⅲa 受体阻滞剂替罗非班等。这些抗血小板药物和抗凝药物均应在术前停用,以免增加术中及术后出血长期口服阿司匹林的患者术前是否停药的问题,应在综合围手术期出血风险和术前梗死风险的基础上作出决定,一般可不停药;一些术前准备时间充足的患者,若需考虑术前停药,则应在术前停用 5～7 天。不稳定型心绞痛患者可皮下注射肝素防止心肌缺血发生,并用激活全血凝固时间(activatedclottingtime,ACT)监测,避免体外循环后失血过多。长期使用肝素的患者有可能引起抗凝血酶Ⅲ减少,降低肝素的作用,必要时应输注新鲜冰冻血浆补充。华法林抗凝患者应在术前数天停用,代之以低分子量肝素或普通肝素抗凝。低分子量肝素应在术前 18～24 小时停用。血小板 ADP 受体阻滞剂应在术前 5～7 小时停用,而血小板糖蛋白Ⅱb/Ⅲa 受体阻滞剂对短效者在术前 4～6 小时停用,长效者如阿昔单抗应在术前 12～24 小时停用。溶栓疗法常用来治疗急性心肌梗死促使阻塞的冠脉血管再通,常用药物有链激酶和组织纤溶酶原激活剂(tissuetypeplasminogenactivator,tPA)。其作用在于激活血浆中的纤溶酶原转化为纤溶酶,后者消融纤维蛋白,使栓塞的血管再通。作用时间约为 4～90 分钟。由于纤维蛋白原明显下降,故这类患者必须在手术时补充纤维蛋白原,避免凝血机制发生障碍。

(三)麻醉前准备

1.思想准备包括麻醉医师和患者两方面。麻醉医师术前应全面了解患者病情,并做出病情判断。向外科医师了解搭桥的血管数目和具体血管。做好患者思想工作,向患者介绍麻醉方法、手术过程,取得患者信任,消除患者对手术的恐惧和对麻醉及术后疼痛的顾虑。此举是避免患者体内儿茶酚胺大量分泌,减少心肌氧耗,维持心肌氧供的关键。

2.器械与用具准备多功能麻醉机和监护仪,各类监测模块,包括心电图(5 导联)、有创血压、中心静脉压和肺动脉导管监测装置及耗材、TEE、体温、麻醉深度监测、除颤仪等。充分考虑到建立气道的难度,准备好困难气道的各种仪器设备,如口咽通气道、喉罩、纤维支气管镜、光棒、可视喉镜等,防止出现困难气道时不能及时采取措施的窘迫状况,防止缺血缺氧的发生。无论是在体外循环下还是非体外循环下进行搭桥手术,都应在患者入室前使体外循环机处于备用状态,以便在紧急情况下实施抢救。

3.药物准备好麻醉诱导药和各种急救药品如多巴胺、阿托品、利多卡因等。去氧肾上腺素和硝酸甘油应常规稀释备用。

(四)麻醉前用药

1.镇静药术前晚口服的西洋 10mg,保证睡眠,术日晨肌注吗啡 0.1~0.2mg/kg,使患者入室时安静欲睡,避免儿茶酚胺分泌。对于心肺功能较好的高动力状态患者,可适当增加镇静镇痛药剂量,盐酸右美托咪定可安全地用于冠心病患者的术前镇静镇痛,且不抑制呼吸循环,患者可保持清醒状态,并可实施部分有创操作,如动脉置管测压等。由于负荷量容易导致血压一过性升高,建议可缓慢泵注直至起效,常用剂量 0.3~0.7ug/(kg·h)。

2.抗胆碱药主要用于减少呼吸道分泌物和预防喉疼挛,阿托品可显著增加心率,此类患者若需用药可考虑选用东莨菪碱或长托宁。为避免术前用药使患者的病情复杂化,目前多数推荐术前不再常规使用此类药物,待患者入室后可根据患者的具体情况考虑情用药。

3.抗心肌缺血药,可胸部心前区贴敷硝酸甘油贴片,对心绞痛频繁发作的患者,应备用硝酸甘油口含片。对左冠状动脉主干严重狭窄或冠脉多支严重病变患者,术前一天就应持续滴注硝酸甘油或钙通道阻滞剂,以减轻左心室充血并使冠状血管扩张以改善血运,避免发生大面积心肌缺血。

三、麻醉管理

(一)麻醉原则

在麻醉过程中保持并改善心肌的氧供需平衡,维持循环功能稳定,从而减少心肌缺血的发生是麻醉管理的基本原则。决定心肌氧耗的因素包括室壁张力、心肌收缩力和心率,而心肌氧供依赖于冠脉血流量和血液的携氧能力,而冠脉血流量取决于冠脉灌注压和冠脉阻力。麻醉药和血管活性药均会改变心肌氧耗。麻醉药对冠脉循环的作用至今仍存在争议,麻醉性镇痛药、苯二氮䓬类药物和其他辅助用药可扩张冠脉。吸入麻醉药对冠脉具有直接扩张作用,其全身血管扩张作用可通过降低室壁张力减少氧耗,其中以异氟烷的扩血管作用最强。但吸入麻醉药存在剂量依赖性的心肌抑制作用,恩氟烷和异氟烷的心肌抑制作用大于氟烷和七氟烷,在降低心肌收缩力的同时减少心肌氧耗,对于心功能严重受损的患者,可致心室扩张增加心肌氧耗,使心功能恶化。因此,理想的麻醉效果来源于合理辩证地运用麻醉和血管活性药物。对于心肌缺血的密切监测和及时处理是冠心病手术麻醉管理的关键。由于术前精神紧张和对麻醉手术的应激反应,围手术期心肌缺血往往加重,所不同的是,在麻醉状态下,患者对心绞痛等不适没有主诉,只能靠麻醉医师通过心电图、TEE和血流动力学的变化进行判断。如对于心电图的变化可帮助麻醉医师明确是否发生心肌缺血(如远端血管栓塞、吻合口狭窄等),这种心电图的改变是局部性的还是全心性的,前者可能与桥血管吻合有关,后者可能意味着心肌保护不当。还要注意心电图的变化是否伴有心功能恶化和心律失常。

(二)体外循环下冠状动脉旁路移植术

患者入室后,面罩吸氧,开放静脉,安置心电图、脉搏氧饱和度、桡动脉测压、体温、中心静脉压等监测。估计心功能较差患者可放置肺动脉导管监测。麻醉诱导药可选用咪达唑仑、依托咪酯、丙泊酚、芬太尼、苏芬太尼等。单纯芬太尼、苏芬太尼等静脉麻醉药往往不能减轻高动力患者的血流动力学反应,应加用吸入麻醉药以加深麻醉,必要时给予血管活性药,避免深麻醉带来的不良反应。常用肌松药有罗库溴铵、维库溴铵、顺式阿曲库铵等。麻醉维持以静吸复合为主,避免使用大剂量芬太尼类药物,以减少术后呼吸支持和 ICU 滞留时间。诱导后可放入 TEE 监测,对诊断心肌缺血,尤其是节段性室壁异常运动有重大意义,也便于监测心脏功能和指导液体治疗等。体外循环转流前和复温开始后应加深麻醉,避免体外循环管道分布容积增大和体温上升、代谢加快麻醉药血药浓度下降导致的术中知晓和自主呼吸恢复。随着手术的完成逐渐调整好循环、呼吸、体温、内环境、麻醉深度等各项指标,为脱离体外循环做好准备,经肉眼观察、肺动脉导管测定和 TEE 评估后,估计脱机后心功能维持可能有困难的患者,除积极调整血管活性药用药外,必要时应在体外循环停机前放置好左室辅助装置,如主动脉内囊反搏(IABP),对患者顺利脱机和心功能良好转归非常有帮助。停体外循环后及时恢复血红蛋白浓度和血细胞比容,保持血容量稳定,维持中心静脉压平稳,可小剂量应用硝酸甘油,既维护心脏功能,也可防止动脉桥血管的痉挛。在充分镇静镇痛的情况下送 ICU 监护,术后可以丙泊酚镇静为主,辅以血管活性药维持血流动力学稳定,待循环状态稳定后,逐渐使患者清醒,直至拔除气管导管。

(三)非体外循环下冠状动脉旁路移植术(OP-CABG)

OPCABG 技术的应用可避免体外循环带来的许多并发症,如凝血机制紊乱、全身炎性反应、肺损伤、肾功能损害和中枢神经系统并发症等,由于该方法对机体损伤小,术后恢复快,住院时间短,节省了医疗费用。随着外科吻合器械和技术的不断提高,其适应证有逐步放宽的趋势,如术前心功能严重低下、合并肾功能不全、呼吸功能障碍和脑血管意外的患者外科医师倾向于选择 OPCABG。但该技术的应用对麻醉医师提出了更高的要求。麻醉医师面临的挑战是如何维持术中心肌氧供需平衡,维持血流动力学稳定,保护心脑肺肾等重要脏器给功能,预防、早期诊断和治疗在跳动心脏上手术操作带来的心律失常、低血压和心肌缺血。按体外循环下手术的标准实施监测、诱导和维持麻醉。但如患者须术后早期拔管,芬太尼与苏芬太尼的用量要控制(总用量芬太尼<15ug/kg,苏芬太尼<2.5µg/kg)。近年来超短效瑞芬太尼为施行快通道麻醉提供了便利条件,且无术后呼吸抑制的顾虑。手术开始前应充分补充血容量,血红蛋白浓度较低患者可适当输血,调整内环境稳定,使血钾水平保持在正常高限以降低心肌的应激性。移植远端血管搬动心脏时,血压可发生剧烈波动,可临时采取头低脚高体位,并在固定器安放好后观察半分钟,待血压、心率和节律稳定后施行血管吻合术。如果经正性肌力药物调整后仍不能维持正常血压,应松开固定器将心脏恢复原位。如此反复搬动心脏几次,可起到缺血预处理的心脏保护作用,心脏将会对搬动到异常体位产生适应,可减少对血流动力学的影响。吻合远端吻合口时须提升血压,而吻合近端吻合口时须控制性降压,以防止主动脉侧壁钳夹后导致严重高血压,增加心肌氧耗。在吻合远端吻合口临时阻断血管时,要密切观察心肌缺血和心律失常的发生,一旦出现严重心律失常和 ST 段急剧抬高,应通知外科医师尽快放置血管内分流器或松开阻断的血管,无法改善的只能重新全身肝素化在体外循环下实施手术。由于不用体外循环,多数患者失血不多,可以不输异体血。对出血多的患者,可采用血液回收机将失血回收处理后回输给患者。

(四)辅助循环

冠心病患者心脏功能严重受损时,需依靠辅助循环措施,以减少心脏做功,提高全身和心肌供血,改善心脏功能。辅助循环的成功主要取决于其应用时机,越早应用效果越好。其适应证为:术前心功能不全,严重心肌肥厚或扩张;术中心肌缺血时间>120分钟;术毕心排血指数2.0L/min,左房压>20mmHg,右房压>25mmHg;恶性室性心律失常;不能脱离体外循环。常用辅助循环措施有:①主动脉内球囊反搏(IABP)为搭桥手术前最常用的辅助循环措施,适用于术前并存严重心功能不全、心力衰竭、心源性休克的冠心病患者,可为患者争取手术治疗创造条件。将带气囊心导管经外周动脉置入降主动脉左锁骨下动脉开口的远端,导管与反搏机连接后调控气囊充气与排气,其原理是:心脏舒张期气囊迅速充气以阻断主动脉血流,促使主动脉舒张压升高,借以增加冠脉血流,改善心肌供氧;心脏收缩前气囊迅速排气,促使主动脉压力、心脏后负荷及心排血阻力均下降,由此减少心肌耗氧。②人工泵辅助有滚压泵、离心泵两种。滚压泵结构简单,易于操作,比较经济,缺点是血细胞破坏较严重,不适宜长时间使用。离心泵结构较复杂,但血细胞破坏少,在后负荷增大时可自动降低排出量,更符合生理,适合较长时间使用,但也只能维持数天。③心室辅助泵有气驱动泵和电动泵两型。气驱动型泵流量大,适于左、右心室或双心室辅助,但泵的体积大,限制患者活动。近年逐渐采用埋藏式电动型心室辅助泵,连接心尖部以辅助左心功能。④常温非体外循环搭桥手术中,有时出现心率过慢和血压过低而经药物治疗无效者,可继发循环衰竭,此时可采用"微型轴流泵",采用离心泵驱动血液以辅助循环。在轴流泵支持下施行常温冠脉搭桥手术,比体外循环下手术出血少,心肌损伤轻,轴流泵的优点是:用患者自体肺进行血液氧合;不需要阻断主动脉;不存在缺血再灌注损伤;降低心脏负荷,减少心肌耗氧,增加心肌血流,增强心肌保护;减少肝素用量,减少手术出血。

四、术后管理

(一)保持氧供

1.维持血压和心脏收缩功能,必要时辅用小剂量儿茶酚胺类药。同时保证足够的血容量,使中心静脉压维持满意水平。应用小剂量硝酸甘油,防止冠脉痉挛和扩张外周血管。

2.维持血红蛋白浓度,尤其是心功能不全、高龄、术后出现并发症而增加机体氧耗和需机械通气辅助的重症患者,血红蛋白浓度应维持10g/dl和Hct30%左右,不宜太高。

3.维持血气及酸碱平衡,充分供氧,调整呼吸机参数使血气达到正常水平。积极治疗酸中毒、糖尿病及呼吸功能不全。

(二)降低氧耗

1.保持麻醉苏醒期平稳,避免手术后期过早减浅麻醉,应用镇静镇痛药以平稳度过苏醒期。

2.预防高血压和心动过速,针对性使用α受体阻滞剂(乌拉地尔),β受体阻滞剂(美托洛尔)和钙通道阻滞剂。心率控制在小于80次/分钟,其心肌缺血发生率约为28%,而心率高于110次/分钟者则可增至62%。

(三)预防桥血管痉挛和栓塞

术后桥血管痉挛和栓塞是心肌梗死的主要病因。小剂量硝酸甘油可有效防止静脉桥和内乳动脉桥血管痉挛的发生。对于采用桡动脉为桥血管的患者,应尽早使用钙通道阻剂地尔硫䓬等防止血管疫李的发生,并持续口服至术后 6 个月。在严密监测凝血功能的情况下,如无明显出血倾向,应在 48 小时内恢复使用抗血小板药物阿司匹林,监测使用后的凝血状况和出血倾向,如胃肠道和泌尿道出血等。

(四)早期发现心肌梗死

冠脉搭桥患者围手术期心肌缺血发生率为 $36.9\%\sim55\%$,其中 $6.3\%\sim6.9\%$ 发生心肌梗死。临床上不易发现小范围局灶性心肌梗死。大范围者则引起低心排综合征或严重心律失常,其中并发心源性休克者约占 $15\%\sim20\%$,死亡率高达 $80\%\sim90\%$。并发心力衰竭者为 $20\%\sim40\%$。早期发现心肌梗死具有重要性,其诊断依据有:①主诉心绞痛;无原因的心率增快和血压下降;②心电图出现 ST 段及 T 波改变,或心肌梗死图像;③心肌肌钙蛋白(cTn)、CK-MB、肌红蛋白(Myo)、核素扫描 9m 铸-焦磷酸盐心肌"热区"心肌显像可支持早期心肌梗死的诊断,有重要价值。

(五)术后镇静镇痛

术后疼痛可导致机体一系列病理生理改变,如肺活量降低,肺顺应性下降,通气不足,缺氧和二氧化碳蓄积;患者不能有效咳嗽排痰,易诱发肺不张和肺炎;患者焦虑不安、精神烦躁睡眠不佳,可使体内儿茶酚胺、醛固酮、皮质醇、肾素-血管紧张素系统分泌增多,引起血管收缩、血压升高、心率加快、心肌氧耗增加;还可引起内分泌变化,使血糖上升,水钠潴留、排钾增多;引起交感神经兴奋,使胃肠功能抑制,胃肠绞痛、腹胀、恶心、尿留等。考虑到肝素化后硬膜外镇痛有引起硬膜外血肿的可能性,建议采用静脉镇痛。常用药物有吗啡、芬太尼、苏芬太尼、盐酸氟比洛芬、曲马朵和盐酸右美托咪定等。

第七章　神经介入治疗麻醉

神经介入治疗就是利用血管内导管操作技术,在计算机控制的数字减影血管造影(digitalsub-traction angiography,DSA)的支持下,对累及神经系统血管的异常进行纠正,对所造成的神经功能和器质性损害进行诊断与治疗,从而达到治疗疾病、恢复正常功能的效果。神经介入治疗具有微创、精准度好、成功率高等优点,给很多高龄、多并发症、不能承受开颅手术打击和病变范围过广、手术切除风险过大的重症患者提供了治疗的机会,但同时对麻醉医师提出了更高的要求。

一、神经介入治疗的特殊问题

1.神经介入治疗疾病特点神经系统血管病大致可分为出血性血管病和闭塞性血管病两大类。前者主要包括:动脉瘤、动静脉畸形(AVM)、硬脑膜动静脉瘘、海绵状血管瘤等;后者主要包括:椎动脉、基底动脉狭窄,大脑中动脉、颈动脉狭窄,急性脑梗死等。此分类决定了神经介入治疗的目的,即对出血性病灶进行封堵、栓塞,而对闭塞性病变做溶栓、疏通或血管成形。

2.神经介入治疗的并发症神经介入手术并发症的发生快而重,其中最严重的为脑梗死和SAH,其他的包括造影剂反应、微粒栓塞、动脉瘤穿孔、眼内出血、局部并发症、心血管并发症等。在紧急情况下首先要辨别并发症是阻塞性还是出血性,它决定不同的治疗措施。麻醉医师此刻首先要保证气道安全,其次对症处理、提供脑保护。

(1)出血性并发症:出血多见于导管、金属导丝、弹簧圈或注射造影剂所致的动脉瘤破裂或普通血管穿孔。患者可表现为平均动脉压突然增高和心率减慢,提示 ICP 升高和造影剂外溢。如果患者清醒,可能会出现意识丧失处理措施包括:①解除病因:微小的穿孔可予以保守治疗,有时导管本身就可以用于阻塞破孔,或尽快置入更多的电解式可脱微弹簧圈以封闭裂口。②若 ICP 持续增加,需要进一步行 CT 检查,可能需要紧急行脑室穿刺术甚至开颅血肿清除术(动脉瘤夹闭术)。③立即逆转肝素的抗凝作用。④降低收缩压,减少出血。通过过渡通气(将 $PaCO$ 维持在 $30\sim35mmHg$)、给予甘露醇 $0.25\sim0.5g/kg$ 等措施减轻脑水肿、降低 ICP。

(2)阻塞性并发症:血栓栓塞、栓塞材料、血管痉挛、低灌注、动脉剥离或静脉梗阻等均可导致颅内血管阻塞、缺血,其中痉挛性缺血多见,因脑血管具有壁薄、易痉挛的特点。颅内血管痉挛(CVS)的原因包括术中导管、导丝等介入治疗器械对血管壁的直接物理刺激;造影剂用量过大或浓度过高或存在动脉粥样硬化、高血压、吸烟等促 CVS 的危险因素。CVS 重在预防,术前可常规使用钙通道阻断剂(如尼莫地平),术中应维持正常范围的血压和血容量以及适当的血液稀释。CVS 的处理措施包括:①应用高血压、高容量、血液稀释的 3H 方法治疗,但应警惕肺水肿、心肌缺血、电解质失衡和脑水肿等相关并发症的出现。②动脉内灌注罂粟碱具有较好的解痉效果,但其作用为短暂效应,并可能引起低血压、惊愕、瞬间 ICP 增高、瞳孔散大、呼吸暂停等不良反应,应注意。③也有报道动脉内灌注尼莫地平、尼卡地平或酚妥拉明治疗血管痉挛有效。

一旦出现阻塞,应采取以下处理措施:①提升动脉压以增加相关的血流并采取措施脑保护。②造影下可视的血栓可通过金属导丝或局部注射盐水机械碎栓。③通过微导管注射溶栓剂可治疗血栓。④血管成形术是最有效的治疗手段,2h 内应用效果最佳。肝素抗凝预防和治疗血管栓塞。地塞米松治疗栓塞引起的脑水肿。

(3)造影剂性肾病:造影剂性肾病占医源性肾功能衰竭的第三位,其危险因素包括糖尿病、高剂量造影剂、液体缺乏、同时服用肾损害药物及既往肾脏病史等。已有肾功能不全的患者,应注意:①应用非离子造影剂可减少医源性肾病的发生;②液体治疗(容量的保证)是防止肾脏并发症的关键;③高风险患者建议应用N-乙酰半胱氨酸、输注等张的重碳酸盐碱化肾小管的液体以减轻对肾小管的损害,血管扩张剂(小剂量多巴胺,酚妥拉明)、茶碱、钙通道阻剂、抗氧化剂(维生素C)等都曾尝试应用,但无确途证据。

(4)造影剂反应:多数目前应用的非离子等渗造影剂,过敏的发生率大大降低。对于有过敏史的患者,术前应给予激素、抗组胺药预防。

(5)心血管并发症:神经介入治疗过程中,特别是颈内动脉分支处的操作,可直接刺激颈动脉窦,产生减压反射,患者可出现心率、血压显著降低、烦躁、微汗、胸闷等症状。因此,术前应建立可靠的静脉通路,积极扩容,正确使用血管活性药物,改善心脑供血,纠正心律失常;术中应操作熟练,尽量减少牵拉刺激,重要操作时密切观察循环的变化;对于频繁使用球囊扩张的,可给予阿托品;术后监护循环,防止迟发性心血管事件。

二、麻醉前评估与准备

1.麻醉前评估　麻醉医师术前应详细询问病情、仔细观察患者,综合分析患者、疾病及手术三方面因素,适时地与手术医师沟通,最终制定出最适宜的麻醉方案缺血性脑血管病患者及大部分动脉瘤患者既往可能有高血压、冠心病,血管弹性差,术中循环极易波动、难控制,术前应掌握基础血压情况、仔细评估心血管贮备、尽量优化循环状况。患者日常服用降压药、硝酸酯类药物、抗心律失常药等应持续用至术前。术前应用钙通道阻滞剂以预防脑缺血。施行这类手术的患者,术前需要进行气道检查,为术中可能会出现的紧急情况做准备。对术前存在肾功能不全的,应谨慎用药,避免进一步肾功能损害。认真评估凝血功能有助于围手术期凝血及抗凝的管理应详细询问患者既往过敏史,尤其是否有造影剂反应及鱼精蛋白、碘及贝壳类动物过敏史。术前应明确记录已存在的神经功能不全,以利于术中、术后的神经系统功能评估。择期手术患者的状况通常较好,而急诊患者状况往往复杂且不稳定,可能存在高血压、心肌缺血、心律失常、电解质紊乱、肺水肿、神经功能损害及相应的气道保护性反射削弱等。更应充分做好术前评估及相应处理,并在适当的监测、管理下转运至手术室以确保生命安全。此外,应特别注意饱胃患者的处理。

2.麻醉前用药无明确的规定。可给予适量抗焦虑药;对于意识改变的患者应尽量避免镇静类药物;既往有过敏史的,可预防性应用激素和抗组胺药;对于SAH、肥胖和胃食管反流者,应使用H2受体拮抗剂以降低误吸导致的风险。

三、麻醉管理

1.术中监测神经介入治疗中的基本监护与手术时相同。术中应根据患者基础血压、手术步骤及病情需要来控制血压。对于颈动脉狭窄或SAH的患者,缺血区脑血管已丧失自身调节功能,术中控制和维持血压、预防和正确治疗低血压极为重要。应将血压控制于术前可耐受水平,发生低血压时,应停止刺激、减浅麻醉、补充液体,仍无效时宜用α肾上腺素受体激动药提升血压。在血管阻塞或疼挛患者,应采取控制性高血压。在 AVM 注射栓塞材料前或动脉瘤未被完全阻塞时,应降低血压以减缓供血动脉血流。治疗原发性或反应性高血压以防止再出血或脑水肿。术中维持轻度呼吸性碱中毒($PaCO_2$ 30~34mmHg)利于降低 ICP,还可通过收缩血管,使造影剂流入动脉边缘而提高血管造影质量。高 $PaCO_2$ 在局部脑缺血时可引起脑内窃血,还可增加交感神经活性及心律失常的发生率,并破坏冠心病患者的心肌氧供需平衡,应避免。可在鼻导管的采样口进行 $PBTCO_2$ 监测。脉搏氧饱和度探头夹在患者的趾端以观察是否有股动脉栓塞或远端梗死。

对于预计术中有较大循环波动或术中需要实施控制性降压、控制性高血压的患者应监测直接动脉压。穿刺困难时可从股动脉导管鞘的侧腔进行监测。对于心肺功能很差、术中循环极不平稳、需要药物控制血压等的特殊患者,可监测 CVP。术中的造影剂、冲洗液及利尿剂(如:甘露醇、呋塞米)都起到利尿的作用,应监测尿量并严格管理液体。

除术中密切观察患者意识状态、语言功能、运动功能及瞳孔变化外,可依需要监测脑电图、体感诱发电位、运动诱发电位等协助了解神经功能。对 SAH 已行脑室穿刺引流的患者,可监测 ICP。

2.麻醉管理监护下麻醉和全身麻醉是神经介入治疗中应用较多的麻醉方法,具体选择有赖于患者状况、手术需要及麻醉医师习惯等因素。

(1)监护下麻醉(monitoredanesthesiacare,MAC):由于介入手术微创、刺激较小,MAC 曾被广泛使用,这种麻醉方法所要达到的目标是:镇静、镇痛、解除不适;保持不动;苏醒迅速。注入造影剂时可能会有脑血管烧灼感及头痛,并且长时间固定的体位也会使患者感到不适。其优点在于:术中可以全面、有效地监测神经功能状态;②对生命体征影响小,尤其适用于伴有严重系统性疾病不能承受全麻打击的患者;③避免了气管插管、拔管带来的循环波动;④使患者处于轻度镇静,减少紧张、焦虑,减轻应激反应。MAC 的缺点在于缺乏气道保护,不恰当运用可有误吸、缺氧、高碳酸血症的潜在危险;长时间的手术令患者紧张不适;无法避免突然的体动;一般不适用于小儿及丧失合作能力的患者;会延迟术中紧急情况的处理。在应用 MAC 时应注意:①对术中可能发生脑血管破裂、血栓形成、血管阻塞及心律失常等紧急情况的,应随时做好建立人工气道、循环支持的准备;②术中合理运用口咽或鼻咽通气道,密切观察、防止呼吸抑制或气道梗阻;③术中监测应视同全麻;④股动脉穿刺置管及可解离式弹簧圈解离时都会有一定的头痛、疼痛、发热等不适感。5 应常规导尿以防止膀胱充盈,影响镇静效果。采用哪种镇静方法,可以根据术者的经验及麻醉管理目标而定。几乎所有的镇静方式均会导致上呼吸道梗阻。由于给予抗凝治疗,在放置鼻咽通气道时可能导致出血不止,应避免使用。应用 MAC 时选择短效麻醉药物(如瑞芬太尼、咪达唑仑、丙泊酚)使麻醉深度易于掌控,利于术中神经状况评估。药物可单独或组合应用,单次给予或持续输注均可。咪达唑仑复合阿片类药物、丙泊酚复合阿片类药物等为临床上常用的复合给药方式。应用阿片类药物出现恶心呕吐时可给予抗呕吐药物。右美托咪啶是选择性 α 受体激动剂,具有抗焦虑、镇静及镇痛的作用,最主要的优点是镇静而不抑制呼吸。但是该药对脑灌注的影响尚不明确、患者易发生苏醒期低血压。大部分解介入治疗的患者存在脑侧支循环,并需保证足够的侧支灌注压。因此,任何导致血压降低的方法均需慎重应用。

(2)全身麻醉:麻醉诱导应力求平稳、气管插管操作轻柔、避免循环波动,术中保证患者制动并控制 ICP、脑灌注压,维持生命体征及液体容量于最适合的状态,术后拔管和复苏尽可能快速、平稳。

全身麻醉具有以下优势:①能保证气道安全并改善氧合,控制通气可加强对 $PaCO_2$ 及 ICP 的控制。②全麻状态有利于对患者进行循环控制(包括控制性降压、控制性高血压)和脑保护。③发生严重并发症时,已建立的安全气道能为抢救和及时处理并发症赢得更多主动。④使用肌肉松弛药可确保患者制动,提高了重要步骤的操作安全性。对于手术时间长、术中操作困难、儿童、不能合作及需要控制运动甚至暂时性呼吸停止以提高摄片质量的患者特别适用。全麻因优点众多,越来越受到麻醉医师和神经介入医师的推崇,逐渐占据主导地位。应注意全身麻醉期间气管插管、拔管引起的循环波动会导致心肌耗氧量增加,打破氧供需平衡;高血压、呛咳、屏气等最终会升高 ICP;循环的波动和随之而来的跨壁压增加会直接导致动脉瘤破裂;外科医师术中不能随时评估神经功能。全麻下气管内插管虽然利于呼吸管理,但插管、拔管操作可造成强烈的应激反应。用双腔喉罩避免了喉镜对会厌声门感受器、舌根和颈部肌肉深部感受器及气管导管对气管黏膜的机械性刺激,同时明显减少呛咳、应激及心血管反应、减少动脉瘤的破裂的风险,加之神经介入手术刺激小,术中可减少麻醉药用量,从而缩短患者苏醒时间,有利于术后早期神经功能评估。应用喉罩时应注意破裂的动脉瘤术中再次破裂的风险较大,喉罩不能防止误吸,应禁用于饱食患者;应谨慎用于慢性阻塞性肺疾病的患者。用药原则应选择起效快、半衰期短、无残余作用、无神经毒性、无兴奋及术后神经症状,不增加 ICP 和脑代谢,不影响血脑屏障功能、CBF 及其对 CO 反应性的药物。目前的多数麻醉药,如丙泊酚、地氟烷、七氟烷,均为短效,诱导和恢复迅速,对循环影响较小,术中可快速、平稳地调整麻醉深度。介入手术有创伤小、并发症少、术后恢复快、疼痛轻、疼痛时间短且无需术后镇痛等特点,采用全凭静脉麻醉丙泊酚复合瑞芬太尼为目前首选方案。丙泊酚和瑞芬太尼起效快、半衰期短,术中复合应用可随时调整麻醉深度,可控性强,术后苏醒迅速彻底,无迟发性呼吸抑制。靶控输注(TCI)的方法可将血浆或效应室的药物浓度维持在恒定水平,具有起效快、药物浓度维持稳定、可控性好的特点,有利于麻醉深度的稳定。

三、术中管理的特殊要求

(1)控制性高血压:大脑具有高代谢、低储备的特点。慢性缺血患者依靠逐步建立侧支循环改善血流,而急性动脉阻塞或血管疼李时,增加循环血量的唯一有效方法便是通过提高血压,从而提高灌注压。但升压前应权衡提高缺血区灌注之利与缺血区发生出血之。血压升高的幅度取决于患者全身状况及疾病情况,一般可将血压升至基础血压基线以上 20%~30%,或尝试升至神经系统缺血症状得到解决,应在升压同时严密监测生命体征。全麻时可通过适当减浅麻醉同时使用升压药的方法提升血压。通常首选去氧肾上腺素,首剂量 1ugkg,而后缓慢静脉滴注,并依据血压调节用药量。对于心率较慢或其他条件限制使用去氧肾上腺素的,可选择多巴胺持续输注。提高灌注压与缺血部位出血需要慎重权衡,但是在大多数情况下升压对急性脑缺血是有保护作用的。

(2)控制性降压:术中及时、准确地根据需要调控血压,使颅内血流动力学达到最优化,将大大有利于手术操作、降低并发症发生率。较大 AVM、动脉瘤栓塞术中或大动脉闭塞性试验时采用控制性降压以增加栓塞的准确性、降低破裂发生率或检测脑血管贮备,为永久性球囊栓塞做准备。控制性降压可用于对颈动脉闭塞的患者行脑血管容量测试以及闭合动静脉畸形的滋养动脉前减慢血流速度。选择合适的降压药可以安全快速地达到理想血压水平并能够维持患者的生理状态。可根据医师的经验、患者的情况进行选择用药。在采用控制性降压时应注意:①降压的幅度不宜过大、速度不宜过快。MAP 低于 50mmHg,脑血管对 PaCO 的反应性消失,而 MAP 降低大于 40% 时,脑血管的自身调节作用消失。对于术前合并动脉硬化、心脑血管疾病的患者,降压幅度应比对基础血压并考虑到患者的承受能力。②降压效果应恰出现在栓塞材料脱离时。③清醒患者的降压过程会比较困难,血压的突然下降会让患者感觉不适、恶心、呕吐、难以忍受,以致被迫中断手术。因此,降压过程应更缓慢,并在实施降压前确保充分氧合,预防性给予抗恶心呕吐药。清醒患者高度的紧张和焦虑会增高体内儿茶酚胺含量,加之无全麻药额外的降压作用,需要加大降压药的剂量。用于控制性降压的药物应能快速、安全地将血压降至适合的预定目标且药效能快速消失。药物的选择取决于麻醉方式、患者全身状况及血压所需要降低的程度。常用药物包括硝酸甘油、艾司洛尔、拉贝洛尔。

(3)术中并发症:麻醉医师在术前应综合考虑各方面因素并做好术中急救准备。发生紧急情况时,麻醉医师的首要任务是维持气体交换,即保持气道通畅,同时应判断是否出现出血或栓塞等并发症,其次应与外科医师及时沟通、商讨措施、并协作处理,必要时及时寻求上级医师帮助如并发症出现于手术刚结束时,可能需要进一步做 CT、MRI 等检查。基于对检查的需要和患者并发症的考虑,无论是全麻还是监护下麻醉,应继续维持麻醉,同时应全面考虑手术室外麻醉所强调的各项内容。出现血管栓塞时,不论是否直接溶栓均需要通过升压来增加末梢灌注。出血时,应立即停用肝素,并用鱼精蛋白进行洁抗。每 1mg 鱼精蛋白用来洁抗 100U 的肝素。通过测定 ACT 来调整用量。在应用鱼精蛋白时的主要并发症有低血压、过敏反应和肺动脉高压。若应用新型的长效直接凝血酶抑制剂如此伐卢定时,需要新的拮抗方法。清醒患者在致命性大出血前往往会诉头痛、恶心呕吐及动脉穿破部位的血管疼痛。顾内出血常不会导致意识的迅速消失。造影剂、短暂性局部缺血及癫痫发作后状态均可导致癫痫发作。麻醉状态下或昏迷的患者,若突然出现心动过缓、血压升高(Cushing 反应)或术者发现造影剂外渗则说明有出血。血管造影术可以发现大部分的血管破裂。手术医师可以填塞破裂的动脉并停止手术,并应紧急行脑室引流。

四、术后管理

手术结束后应尽快复苏、尽早拔管。应避免复苏过程中的任何应激、躁动、呛咳和恶心。术后患者应送入监护室以监测血压及神经功能。术中及术后均应控制血压。出现并发症后首先应进行 CT 等影像学检查,在运送及进行影像学检查时均应进行监护。血压的监控仍很重要,对于颅内高血流病变实施栓塞治疗的,术后 24 小时应将 MAP 维持在低于术前基础值 15％～20％的水平,以防止脑水肿、出血或过度灌注综合征;而对有阻塞或血管疫李性并发症的则建议将 MAP 维持在高于正常值 20％～30％的水平以维持脑灌注压。对长期低血压或缺血的血管再灌注时,往往会引起顾内出血或脑水肿。血管成形术及 CEA 术顾内出血或脑水肿的发生率约为 5％,AVM 或 DAVF 栓塞术的发生率较低。虽然机制未,但与脑内高灌注及术后血压不易控制有关。由于术中应用的高渗性造影剂有大量利尿的作用,术后维持液体容量很重要。需要仔细观察穿刺点,及时发现血肿。术后的恶心呕吐发生率高可能与术中应用造影剂和麻醉剂有关,可以给予氟哌利多、恩丹西酮等处理。

第八章 儿童口腔诊疗的行为管理

第一节 儿童口腔诊疗时的心理活动

一、儿童心理活动的发育和发展

按照人类心理发育和发展的年龄划分,将个体心理活动发育和发展分为若干相对独立而又相互联系的阶段。胎儿期是从妊娠到出生。婴幼儿期是从胎儿出生后,直到上小学时的这一阶段,其中,0～1岁为婴儿期;1～3岁为婴幼儿期;3～7岁为幼儿期或学龄前期。儿童期是从6～12岁,即学龄期的阶段。

出生时的新生儿不具有心理现象。条件反射的形成标志着儿童心理活动发育的开始,此后,随着年龄的增长,心理活动不断发展。

其心理活动的发展包括注意、记忆、思维、想象、情绪和情感、意志、个性和性格的发展。

(一)注意力的发展

注意力是人心理活动集中于一定的人或物,可分为无意注意和有意注意。前者为自然发生的,不需要任何努力;后者为自觉的,有目的性行为。

新生儿已有非条件的定向反射,如大声说话可使其停止活动。婴儿以无意注意为主,3个月开始能短暂地集中注意人面部和声音,较大声音或需要物品都成为他们无意注意的对象。随着年龄的增长,活动范围的扩大,生活内容的丰富,动作语言的发育,儿童逐渐出现有意注意。但幼儿期的注意稳定性较差,易分散与转移,5～6岁的儿童才能较好地控制自己的注意力。在儿童口腔诊疗过程中分散注意力显得十分必要。

(二)记忆的发展

记忆是将所获得信息"储存"和"读出"的神经活动过程,有感觉、短暂记忆和长久记忆几个阶段。长久记忆又分为再认和重现2种。1岁内婴儿只有再认而无重现,随着年龄增长,重现能力增强。重现是以前感知的事物虽不在眼前出现,但可在脑中重现。

婴幼儿的记忆时间短、内容少,易记忆带有欢乐、愤怒、恐惧等情绪的事情。随着儿童年龄增长及儿童有意识的逻辑记忆逐渐发展,记忆内容逐渐广泛、复杂,记忆时间也逐渐延长。因此,在诊疗过程中应尽量少地让患儿留下疼痛、恐惧的心理记忆。

(三)思维的发展

思维是人应用理解、记忆和综合分析能力认识事物的本质和掌握其发展规律的一种精神活动,是心理活动的高级形式。

1岁以后儿童开始产生思维。婴幼儿的思维是直觉活动思维,不能脱离人物和行动来主动思考。学龄前儿童则以具体形象思维为主,即凭具体形象引起联想来进行思维,尚不能考虑事物间的逻辑关系并进行推理。随着年龄的增长,儿童逐渐学会综合分析、比较等抽象思维方法,使思维具有目的性和判断性,并在此基础上进一步发展为独立思考能力。诊疗时与患儿交谈,交代注意事项或要求配合其做某一动作时,应多以实物提示,多做示范,形象具体,使儿童理解。

如果不做示范,患儿难以理解,自然难以合作。

(四)想象的发展

想象是对感知过的事物进行思维加工、改组、创造出现实中从未有过的事物形象的思维活动。

新生儿没有想象能力。1～2岁儿童由于语言功能尚未充分发育,生活经验少,仅有模拟成人生活中的某些个别动作,为想象的萌芽。3岁后儿童的想象仍为片段、零星状态。学龄前儿童想象力有所发展,但以无意想象和再造想象为主。学龄期儿童的有意想象和创造性想象迅速发展。

在口腔诊疗中,充分发挥各年龄组患儿的想象力,将治疗的步骤或治疗的器材与日常生活中的某些方式或日用品等进行比拟,以减轻他们的恐惧心理或避免给其留下恐惧心理的记忆。

(五)情绪、情感的发展

情绪是个体生理或心理需要是否得到满足时的心理体验和表现。情感则是在情绪的基础上产生对人物关系的体验,属较高级复杂的情绪。外界环境对情绪的影响甚大。

新生儿因不适应宫外环境,常表现出不安、啼哭等消极情绪,而哺乳、抚摸、抱、摇等则可使其情绪愉快。6个月后婴儿能辨认陌生人时逐渐产生对母亲的依恋及分离焦虑。9～12个月时依恋达高峰,以后随着交往的增多,逐渐产生较为复杂的情绪,如喜、怒和初步的爱、憎等,同时也会产生一些不良的情绪,如见人怕羞、怕黑、嫉妒、爱发脾气等。婴幼儿情绪表现特点为:时间短暂、反应强烈、容易变化、外显而真实、易冲动,但反应不一。

随着年龄的增长和与周围人交往的增加,儿童对客观事物的认识逐渐深化,对不愉快因素的耐受性逐渐增强,能逐渐有意识地控制自己的情绪,情绪反应逐渐稳定,情感也日益分化,产生信任感、安全感、荣誉感、责任感、道德感等。对于学龄前或学龄儿童,通过医护人员的言行举止、和蔼可亲的语言关爱、治疗中的无痛操作,使他们就诊时具有安全感和信任感,有益于儿童口腔诊治的顺利进行及疗效提高。

其他有关儿童个性心理特征,例如意志、个性和性格等心理活动的发展,多与儿童自制力、独立性、思维方法、情绪反应、行为风格等有关,在此不做叙述。

总之,对儿童发育知识的基本认知对医务人员很有帮助。例如,如果我们知道2岁儿童词汇的局限范围,就会更清楚地用触觉和调整声音的方式交流而不是用语言的方式去沟通。

二、不同年龄组儿童的心理特点与接诊技术

(一)婴幼儿期(0～3岁儿童)

婴幼儿期心理健康被认为是心理健康的起点,如儿童时期出现的心理疾病包括发育迟缓、情绪不稳定、睡眠障碍等,多数是因为在婴幼儿时期抚养不当所致。许多有关心理健康素质因素是在婴幼儿时期奠定的,婴幼儿所经历的事件或者会直接表现在其心理活动中,或者会留下"痕迹"对其成年以后的生活产生深远的影响,而婴幼儿时期的心理健康,不仅影响婴幼儿的生长发育,对其今后的成长都有着重要的影响。对就诊于儿童口腔科的婴幼儿患者,应尽量减少对他们的不良心理刺激。

依恋是指婴幼儿与其主要照顾者之间的情感联结。分离焦虑是指婴幼儿离开了熟悉的环境,或他所依恋的人时产生的紧张和不安全感。因而,患儿就诊时,需要家长的陪伴为其提供支持,由母亲将他抱坐在治疗椅上,或母亲在椅旁陪伴,抚摸着儿童的手,以此减少他们的不安和焦虑情绪。同时,治疗前和治疗中用儿童易于理解的语言告知将要做什么,会有什么感觉,并采用模仿动作,慢而轻柔的操作,逐渐使其适应,他们通常是可以配合完成治疗的。

(二)幼儿期(3～6 岁)

幼儿的感知迅速发展,能有意识地进行感知和观察,但不持久,容易转移。记忆带有直观形象性和无意性。无意想象主题多变,以形象思考问题,开始出现逻辑思维,但判断推理能力还有限。

幼儿的情感强烈、易变,容易受外界事物感染,就诊时,别的儿童笑,他也笑;别人大声叫嚷,他也大声叫嚷。此类儿童心理远未成熟,具有形象性和不随意性。口腔诊疗时,医护人员和蔼可亲的表情和关爱语言显得非常重要,在交流中让患儿明白他所接受的检查和治疗是必要的,强化他的主动合作性,因势利导,在每完成一步治疗时都予以肯定和表扬,鼓励他的自我控制和坚强能力,以利好的行为得到强化。同时,不要对患儿求全责备,不要因他们完不成治疗而加以责备。通过对幼儿行为的正确诱导,多数患儿是可以配合医师治疗的。

正确对待儿童的无理取闹。幼儿偶尔无理取闹,其动机常是为了引起大人的注意,以达到他的某个目的。对此,应很好地说明道理,不能无原则地迁就或哄劝,不能轻易放弃诊疗或采用不耐烦的态度,否则会对其哭闹行为起到强化作用,甚至导致病变发展而失去治疗的好时机。对顽固性抵抗治疗的儿童,可采用保护性固定装置将患儿包裹固定,裹住患儿手、足,强制性给予开口器或颌垫。对极少数狂躁不安的儿童可采用 10％水合氯醛 5～10mL 口服或灌肠方法,或应用氧化亚氮(笑气)/氧气吸入镇静技术,或在全身麻醉下进行并完成治疗。

(三)儿童期(6～12 岁儿童)

6～12 岁儿童正是小学阶段,故也称为学龄期。此期儿童除了生殖系统外,其他器官已接近成人。脑的发育已趋成熟,是智力发育最快的时期,形象思维逐步向抽象逻辑思维过渡,大脑皮质兴奋和抑制过程更为协调,行为自控管理能力增强。其语言、情感、意志、能力和个性也得到不同程度发展,表现为对事物富于热情,情绪直接,容易外露,波动大,好奇心强,辨别力差,性格的可塑性大,喜欢模仿。

这个时期的儿童,心理日趋成熟,也具有基本的个性,心理处于一种相对平静和冲突较大的阶段,并有一定的自我约束力和忍耐力。在口腔诊疗时,我们以极同情和关爱的语气,给他们讲解牙病治疗的好处,使他们在心理上接受医师的操作。虽然有不安和恐惧,但多数儿童在医师的讲解和鼓励中,能以被接受的方式控制自己的情绪而完成治疗。对不合作的儿童不应焦虑、烦躁,因为他有转为合作的可能性;对合作的儿童,诊疗时间不宜过长,避免其坚持不住而转为不合作。

三、儿童口腔诊疗中的心理不良反应

人的正常心理活动是一个完整的统一体,各个心理过程之间互相联系、相互影响,协调一致地在实践活动中发挥作用。而异常心理或心理异常是指个体的心理过程和心理特征发生异常改变,是大脑的结构或机制失调,或是指人对客观现实反映的紊乱和歪曲。异常心理既包括人自我概念和某些能力的异常,也包括社会人际关系和个人生活上的适应障碍。

人类心理的正常是相对的,绝对的健康和正常很难找到,即使是心理障碍的人,他们的心理活动也并不全是异常的。而且,异常心理与正常心理之间的差别常是相对的,两者之间在某些情况下可能有本质的差别,但在更多的情况下又可能只有程度的不同。对于身心发育不成熟的儿童,特别是对于幼儿与学龄儿童等在口腔诊疗环境中出现的焦虑、恐惧、依赖性与抵抗等行为是暂时的心境不佳,不属于疾病的范畴,不称之为心理异常,只可称之为就诊儿童的心理不良反应。

（一）焦虑与恐惧

因口腔问题就诊时，由于陌生的诊疗环境和医护人员奇形怪状的口镜、探针、镊子等医疗器械；轰鸣作响的手机、三用枪等特殊设备；刺鼻难闻的药味；备洞、注射等所造成的疼痛以及见到、听到其他儿童在治疗时的哭闹场面与监护人的态度与表情时，不少患儿可出现焦虑与恐惧，尤以婴幼儿和学龄前期儿童多见。

儿童焦虑表现为神情不安、烦躁、出汗、脸色发白、心搏加快，甚至打嗝、发呕、尿频等。而儿童恐惧则是他们明知口腔诊疗环境与物体对自己没有真实的危险而产生异常害怕和异常紧张情绪，并出现上述自主神经功能紊乱的症状，其程度和持续时间与现实不相符。

其实，恐惧也是机体的保护性反应之一。对于机体和智能尚未发育成熟的儿童，出现恐惧是非常自然和非常必要的。只有这样，才能引起监护人的注意，才能及时得到保护。儿童的某些个体特性，如胆小、内向、羞怯、依赖性强等对恐惧症的形成也有一定的影响。因此，对有焦虑不安、恐惧情绪的儿童，我们不应责备，更不能歧视，而是接近儿童，找出原因，消除恐惧。我们应意识到，紧张或焦虑会影响儿童的行为，并在某种程度上影响口腔治疗的成败。

（二）依赖与拮抗

儿童的依赖心理是指儿童，特别是婴幼儿对监护人，尤其是对母亲有明显的依赖，表现为认生，不愿和母亲分离，听从母亲的话。母亲在椅旁陪伴、抚摸患儿的手，可以配合完成治疗；硬性分离，不让母亲陪伴，反而不配合，难以进行治疗。依赖的程度，取决于母亲对儿童的信息和需求反应速度和满足程度。反应越快，满足越好，依赖性就越强。

儿童的拮抗是儿童心理不良反应的另一特征或极端表现，有冲动型和被动型。

1.冲动型拮抗

无论是否有监护人或母亲的陪伴，患儿都表现为哭闹，喊叫，乱打乱踢，躺在地上要脾气，谁的话都不听，拒绝检查与治疗。

2.被动型拮抗

患儿就诊时并不哭闹，不喊叫，但也不说话，不上椅位，不张口，不进行口腔检查，与医务人员的要求相抗拒，说理和恐吓均无作用。有的拮抗或抗拒一段时间后可转为冲动型拮抗。无论是被动型或冲动型拮抗，均使口腔检查与治疗难以进行。

四、影响儿童口腔诊疗的行为因素

通常，影响儿童口腔诊疗的行为因素有：儿童的年龄或儿童牙科治疗行为的类别、儿童牙病治疗史、母源性焦虑、医疗环境及口腔治疗内容等。

（一）儿童年龄或儿童牙科诊疗行为的类别

一般，3岁以上儿童，或年龄越大的儿童，对牙病诊疗适应越快，也越容易通过行为管理诱导其配合并完成治疗。

常需要依据儿童牙科诊疗行为的类别，采用不同的行为管理措施或方法，才能完成儿童牙病的诊疗工作。

儿童牙科诊疗行为的分类众多，其中，Wright的分类和Frankl的行为分级较为适用。

1.Wright 分类

Wright 将儿童诊疗中的行为分以下 3 类。

(1)愿意合作者。

(2)缺乏合作能力者。

(3)有合作潜力者等。

在这 3 类中,愿意合作的儿童是性格热情、焦虑程度小、能适当放松的儿童。缺乏合作能力的儿童包括年龄小的儿童,极端虚弱或残疾的儿童,以及那些不可控制,对抗,怯懦,过度紧张与号哭的儿童。有合作潜力的儿童则是可通过行为管理使他们从不合作转化为合作的儿童。对于缺乏合作能力的儿童,因医护人员与他们无法沟通,也无法预测他们的焦虑与恐惧心理,诊疗中最为棘手。

2.Frankl 分类

Frankl 将儿童诊疗中的行为分为以下 4 级。

(1)1 级:拒绝治疗。儿童极度恐惧,无法制止地哭闹,甚至出现其他抗拒治疗的极端行为。

(2)2 级:不愿接受治疗。儿童持消极态度,愁眉不展,退缩且不说话,也不配合。

(3)3 级:接受治疗。虽然有所顾虑,动作小心,但愿意配合治疗。

(4)4 级:愉快接受治疗。对治疗过程很感兴趣,与牙医关系良好。

在这 4 级当中,除 1 级外,其余 3 级的儿童多可通过非药物行为管理方法完成治疗。

(二)儿童牙病治疗史

在儿童的治疗史中,先前诊疗的疼痛经历值得重视。疼痛可以是中度或重度的,真实的或想象的。有研究表明,第一次牙科就诊时的不良治疗经历及先前曾有外科手术的经历都可能会对儿童的行为产生负面影响。家长对治疗史中疼痛经历的认识与儿童的配合程度密切相关。例如,当一个儿童首次就诊时就表现出负面行为,这种行为可能是父母牙病治疗史的疼痛经历传达给儿童的结果。医护人员积极对待有诊疗疼痛经历的儿童,也会影响儿童的治疗行为。过去治疗中的疼痛感觉较诊疗次数更为重要。因此,医护人员很有必要对家长进行宣教,让他们在儿童未患牙病前就对其定期进行口腔检查,这样,一旦患牙病,即可在检查中进行治疗,从而明显消除儿童的恐惧心理。

(三)母源性焦虑

母源性焦虑或亲源性焦虑对儿童牙科就诊经历的影响也值得关注。研究表明,父母的过度焦虑会对儿童产生负面影响。尽管任何年龄的儿童都会受母源性焦虑的影响,但 4 岁以下儿童受影响最为明显,他们的态度与儿童就诊时是否可配合密切相关。

为了减少亲源性焦虑对患儿牙病治疗时的影响,医护人员也建议,他们需定期到医院给儿童进行口腔检查,做到早期发现,早期治疗,减少疼痛,以利于儿童治疗时的配合。

(四)医疗环境

儿童口腔科是口腔专科医院不可缺少的医疗科室,一般服务于 14 岁或 18 岁以下的儿童。鉴于儿童对事物的好奇性,认知过程的具体性和形象性,以及自身交叉的理解能力与自控能力,意志薄弱,对疼痛刺激敏感,对外界反应强烈等心理特点,儿童口腔科的医疗环境是有别于其他科室环境的,其环境是可影响儿童就诊行为的。

因此,儿童口腔科的候诊区和诊室的布局、设置、装饰和色彩,甚至医护人员的工作服装等都应考虑儿童心理和视觉感受,都应根据儿童喜爱的内容和形式进行设置。例如,候诊室可设置色彩鲜艳的儿童乐园,使儿童候诊时玩乐,放松紧张情绪;诊室宽敞明亮,墙面绘制动物图案,置放电视,使儿童就诊时可观看卡通片以分散注意,有利于消除紧张、恐惧心理。

总之,儿童牙科的医疗环境应温馨、舒适、宜人。

(五)诊疗内容与程序

儿童口腔的诊疗多见于龋病、牙髓病和根尖周病、牙外伤、牙发育异常、咬合诱导、综合征在口腔中的表现,以及乳牙、年轻恒牙的牙病防治等。其中,有简单不费时的,或复杂而费时的,有无痛和有痛感的。依据就诊儿童年龄与心理状况,通常是先进行无痛、简单的,如涂氟的牙病治疗,然后进行较复杂而有痛感的,如深龋、牙髓根尖周病的治疗。其诊疗程序应自简单到复杂,由无痛到有痛。有痛患牙多应在局部麻醉下进行,均应做到无痛治疗。有学者建议,幼小儿童第一次就诊时,只进行口腔检查而不做治疗,检查时医护人员与患儿进行适应性交流与沟通,为后续的治疗打下良好心理基础。

第二节　儿童口腔诊疗的非药物行为管理

由于儿童特殊的心理状态,在儿童口腔诊疗中,患儿常出现焦虑与恐惧,甚至出现拒绝治疗的行为。为了消除这些不利的诊疗行为,医护人员需要应用一些能达到诊疗目标的方法与措施,这些方法与措施称为儿童行为管理。或者说,是一种在儿童口腔诊疗中可以使医护人员有效地或高效地进行治疗,同时又使患儿获得积极的牙病诊疗态度的方法与措施。其中,除应用药物以外的行为管理则称为儿童非药物行为管理。

一、口腔诊治前的体验

口腔诊治前的体验是指带儿童到医院儿童口腔科门诊参观和体验,此次体验并不进行治疗。例如,通过医护人员和蔼可亲的态度可使患儿消除对口腔治疗和医护人员的不良想象,即使是一个愉快的微笑也可告知患儿这是对他们的关爱,从而使患儿在正式就诊治疗时对医护人员所提的要求做出积极的反应。如有可能,可让他们观看儿童牙病治疗的录像视频,以使儿童对口腔治疗过程有个初步了解。由医护人员或家长陪同参观其他儿童的治疗,将合作的儿童作为学习榜样,而且,可让合作儿童讲述自己的诊疗感受和体会,从而激发他(她)们的自尊心,使参观成为对儿童的教育机会,达到消除恐惧,接受治疗的目的。但参观时不要让他们看到不愉快的治疗过程。

诊治前的体验是一种以更合理的方式给予鼓励,抑制因牙病治疗而引起的焦虑和恐惧,使他们在治疗前就改善其不良行为,为第一次治疗打下基础。儿童第一次诊治牙的经历对他形成牙科治疗观念至关重要。如果第一次牙病治疗经历是愉快的,那将为以后顺利进行牙科治疗铺平道路。

二、言语交流

在儿童口腔诊疗中,言语交流是第一步的。要想和患儿进行成功的言语交流,首先必须了解儿童言语发育的特点:儿童从出生时的第一声啼哭,到4个月左右开始出现"啊、喔、咿、哑"等不明其意的单音喃语。1岁左右开始熟练地说双音单词,如爸爸、妈妈等。2岁左右能说事物名称,可表达简单情况,如背儿歌,讲小故事等。5岁左右能顺利说话,言语发育基本完成。

因此,和患儿的言语交流,应根据患儿的年龄和言语发育的特点,区别对待。

其交流方法的有效性随着儿童年龄的不同而不同。通常,与幼小儿童交流的最佳开场白是赞美他们的话语,接着才是提出一些需要具体回答的问题,而不是仅回答"是"还是"不是"的问题。总的原则是避免成人化或专业化的言语交流,应采用简单易懂、具体形象的形态语言和童语。

形体语言对婴幼儿患者尤为必要。医护人员的一个举动、一个眼神、一个表情都可以给患儿传递一个信息。如医护人员面带微笑,投以亲切和善的目光,用手轻轻抚摸患儿,会给患儿传递一种亲切关爱的信息。在一旁坐下的同时握着患儿的手或将手放在儿童的肩膀上,这样一个简单的动作,能给儿童一种温暖和友好的感觉。反过来,即使患儿不说话,医护人员也可以从患儿的形体表现中得知他们对诊疗的反应。

童语就是把牙科专业用语形象化,儿童化。如将口镜说成是照牙的小镜子,探针是抓虫子的小钩子,喷水制洞是给牙洗澡等。如何说法,可因人而异。

与患儿交谈时,应想尽办法避免凌驾于儿童。应在视线水平下与其交流,使得说话更友好而少权威感。

此外,言语交流还需我们把治疗信息传递给患儿家长,使家长协助医师对儿童进行治疗。在这个医患关系较紧张的时代,与家长的言语交流与融洽相处十分重要。

三、告知－演示操作

告知－演示－操作是在对儿童进行口腔检查和治疗操作之前,医护人员提前与患儿和家长进行沟通,告知牙病诊治时将会做什么和如何做,并用儿童能理解的语言和比喻向他们进行演示与操作。例如,将去龋备洞的治疗步骤比喻为给牙洗澡,洗澡时口不能闭,头不能动,不舒适时可举手等。通过这些措施可使患儿放松紧张情绪,更加配合医师治疗。同时,为监护人提供指导,使父母在儿童治疗时有思想准备,使医师工作更加顺利进行。

实践证明,演示或示范比语言更重要。告知－演示－操作是儿童口腔科门诊常用的简单而切实可行的行为管理方法,尤其对具有初步社交能力的 3 岁以上儿童更为有效。

四、鼓励为主与分散注意力

鼓励为主是指在对患儿进行诊疗行为诱导时,应以鼓励为主,批评为辅,交替使用的方法。由于儿童情感发育的特点,在口腔科治疗中,出现不配合的行为是很自然的。因此诊疗时,不要过多地指责,而要想方法亲近患儿,在和患儿做朋友的过程中找出原因,消除恐惧。对患儿的微小进步都要及时给予鼓励与表扬。只有当一切正向努力失败后,方可进行适当的批评。通常是,亲近－表扬－批评－表扬,如此循环往复,直至完成治疗。

3～6 岁幼儿,随着活动范围的扩大,观察力、注意力、记忆力有了明显发展,但心理活动仍有很大的不稳定性,周围环境对其心理可能有很大影响。治疗时,应多与患儿交流,哪怕只有一点点进步都应给予鼓励或用小礼物奖励,使他们更有信心再次就诊治疗。

分散注意力是指在诊疗过程中,为了减少患儿对治疗的恐惧,避免儿童出现躲避和干扰治疗的行为,使用可转移患儿注意力的方法。例如,在诊疗椅的前方安装屏幕播放儿童喜爱的动画片,在操作时以数数方法分段进行治疗,在治疗时由监护人讲故事等均可有效地分散儿童的注意力。

儿童生性好动,若固定于某一姿势的持续时间较长,则其难以配合治疗,因此操作时间不宜过长,每次诊疗应尽量在短时间内完成,以使儿童从不适应到适应,最终完成全口患牙的治疗。

五、语音控制

语音控制是指通过医师的话语、语气、语音的变化来控制那些在诊室大哭大闹,而且安抚无效的患儿。在安抚无效的时候,医师用突然而严格的话语来引起儿童的注意,并阻止其不合作行为,使其安静下来,随之再进行沟通。待患儿情绪稳定后,医师再转用平缓与安慰的话语对其进行安抚与鼓励,可以起到安定情绪的作用。

语音控制方法适用于3～4岁或年龄稍大的儿童。研究表明,正确使用语音控制,或采用一种惩罚技术的大声命令,可减少那些无理取闹儿童的干扰性行为。

六、保护性固定

保护性固定是指医护人员用手和某些器具或装置,控制患儿的口腔和身体的活动度,达到口腔安全诊疗目的的方法。

(一)适应证

(1)经上述非药物行为管理方法无效,拒不配合治疗的患儿。

(2)年幼,无法与其进行语言交流的儿童,或身体乱动,难以确保口腔诊疗安全的患儿。

(3)智力低下,自闭症和脑性瘫痪等智障、残疾患儿,或因某些原因不能配合医师治疗的儿童。

(二)保护性固定的方法

1.开口器固定法

将患儿头部固定,自行张口的患儿,可直接将开口器收拢放入患牙对侧的磨牙区,然后打开开口器至便于口内操作的高度,交助手固定;闭嘴拒治的患儿,应先用口镜插入口内,压迫舌根,使其张口后再将开口器放入患儿对侧的磨牙区。

手、足乱动的患儿,在用开口器固定时,还需由助手分别固定其肩、肘、腕、膝关节和距小腿关节(踝关节)。

2.专用固定装置法

此法需应用约束板、约束包等专用固定装置来固定患儿的身体,再用开口器固定法完成诊疗。约束板两侧均装有相互可粘贴的布带,将布带盖过患儿肩部以下的身体,相互粘结,分别固定肩部、肘部、胸部、膝部和踝部等;约束包则是令患儿平躺在牙科综合治疗椅上,此治疗椅一边装有尼龙网,将尼龙网盖过患儿肩部以下的身体,固定在对侧的固定钩上,再用布带分别固定上述的其他部位。

(三)注意事项

(1)事先需征得儿童父母或监护人的同意和支持,必要时签订知情同意书。

(2)事先应检查开口器的橡皮垫或纱布垫是否完好无损,如有破损应及时更换,避免牙直接与开口器金属部分接触。

(3)放置开口器时不要误伤舌、唇和颊黏膜。在进行开口器固定时,一旦患儿消除抵抗,能配合治疗,则及时取出开口器,解除固定。

（4）在采用保护性固定时，应减少高速手机的喷水量，或及时应用吸唾器，避免喷出的水被误咽。

非药物行为管理需要儿童口腔科医护人员的共同努力，所有医护人员在儿童进行牙科治疗时，选择性地应用上述各类方法，对治疗的顺利完成起着重要的作用。因此，对儿童口腔科医护人员的素质要求是不可缺少的。其中，应更具有忍耐力，不仅需要忍耐儿童的哭闹与不配合，还需忍耐来自医患矛盾中的委屈和误解，甚至伤害。而且还应时时反省自己有无过失，如果有就立即承认与改进，并向患儿和家长道歉。与患儿和家长的融洽关系是能否顺利完成治疗的关键。

小的时候经历愉快的诊疗牙的经历将会对儿童一生对待牙科治疗的态度产生积极的影响，因为小时候的经历对他们观念的形成十分重要。儿童的健康部分取决于好的习惯，例如合理饮食，作息规律，以及体育锻炼。口腔健康则取决于合理饮食，正确的刷牙方法及具有良好的口腔卫生习惯与定期口腔检查。

第三节　儿童口腔诊疗的镇静技术

大多数儿童可以在儿童口腔科环境里通过上述非药物行为管理接受治疗，有的通过口腔局部麻醉就可以有效地控制焦虑和疼痛。但是，对于那些采用非药物行为管理与局部麻醉手段仍不能很好适应口腔治疗的患儿，医师还必须采用镇静技术才能顺利有效地完成诊治。

镇静是指通过药物作用才能消除患者的紧张、焦虑情绪和恐惧感，以及达到精神放松、生命体征平稳，有利于配合治疗所采用的方法。

镇静与全身麻醉不同，有以下特点。

（1）患儿意识存在，能服从各种指令，生理反射基本正常。

（2）用药后呼吸、循环的变化比全身麻醉小得多。

（3）几乎没有镇痛作用，但能加强局部麻醉药物的镇痛效果。

（4）不能取代全身麻醉，当深度镇静或过度镇静可达到浅麻醉程度，患儿的生理反射受到明显干扰时，临床的风险性也随即加大。

镇静的深度与用药量有关，目前尚无统一的标准，大致可分为浅镇静和深镇静。

（1）浅镇静指患儿意识基本清楚，但有嗜睡，无焦虑不安，可服从各种指令，呼吸道反射基本正常，痛觉存在。

（2）深镇静指意识模糊，不易唤醒，不能服从各种指令，呼吸道反射减弱，痛觉迟钝。前者既可消除患儿的焦虑不安，又可维持呼吸道的反射能力，还能维持正常呼吸、循环能力，适用于儿童口腔内的手术操作；后者因患者配合能力差，口腔内治疗操作有发生呼吸道误吸的潜在危险，通常不宜使用。

儿童口腔科常用的镇静技术有：氧化亚氮吸入镇静技术（或氧化亚氮/氧气吸入镇静技术）、口服药物镇静技术和静脉注射镇静技术等。

一、氧化亚氮——氧气吸入镇静技术

氧化亚氮是气体镇静麻醉药,俗称笑气,1772 年由 Priestey 研制成功,现已有 240 多年的历史,1845 年 Wells 首次用于拔牙并取得初步成功。此后经过数代人的不懈努力,此气体镇静麻醉技术愈加成熟,至今仍被临床广泛应用。例如,全身麻醉的诱导、分娩镇痛、儿科、牙科、辅助检查、皮肤手术、断瘾治疗等领域。在欧美国家,约有 88% 的儿童口腔科医师、85% 的口腔颌面外科医师、50% 的全科口腔科医师在临床治疗中应用了氧化亚氮气体镇静技术。在儿童口腔科的临床应用中,通常是应用专用设备使患儿经鼻吸入 30% 左右的低浓度氧化亚氮和 70% 左右高浓度氧气的混合气体,在不丧失意识和不降低血氧饱和度的前提下,即可解除患儿的紧张情绪,减少牙病治疗中的疼痛。此类镇静技术又称为氧化亚氮/氧气吸入镇静技术。

氧化亚氮是已知毒性最小的吸入镇静麻醉药,如不缺氧,几乎没有毒性。因此,目前在牙科治疗中,尤其是儿童口腔的诊疗中,患儿在有意识或清醒状态下吸入氧化亚氮和氧气仍是公认的最安全、最有效而且最易被患儿接受的镇静技术。

(一)氧化亚氮的理化性质

(1)氧化亚氮是无色,略有甜味,无刺激性,常温常压下为气态的气体。

(2)为了便于运输,通常在高压下使氧化亚氮成为液态而储存于钢筒中;应用时,通过减压,在室温中使其再成为气态,供患儿吸入。

(3)不燃烧,不爆炸,但与可燃性麻醉药混合时有助燃性,且能助爆。

(4)化学性稳定,与金属、橡胶、碱石灰等均不起反应。

(5)氧化亚氮在血液中不与血红蛋白结合,仅以物理溶解状态存在于血液中。

(二)氧化亚氮在体内的过程

(1)氧化亚氮在血液中溶解度很低,它的血气分配系数很小,仅为 0.47,但因吸入浓度较高,仍易被摄取入血。

(2)氧化亚氮在血液中很稳定,不与血液中任何物质结合,能快速穿过肺泡,在肺泡的血液中达到平衡。也易穿过血—脑屏障进入脑部。

(3)氧化亚氮在体内几乎不分解,绝大部分以原形形式迅速由肺呼出,小量可经皮肤排出,微量排至尿液中和肠道气体中。最近有人怀疑其少量代谢产物可能有毒,但其毒性对机体影响较小。

(4)氧化亚氮经鼻罩吸入后发挥作用迅速,摄入后 3~5 分钟即出现临床镇静效应,故诱导快。由于它在血液中的溶解度低,即使长时间吸入,停药后也可在 3~5 分钟清醒,苏醒也快。

(5)氧化亚氮对肝、肾、胃肠和子宫无明显作用,也无毒性,术后恶心、呕吐的发生率仅约为 15%。

(三)氧化亚氮的作用

1.镇静与镇痛作用

氧化亚氮具有镇静与镇痛的双重作用。

(1)通常,当吸入 50% 以下浓度的氧化亚氮即可产生镇静与镇痛作用,有效控制焦虑情绪和恐惧感,并可提高疼痛阈值。但氧化亚氮的镇静与镇痛作用的个体差异较大,一些人吸入 30% 氧化亚氮时即失去意识,而更多的人吸入 80% 氧化亚氮时意识才消失。氧化亚氮有较强的镇痛作用,

20％氧化亚氮产生的镇痛作用相当于 15mg 吗啡的作用,其镇痛作用随浓度增高而增强。研究表明,氧化亚氮可使动物脑脊液中内源性阿片样肽的浓度增高,提示氧化亚氮的镇痛作用可能与内源性阿片样肽—阿片受体系统有关。但是,可明显产生疼痛的治疗,如拔牙术、开髓等,单纯依靠氧化亚氮/氧气吸入不足以产生可靠的镇痛作用,为了避免影响其镇静效果,操作时常需加用局部麻醉药。

(2)有的人吸入 50％以上浓度的氧化亚氮可产生中度镇静到深度镇静,甚至全身麻醉。随着浓度增加,患者意识逐渐丧失,自主呼吸不能维持,是很危险的。

2.氧化亚氮吸入后起效快,停止吸入后复苏也快

(1)因为氧化亚氮具有很低的血浆溶解度,可快速达到起效浓度,使用 3～5 分钟则可发挥最大效应。

(2)当停止吸入后,血浆中的氧化亚氮浓度可以快速降低,其速度较口服、直肠给药、肌内注射镇静药物等均要快,即使长时间吸入,停药后氧化亚氮也可在短时间内完全从体内排出。但是,由于氧化亚氮的快速释出,在血氧饱和度随之下降的同时,患者可出现头痛、嗜睡、恶心、呕吐等缺氧症状,故建议在停止氧化亚氮/氧气吸入后继续吸入纯氧 3～5 分钟。

3.失忆性

患者经过氧化亚氮/氧气吸入镇静后,可产生不完全的失忆效果。复苏后他们不能记忆手术或治疗的过程,也无紧张情绪和疼痛感,自然消除了焦虑和恐惧。

(四)氧化亚氮的不良反应

1.缺氧

氧化亚氮是唯一能吸入的高浓度镇静麻醉药,有的诱导期甚至高达 80％,显然有发生缺氧的危险,因此,在吸入氧化亚氮/氧气之前常规给氧去氮,先吸纯氧 3～5 分钟,再按比例吸入氧化亚氮/氧气。儿童临床应用氧化亚氮的浓度应控制在 50％以下,尤其不能长时间超过 50％。因为氧化亚氮吸入后体内储量很大,停止吸入后最初数分钟内,体内大量的氧化亚氮迅速从血液弥散到肺泡,使肺泡内的氧被释放,而其分压下降,造成"弥散性缺氧"。因此,在停止氧化亚氮镇静麻醉后应继续吸纯氧 3～5 分钟或 5～10 分钟。

2.闭合空腔增大

体内的闭合空腔平时充满氮气,而氮气在血中溶解度很小,血气分配系数仅有 0.013,故很难弥散。虽然氧化亚氮在血中的溶解度也较小,血气分配系数仅有 0.47,但比氮气高很多,约为氮气的 35 倍。因此,氧化亚氮在体内的弥散速度远大于氮气,容易进入体内闭合空腔使其容积增大,镇静麻醉 3 小时后此作用便很明显。因此,体内存在封闭空腔,如肠梗阻、气胸、气脑造影者不宜使用氧化亚氮。

3.骨髓抑制作用

人吸入 50％氧化亚氮 24 小时,骨髓可出现巨幼细胞抑制。用于治疗破伤风时,吸入 50％氧化亚氮/氧气 3～4 天,可引起贫血,白细胞和血小板计数减少。

维生素 B12 可部分对抗氧化亚氮的骨髓抑制作用。现认为氧化亚氮可与维生素 Bl2 竞争,干扰一些依赖维生素 B12 的酶的活性,从而抑制 DNA 的合成和血细胞的发育。

对于儿童口腔的诊治,短时间吸入氧化亚氮/氧气并无妨害,而且停止吸入氧化亚氮/氧气 12 小时内,可以迅速恢复其骨髓功能。

(五)氧化亚氮/氧气吸入镇静的适应证

氧化亚氮是一种古老的镇静麻醉药,因其毒性较低,镇痛作用较强,可使患儿处在意识清楚的半睡眠状态中进行治疗,而且诱导和苏醒快,无刺激性和可燃性,至今仍在儿童口腔科的临床诊治中广泛应用。其适应证如下。

(1)4岁以上轻度焦虑、紧张的儿童。因该年龄段儿童已能领会医师的指令,并懂得使用鼻罩通过鼻腔呼吸,安全性高,不良反应少。

(2)缓解、减少或消除患儿对口腔治疗反应的身体活动度。

(3)智力低下、残疾儿童牙病治疗的辅助手段,以加强他们对治疗的耐受性。

(4)提高儿童牙病治疗的疼痛阈值,减少患儿对疼痛的反应,使患儿在镇静的同时也得到镇痛。

(5)氧化亚氮/氧气可与含氟麻醉药合用,除可加速诱导外,还可减少麻醉药的用量。

(6)在充分供氧条件下,氧化亚氮对循环基本无影响,可用于肝、肾功能障碍、危重患者以及门诊小手术的麻醉。

(六)氧化亚氮/氧气吸入镇静的禁忌证

(1)慢性阻塞性疾病或体内存封闭腔的患者,例如气胸、肠梗阻、空气栓塞等不宜使用氧化亚氮者。

(2)上呼吸道感染者。

(3)鼻呼吸障碍,中耳疾病患者。

(4)氧化亚氮/氧气装置的氧化亚氮和氧气流量测定不准确时禁用。如果没有氧气,机器则不能启动,要使用氧化亚氮则必须保证氧气的供给。

(七)氧化亚氮/氧气吸入镇静技术的操作流程

本操作流程称流量滴定控制法,即采用逐步调整,增加或减少氧化亚氮浓度的方法将患者控制在理想满意镇静状态的供气法。其操作流程有:术前准备、氧化亚氮/氧气吸入、进行治疗、治疗结束、停吸氧化亚氮与给氧复苏、记录、整理。

1.术前准备

术前准备包括患者的准备和仪器设备准备。

(1)患者的准备。

①向患儿及监护人介绍解释整个过程,征询他们的意见,获得患儿监护人或患者的知情同意。

②询问患儿有无全身器质性病变和变态反应性病变等病史,患儿近期有无呼吸道感染,回顾患儿的病史及评估其身体状况,测量患儿的心率、血压、呼吸与血氧饱和度等生命指征。

③治疗前的口腔检查,评估患儿口腔治疗的难易度。

④治疗前患儿在相应时间内禁食,使胃内排空,降低患儿因胃内容物呕吐造成误吸危险。

⑤就诊时患儿穿宽松衣领的舒适衣服,选用平仰卧位。

(2)仪器设备准备:需要确定仪器设备是否能够正常运行而无故障。

①打开机器与气瓶并进行检查。先开氧气,后开氧化亚氮气,保证有充足的氧气和氧化亚氮储备;检查管道与储气囊有无气体泄漏;患者呼出的废气是否能够及时有效被清除;气体的流量计是否准确灵活。

②连接管道,检查管道的通畅性和密封性。

③评价治疗室或治疗区是否通风,确保废气排出到室外。

④选择并固定鼻罩,为患儿选择能贴合鼻部,不泄露气体的合适型号鼻罩,并训练患儿用鼻呼吸,确定每分通气量。3～4岁儿童为3～5L/min,成人为5～7L/min,至患者在闭口状态下能无意识地用鼻呼吸即可。观察记录患儿心率、呼吸、血压、血氧饱和度等。

2.氧化亚氮/氧气吸入

先吸纯氧3～5分钟,形成规则的鼻呼吸后,开始吸入氧化亚氮,观察气囊的收缩和膨胀情况。通常从20％浓度开始,然后每60秒增加5％～10％,依次为20％、25％、30％地递增,将氧化亚氮的浓度逐渐增至30％～35％,每次递增浓度前都需使前一浓度维持30～60秒,并需与患儿交谈,观察患儿是否出现理想的镇静体征。例如,颌面部肌肉与四肢肌肉已轻度放松,上眼睑下垂,手掌打开,手心温暖、潮湿,说话声调轻度变化,自述舒适等。

3.开始治疗

患儿达到镇静程度时即可开始治疗,治疗进行时维持氧化亚氮/氧气的吸入。治疗时,患儿张大口往往伴有口呼吸。此时应注意调整氧化亚氮/氧气的流量,以其流量未能顺利进行鼻呼吸并保持镇静体征为准。即依据患儿反应情况和镇静体征调整吸入浓度至最佳状态,一般情况下儿童吸入氧化亚氮浓度不超过30％为宜。

4.治疗完毕

治疗完毕后停止吸入氧化亚氮,但需继续吸入纯氧3～5分钟,以防止低氧血症的发生,并使血液中氧化亚氮迅速扩散进入肺泡,患儿尽快复苏。一般氧化亚氮用量越大,恢复时间越长。因个体差异,有的患者在停止吸入氧化亚氮后需要吸入更长时间的氧气。吸氧后拆下头带、鼻罩,在治疗椅上休息。患儿清醒,走路稳当后才能随监护人离开诊室。

5.记录

治疗结束后再次测定并记录患儿的心率、呼吸、血压、血氧饱和度等,并书写病历,记录氧化亚氮/氧气的使用时间。

6.整理

关闭氧化亚氮/氧气,常规整理清洁仪器设备及手术治疗器械等。

(八)氧化亚氮/氧气吸入镇静技术的注意事项

(1)患儿使用氧化亚氮/氧气前必须征得患儿及其监护人的充分理解与同意,并签订知情同意书。

(2)使用时,要求 N_2O 与 O_2 按一定比例(氧占50％以上)混合吸入,常用于儿童治疗的镇静麻醉的诱导与维持。但在开始使用前和结束时均需要吸入100％的纯氧3～5分钟。治疗结束后,若吸氧不足时患儿可出现恶心、轻度头痛、头晕等现象,应延长吸氧时间,减少其不良反应。

(3)使用氧化亚氮/氧气和治疗过程中,须置患儿于舒适的体位,或处于放松的生理体位,并保持随时与患儿进行交流。

(4)治疗过程中,若患儿出现恶心、呕吐或过度镇静表现,如患儿自主地开始用口呼吸、不协调地运动、由配合到不配合、脸色苍白、出汗甚至嗜睡时应立即停止吸入氧化亚氮而给纯氧吸入,并且停止治疗。

(5)治疗时若出现疼痛应增加局部麻醉药,而勿随意增加或提高氧化亚氮的浓度。

(6)非麻醉专科医师必须接受严格训练才能合法使用本镇静技术。

（九）氧化亚氮/氧气吸入镇静技术的急救准备

尽管氧化亚氮/氧气吸入镇静技术是相当安全的，但不同个体差异较大，在多数情况下，镇静深度之间并无明确界限。而且，随着氧化亚氮浓度的增加，使用时间的延长，患儿可能出现过度镇静或全身麻醉状态。因此，临床医师应用本技术时，应具备有效的监控及相应的急救设施。

（1）镇静过程必须确保氧气的浓度，其浓度不可低于25%。

（2）配备专职监护人员，从镇静流程开始到结束，或从患者治疗开始到完全苏醒的全过程中进行监测，特别需监测患者的心率、呼吸、血压、血氧饱和度等，临床应用前和应用中全面评价患者全身状况以确保本技术的合理应用。

（3）配备急救设施，如听诊器、心电图仪、清理呼吸道的抽吸装置、二氧化碳浓度监测仪、复苏药物、急救包等。

二、口服药物镇静

口服药物是儿童口腔科较为常见的轻、中度镇静时的用药途径。因它简单、方便、安全，无须使用特殊设备，若儿童在安静的房间内单独服用药物，就可通过家长的诱导进入镇静状态，不失为消除儿童心理和肌肉紧张的方法。口服镇静药物包括镇静－催眠类、阿片类、抗组胺类、巴比妥类和苯二氮䓬类等。对于儿童，主要应用的是抗焦虑药物，例如镇静－催眠类、苯二氮䓬类药物。

（一）地西泮

地西泮为苯二氮䓬类镇静药。主要用作麻醉辅助药，能产生镇静、催眠、抗焦虑、抗惊厥等作用。儿童口服剂量为 0.15～0.3mg/kg，服用后 30～90 分钟开始起效。可以在术前一次服用，也可在术前一天晚入睡前、术前当日离家及术前 30 分钟分别服用总量的 1/4～1/3 药物。

对于重度焦虑患者，单独服用地西泮后效果不佳。研究表明，服药后若联合吸入氧化亚氮/氧气后则效果良好，若与东莨菪碱（0.25mg/kg）联合应用则适宜治疗时间较长的患者。

（二）水合氯醛

儿童口服剂量为 60mg/kg，服用后起效迅速，30～60 分钟达高峰，药效维持时间较长。根据儿童焦虑程度和治疗所需时间，口服水合氯醛可与以下药物联合应用。

（1）哌替啶（1～2mg/kg）。

（2）羟嗪（0.6mg/kg）。有双羟萘酸羟嗪和盐酸羟嗪。

（3）约 30% 的氧化亚氮/氧气吸入。

联合用药后可延长药物的作用时间，减少水合氯醛镇静引起的术后恶心呕吐等。由于水合氯醛味道较刺激，儿童可服用其糖浆制剂，或加入无果肉果汁，或加入碳酸饮料等，以掩盖其刺激而不舒适的味道。

（三）咪达唑仑

咪达唑仑为苯二氮䓬类药，具有镇静、抗焦虑、催眠和抗惊厥作用。起效迅速，药效是地西泮的 2 倍。常用于麻醉前给药、局部麻醉手术镇静、全身麻醉的诱导和维持。

对于儿童口服药物镇静，可采用咪达唑仑注射液（5mg）加入乙酰氨基酚（0.25～0.75mg/kg）制成的混合糖浆口服液，服后 10～15 分钟起效，效果良好。成人全身麻醉诱导剂量一般为 0.1～0.3mg/kg，静脉注射。

（四）哌替啶和异丙嗪联合制剂

哌替啶（1～2mg/kg）、异丙嗪（1mg/kg）混合糖浆口服液，服用后 30～60 分钟起效，此时患儿出现眼睛半闭，面容困倦的镇静状态，并可持续 30～80 分钟。

（五）三唑仑

三唑仑是另一种苯二氮䓬类药物。是一种强效口服镇静药，一种短时催眠药，可用于镇静或用于失眠。有时，为了起效快而采用舌下含服，以达到理想的镇静效果。

三唑仑也可与吸入氧化亚氮/氧气联合应用。这种口服镇静药物与吸入镇静药物联合应用相当于静脉注射镇静的效果。若口服三唑仑联合吸入氧化亚氮/氧气，则相当于静脉注射地西泮 19.3mg 所起到的镇静效果。

三、静脉注射镇静

静脉注射镇静是将镇静药物经静脉注入，通过血液循环作用于中枢神经系统而产生镇静或麻醉作用，或通过血液循环在相对较短时间内逐渐增加药量直至达到所需的镇静水平。静脉注射镇静技术又称静脉给药。

（一）静脉注射镇静技术的操作

静脉注射镇静技术的给药方式有单次给药、间断给药和连续给药。单次静脉给药只能完成一次短时间的手术治疗；间断给药是早年常用方法，它可使血药浓度上下波动，镇静程度忽深忽浅，难以稳定；持续给药可以达到稳态血药浓度。但如何达到与控制一个满意的稳态血药浓度至今仍是问题。

理想的静脉镇静给药方式应该是起效快、维持平稳、恢复迅速，其目标是达到预期和满意的药物作用和时间过程。对于儿童牙病治疗，通常静脉给药用的是咪达唑仑，其程序是：在儿童肢体的静脉内插入小号针头，缓慢滴注咪达唑仑液（0.07mg/kg），先给予起始量，然后再追加至合适的剂量，直至获得理想的镇静状态至完成治疗为止。小儿的静脉滴注可达到理想的镇静状态。

（二）静脉注射镇静技术应用的局限性

（1）静脉内给药需建立静脉通路，而给儿童建立静脉通路的技术难度较高，操作者必须掌握相应技术，并对整个镇静过程训练有素。

（2）静脉内给药是将药液直接注入血液，增加了并发症的发生率。例如以下几种情况。

①药物外渗入组织中则形成局部组织肿胀。

②若药物误注入动脉内，且注射速度较快，可能引起更严重的并发症。

③等剂量药物静脉注射所引起的变态反应要比口服给药或肌内注射给药的反应更快、更严重。

④静脉插管还有引起血栓性静脉炎的可能性。

因此，静脉给药前须做皮肤药敏试验，注射操作须细致、准确，避免并发症的发生。由此可见，儿童口腔诊治中的静脉注射镇静技术的应用仍受到条件的限制。

（三）儿童镇静技术的注意事项

（1）医师须经过严格培训，并有训练有素的团队成员。经过培训的医师或团队成员应熟悉各类药物的药理作用和不良反应，用药剂量和用药剂型或联合用药的方式；熟悉儿童基础生命支持和高级心肺复苏的知识与技术；手术治疗过程中严格监测、处理和记录不良反应和任何镇静中易被疏忽的并发症等。

（2）根据患者的身体状况、焦虑程度进行术前评估，以选择适宜的镇静药物、剂量及方式，待药物发挥作用后再进行口腔治疗。

（3）药物镇静技术实施时应有优良设备和急救药物。急救时最佳给药途径是静脉给药，故儿童静脉镇静时应保持静脉通路，这样可为急救或抢救争取到宝贵时间。

（4）儿童应用药物镇静需征得监护人的同意。应向监护人交代注意事项，观察用药后的反应。

第四节　全身麻醉下儿童口腔治疗技术

面对儿童这一特殊群体，尤其是学龄前的患儿和特殊儿童（自闭症、脑瘫、智障）的口腔治疗，一旦行为诱导等非药物性行为管理方法失败，家长和医师将面临一个艰难的选择：约束治疗或者深度镇静/全身麻醉下治疗。强制治疗如恐吓、束缚等方式会带来心理阴影，不利于儿童的心理健康成长，近年来国内外因强制治疗导致患儿意外致伤甚至死亡的报道屡见不鲜。美国儿童口腔科学会（AAPD）对在麻醉或者深度镇静下实施口腔治疗的指南中指出，儿童口腔治疗使用镇静或者麻醉的目的是提供良好的治疗条件及对治疗的积极态度，并指出在设备、监测与记录、术前评估、团队建设、应急状况处理、离院标准等 6 个方面是相对的风险点，在本节会讨论该方面内容。一项针对AAPD924 名成员对口腔科治疗中静脉镇静方法的问卷调查在美国加州、佛罗里达州和纽约州展开，从侧面提供了外国同行的经验，研究者认为在儿童实施深度镇静下治疗的主要的优点是：提高了治疗效率及治疗安全，提高了家长的满意度和接受度，降低了等待时间；主要缺点有：价格偏高，仍有部分病例不适合采用等。平均每月 1～6 天会开放镇静日，每天平均 3 例，平均治疗时间101min，复苏时间 33min，98％均未发生并发症。从而得出结论：不同镇静药物使用途径提供了差异化的服务；静脉镇静可以降低占用手术室或医院医疗资源；静脉镇静费用高是主要不足，并且该调查提出由于家长工作性质及节奏的改变导致儿童性格改变及口腔健康状况恶化，从而导致在全身麻醉下儿童口腔治疗的比例增加，这些变化的趋势也为我国该领域的发展提供了借鉴，在 2017年公布的第四次全国口腔健康流行病学调查中发现，我国儿童龋病流行处于低水平，12 岁儿童的平均龋齿率为 0.86 颗，但 12 岁恒牙患龋率为 34.5％，比十年前上升了 7.8 个百分点，5 岁儿童乳牙患龋率为 70.9％，比十年前上升了 5.8 个百分点，结合巨大的人口基数，表明今后的全麻下儿童复杂龋齿治疗的比例将增加。

目前，需要在镇静/全身麻醉下进行儿童口腔治疗的专业主要涵盖儿童口腔科及口腔外科的范畴。其中，儿童口腔治疗通常分两类：浅龋及中、深龋。浅龋对儿童的刺激伤害相对较小且治疗时间较短；然而，中、深龋的治疗一般包括根管治疗和装套预成牙冠，通常需同时处理多颗龋齿，整个治疗时间较长，对患儿局部刺激较大。对于颌面外科而言，由于其手术种类多样如颌面部外伤、埋伏多生牙、系带过短、黏液腺囊肿等，手术困难度不一，相对于龋损牙治疗手术时间较短，另外还有一部分情况为麻醉下同时接受内科和外科的联合治疗。

对于儿童，就镇静/全身麻醉下口腔治疗的对象而言，一般分为正常患儿及特殊患儿。正常患儿通常指没有合并全身系统疾病，这类患儿主要是单纯因为对口腔治疗恐惧无法配合治疗以及部分患儿可以在行为诱导下进行口腔治疗，但口腔疾病情况严重致治疗计划复杂或治疗周期过长，情况严重者可能需要在行为诱导下就诊十几次才能完成治疗计划,而在这么长的治疗周期中一旦患儿因疼痛或恐惧导致牙科恐惧症则会前功尽弃,无法完成治疗;另一类为特殊患儿,患儿本身患有一些特殊疾病致完全无法配合进行口腔治疗,例如患有孤独症、脑瘫、智障等特殊疾病,这类患儿往往因为口腔健康状况较差且龋病严重,通常是因为口腔疾病致剧烈疼痛无法进食被发现才到医院就诊。以前对于面对这类患者,口腔科医师往往束手无策,而镇静/全身麻醉下口腔治疗技术的发展使这部分儿童获得了诊治的机会。值得注意的是,这类患儿由于患有特殊疾病可能导致生长发育缓慢或异常,在术前评估、麻醉计划及实施、术后观察等治疗方案的各方面都应该更加小心、完善。

上述部分与其他医学专业有明显的差别,所以本节专门介绍儿童口腔镇静或麻醉下治疗的特点,接受口腔治疗的儿童,由于口腔疾患严重、治疗复杂、时间长,以及儿童对看牙的恐惧和不配合让医师们意识到提供镇痛和抗焦虑治疗的重要性,因此口腔门诊需要提供更多镇静/麻醉下治疗。在镇静和全麻下完成儿童口腔治疗能减少患儿的创伤性心理刺激,配合医师的各项治疗,也让医师更专注于治疗本身,从而获得更好的效果。但儿童患者诊疗时镇静也有很大风险,通过术前仔细访视患者并制订好镇静计划,镇静期间的不良反应可以很小,但不能完全消除。比如发育障碍的儿童比正常儿童氧饱和度下降的可能性高 3 倍。选择合适的药物、熟知药物的药代动力学和药效动力学以及药物间的相互作用、掌握抢救患者的技能非常重要。严密监测生命体征能快速、精确地诊断并发症并指导治疗及抢救。积极性高、经验丰富的医师更能使患者安全得到保障。但是潜在的导致危及生命的事件仍客观存在,比如窒息、气道梗阻、喉痉挛、误吸、氧饱和度下降等情况。

一、口腔科镇静/麻醉前的评估及准备

为了保证儿童患者诊疗时的镇静安全,应当在有监护的情况下使用镇静药,整个诊疗镇静期间进行生命体征监测;对于那些给予镇静药后会增加危险的潜在的药物或手术,镇静前应仔细评估;择期手术进行合适的禁食,而急诊手术不能禁食的患者要平衡镇静深度和风险;扁桃体大或气道结构异常可能增加气道梗阻风险的患者应仔细检查;熟知药物的药代动力学和药效动力学及药物间的相互作用;得到过足够的训练和具备经验的医师来进行气道管理;准备年龄、尺寸相符的气道管理设备和静脉通道;合适的药物和拮抗药;配备足够的医护人员;设置复苏室,患者离院前意识恢复到镇静前水平并有相应的离院标准。实施镇静下口腔科治疗是一项团队性工作,常规开展对人员、器械、设备、药品等管理要求较高,我们多年的运行经验更多偏向于良好的术前评估和准备,不能完全依靠应急预案和补救。

(一)评估要点

(1)实施诊所/科室的综合医疗能力以及与口腔治疗相关的问题。

(2)儿童体重间接反映了患儿的生长发育情况,一般采用:体重(kg)=年龄×2+8(kg)估算。

(3)既往史及家族史(包含既往所有镇静/全麻的情况)。

(4)服用药物史及过敏史。

(5)体格检查(着重对重要脏器的评估)。

(二)需麻醉医师会诊/协助的情况

(1)困难气道或者存在呼吸道问题。

(2)ASAⅢ级和 ASAⅣ级。

(3)新生儿或早产儿。

(三)安全保障措施

(1)训练有素的麻醉医师及助手。

(2)完善的抢救实施及应急流程。

(3)完备并良好运行的相关设备及器械。

(四)通过以下条件选择合适的镇静手段

(1)治疗所涉及的可能风险。

(2)治疗时需要的镇静深度。

(3)排除禁忌证。

(4)不良反应对围手术期的影响。

(5)患儿/家属的意愿。

(6)医疗机构的综合能力。

(五)同意书签署前应告知

(1)推荐的镇静方案。

(2)备用的镇静方案。

(3)镇静或麻醉的利弊及风险。

(六)术前禁食

(1)实施镇静之前,确认并记录最后一次进食水的时间。

(2)实施"2-4-6"禁食方案。

(3)实施急诊手术,是否禁食取决于手术的紧迫度及镇静深度。

(七)心理准备

(1)告知围麻醉期流程。

(2)患儿/家属了解应该做好什么准备,配合什么,医师要做什么。

(3)患儿在治疗过程中可能会有的感觉。

(4)选择儿童容易理解的言语。

(八)人员要求

(1)医护人员应掌握以下几点。

①熟练掌握镇静药物的药理学特性。

②儿童的综合评估。

③镇静/麻醉期间监测技术。

④后备的复苏及监护方法。

⑤生命支持及并发症的管理。

(2)医护人员应掌握以下几种常用药物的管理。

①吸入麻醉药物:笑气、七氟烷。

②静脉麻醉药物:丙泊酚、咪达唑仑。

③阿片类药物:芬太尼类。

④常规急救药品。

(九)离院标准

(1)生命体征恢复到正常或术前水平(体温、心率、血压及呼吸频率)。

(2)意识恢复到清醒状态。

(3)管理可能的并发症(恶心、呕吐及疼痛)。

二、儿童深度镇静/全身麻醉下口腔治疗流程

儿童在镇静或麻醉下的治疗通常是为了缓解疼痛和焦虑,控制他们不自主的行为,提供良好的手术条件,帮助特殊儿童安全顺利完成口腔治疗。儿童控制自己的行为,合作完成诊疗的能力依赖于他们的年龄、认知和情感发育。许多小操作,比如缝合轻微的撕裂伤,可能需要局麻和轻度镇静。但是,年龄小于6岁和发育迟缓的儿童,当操作时间稍长并且需要患儿保持不动时,通常需要增加镇静深度来控制他们的行为。其他方面,例如父母陪伴、催眠、分散注意力、局麻、玩游戏或看电影等,都可能会减少镇静药物的使用。

"儿童麻醉不是成人的缩影",儿童镇静不同于成人。儿童器官发育不完善、功能不健全、身体代偿功能较成人差,发生意外的可能性和耐受力弱于成人。儿童具有心率依赖性,镇静镇痛时管理好心率比血压更重要。患儿年龄越小,麻醉风险越高。年龄小于6岁的儿童发生不良事件的风险最高,这种年龄阶段儿童的呼吸、气道开放和气道保护反射都特别易受镇静药的影响,其中新生儿及1岁以下婴幼儿的麻醉风险远高于年龄较大儿童,新生儿和早产儿因为肝肾功能发育不成熟可能改变镇静药的分解代谢,导致镇静时间延长,需要特别关注。

呼吸问题是儿童麻醉相关并发症最主要的危险因素。儿童舌大、颈短,呼吸道相对狭窄,呼吸系统易感染,且儿童代谢率高,氧耗高,对缺氧的耐受差,一旦发生通气障碍,可立刻表现出缺氧的症状和体征,出现发绀、心动过速,很快心率减慢,甚至心脏骤停。因此,儿童的呼吸道管理尤为重要。上呼吸道感染为儿童常见疾病,一般婴儿及学龄前儿童每年平均发生6～8次,且年龄越小,发生次数越多。发病期间,气道由于炎症反应激惹,围术期憋气、喉痉挛、支气管痉挛、低氧血症等发生率明显增加。并存上呼吸道感染的患儿是否推迟手术,目前尚无定论。应根据上呼吸道感染的严重程度和发生的频繁程度以及外科病情综合决定。相关研究建议,上呼吸道感染累及支气管且分泌物较多(咳嗽且痰多)或者体温38t以上时,最好推迟手术;对反复上呼吸道感染的患儿,应避开其发烧和肺炎时期,选择相对安全的时机实施手术。上呼吸道感染患儿麻醉时应尽量避免对气道的干扰,避免使用具有气道刺激性的麻醉药物如地氟醚。研究显示,对于上呼吸道感染患儿,声门上气道管理方式(面罩或喉罩通气)在预防围术期不良反应方面优于气管插管。因此,术前评估应特别注意患儿是否患有上呼吸道感染,并根据其严重程度及患者的病情决定是否需要推迟手术到2～4周以后。

常见的呼吸道疾病还包括哮喘和肺炎。择期手术应在哮喘和肺炎得到良好控制后进行,急诊手术麻醉处理原则与合并上呼吸道感染的患儿相同。对这类患儿,早期识别、及时处理支气管痉挛对预防严重低氧血症非常重要,一旦出现支气管痉挛,应立即停止刺激气道、加深麻醉、使用支气管扩张剂及肾上腺素等。

原则上实施镇静可以在任何地方执行,如医院、外科中心、口腔门诊、私人诊所。在非医院的地

方(如私人口腔诊所)镇静和麻醉发生不良事件时抢救失败的发生率更高,因为这些地方可能缺乏立刻有效的支持。可能需要立刻开始 EMS,但医师在等待 EMS 到来时应开始生命支持。熟练掌握各种技能包括抢救窒息、喉痉挛或气道梗阻的儿童,有能力开放气道、吸引分泌物、提供持续正压通气、熟练使用简易呼吸器,有能力插入口咽通气道、鼻咽通气道或喉罩通气道,甚至气管插管。这些技能熟练掌握的最好方法是针对偶发事件经常练习、团队训练。对于安全镇静和成功抢救患者来说,有能力管理气道是预防不良事件发生的根本。

(一)深度镇静/全身麻醉前准备

访视及镇静前的准备是安全实施镇静治疗的第一步。评估患儿身体状况、口腔情况、患儿及家属的心理状况。通过阐述麻醉方法、流程、可能出现的问题及应对措施,来消除或降低患儿及家属的顾虑。同时可通过文字、多媒体、网络等途径来缓解手术/麻醉带来的压力,家属获得的信息越多、途径越广,越容易缓解焦虑及恐惧。

常规体格检查、系统回顾、麻醉及手术时间、术中待患儿"熟睡"后开放静脉通道以及术中所有进行的监护项目。"麻醉是否对患儿远期造成影响""睡觉醒来后我会变笨吗"是患儿及家长最关心的问题之一,需耐心解释打消顾虑才能赢得患儿及家属的配合。苏醒后的感觉及术后疼痛同样是家长的担心问题,解释我们会积极采用一系列的措施对疼痛进行管理,尽可能降低/消除疼痛并阐述疼痛的处理方式,如局部麻醉、药物镇疼等。最后,麻醉复苏室也应一并介绍,避免苏醒后患儿对陌生环境的恐惧、焦虑。

(二)术前恐惧焦虑的处理

围术期儿科患者焦虑和恐惧的发病率高达 65%,许多患儿在镇静前尚能保持平静,直到要躺上牙椅时,家长的陪伴常能使患儿配合。但当使用面罩准备实施吸入诱导时,部分患儿开始抗拒、逃避,此时可以通过数数、聊天等方法分散患儿的注意力。然而有些儿童劝解无效,无法沟通,只能使用术前药物,通过口服、鼻喷镇静药物进行诱导前镇静。同时,术前的焦虑恐惧程度又与术后的一些不良反应相关,比如:苏醒期躁动,睡眠节律改变等。经鼻使用右美托咪定或舒芬太尼诱导前镇静均证明是有益的。

(三)上呼吸道感染(URI)

上呼吸道感染是对儿童镇静麻醉的挑战,再加上口腔治疗与麻醉气道管理共用一个通道,更是对麻醉医师的巨大考验。艰难的抉择从评估开始,对于患有或可疑上呼吸道感染的儿童是否实施镇静下的口腔治疗取决于许多因素。患上呼吸道感染的儿童气道处于高反应,甚至轻微刺激就会增加呕吐、喉痉挛、气道痉挛及置管后哮鸣的发生率。文献表明,上呼吸道感染导致的气道高反应性常持续 2~4 周,建议将治疗推迟 2~4 周,从而降低风险的发生。同时,避免使用喉罩或气管导管可降低其发生率。对于可疑上呼吸道感染患儿的镇静方案改用轻、中度镇静较为安全。根据临床经验,门诊镇静麻醉的患儿伴有流鼻涕或上呼吸道感染的迹象(体温>38℃、肺部啰音、脓痰或脓鼻涕、全身乏力等)是镇静/麻醉的禁忌,应选择延期待症状缓解后进行手术。然而,若患儿患上呼吸道感染数日,病情平稳,无发烧、无痰液,白细胞升高不明显,仍会继续实施手术。当然,这需要麻醉医师具备处理应急状况的素质,包括处理缺氧、气道痉挛等的能力。所以,对于已进入预约流程的患儿,麻醉医师及护士应在手术前一日,再次进行电话访视,询问患儿近期的健康状况,避免耽误患儿及家属或其他预约患儿的治疗时间。

(四)实验室检查

血常规及全血 C 反应蛋白(CRP)是儿童术前评估的重要组成,主要用于排除患儿上呼吸道感染等风险因素及感染类型。然而,健康儿童的贫血发生率极低,通常不会对麻醉管理产生影响。术前血红蛋白和血细胞比容水平轻度降低并不是风险因素,除非患儿有既往相关病史或明显的贫血存在。尿常规检查并不会影响普通患儿的术前评估,通常可省略。当然,对于特殊的患儿,针对性的检验及检查手段是保证围手术期安全的必不可少的一环。一般并不赞成尽量完整的术前实验室检查,因为能真正提供患儿有价值或具备决策意义的信息并不多。

(五)禁食方案

禁食方案根据 2017 年美国麻醉医师学会(ASA)《健康患者择期手术前禁食及降低误吸风险的药物使用实践指南》确定。

在术前 2h,儿童可以使用清饮料(不含蛋白质、脂肪、甜味素等)来代替进食(儿童不超过 5mL/kg,总量不超过 300mL)。清饮料种类很多,主要包括清水、糖水、碳酸饮料、各种无渣果汁、术能等。新的禁食指南的好处在于可以使患儿在等待手术期间不出现因口渴、饥饿等而产生的急躁的负面情绪,同时预防低血压、无症状低血糖的发生。尽管患儿误吸的发病率是成年人的 3 倍,但是以上措施对患儿及家属而言更能体现人性化的管理,且不会增加误吸的发病率。

(六)术前用药

对于门诊镇静治疗,术前是否用药取决于目标镇静程度、病情严重程度、手术时间、镇静手段等。术前用药可经口服、舌下、鼻喷、静脉等途径给予起效,同时各种方式也有其不足之处,例如口服和舌下途径主要在于患儿的配合程度及药物的口感;经鼻给药配合度高但易流出导致镇静程度不够;直肠给药的方式在国内少有应用;其他途径为有创给药,相对不易实施(表 8-1)。推荐经鼻给予术前药物。

通过回顾文献,Maha A. AlSarheed 教授研究了咪达唑仑、氯胺酮、舒芬太尼、右美托咪定、可乐定、氟哌啶醇和氯硝西泮的经鼻途径的口腔镇静方法。最常用的药物是咪达唑仑,其次是氯胺酮和舒芬太尼;咪达唑仑的作用开始时间为 5～15min,但氯胺酮较快(平均 5.74min),而舒芬太尼(平均 20min)和右美托咪定(平均 25min)则较慢。咪达唑仑对于轻度至中度急性儿童的行为改变有效,但是对于更多的侵入性或延长手术,推荐使用更强的镇静剂,如经鼻氯胺酮、舒芬太尼。此外,总体成功率氯胺酮的(89%)相比咪达唑仑(69%)更好。

鼻内右美托咪定可以用于儿童麻醉前,与咪达唑仑相比,其作用时间更长,但在与母亲分离时和麻醉诱导时,其可产生更深的镇静作用。

表 8-1　常用麻醉前药物的剂量及给药途径

药物名称	药物剂量	给药途径	药物名称	药物剂量	给药途径
咪达唑仑	0.5mg/kg	口服	氯胺酮	6mg/kg	口服
咪达唑仑	0.2～0.5mg/kg	鼻腔	右美托咪定	1～2pg/kg	鼻腔

(七)麻醉诱导

对于学龄前的儿童,通常采用全凭七氟烷吸入诱导,患儿接受程度高。患儿经面罩吸入 8%七氟烷混合氧流量 5L/min,密切关注其生命体征,待患儿下颌松弛,睫毛反射消失,双频脑电图

(BIS)值维持在 40～60 左右,为理想的吸入诱导成功体征。对于 1 岁以下及 4 岁以上的小孩,诱导较为容易。1 岁以下的小孩易于与父母分离,4 岁以上的儿童往往易于沟通,依从性及配合度高,而对于 1～4 岁的患儿采用一些术前用药则会事半功倍。面罩诱导的方式简单,首先将面罩置于患儿脸部上方并逐渐增加七氟烷浓度,当患儿失去意识以后,随即紧扣面罩并上提下颌。在患儿清醒期间,家属或麻醉医师应与患儿保持交流,待患儿每呼吸 4～5 次后升高部分七氟烷浓度,使患儿平稳过渡至"睡眠状态"。当达到麻醉深度时,建立静脉通道,待静脉通道建立完成后,再通过吸入或静脉的方式维持镇静深度。部分年长儿童可以在笑氧吸入镇静下直接完成静脉通道。

(八)气道管理

近年,全国各地大型医疗机构都逐渐开展了全身麻醉下儿童口腔治疗的医疗项目,采用的麻醉方式多为以下三种:静脉吸入复合麻醉下经鼻气管插管的全身麻醉,全凭七氟烷吸入麻醉下喉罩的深度镇静/全身麻醉,全凭丙泊酚靶控输注下的深度镇静。通过对几种镇静/全身麻醉气道管理方式的比较,下面对这三种方式的优劣势进行分析。

1.麻醉准备阶段

气管插管全麻及喉罩的镇静/全麻麻醉对于设备要求较高,需要麻醉机等大型设备,这样治疗场地就会受到一定限制,而丙泊酚靶控镇静则仅需一台靶控输注泵,便于携带。对于监护设备而言,较靶控输注技术,前两者对一些特殊检测指标要求更高,例如呼末二氧化碳等。

2.麻醉诱导阶段

前两者可使用七氟烷吸入进行无创的麻醉诱导,而避免在患儿清醒下行静脉穿刺开放静脉通道,这对于不配合的儿童尤为重要。靶控输注必须采用静脉诱导,对于配合度低的儿童则需采用术前镇静如口服、滴鼻、局部涂抹表麻膏等方式减缓恐惧及疼痛,耗费一定的准备时间。

3.气道保护

经鼻气管插管需配合喉镜在明视下操作,同时也可联合橡皮障保护气道。喉罩气道管理只需徒手盲视下操作,相对气管插管简便。而靶控输注则通过橡皮障保护气道,术中若因镇静过深则需结合手法托下颌等开放气道。

4.麻醉维持期

(1)麻醉深度方面:气管插管方式为全身麻醉,靶控输注为深度镇静,而喉罩方式麻醉深度介于深度镇静与全身麻醉之间。

(2)通气方面:气管插管采用机械辅助通气,喉罩及靶控输注则保留患儿自主呼吸,喉罩在手术过程中有发生移位的可能。

(3)手术视野方面:气管插管及靶控输注方式下,对口腔科医师操作没有任何干扰,而喉罩与手术野有一定重叠,对于口腔科医师操作要求更高。

(4)镇痛方面:由于丙泊酚靶控输注只具有镇静作用,所以术中患儿可能发生体动,需对进行根管治疗的复合牙齿行局部麻醉及束缚带约束患儿,必要时可静推阿片类药物进行镇痛。

5.麻醉复苏期

气管插管方式因使用药物种类相对较多如阿片类及肌肉松弛药物致患儿留院观察时间至少为 2h,全凭七氟烷吸入喉罩通气道方法,术后患儿恢复较快,通常 30min 至 1h 可达离院评分标准。

6.术后不良反应

气管插管方式最常见的不良反应为咽痛及鼻出血,与插管方式有关;喉罩方式最常见的不良反应为苏醒期躁动,大多因吸入麻醉药物所致,少部分是由于疼痛;丙泊酚靶控输注方式不良反应为嗜睡、乏力。

上述三种麻醉方式各有其利弊,麻醉医师应根据自身情况选择自己最熟悉的麻醉方式才是最安全、最舒适化的选择。以下将喉罩通气道和气管导管进行气道管理的一些经验分享给大家。

(九)喉罩通气道深度镇静下口腔治疗

1.喉罩通气道的优点

(1)建立气道迅速,使用简单,对麻醉深度要求低。

(2)不需借用工具,徒手放置,且成功率高。

(3)损伤小,通气可靠,术后并发症低于气管插管。

(4)可用于急诊建立气道。

2.喉罩通气道的缺点

(1)喉罩移位导致通气障碍。

(2)对手术视野有一定干扰。

(3)放置橡皮障比较困难,调需要凭经验。所以如何克服上述 3 项困难便成了能否安全顺利使用的关键。

3.喉罩置入

先将喉罩背侧均匀涂抹润滑剂或表麻膏,操作者左手轻推患儿头部使其处于仰头抬颏位后,拇指探入口腔并向外、向上牵引下颌,右手执笔式握住喉罩,沿正中线由硬腭、软腭咽后壁向下轻柔插入喉罩,直至不能推动,待喉罩与咽喉部贴合紧密,气流通畅,将气囊充气,置入喉罩。

4.各种喉罩的分析

喉罩研制于 20 世纪 80 年代中期,我国在 20 世纪 90 年代就应用于临床且应用范围越来越广。喉罩作为一种声门上气道管理工具,具有操作简单、置管成功率高、置管时血流动力学稳定、诱导期用药少和并发症少等优点,有效性和安全性高。将喉罩应用于儿童口腔治疗的气道管理是为了减少麻醉中用药,加快患儿麻醉后的苏醒及减少术后不良反应。随着喉罩的推陈出新,第三、第四代喉罩继承了传统第一、第二代喉罩的上述优点,同时更具有新的优势包括以下几方面。

(1)主管呈 90°弯曲,有通气管和引流管的设计,引流管可插入胃管引流胃液,防止胃胀气和反流误吸。

(2)双气囊设计,通气罩与咽喉部解剖更匹配,密封性更好。

(3)喉罩远端位于食管开口,固定好,不易移位。但是喉罩体积相对增大,用于口腔治疗中可能会造成手术视野的干扰和重叠,目前重庆医科大学附属口腔医院口腔无痛治疗中心仍然常规使用传统的第一、第二代喉罩,虽然第一、第二代喉罩存在一些劣势包括以下几方面。

(1)与呼吸道密封不完全,口腔分泌物增加,易移位。

(2)无法有效隔离呼吸道和消化道,可引起胃胀气,严重时并发反流或误吸。但主要采用七氟烷吸入麻醉,抑制了腺体分泌,确保了口腔干燥;七氟烷吸入维持保留自主呼吸的麻醉方式,未使用机控通气模式,所以不会引起胀气、反流及误吸;同时第一、第二代喉罩小巧的体积也为口腔科医师提供了更大的手术视野。

(1)经典喉罩:经典喉罩通气囊较为坚固,能在口腔治疗时因下颌向下受力,一定程度上保护气道免受压迫,保证气道畅通。但喉罩放置成功后,因通气管为垂直设计,对于放置开口器撑开口腔以后声门口位置会有一定的变化,致使喉罩容易移位,可使用纱布在通气囊上方填塞起到加强喉罩固定的作用,减小移位的发生。

(2)钢丝加固喉罩:钢丝加固喉罩通气囊较小而柔软,在口腔治疗中下颌向下受力,一定程度上会压迫气道,导致通气量减少,有时需麻醉医师上托下颌恢复气道通畅。钢丝喉罩通气管十分柔软,其直径是所有喉罩种类中最小的,可以为口腔科医师提供最佳的手术视野,比较适合短时间的手术治疗。

(3)预成形喉罩:此类喉罩因通气管呈90°弯曲,外观像第三、四代喉罩,但没有双气囊,通气管直径与第一代喉罩相同而小于第三、四代喉罩。因弯曲的设计,可以更贴合放置开口器撑开口腔以后声门口的位置,不易移位。通气囊坚固,能保护气道免受压迫。目前,我们认为是最适合口腔治疗的喉罩类型。

各喉罩型号对照表见表8-2。

5.镇静深度的维持

(1)吸入麻醉维持:喉罩置入成功后,将氧流量降至2L/min,七氟烷浓度根据双频脑电图值进行控制于50~60,一般七氟烷浓度为3%～4%。在儿童龋齿治疗中,镇静深度在开始时,更换开口器左右位置时,应提前加大七氟烷的浓度,防止因疼痛加大或体位变动时镇静深度过浅所致的不良反应的发生。

表8-2　喉罩型号对照表

喉罩型号	患儿体重(单位:kg)
1	<5
1.5	5～10
2	10～20
2.5	20～30
3	30～50
4	50～70

(2)静脉麻醉维持:待患儿开放静脉通道后,在靶控泵控制板面上输入注射器型号、患儿年龄、体重等基本数据后,选择丙泊酚注输模式,设定丙泊酚靶浓度,可从2μg/mL开始,逐渐缓慢上升调高剂量,并根据患儿的生命体征变化及手术刺激的强度综合考虑调整靶控浓度的剂量,防止因诱导时七氟烷未完全代谢时麻醉深度过深导致的患儿呼吸抑制。通常丙泊酚靶浓度为3～5μg/mL治疗开始前,可根据牙齿情况对需行根管治疗的牙齿进行局部麻醉,若患儿治疗时发生体动,可适当静推镇痛药物。术中麻醉医师应时刻监测患儿胸廓的呼吸幅度以及生命体征因疼痛刺激的变化,防止镇静程度过深或过浅。

6.术中补液

儿童在长时间禁食和体内糖原储备不足时容易出现低血糖,因此术中补充含糖的液体是必要的。儿童体重在 10kg 以内时,所需补液量为 4mL/(kg·h);若儿童体重在 10～20kg 以内时,所需补液量为 4mL/(kg·h)以及额外增加液体量 2mL/(kg·h);若儿童体重在 20kg 以上时,所需补液量为 4mL/(kg·h)、额外增加液体量 2mL/(kg·h)以及还需增加补液量为 1mL/(kg·h)。

术中补液量表

体重	每小时补液量	额外补液量
<10kg	4mL/kg	0
10～20kg	40mL/kg	2mL/kg×(体重−10kg)
>20kg	(4×10+2×10)mL	1mL/kg×(体重−20kg)

(十)经鼻气管插管全身麻醉下口腔治疗

该方法是国内大多数医院常采用的全身麻醉下口腔治疗的方法。

1.经鼻气管插管优点

(1)口内空间非常适合口腔科医师操作。

(2)气道稳定,术中几乎没有误吸、窒息的可能。

(3)放置橡皮障,调↕等相比喉罩通气道容易。

2.经鼻气管插管缺点

(1)为了顺利完成插管,使用的麻醉药物多于放置喉罩通气道。

(2)对鼻腔、咽喉部黏膜有损伤,术后的不良反应多于喉罩通气道。

(3)术后医院停留时间长于使用喉罩通气道。

3.一般流程

(1)麻醉前用药:阿托品 0.01～0.03mg/kg,麻醉前用药应根据患儿具体情况作适当增减;咪达唑仑 0.5～2mg,可根据手术预计时间调整。

(2)麻醉诱导可根据麻醉医师的习惯选择静脉诱导、静脉吸入复合诱导的方法,通过镇静催眠药－全麻药－肌松药进行诱导,使患儿短时间内达到气管内插管所要求的麻醉深度。待药物起效后,BIS 值 40～50 左右,可选择大小适宜的气道导管经鼻腔插入。

(3)麻醉维持:静脉－吸入复合麻醉以静脉麻醉为主,辅助吸入七氟醚维持麻醉,七氟烷浓度根据生命体征调整,一般在 1%～2%左右。麻醉维持中密切关注患儿生命体征,确保患儿的生命安全和血流动力学稳定(表 8-3)。

(4)拔管后监测及出手术室指征,口腔治疗完成后,麻醉医师会根据患儿的情况拔除气管导管。气管拔管方式包括清醒拔管和深麻醉拔管。前者指意识完全恢复后拔管;后者指通气量足够,意识尚未恢复即拔管。有研究显示,深麻醉拔管可减少呛咳和憋气的发生。而对小于 1 岁、困难气道、反流误吸高风险、非呼吸道高激惹的患儿尽量不采用此种拔管方式。值得注意的是,切忌将患儿无意识的动作视为清醒;深麻醉拔管时一定要通过 SPO_2 和 $PETCO_2$ 监测确认通气量及换气量已足够,对强疼痛刺激有轻微反应。导管拔出后的一段时间内,喉头反射仍迟钝,故应继续吸尽口咽腔内的分泌物,并将头部转向一侧,防止呕吐误吸。也可能出现短暂的喉痉挛,应予吸氧,同时要密切观察呼吸道是否通畅,皮肤、黏膜色泽是否红润,通气量是否足够,脉搏氧饱和度是否正常,血压、脉搏是否平稳等,拔管后必须观察 10min 以上。口腔治疗的完成并不是麻醉的结束,全麻患者必须清醒且呼吸、循环稳定,才可离开医院。为了防止患者在苏醒期间发生意外事件,有必要加强对苏醒期的观察,门诊全麻患儿需送人麻醉复苏室(PACU)。一般观察 2～4h,在麻醉医师评估后,若已达离院评分标准,方可离院。

表 8-3　常用药物及剂量

药物名称	药物剂量	药物名称	药物剂量
丙泊酚	2.5～3.5mg/kg	芬太尼	2 岁以上 0.5～1μg/kg
阿曲库铵	0.5mg/kg	瑞芬太尼	每分钟 0.25～2μg/kg
维库溴铵	0.1mg/kg	胃复安	6 岁以下每次 0.1mg/kg
顺式阿曲库铵	2 岁以上 0.1mg/kg		6～14 岁每次 2.5～5mg/kg

(十一)麻醉复苏

治疗完成后,需仔细检查软组织有无出血,清点口腔内是否有残留物,牙齿治疗是否达到预期效果及补料是否脱落,残留液体是否清理干净,取出填塞的纱布再停止七氟烷吸人或静脉维持丙泊酚 TCI 浓度维持在 2μg/mL 以上,避免镇静过浅引起喉痉挛等不良反应,待喉罩拔出后方可停用维持药物。喉罩拔除后,患儿面罩吸氧加速七氟烷的排出,在患儿监护人陪同下由医护人员送入麻醉监护室。患儿在监护室应观察至意识恢复,并且基础生命体征恢复同镇静之前的状态。期间,每15min 需为患儿做一次评估,是否达到离院评分标准(通常至少评估两次)。

(十二)离院指征

患儿由监护人陪同,在复苏室监测其生命体征,0.5h 后,若患儿达到离院标准,可经麻醉医师同意后离院。离院 6h 及术后第一天,由医护人员电话随访并记录。

三、儿童深度镇静/全身麻醉下口腔治疗的常见并发症

以下部分主要是儿童镇静镇痛下口腔治疗常见的一些并发症,儿童的储备能力较差,相关并发症也有其特点。

(一)误吸

即便在清醒状态下进行儿童口腔治疗也要注意意外的情况(比如突然说话、体动或疼痛)导致牙齿、治疗相关器械等脱落形成气道、食管异物。使用镇静药可能会损害气道保护性反射,特别是深度镇静时。虽然发生概率低,但如果儿童发生反流并且不能保护气道时可能会导致误吸。因此,医师在镇静前应当评估之前的食物和液体的摄入量。镇静时的误吸风险与全麻时气管插管或其他气道干预的风险不同。但是,择期手术镇静时误吸的绝对风险尚不明确。故镇静的禁食标准通常与全麻相同,需要特别注意固体食物,因为误吸干净的胃内容物比颗粒性胃内容物对肺的损伤要小。

急诊全麻误吸的发生率为 1∶373,相比,择期麻醉为 1∶4544。儿童误吸的发生率高于成人,而新生儿和婴幼儿麻醉相关反流误吸的发生率是儿童的 10 倍。指导医师镇静期间处理误吸的资料很少,因此尚不明确气道干预后误吸的风险是否减少。但是,如果深度镇静的儿童因为气道梗阻、窒息或喉痉挛需要干预,这些抢救措施可能会增加误吸的风险。接受深度镇静和全麻的患儿禁

食时间为:脂肪类固体食物 8h,淀粉类固体食物 6h,牛奶和配方奶 6h,母乳 4h,清饮料 2h。对于需要急诊镇静不能满足择期禁食标准的患儿,镇静风险和误吸风险尚不明确,必须平衡利弊。尽管禁食时间各异,一些研究报道误吸的发生率很低,前提是要平衡手术的紧急情况和需要的镇静深度。急救药物和实践指南对于健康儿童小操作禁食的限制降低,进一步的大量研究希望能够更好地定义各种禁食时间和镇静并发症的关系。择期诊疗镇静儿童的禁食标准应与全麻相同,允许在诊疗当天喝一小口水服用必要的药物,如抗癫痫类药物。

医师必须时刻平衡未禁食患者镇静的风险和完成手术的利弊。特别是特殊患者,比如创伤、意识降低、非常肥胖和肠道运动功能障碍的患者,需要镇静前仔细评估。当禁食足够,仔细评估镇静的风险和利弊,选用最轻度有效的镇静。在这种情况下,可考虑使用额外的技术来镇痛并使患儿合作,比如分散注意力、局麻、神经阻滞、玩游戏或看电影。

(二)喉痉挛

喉痉挛是儿童麻醉中最常见的并发症之一,如果不能快速判断并处理,会在很短时间内发展成为完全性气道梗阻,进而发生缺氧、高碳酸血症、心动过缓和心脏骤停。因此,门诊儿童镇静的医师必须有能力识别和处理喉痉挛。

1.危险因素

喉痉挛发生的危险因素包括近期上呼吸道感染、年龄小、浅麻醉状态、哮喘和过敏性疾病家族史、浅麻醉下喉罩使用等。

2.诊断

喉痉挛的诊断主要是依据患儿的临床症状以及体格检查。临床症状有以下几方面。

(1)部分喉痉挛:吸气性呼吸困难、胸骨上回缩、锁骨上回缩、胸壁呼吸运动和腹式呼吸浅而快,可闻及典型的吸气性喉鸣音。

喉痉挛的危险因素

低龄儿童
近期发生的上呼吸道感染(2周)父母吸烟史
气道手术,有气道出血的相关操作
扁桃体、腺样体手术,鼻部手术
未使用肌松药的深麻醉下气管插管
浅麻醉状态实施气道操作
剧烈的哮喘和过敏性疾病的家族史
胃食管反流

(2)完全性喉痉挛:胸骨上窝凹陷、锁骨上窝凹陷和腹部凹陷,无呼吸音、无呼吸运动。

3.治疗及预防措施

发生喉痉挛时,静脉注射丙泊酚 0.25～0.80mg/kg;如没有静脉通道,可使用吸入麻醉药;如果喉痉挛仍未缓解,SPO$_2$继续下降至 85% 以下,可给予司可林,并面罩通气,通常不需要再次气管插管。有报道在深麻醉拔管后放置喉罩,患儿对喉罩的耐受更好,且拔出喉罩的刺激低于气管拔管。

四、儿童治疗不同镇静程度的方法选择原则

一般根据不同的手术要求来选择不同的镇静镇痛的方法,纵然不同地区和不同教育背景的医师有自己的方法,结合中国目前的医疗环境和我们的医疗实践,针对儿童的口腔内有创诊疗,我们仍然推荐有呼吸道保护的全身麻醉方法为儿童门诊口腔治疗的首选;没有有创操作的检查(比如影像学检查)可以采用中度镇静。

(一)轻度镇静

轻度镇静是使用药物让患者对指令能够正常回答。虽然认知功能和协调性可能受影响,但通气和心血管功能不受影响。接受轻度镇静的患儿通常不需要观察和监测。某些患儿虽然预期是轻度镇静,但可能转为中度镇静。如果发生,使用中度镇静指南。

(二)中度镇静

中度镇静是使用药物达到意识抑制水平,患者对指令(可轻度刺激)有目的地反应。气道无需干预,自主呼吸足够。心血管功能通常能维持。中度镇静意味着不能失去意识,对预料之外的意识丧失应准备好药物和设备。医师必须警惕中度镇静进展为深度镇静。

中度镇静时应有医师和协助人员。医师能给予镇静药,提供监护,管理并发症。因为镇静水平可能过深,医师必须有处理窒息、喉痉挛或气道梗阻、开放气道、吸引分泌物、利用简易呼吸器提供面罩正压通气的基本能力。具备儿童高级生命支持技能(PALS)。除了医师,协助人员有责任监测生命体征,帮助抢救患者。协助人员有责任提供相应设备,有能力提供高级气道支持。医师和协助人员都应经常复习、训练急救技能,确保急救设备功能正常。

给予镇静药前,记录基础生命体征。对于不合作的患儿可能不能记录,应写明这种情况。医师记录各种基本信息,持续监测氧饱和度和心率。当能够与患者进行交流时,建议通过呼气末二氧化碳、气管前或心前区听诊监测通气;如果不能与患者进行交流,需要通过呼气末二氧化碳、气管前或心前区听诊监测通气。记录心率、呼吸频率、血压、氧饱和度和呼气末二氧化碳,至少每 10min/次。呼气末二氧化碳值不能准确反映呼吸的气体交换,当患儿躁动或不配合时,呼气末二氧化碳可能不适用。对于不合作的患儿,最好等患儿镇静后再观察呼气末二氧化碳。同样,在测量血压时血压带膨胀可能引起苏醒或躁动,此时血压监测可能不准确,最好能够延长测量周期。如果使用约束的设备,应暴露手脚。经常检查患儿头部位置以确保气道通畅。

中度镇静的患儿必须在适当的复苏区域进行观察,该区域必须配有吸引装置,提供氧浓度>90%的氧气和持续正压通气装置,以及年龄尺寸相符的抢救设备。每隔 10~15min 记录一次生命体征。如果患儿未完全清醒,持续监测氧饱和度和心率直到患儿达到离院标准。半衰期长的镇静药可能延长患者复苏时间或有再镇静的风险,一些患儿离院前应在普通观察区域观察更长时间。简单的评估方法是置患儿于安静的环境中保持苏醒至少 20min。患儿若使用拮抗药,比如氟马西尼或纳洛酮,需要观察更长时间,因为镇静药的作用时间可能大于拮抗药的作用时间,以免引起再镇静。

(三)深度镇静、全身麻醉

深度镇静是使用药物致意识抑制,患者不能轻易唤醒,但在重复的语言或疼痛刺激后能有目的地反应。患者对疼痛刺激的退避反射不是有目的的反应,与全身麻醉的状态更相似。自主呼吸可

能受影响,自主通气可能不够,患者可能需要帮助来维持气道开放。心血管功能通常能维持。深度镇静时可能伴有部分或完全的气道保护反射消失。患者可能由深度镇静转化为全麻。

全身麻醉是使用药物导致意识丧失,即使疼痛刺激,患者也不能唤醒。自主呼吸通常受影响,患者需要帮助来维持气道开放。对于口腔门诊的全麻患儿,可根据情况使用喉罩或气管插管维持呼吸,保留或不保留自主呼吸,可供选择的药物有七氟烷、丙泊酚、阿片类药物和神经肌肉阻滞剂。心血管功能可能受影响。

深度镇静和全身麻醉期间,必须有专人负责观察患者的生命体征、气道和通气,并负责给药。其必须熟练掌握 PALS,并能够处理紧急情况。必要的技能包括开放气道、吸引分泌物、利用简易呼吸器提供面罩正压通气的基本能力、置入声门上气道(鼻咽通气道或者喉罩通气道)、皮囊面罩通气、气管插管、心肺复苏。设备方面除了中度镇静需要的设备,还应有心电监测和除颤仪。患者接受深度镇静和全身麻醉应有静脉通道,必要时立即给药。深度镇静和全麻患者应持续监测,监测内容包括中度镇静的所有方面。重要的生命体征,包括心率、呼吸频率、血压、氧饱和度和呼气末二氧化碳,必须至少每 5min 监测一次。所有患儿都应监测呼气末二氧化碳。镇静开始或某些诊疗时患儿可能躁动或不合作,此时监测呼气末二氧化碳可能不适用。对于不合作的患儿,应在镇静后进行呼气末二氧化碳监测。如果给予辅助供氧,呼气末二氧化碳值可能低于真实值。医师应记录药品名、给药途径、部位、时间、剂量。吸入性镇静药和氧气的浓度及持续时间也应记录。

第五节　ERAS 理念在门诊儿童围麻醉期的应用

一、ERAS 的概念

加速康复外科(ERAS)指为使患者加快康复,在围手术期采用一系列经循证医学证据证实有效的优化处理措施,以减轻患者心理和生理的创伤应激反应,从而减少并发症,缩短住院时间,降低再入院风险及死亡风险,同时降低医疗费用。

ERAS 理念是由丹麦外科医师 H.Kehlet 于 1997 年提出的围手术期管理新理念。近年来,ERAS 理念的应用已拓展至骨科、心胸外科、妇产科、泌尿外科等领域,同时麻醉科也在逐步结合本专业的特色开展,制订专家共识,以进一步的规范并促进多学科综合诊疗、管理模式下 ERAS 理念在围麻醉期的应用。

ERAS 的主要内容根据手术进程分为三个方面,即实施手术前、手术中及手术结束后的综合措施。实施手术前包括:术前宣教,优化患者身体状况,术前肠道准备,术前禁食要求改变,抗焦虑,预防深静脉血栓,预防性抗生素;手术中的措施包括:改进麻醉方法,手术切口及术式设计,体温管理,引流管使用,体液管理,短效麻醉药物,微创;手术后的措施包括:良好的镇痛,促进早期活动,防止恶心呕吐(PONV),控制血糖,改善营养状况及术后胃肠道并发症,以期采用上述综合措施降低各类手术的并发症。

二、ERAS 在口腔门诊治疗的应用

在麻醉科向围手术期医学科转型升级的大背景下,倡导由以往手术前一天和患者见面变为早期就介入其中,从门诊开始麻醉医师就应进行术前评估、管理患者直至患者康复离院。重庆医科大学附属口腔医院口腔无痛治疗中心率先在 2015 年把 ERAS 理念逐步应用并发展到门诊儿童全麻口腔治疗的围麻醉期管理中,在确保安全的前提下,加快患儿的康复。

以患者作为各诊疗环节的核心,ERAS 突破传统理念,需要麻醉科和手术室之间协调配合,包括术前禁食时间、补液、麻醉方式的实施、术后镇痛模式的选择及用药等,具体针对每一个门诊儿童全麻口腔治疗病例,特别是比较复杂的,伴随有特殊疾病的患儿进行了多学科(口腔颌面外科医师、儿童口腔科医师、麻醉科医师及护理人员)共同合作,形成了多学科联合诊治模式(MDT),保障了患者安全,降低了医疗费用,提高了服务质量,同时顺应国家新医改政策,满足了科室发展的需求。我们在以下方面做了有益的探索。

(一)术前宣教

当患儿于门诊进行全身麻醉下治疗的预约时,麻醉医师就应对患者进行全麻的术前评估、病史采集、确定是否需要针对性的检查或检验项目以及制订麻醉方案(镇静治疗/全身麻醉),并进行术前宣教。此时,患儿以及家长充满了焦虑、恐惧,甚至有的家长比患儿更担心、疑虑的问题更多。通过实地参观、纸质以及多媒体资料的宣教方式来解答术前疑虑、缓解焦虑,利用现代互联网技术用于告知麻醉注意事项、相关并发症及解决方案等详细流程来减少焦虑。

(二)实验室检查的优化

通常在术前一天,患儿会来到诊室进行术前检查,不推荐做筛查式的术前检查,对于既往患有其他系统疾病的患儿在预约时需完成并随访。尽量采用针对性的检查,减少不必要的筛查或干预是 ERAS 所倡导的。

(三)麻醉前禁食观念的改变

将传统的 8~10h 禁食水时间改为“6-4-2”模式,同时建议家长在手术开始前两小时给予一些清饮料,来减少术前低血糖的发生以及患儿苏醒后因口渴、饥饿感而产生的苏醒期躁动。

(四)麻醉方法的改进

针对儿童复杂口腔科诊疗,全身麻醉下实施是针对长时间的、特殊儿童及各种严重口腔科恐惧孩子的最有效方法,是否进行经鼻气管插管一直是争论的焦点,我们依据 ERAS 的理念放弃常规进行经鼻气管插管的方法,而改用以喉罩通气道作为代表的声门上气道实施全身麻醉,以期达到精简术前检查,减少麻醉药物使用及术后并发症,缩短留院时间,提高手术流转效率。相比经鼻气管插管下的治疗,家长满意度及治疗效率得到了很大的提高。

针对成人复杂口腔科治疗,我们大量采用全凭静脉中度镇静的方法,术前准备少,对手术干扰小、术后苏醒迅速,解决了重度牙科恐惧症合并各系统疾病的中老年人,长时间手术严重咽反射等患者的要求。

(五)体温管理

术中低体温会造成诸多不良反应发生的同时还影响麻醉苏醒。术中体温管理也是 ERAS 理念中麻醉管理的重点之一,强调麻醉开始前的预保暖,术中对诊室温度、输液加温装置、加温毯以及体温探测器等都是需要配备的。同时可以预警严重并发症恶性高热的发生。

(六)预防术后恶心呕吐(PONV)

恶心呕吐是麻醉最常见并发症,而恶心呕吐风险因素包括:女性、非吸烟者、运动不良的历史、曾有术后恶心呕吐、使用阿片类药物。以上有2个或以上风险因素的手术患者应当采用多模式方式预防PONV。减少术后恶心呕吐的方法包括以下几种。

(1)制订适合的麻醉方案。

(2)选择不易引起恶心呕吐的麻醉药物。

(3)术后使用预防恶心呕吐的药物。如果出现PONV,应通过多模式方式进行治疗。

(七)手术后疼痛控制

ERAS成功的关键在于最小化术后疼痛,成功实施快速康复计划必须通过适当的麻醉和镇痛技术提供最佳的手术条件和最小化术后疼痛,从而出现最小化手术应激反应和促进术后康复。多模式镇痛就是联合应用不同镇痛机制的多种镇痛药物或采用机制不同的多种镇痛措施,以达到更好的镇痛效果,同时减少阿片类药物的用量,将不良反应降至最低。我们通常推荐使用非甾体类抗炎药物和弱阿片药物作为常用的全身麻醉下儿童复杂口腔科治疗术后疼痛控制的药物,为了减少术后疼痛的发生推荐以下多模式镇痛方案,手术中常规使用局部麻醉药物行组织浸润,术中可追加使用弱阿片药物盐酸纳布啡,术后可使用非甾体类抗炎药物(对乙酰氨基酚或者布洛芬)控制疼痛及发热。

(八)ERAS的未来

建立符合手术创伤应激的方案,自快速康复外科理论提出以来,不同研究中心针对不同手术及医疗条件提出了各自的ERAS方案且呈现增加趋势。今后,需要根据循证医学要求,针对不同手术创伤应激程度提出有差异的ERAS方案,同时从医疗为中心转变为以患者为中心评估。

ERAS理念的核心在于减少患者在围手术期因伤害性刺激造成的应激反应,个性化的舒适治疗方案以及多镇痛管理理念是我们的出发点。口腔治疗ERAS的管理不是单单依靠口腔科医师或者麻醉医师一己之力所能完成的,多学科以及舒适化团队的协作,以安全为底线的ERAS探索,最终受益者是广大的患者。

第九章　口腔各专科手术麻醉操作常规

口腔颌面部疾病大多位于呼吸道入口,围手术期呼吸道管理相对困难,另外患者中小儿老人居多,手术时间长,部分患者出血量大,所以麻醉实施与管理都有其特殊性,本章根据病种分别阐述。

第一节　唇腭裂手术麻醉

一、概述

唇腭裂患者以婴幼儿居多。唇腭裂畸形可导致患儿外观,进食,语言,听力等多项生理功能障碍,患儿各项生理功能都与成人差别甚大,选用适合的麻醉方法和监测手段,尽量保证患儿围手术期各项生命体征平稳,安全度过麻醉手术期。

二、麻醉前评估与准备

(1)婴幼儿现病史重点关注有无近期发生的上呼吸道感染,是否存在唇腭裂引起的吮吸困难、呛奶等症状。对于可疑呼吸道感染的患儿手术应延期至明确诊断;明确合并上呼吸道感染患儿至少应该在症状消失几日后再考虑重新安排手术。

(2)合并心脏疾病的患儿应观察询问其活动能力,通过心脏彩超了解心脏结构,血流情况,测算心脏功能。必要时请心脏专科医师会诊协助诊治。

(3)唇腭裂患儿常伴随颌面部发育异常导致插管困难。对于预计的困难气道,手术前应准备各种困难插管设备。

(4)术前禁食(表9-1)。

表9-1　ASA 指南推荐的术前禁食、禁饮时间

饮食种类	最短禁食禁饮时间	饮食种类	最短禁食禁饮时间
清饮	2 小时	动物乳	6 小时
母乳	4 小时	易消化的食物	6 小时
婴儿配方奶	6 小时	其他固体食物	8 小时

三、麻醉实施与管理

(1)对于小于 10 岁不易开放静脉通道的小儿患者适宜使用吸入麻醉诱导,常用七氟烷诱导,常用的吸入诱导方法包括 3 种:潮气量法诱导、肺活量法诱导和浓度递增法诱导。静脉诱导适用于已开放静脉通道的患儿及成人。

(2)常用口腔异形气管导管或加强型气管导管经口明视插管(表9-2)。

表 9-2　气管导管型号选择参考

年龄	导管型号	年龄	导管型号
早产儿	2.5	8～12 个月	4.0
足月新生儿	3.0	18～24 个月	4.5
2～8 个月	3.5	＞24 个月	4＋年龄/4

（3）对于同时合并完全性唇裂、腭裂、牙槽突裂的患儿其裂隙较宽，插管时喉镜片凸缘叶易嵌入左侧牙槽裂隙导致声门暴露困难。可在裂隙处填充纱布或尽量在插管时避开裂隙。

（4）唇腭裂手术对麻醉的要求是镇静镇痛完善，抑制不良反射，对肌松要求不高。麻醉维持可常规使用吸入麻醉维持，静脉麻醉维持或静-吸复合麻醉维持。

（5）唇腭裂患儿术中输液标准如下：手术第 1 小时 10～15mL/kg，随后每小时用量为基础需要量 2～4mL/kg 加上创伤需要量 2～4mL/kg。术后输液量取决于每日需要量，术中液体负平衡的程度以及手术创伤引起的继续损失量（表 9-3）。

表 9-3　小儿每日输液需要量

体重	每日输液需要量
＜10kg	100mL/kg
10～20kg	1000mL＋50mL/kg（超过 10kg，每 kg 增加量）
＞20kg	1500mL＋20mL/kg（超过 20kg，每 kg 增加量）

（6）唇腭裂术后口咽部创面组织水肿及舌后坠易造成急性气道梗阻，应严格掌握苏醒拔管指征，只有在患儿清醒，保护性反射恢复后方可拔管。

（7）腭裂手术后，尽量减少经鼻或口做口咽部吸引，也不主张放置口咽通气道，以免损伤手术缝合部位。对于有气道梗阻风险的患儿可在其舌部用一缝线悬吊，预防舌后坠。

第二节　口腔正颌外科手术麻醉

一、概述

正颌外科手术是通过精确的手术设计，对颌骨各种形式的截骨、移动、固定使之达到一个正常或理想的位置，从而改善患者颜面外形与功能。正颌手术麻醉具有如下特点。

（1）呼吸道管理困难。

（2）出血量大，不易止血。

（3）面部先天性畸形可伴发多种畸形。

（4）双颌畸形伴颞下颌关节强直手术、颅颌面畸形整形等手术时间长、创伤大。后者患者常合并颅内高压和心脏畸形而使麻醉处理复杂化。

二、麻醉前评估与准备

除常规术前访视外，还应注意。

（1）特别询问有无并发其他先天性畸形。

（2）对可能存在困难插管的患者重点检查评估插管难度。对已完成术前正畸治疗及术后可能采取颌间结扎固定的病例，还要仔细检查锁槽是否松动、脱落；如有可摘义齿，应取出。

（3）估计术中出血量大的术前备血。

三、麻醉实施与管理

（1）术前用药术前紧张的患者给予安定类镇静，进入手术室后静脉推注抗胆碱能药物。

（2）体位可呈头高脚低位，头部可依手术操作要求自由转动。

（3）常规监测出血量大的选择性增加中心静脉压、有创动脉压及尿量监测。

（4）气管插管。

①没有插管困难的患者选择鼻腔插管，导管选用特制的 Rae 式气管导管，其后端呈 V 形弯向额部；也可选用内带金属螺旋丝的导管。术中不需安置头架，方便手术操作。插管前可用麻黄碱滴鼻液收缩鼻腔血管，加温软化导管，涂抹润滑剂，预防鼻腔黏膜损伤。

②估计会出现困难插管的患者，则选择盲探插管、纤维光导喉镜、逆行引导插管等其他插管方法。插管前鼻腔、口咽部应作好充分局麻。

插管后，外端使用胶带妥善固定，以防止术中不断改变头位及手术操作导致导管从气管内脱出。另外，注意保护鼻腔、口角因压迫、牵拉损伤，可涂抹金霉素眼膏预防。

（5）麻醉诱导。

①没有困难插管的患者选择快诱导插管。

②估计有插管困难患者，可在充分表面麻醉基础上，给予适量镇静镇痛药物于纤维支气管镜或光导软镜引导下插管。

（6）麻醉维持及管理。

①无论选择静脉、吸入或静吸复合麻醉，依据麻醉医师习惯均可。

②多数患者均需控制性降压。但需注意的是，只要出血量不大，不影响手术操作，应该维持在尽量高的血压，且在主要步骤结束，止血前需及时复压，利于外科医师彻底止血，消除潜在出血点。

③术中时刻警惕呼吸道问题，包括气管导管脱出、压迫、意外切断、漏气。

④估计出血量大或手术时间超过 4 小时的患者均需导尿，计算出入量，一般术中排尿量应维持不少于 $0.5\sim1.0\mathrm{mL/(kg \cdot h)}$ 水平。

⑤谨防手术操作诱发不良神经反射，如 LeFort Ⅲ 型手术可能导致眼心反射。

⑥液体管理：手术中输液量应该根据血压、尿量等检测项目、手术情况综合考虑。当血红蛋白 $70\sim100\mathrm{g/L}$，根据患者心肺代偿功能、有无代谢率增高及有无活动性出血等因素决定是否输红细胞。血红蛋白 $<70\mathrm{g/L}$ 均应该输红细胞

（7）拔管。

拔管指征包括以下几方面。

①正常生理反射(如呛咳、吞咽反射)恢复。

②呼之能应,能完成简单指令,如睁眼,抬手。

③潮气量及呼吸次数恢复正常。

⑤呼吸规则、平稳,断氧呼吸 5 分钟氧饱和度在 95％以上。

⑥有条件可测 TOF＞0.7。

在拔管前应慎重选择拔管时机、如果预料到拔管后可能发生气道阻塞,做好重建通气道的各种准备。

第三节　颞下颌关节手术麻醉

颞下颌关节疾病主要累及颞下颌关节和(或)咀嚼肌系统,引起关节疼痛、弹响及张口受限等症状。临床常见颞下颌关节疾病中,颞下颌关节紊乱病以保守治疗为主,关节强直通常需要手术治疗,关节脱位依据性质不同,治疗方法也不同。

一、颞下颌关节强直

(一)概述

颞下颌关节强直患者最典型的症状是张口困难,发生在儿童时期的双侧关节强直,随年龄增长,形成特殊的小颌畸形面容。这些特殊的体征均可导致麻醉过程中出现插管困难甚至面罩通气困难。

(二)麻醉前评估与准备

1.评估气道情况

除常规头颈部检查外,尤其注意患者是否存在小颌畸形,睡眠时是否存在严重打鼾或憋醒,从而进一步判断麻醉中可能出现的面罩通气和(或)插管困难。

2.全身营养情况

此类患者由于张口困难,可能伴有发育差,全身营养不良,术前应尽可能纠正贫血、低蛋白血症等,必要时可下胃管。

3.术前用药

伴有严重打鼾或阻塞性睡眠呼吸暂停综合征的患者,可常规使用抗胆碱药物,禁用镇静镇痛药,以免导致危及生命的上呼吸道梗阻。

(三)麻醉实施与管理

(1)插管路径。患者存在张口困难,仅能选择经鼻插管。

(2)无上呼吸道梗阻。可常规麻醉诱导,经鼻纤支镜插管。

(3)有上呼吸道梗阻。通常采用表面麻醉下清醒纤维支气管镜插管。小儿或不配合的患者,可视情况给予镇静,注意维持呼吸道通畅。此类患者手术结束后,需待完全清醒后方能拔除气管导管。

(4)关节手术属深部组织手术,手术时间长,刺激强度大,对镇静镇痛要求高。

(5)如同期开展正颌手术,注意出入量,必要时做血气分析。

二、颞下颌关节脱位

(一)概述

根据脱位的性质可分为以下几种。

(1)急性前脱位。

(2)复发性脱位。

(3)陈旧性脱位。前两者常规手法复位治疗,后者以手术治疗为主。

(二)麻醉前评估与准备

关节脱位通常以急诊形式出现,除常规评估与准备外,尤其注意禁食禁饮情况。

(三)麻醉实施与管理

1.不插管全麻

适用于常规手法复位失败者。可配合短效全麻药如丙泊酚加琥珀胆碱,在肌松良好的情况下,再次尝试手法复位。因未插管没有气道保护,需密切观察患者的氧合情况,及时面罩通气给氧。

2.插管全麻

适用于以上方法失败,需接受手术治疗的患者。常规麻醉诱导,选择经鼻插管,以免拔管时再次脱位。

第四节　口腔头颈肿瘤手术麻醉

口腔头颈肿瘤很多会影响气道,造成困难气道,本章不再讲述。口腔头颈肿瘤手术的麻醉很大一部分需要经鼻腔插管建立气道,主要原因是经口腔的气管导管会影响手术的操作,阻挡手术医师的视线,当然也有不需要甚至不能经鼻腔插管的手术,以下将根据手术类型逐一讲述其麻醉要点。

一、上颌骨切除术

(一)概述

上颌骨切除术依据其切除范围可分为单侧上颌骨部分切除术、次全切除术、全切术、扩大切除术及双侧上颌骨切除术。由于上颌骨供血极其丰富,切除范围越大,出血量越大,术中须控制性降压。鼻腔插管入路经由上颌骨,故行上颌骨切除术时需仔细考虑气管插管路径。

(二)麻醉前评估与准备

除常规评估与准备外,以下需注意。

(1)基础疾病控制稳定,如高血压应相对严格控制,以减少术中出血。

(2)评估插管难度与路径。

①上颌骨外生性巨大肿物可能导致插管困难,可根据困难气道处理流程进行评估准备。

②单侧上颌骨切除术可经对侧鼻腔插管,双侧上颌骨切除需经口腔插管。

(3)麻醉前可适当补液扩容。

（三）麻醉实施与管理

（1）手术开始前快速扩容。该类手术从切皮到进行上颌骨切除这段时间很短，很难在这段时间中将大量液体补入患者体内，可以在患者入室后立即着手扩容，晶胶体均可，老年患者需注意补液速度。

（2）上颌骨离断前须控制性降压。一般情况下可将患者平均动脉压控制在 60mmHg 左右，不低于 55mmHg，心脑血管疾病患者及老年患者血压降低不超过其基础值的 30%。

（3）上颌骨离断后止血期间应将血压升至基础值，以确保止血完全，一般情况下该手术无需输血，血色素低于 70g/L 应静脉输注红细胞悬液。

（4）上颌骨切除术对术后通气影响较小，一般可正常拔管，拔管前后应仔细吸净咽腔。

二、唾液腺包块及腺体切除术

（一）概述

唾液腺手术主要包括舌下腺、下颌下腺和腮腺手术。

（二）麻醉前评估与准备

可适当予以抑制腺体分泌药物，减少术中、术后口腔内分泌物，但并非必需。

（三）麻醉实施与管理

（1）除舌下腺为口内切口，其余两种手术均为口外手术，故下颌下腺与腮腺手术并非一定经鼻腔插管，但经鼻插管便于外科医师操作。

（2）舌下腺手术会导致术后口底肿胀，术中可予激素，减轻术后水肿，减小术后气道风险。

（3）唾液腺刺激会导致口腔分泌物增加且黏稠，拔管前务必吸净。

三、颈部淋巴清扫术

（一）概述

颈部淋巴清扫术的手术范围较广（上至下颌下腺，下达锁骨上，深面到颈鞘，开颈鞘，切除该段颈内静脉），但手术刺激不大，一般情况下出血不多。

（二）麻醉前评估与准备

常规评估与准备，即使双侧颈部淋巴清扫术，因会保留一侧颈内静脉，术后出现头面部静脉回流不畅可能性小，术前不再特殊准备。

（三）麻醉实施与管理

切开颈鞘分离颈内静脉并切除时，可能会触及颈动脉窦，引起心率减慢、血压降低，需及时提醒外科医师，远离该区域。

四、带血管组织瓣口腔头颈部缺损移植修复术

（一）概述

最常使用的带血管组织瓣有前臂瓣、股前外侧皮瓣、斜方肌瓣和腓骨瓣，该类手术创面大，但疼痛刺激不大，出血通常不多。

(二)麻醉前评估与准备

常规麻醉前评估与准备。

(三)麻醉实施与管理

(1)手术全程通常无需控制性降压。

(2)血管吻合时先动脉后静脉,在动脉吻合结束后需将血压升至基础值,帮助组织瓣恢复灌注,协助外科医师判断动脉吻合是否成功。

(3)口内修复的组织瓣缝合结束后,需判断其是否会影响气道,以决定拔管方式(完全拔除、留鼻咽通气道或行气管切开)。

(4)术中一般不使用止血药。

五、颞下凹巨大包块及口腔头颈部巨大血管瘤切除术

(一)概述

该类手术通常出血量巨大,时常合并困难气道。

(二)麻醉前评估与准备

(1)术前通常需行血管栓塞术,以减少术中出血。

(2)评估困难气道,制订插管方案。

(3)入室后快速大量补液。

(三)麻醉实施与管理

(1)手术开始前快速补液。

(2)包块切除期间全程控制性降压。

(3)监测血色素、电解质、尿量。

(4)血色素低于 70g/L 应静脉输注红细胞悬液。

第五节　口腔美容科手术麻醉

一、概述

美容医学技术的特点决定,美容医学技术和其他临床医学比较,是锦上添花的技术,更应该将安全放在第一位。美容手术一般放在门诊手术室完成,其麻醉具有门诊麻醉的特点。

二、麻醉前评估与准备

(一)术前评估

口腔美容科手术术前评估内容同常规术前评估内容。但有以下情况者不适宜行美容手术。

(1)病情不稳定的 ASAⅢ级患者及 ASAⅣ级患者。

(2)未经控制的高血压患者。

（3）近期（6个月）以内发生过心梗的患者。

（4）合并上呼吸道感染的患者。

（5）妊娠期患者。

（二）术前准备

（1）对患者生理及心理情况进行评估。

（2）制订麻醉计划书并告知患者。

（3）签署知情同意书。

（4）术前禁食、禁饮：术前2小时禁饮，至少6小时禁食固体食物及奶类液体。

（5）麻醉及抢救药物及设备、器械的准备。

三、麻醉实施与管理

（一）麻醉实施

口腔美容手术的麻醉多采用局部麻醉或复合麻醉（全身麻醉符合局部麻醉）。

（1）镇静镇痛术复合局部麻醉：适用于手术刺激较小、局部麻醉效果较好的手术。

（2）不插管全身麻醉复合局部麻醉：适用于头面部软组织整形手术及术中需要患者必要时清醒的手术或对局部麻醉恐惧的患者。

（3）气管插管全身麻醉：适用于如面部轮廓整形等手术出血较多，呼吸道不易保持通畅，或时间较长的手术。

（二）麻醉后护理

麻醉后待患者清醒后应送至PACU监护至患者完全清醒后由可承担责任的成人陪伴离院。

第六节　手术室外麻醉

一、口腔门诊镇静及监护

（一）概述

虽然绝大部分口腔门诊操作无明显疼痛，但口腔门诊患者90%以上有牙科恐惧症，有部分患者甚至难以克服，故镇静确有必要；老年患者的增多并伴随各种基础疾病，也使得门诊监护越来越受到重视。

（二）麻醉前评估与准备

1.评估

（1）需镇静及监护患者多为行拔牙、种植牙及活检、小包块切除等刺激小、创伤小的操作，以及部分牙科恐惧症的患者，均按照全身麻醉进行评估，但不需全套术前常规检查，可根据基础疾病及手术操作要求行针对性检查。

（2）基础疾病控制稳定期者无需限制，对于有心血管疾病患者，可参见《2014ACC/AHA非心脏手术围手术期心血管评估与治疗指南》进行评估，详见循环系统麻醉前评估章节。

（3）门诊手术属于低危手术，只需根据指南评估至前三步。

（4）对于活动性心脏疾病，根据患者心功能及症状再行判断。

2.准备

（1）口腔操作多需患者配合，镇静不宜过深，故无需严格禁饮禁食。

（2）有基础疾病需用药控制者应照常用药。

（三）麻醉实施与管理

（1）常规心电监护。

（2）镇静。可选用吸入或静脉药物。

①吸入常用笑气，浓度30％～70％，优点是无创，缺点是污染空气。

②静脉可选用咪达唑仑、右美托咪定辅以非阿片类镇痛药或少量阿片类镇痛药，可根据操作时长来选择，可能会伴有头晕、恶心呕吐症状。

③血压过高患者可予以适量降压药。

（3）患者无明显不适后在家属陪护下离院。

二、口腔门诊全身麻醉

（一）概述

口腔门诊全身麻醉多应用于局部麻醉不能满足手术需要、患者要求及患者完全不能配合（如小儿、智力障碍者）的门诊手术。

（二）麻醉前评估与准备

麻醉前评估与准备与常规全身麻醉一致。

（三）麻醉实施与管理

分为不插管全麻和插管全麻。

（1）不插管全麻。

①静脉全麻：常与局部麻醉联合，保留自主呼吸，用于刺激较小的头面手术，不主张用于口腔内手术，出血及口腔操作易引起上气道梗阻及误吸。常用异丙酚、右美托咪定、咪达唑仑辅以小剂量阿片类镇痛药，氯胺酮也是上选。

②吸入全麻：以七氟烷为主，可达到较深的麻醉深度并保留自主呼吸，缺点是需持续吸入才能维持深度并且污染空气，可待患者呼出气七氟烷浓度稳定后行短小口内手术，如小儿舌系带切开术，术中需注意舌后坠引起的上气道梗阻。

③插喉罩全麻：适用于需较深麻醉深度且需气道保护的患者，但不适于需头颈大幅度摆动的及口腔内的操作。静脉、吸入维持均可，可保留自主呼吸。

（2）插管全麻。适用于刺激较大及口腔内操作需气道保护的患者，药物应用与常规全身麻醉一致。

（3）术后至麻醉复苏室监护，待患者意识完全清醒，无头晕、恶心呕吐后，由家属陪护离院，鼓励尽早恢复正常饮食。

第七节 急诊手术麻醉

一、概述

口腔颌面部由于解剖功能上的特点,可因感染、出血和创伤造成误吸或窒息。口腔颌面部组织感染形成的脓肿和创伤后的水肿、血肿和组织移位,还可阻塞呼吸道使气管插管困难。

二、麻醉前评估与准备

除常规评估与准备外,急诊手术还需要注意。

(1)向患者及家属详细询问感染或创伤的经过,做过哪些检查及结果。

(2)口腔颌面创伤患者应充分了解全身和局部情况,确诊有无并存复合性外伤,尤其是合并颅脑损伤。

(3)评估插管难度口腔颌面部间隙感染患者是否有张口困难和呼吸困难,通过 CT 检查可判断患者有无咽腔狭窄和气管受压;口腔颌面部创伤患者可能因创伤出现口腔内出血、血肿、水肿和组织移位而使气管插管困难。

(4)由于口腔颌面部血液循环丰富,应评估患者有无因创伤出血引起的失血性休克,麻醉前应充分补液,纠正休克。

三、麻醉实施与管理

(1)对于口腔颌面部急诊手术患者,应立即准备好吸引器、吸痰管、清理患者口腔内的分泌物和血液,维持呼吸道通畅。

(2)急诊患者可能存在饱胃,麻醉诱导时应按饱胃处理,防止呕吐或误吸。

(3)根据麻醉前评估的插管难度,选择快诱导插管,清醒经鼻或经口气管内插管。

(4)对于口腔颌面部创伤或感染严重的患者,口底、舌根、下颌下及颈部软组织极度肿胀或患者口内正在紧急出血,同时伴有急性上呼吸道梗阻且插管困难或意识丧失的患者,应立即行气管切开。

(5)对于口腔颌面创伤急诊患者,一般失血量较多,严重者已进入失血性休克状态,术中应充分补液,补充血容量,必要时输血治疗。

(6)术后根据患者感染或创伤对通气的影响,决定拔出气管导管、保留口鼻咽通气道或作气管切开。

第十章 口腔门诊常用麻醉方法的监测

任何手术麻醉,临床医师都应保持清醒的头脑,随时监测患者生命体征变化的情况。美国麻醉医师协会(ASA)多次强调麻醉医师应保持谨慎的行动或态度,连续监视麻醉中可能出现的危险或预测相应的困难。现今,虽有众多技术和医疗设备可用于监测呼吸系统和循环系统的功能,但在外科麻醉干预下,使用视觉、听觉和触觉等感官去感受患者各种生理参数的改变,评估患者的情况仍非常重要,当然,这需要麻醉医师在麻醉和复苏期间近距离的接触患者。如果临床医师不知道口腔门诊常用麻醉监测方法其固有的局限性或者无法接受、判断和处理设备提供的异常信息,监测就会失去价值。

为了鼓励麻醉期间提高对患者的护理质量,美国麻醉医师学会(ASA)2010 年提出了"基础麻醉监测标准"。该标准可作为开放气道时的评判指标,更多的适合于口腔门诊手术的麻醉。我们借用该标准来阐述监测的普适标准。

第一节 口腔门诊麻醉期间患者监测的方法

具体来说,监测的目的是为了反馈麻醉/镇静下,口腔治疗时身体重要脏器的功能变化,识别麻醉水平(表 10-1)和快速、准确地预见或诊断有害的氧合变化,避免患者通气或循环受损,表 10-2 列出了在门诊麻醉时的心肺监测方法。无法通过视觉、听觉和触觉等感官获得的信息可以通过电子显示器来提供。体表温度监控对预警患者暴露在某些诱发药物比如挥发性气体麻醉药物和琥珀酰胆碱下出现恶性高热,以及长时间治疗的情况下有重要作用。

表 10-1 镇静/镇痛和全身麻醉水平的区别

	反应性	气道	自主呼吸	心血管功能
最小镇静(焦虑)	正常的语言刺激	不影响	不影响	不影响
中度镇静/镇痛(有意识的镇静)	有目的的口头或触觉刺激	不需要干预	保留	能够保持
深度镇静/镇痛有目的的重复或疼痛刺激可能需要干预可能抑制	能够保持			
全身麻醉	无反应	必须干预	不能保留	可能受损

＊镇静是一个连续性过程,由于个体差异,可能不完全遵循这些人为的分级

＊疼痛刺激引起的撤退反应不能被认为是有目的的响应

表 10-2　门诊麻醉的项目和基本监测方法

项目	基本监测方法
氧合——血液和组织中的氧含量	视觉观察血液、皮肤和黏膜的颜色脉搏氧饱和度
通气——肺泡和环境之间的气体运动	目视检查胸廓活动度、呼吸梗阻的症状、呼吸皮囊的运动 听诊器听诊(鼾声、啰音或没有呼吸音)呼吸末二氧化碳图
循环——氧气在血液中运输	颈动脉脉搏触诊心电图-心率及心律无创血压

一、直接观察法

(一)直接可视化证据

直接观察患者皮肤和血液的颜色、胸壁的运动、呼吸皮囊的动度是评估通气最直观的方法。呼吸的频率、协调性和节律等迹象是反映通气正常与否的重要指标,即使是宽松的衣服或口腔科治疗巾的遮挡也并不妨碍这些指标的观察。正常的呼吸是一个渐进的运动过程,包括胸壁扩张和腹肌牵拉,而这些都隐藏在膈肌的下降和腹部的膨隆所形成的胸腔负压之后。口腔门诊常见的麻醉/镇静治疗中或后最容易出现的呼吸问题就是呼吸道梗阻或者呼吸抑制,比如出现上呼吸道阻塞时尝试吸气,具体为胸壁的塌陷,胸骨收缩,腹部的突出。当吸气时胸骨上窝、锁骨上窝、肋间隙出现明显凹陷通常被称为"三凹征",是由于上部气道部分梗阻所致吸气性呼吸困难。此时亦可伴有干咳及高调吸气性喉鸣。常见于喉部、气管、大支气管的狭窄和阻塞,此时应警惕口腔治疗时医源性用物吸入造成的呼吸道异物而引起的窒息。当实施麻醉/镇静时,如出现发绀、呼吸减弱等上呼吸道阻塞的症状,应密切观察患者的唇色和呼吸动度。判断麻醉深度,也可直接观察患者的面部和肢体运动,出现面部肌肉运动、流泪、四肢摆动或肌紧张均可提示麻醉不足和/或存在疼痛的刺激。浅镇静下,与患者交谈或听到其打嗝可表明通气顺畅。

低血糖是口腔门诊最常见局麻并发症之一,可直观地观察到患者面色苍白,大汗淋漓,较清醒的患者可诉心慌、头晕、四肢无力等,麻醉护理团队的人员应及时进行语言安慰和对症处理。而另一并发症局麻药过敏可在裸露的皮肤上观察到稍隆起于皮面的苍白色或红色的局限性水肿,称为荨麻疹。

(二)呼吸道听诊

听诊前应先检查听诊器是否完整,耳件弯曲方向是否适当以及管道是否通畅或有无破裂漏气,听诊器前端应放置于气管前或两肺上部。当空气以足够快的速度移动或通过一个狭窄的腔,或两者兼而有之时,可在上呼吸道听到明显的噪声,类似于杂音。使用气管前听诊可听到空气的运动或上呼吸道分泌物的存在。

(三)心脏听诊

临床医师通过听诊可获得心率、心律、心音变化和杂音等多种信息,从而可对患者的循环功能作出粗略的判断。

正常成人心率范围 60～100 次/min,<3 岁的儿童多在 100 次/min 以上。部分人群(诸如重体力劳动者和体育运动员)心率会低于正常的低值,但对循环功能和脏器灌注无明显影响。听诊主

要是判断第一和第二心音,其所能发现的心律失常最常见的有期前收缩(其来源难以区分,可形成联律)和心房颤动(表现为绝对不规则的心音和第一心音的强弱及快慢不等),窦性心律不齐一般无临床意义。当听诊出现杂音则考虑存在器质性的改变,需进一步检查评估,门诊麻醉风险较大。

动脉触诊中浅表动脉(常用桡动脉)的触诊是评估循环最简单直接的一种方法。以示指、中指和无名指指腹平放于搏动最明显处,注意脉率、节律、紧张度和动脉壁的弹性及强弱,两侧均需触诊用以对比。

当患者有房颤时,可发现脉率明显慢于心率。口腔门诊麻醉手术时,由于受手术区域的影响,头面部无法触及。故还可通过桡动脉触诊时感受患者的皮温,及时发现麻醉中可能出现的发热或低体温。

二、脉搏血氧饱和度监测

氧气在血液中存在的三种形式:气态氧、液态氧(气态的和溶解的仍处于平衡状态)和氧合血红蛋白。在动脉血压张力下,气态氧能够通过跨细胞膜扩散来满足代谢需求,且能够立即被血红蛋白释放出来的氧气所取代。脉搏血氧计是根据血液中氧合血红蛋白(HbO_2)和还原血红蛋白(Hb)的吸收光谱特性,采用血液容积记录法设计,能够连续的显示容积,记录振幅,无创监测心率、血氧饱和度和评估动脉血氧饱和度(血液中的氧合血红蛋白和有功能的血红蛋白的比率,即SaO_2)。

完全凭借血液运输足够的气态氧或足够的液态氧来满足新陈代谢的需要是不可能的。红细胞中血红蛋白的作用就是可以临时储存大量的氧气。第一个氧分子和血红蛋白的结合是困难的,但是一旦结合成功,它就增加了后续其他分子的亲和力,以促进与其他分子的结合,直到四个氧分子均和血红蛋白结合。反过来也一样,很难完全解离血红蛋白分子释放第一个氧分子,但一旦释放,就可促进其他氧分子的释放。这种生化现象可产生经典的"类乙状结肠"形状的氧合血红蛋白解离曲线。动脉血液中的氧分压(张力)可以通过氧合血红蛋白的解离曲线来评估。观察曲线可确定,曲线的快速下降点和严重的改变会发生在90%的饱和度时,其相应的PaO_2为60mmHg,随后饱和度会迅速降低。

血氧仪的功能包括分光光度计和体积描记器。探针通常放在一个数置,反映两个不同波长的光:红色(660mn)和红外(940mn)。与还原血红蛋白相比,氧合血红蛋白吸收更多的红外和更少的红色光线。光电探测器可检测出在血液搏动(动脉)时所吸收的不同的光波,并将它用复杂的算法转换为百分比数。"正常"SPO_2约是95%,可推断出PaO_2为80mmHg。常用的氧气浓度相关术语如PaO_2、SaO_2和SPO_2。

氧气浓度相关术语

PaO_2——动脉血液中的氧气分压
SaO_2——动脉血液中血红蛋白的氧饱和度,表示血液中的氧合血红蛋白和有功能的血红蛋白的比率
SPO_2—通过脉搏血氧计测量出的血红蛋白的氧饱和度

三、呼气末二氧化碳监测

呼气末二氧化碳（$ETCO_2$）监测是一种无创监测技术，其价值在于清晰的重复出现的波形显示，可确保二氧化碳的呼出和开放气道时通气的通畅。呼出气体中产生和测量的二氧化碳意味着机体中存在细胞持续的新陈代谢，流动血液中的二氧化碳扩散，循环运输到肺部进行的肺泡气体交换。目前采用的监测呼气末二氧化碳的仪器有红外线 CO_2 分析仪和质谱仪，口腔门诊常用的是第一种，其又可分为两种采样技术。一种是使用采样导管连接于呼吸回路中，连续抽取气样，送入红外线测定室进行分析，并在显示器上以数字和波形显示。另一种是将传感器直接放置于气管导管和呼吸回路的 Y 形接头之间，每次呼吸时，气体从其中流过，分析仪经传感器除测定呼吸气中的 CO_2 含量外，还可测定潮气量、分钟通气量和呼吸频率。

呼气末二氧化碳图提供了一个连续的呼气末 CO_2 分压的测量波形，并已成为正确的气管内导管位置验证的金标准，是目前最敏感的通气测量方法。为了使 CO_2 出现在呼气过程中，有三个重要的生理功能必须保持完好，即肺泡通气、呼吸膜有利于扩散和心血管系统功能良好。目前口腔门诊镇静方法大部分情况是保留自主呼吸的开放性气道，而样品气流在开放气道病例中容易出现误差，其原因包括房间空气或辅助供氧造成样品的稀释或鼻塞患者二氧化碳缺失或患者通过口呼吸。总的来说，测定的呼气末 CO_2 可以比正常的 $PaCO_2$（$<40mmHg$）少 $5\sim10mmHg$。在开放性气道中，一定要注意观察患者胸廓的起伏或呼吸皮囊的动度，深而快的呼吸存在比呼气末二氧化碳数值更有价值。

AB——呼气开始，从解剖死腔来源的空气被呼出。

BC——呼出 CO_2 的浓度快速上升，大量的二氧化碳气体从肺泡中转移到解剖死腔。

CD——肺泡的稳定时期，混合肺泡气体被呼出。

D 端 CO_2 峰值——CO_2 浓度最高，在潮气量的呼气末发生。此值反映了最准确的肺泡二氧化碳的量。

DE——吸气的开始，新鲜气体迅速取代二氧化碳。

在二氧化碳描记图中可以直观地看出呼吸变化的几种可能。

(1)波形突然丧失。呼吸暂停、喉痉挛、导管脱落或折断、心脏骤停。

(2)波形高度降低。呼气部分障碍，镇静导致的低通气。

(3)波形高度的增加。长时间肺换气不足引起 CO_2 蓄积，可能有气道阻塞。

(4)波形的频率增加。呼吸急促。

(5)波形的频率降低。呼吸过缓。

(6)BC 倾斜度降低。支气管痉挛—"鱼翅"现象的出现。

(7)DC 倾斜度降低。慢的潮式呼吸。

四、心电图监测

心电图是心脏每一个心动周期所产生的电活动变化在体表的标记，以波形显示。每一波段均有统一的名称，对应心电活动的各个时期。正常的心电活动始于窦房结，兴奋循节间束、房室结、希氏束、左右束支和普肯耶纤维传递到心室。成人的正常心率范围 $60\sim100$ 次/min，最近研究表明正常心率的最小值可降至 55 次/min，<55 次/min 为窦性心动过缓，>100 次/min 为心动过速。心电图对了解心脏的节律变化和传导情况有肯定价值，是临床最基本的监测手段之一。对于器质性心脏病患者心电图有较大的参考意义，当然也可通过其他的监测途径来佐证其真实性。如心肌缺血性收缩和泵血均可通过脉搏血氧饱和度监测，外周动脉触诊和二氧化碳监测来假定和验证。

心电图导联是将电极放置于人体的不同位置，并与心电图机的电流计的正负极相连来记录心电图，电极位置和连接方法不同可组成不同的导联。肢体导联电极通常放置在右手臂、左手臂和左腿上。Ⅱ导联（右臂负极、左腿正极）可在胸部最近似的模仿出心脏的正常方向。手腕电极在口腔门诊比较常见，为Ⅲ导联的优点导联的监测（左臂正极、右臂负极），无法监测Ⅱ导联。

口腔门诊麻醉时应密切注意两类患者：老年人和儿童。因其不同的生理情况，心电图有不同的表现。儿童心电图的特点具体归纳如下。

（1）儿童心率较快，P－R 间期较短。

（2）P 波时限稍短（<0.9s）。

（3）儿童 T 波变异较大，新生儿期 T 波常出现低平、倒置。

老年患者常合并高血压、冠心病及心律失常等器质性疾病，心电图各波段有不同的变化。高血压的心电图可见左心室肥大劳损的表现：QRS 波群电压增高，时间延长（0.10～0.11s，一般 <0.12s）；额面心电轴左偏；ST－T 改变（R 波为主的导联 ST 可呈下斜形压低达 0.05mV 以上，T 波低平、双向或倒置；S 波为主的导联则可见直立的 T 波）。

冠心病又称缺血性心脏病，口腔门诊的冠心病患者常为无症状型或冠脉安置支架术后或陈旧期。无症状型患者心电图可表现为 ST 段压低，T 波减低、变平或倒置等；后两种患者静息时约半数的心电图在正常范围，也可能有陈旧性心肌梗死的改变或非特异性 ST 段和 T 波异常（ST 段和 T 波恢复正常或 T 波持续倒置、低平，趋于恒定不变，残留坏死的 Q 波），有时也出现房室或束支传导阻滞或室性、房性期前收缩等心律失常。麻醉中应密切观察，警惕无症状型患者心梗早期（发作数分钟）急性发作，其心电图改变为：高大的 T 波；迅速出现 ST 段斜形抬高，与高耸直立 T 波相连；QRS 振幅增高，并轻度增宽，但未出现异常 Q 波。特别值得一提的是，坏死型的 Q 波、损伤型的 ST 段抬高和缺血型的 T 波倒置可同时存在于心梗急性期（梗死后数小时或数日，可持续数周）。

Ⅱ导联的优点

P 波有最大的振幅，因此很容易识别
P 波的变化很容易注意到
上行的复合的 QRS 波、易识别的 T 波
心脏传导阻滞的最佳识别
心律失常的最佳识别（R－R 周期，QRS 波形态）

门诊较常见的心律失常为房颤，其有较高的发生体循环栓塞的危险，心室率超过 150 次/min，患者可发生心绞痛与充血性心力衰竭。因此，门诊麻醉时心电图的监测尤为重要。其心电图特点为：P 波消失，代之以不规则的 f 波，频率约为 350～600 次/min；P－R 间期绝对不规则，心室率通常在 100～160 次/min；QRS 波群形态基本正常，伴有室内差异性传导，其波群增宽变形，形似室性早搏。

期前收缩的心电图特点如表 10-3 所示。

表 10-3　各种期前收缩的心电图特点

	P 波	波群形态	代偿间歇
室性早搏	无或无相关性	QRS 宽大畸形,时限>0.12s,T 波与 QRS 主波方向相反	完全
房性早搏	异位 P 波,形态与正常不同	P-R 间期>0.12s	不完全(小于)
交界性早搏	无	逆行 P 波,可发生于 QRS 波群之前或之后,或与 QRS 重叠	完全

＊完全性代偿间歇为期前收缩前后的两个窦性 P 波间距等于正常 P-P 间距的 2 倍

五、血压监测

动脉血压由收缩压(SBP)、舒张压(DBP)和脉压三部分组成,能较确切地反映患者的心血管功能。SBP 主要代表心肌收缩力和心排血量,是维持脏器血流供应的基础;DBP 主要与冠状动脉供血有关;脉压代表每搏量和血容量,正常值为 30~40mmHg。

口腔门诊患者多为 ASAⅡ~Ⅲ级,常采用的血压测量法是间接测量法,即用人工或自动充气加压袖带间接的测量血压。血压计有汞柱式、弹簧式和电子血压计,常用的是汞柱式,其黄金配置规格是听诊器和袖带连接在一个特定的可从底层升高到明确高度的圆柱形水银柱体下端,但多种因素尤其是周围动脉舒缩变化可限制它们的使用。通常袖带放置于手臂上端,其下缘在肘窝以上约 3cm,中央位于肱动脉表面,听诊器胸件置于搏动处,肘部接近心脏的水平。袖带充气至听诊器不再明显听见肱动脉脉搏声时,再慢慢放气,当收缩压到适当数值时,可听见血液流动变成湍流时所产生的柯氏音。声音的出现预示着收缩压值,声音的逐渐消失提供了舒张压的近似值。袖带的宽度应包括上臂总长度的 2/3,或约 40% 的手臂的周长。电子血压计因其小巧携带方便,故在临床上应用也较普遍,其测量原理是利用传感器和电子线路把柯氏音检测出来,并自动测量出第一相和第四相的袖带压强即收缩压和舒张压。血压测量前应要求被检者半小时内禁烟,并在安静的环境下休息 5~10min,取仰卧或坐位。迄今为止高血压的定义仍在参照 WHO/ISH 指南(1999)公布的中国高血压防治指南的新标准,规定如下(表 10-4)。

测量时间间隔常规设置为 5min。在镇静处理中由于压力的显著波动是罕见的,为了提高患者的舒适度,常可延长这一时间间隔。相反,在低血压或高血压的急救药物治疗过程中,5min 的时间间隔或许太长。

表 10 - 4　不同血压水平的收缩压和舒张压

类别	收缩压（mmHg）	舒张压（mmHg）
理想血压	＜120	＜80
正常血压	＜130	＜85
正常血压高值	130～139	85～89
1 级高血压（"轻度"）	140～159	90～99
亚组：临界高血压	140～149	90～94
2 级高血压（"中度"）	160～179	100～109
3 级高血压（"重度"）	≥180	≥110
单纯收缩期高血压	≥140	＜90
亚组：临界收缩期高血压	140～149	＜90

六、麻醉深度监测

麻醉深度的定义在不断的演变，其内涵的变化主要围绕着所用麻醉和药物对人体作用的知识体系来改变。1987 年，Prys－Roberts 定义麻醉是一种药物诱导的无意识状态，一旦意识消失，患者既不能感觉也不能回忆伤害性刺激，且意识消失是阈值性的，即全或无现象。现今，全身麻醉多为几种药物的联合使用，麻醉深度是指全麻过程中使患者处于无意识和记忆的状态，且对伤害性刺激的反应降至最低的程度。麻醉过深可严重抑制心血管系统，甚至危及生命，而麻醉过浅，术中知晓的发生率相应增加，且还可能由于体动而影响手术的操作。因此，术中麻醉深度监测有利于控制麻醉质量，也可利用最少的麻醉药物达到最佳的麻醉效果，缩短术后苏醒时间，而其监测应包括镇静和镇痛两方面。

临床医师测定麻醉深度前必须理解有关麻醉药剂量、血药浓度和效应三者关系的药理学概念，同时，还应明确给药方式、测定药物浓度的部位及药物的药动学和药效学特征。麻醉深度的测定本质上是麻醉药物药理效应的测定，基本上决定于三个因素：血浆药物浓度、效应点药物浓度和测得的药物效应三者的平衡；药物效应和浓度关系的特征；有害刺激的影响。

（一）临床体征

临床体征的观察是判断麻醉深度的基本方法。常见的各系统具体表现总结如下。

1.呼吸系统

呼吸量、呼吸模式和节律变化等因素对于在门诊未用肌松药的患者，可作为判断麻醉适当与否的指标，呃逆和支气管痉挛常为麻醉过浅。

2.心血管系统

血压和心率一般随麻醉加深而下降（氯胺酮和环丙烷除外），其往往是麻醉药、手术刺激、原有疾病、其他用药、失血和输液等多因素综合作用的结果。

3. 眼征

麻醉深度适当时瞳孔中等偏小,麻醉过浅和过深均使瞳孔扩大。存在瞳孔对光反射说明麻醉过浅,吸入麻醉药过量可使瞳孔不规则。浅麻醉时,疼痛和呼吸道刺激可引起流泪反射且眼球运动,深麻醉时眼球固定。

4. 消化道体征

吸入麻醉较浅时可发生吞咽和呕吐,唾液和其他分泌亦随麻醉加深而进行性抑制。

(二) 双频谱脑电图

临床上较常用的麻醉深度监测手段除上述体征外,还有双频谱脑电图(BIS)。BIS 综合了脑电图频率、功率、位相及谐波等特性,能迅速反映大脑皮质功能状况,有效预测患者麻醉、意识、记忆状态,是唯一通过美国 FDA 批准的麻醉镇静深度监测指标,也是目前商业化麻醉深度监测仪中敏感度和特异度最好的仪器之一,数值范围为 0～100,数值越大越清醒,反之提示大脑皮质的抑制越严重。

为了确定患者对麻醉中刺激或指令的反应和形成记忆的 BIS 域值进行了许多研究和评估,Glass 等对丙泊酚、咪达唑仑和异氟烷镇静的研究结果表明,50% 和 95% 自愿者意识消失的 BIS 值分别为 67 和 50,对语言无反应的 BIS 值为 40。Lubke 等发现对异氟烷和芬太尼麻醉时,BIS 值为 40～60 的部分患者有模糊记忆形成。一般认为 BIS 值在 85～100 为正常状态;65～85 为镇静状态;45～65 为麻醉状态;<40 可能呈现爆发抑制。目前,BIS 监测术中知晓的大规模研究表明,BIS 监测下术中知晓的发生率减少了 50% 左右,且为确保无术中知晓的麻醉深度宜维持在 50% 以下。

BIS 保持并量化可原始脑电的非线性关系,能更好地保留原始脑电的功能信息,观测简单,使用方便。BIS 不影响麻醉深度,可以较好地反映镇静药作用的程度、意识恢复程度和指导术中麻醉药量的控制,其与镇静/醒觉评分(OAA/S 评分)相关性较好,且比 OAA/S 更敏感。

(三) 听觉诱发电位

听觉诱发电位(AEP)是指声音刺激听觉传导通路经脑干至听觉皮层到达联合皮层的生物电活动,共 11 个波形,包括脑干听觉诱发电位(BAEP)、中潜伏期痛觉诱发电位(MLAEP)、长潜伏期听觉诱发电位(LLAEP)3 个部分。丹麦 Danmeter 公司采用先进的外源输入自回归模型(ARX),将 AEP 进行量化,转换为一个与麻醉深度呈正比,有 0～100 分度的 ARX 联指数(AAI),更能实时、快速的监测麻醉深度。临床上清醒状态时 AAI 为 60～100;40−60 为睡眠状态;30～40 为浅麻醉状态;30 以下为临床麻醉;20±5 为记忆完全消失状态。AEP 指数比 BIS 更敏感,反应速度更快,尤其在诱导和苏醒期。

同时,听觉作为麻醉时最后消失和清醒时最快恢复的一个感觉,AEP 还可用于预测体动反应。在口腔门诊麻醉中,AAI 预测体动反应的概率,七氟醚为 0.91,丙泊酚为 0.92。AAI 可反映皮层和皮层下结构包括脊髓和脑干(涵盖了切皮和插管等伤害性刺激的上传径路)的兴奋程度,这一特性使其作为机体对伤害性刺激反应的指标更为可靠。

(四) Narcotrend 麻醉/脑电意识监护系统

Narcotrend 指数是一种以脑电分析为基础的麻醉深度检测方法,又称麻醉趋势,可指导个体化麻醉药/镇静药的用量调节,用于临床精准麻醉和催眠深度监测。该指数与原始脑电图视觉分级和自动分级的相关性可达 92% 以上,可信度较高。Narcotrend 麻醉/脑电意识监测系统,可通过普通心电极放在头部的任意位置采集分析即时的原始脑电信号,自动分析分级后在彩色显示屏上显示麻醉/意识深度状态。Narcotrend麻醉深度可分为6个阶段,用A～F表示,具体如表10-5所示,其中A表示清醒状态;F表示麻醉过深导致突发抑制;D、E阶段是最理想的麻醉深度。

表10-5　Narcotrend麻醉深度

NT阶段	NT数值	脑电活动状态	主要的EEG特性	推荐麻醉深度	
A	100～95	清醒	α波		
B0～B2	94～80	浅镇静	β波、θ波	可能会术中知晓	参考拔管
C0～C2	79～65	浅麻醉	θ波数量增加		
D0	64～57		θ波数量增加		
D1	56～47	常规麻醉			
D2	46～37			合适的麻醉区域 D2～E1	参考插管
E0～E1	36～20	深度麻醉	连续的高δ波		
E2	19～13		向爆发性抑制过渡		
F0	12～5	过度麻醉	爆发性抑制	爆发抑制,脑电活动逐渐消失	
F1	4～0		连续的EEG抑制		

(五)其他

随着脑电监测技术及多种数学分析方法的发展和应用,一些新的监测技术和方法也逐渐问世,包括患者状态指数、熵指数、脑电信号的复杂度分析法、功能近红外光谱分析技术、人工神经网络、脑状态指数等,下面分述其中几种。

功能近红外光谱分析技术(fNIR)是非侵入式、连续、实时的对脑血流量和脑血容量进行测量的脑功能监测技术。其通过监测不同波长的近红外光吸收谱来鉴别脱氧血红蛋白和氧合血红蛋白的吸收作用对总吸收谱的不同贡献,从而间接的以测量脑部组织的血氧浓度变化为脑部活动的生物标记来监测脑部血液动力学变化,以达到对脑神经功能活动进行监测的目的。常选用730mn左右的近红外光测量脱氧血红蛋白浓度,850mn左右的近红外光测量氧合血红蛋白浓度,800nm左右测量血红蛋白总浓度。该项技术的监测仪器系统体积小便于移动和临床应用。

患者状态指数(PSI)是临床上新型的镇静监测方法,目前投入临床使用的PSI检测仪器是PSI4000,通过收集4道EEG信息,实时诊断EEG波形,并提供量化值(0～100)。从现有的相关研究来说,PSI比BIS更稳定。

熵指数是通过患者前额3个电极的传感器来采集原始EEG和肌电图(EMG)的信号,运用熵运算公式和频谱熵运算程序计算得出,主要包括反映熵(RE)和状态熵(SE)两个指标。SE反映皮层活动,衡量EEG信号为0～32Hz的低频,其值为0～99,用于催眠评估;RE衡量低频加高频(0～47Hz),由EMG和EEG整合的信号,主要反映面部肌肉活动的敏感性,其值为0～100。临床上最适宜的麻醉深度数值为40～60,在全麻期间,如果麻醉适宜,RE和SE是相等的。如果监测结果分离,可考虑是由疼痛刺激等引起的面部肌肉活动,RE可快速监测到该变化。熵指数的优点除可量化麻醉深度,指导麻醉用药,达到用药个体化外,还可预测麻醉恢复,减少术中知晓的发生以及其抗电刀干扰能力也较强。

七、麻醉药物浓度监测

监测麻醉药物浓度也是麻醉深度监测的一种方式。门诊的全身麻醉常用药物为吸入麻醉药和静脉麻醉药,其相应的测定药物浓度最理想的身体部位为呼气末麻醉药浓度和血或血浆药物浓度。一方面口腔门诊全麻因手术部位的特殊性,术中应特别注意防止水和异物的误吸;另一方面,由于吸入麻醉药在体内代谢、分解少,大部分以原形从肺排出体外,具有较高的可控性、安全性及有效性。因此,插管或喉罩下常以吸入全麻为首选。

目前临床上提及的麻醉药物浓度监测,普遍是指吸入麻醉药物浓度的监测,吸入麻醉药浓度是反映麻醉效能最好的可测量指标。Eger等和Merkel等提出了MAC概念,MAC定义为50%的实验对象对疼痛刺激无全身性有目的体动反应时的最低吸入麻醉药肺泡浓度。由于气体浓度是指一个大气压下的百分数,且吸入麻醉药的分压在平衡时,全身各部位浓度应该相似,故呼气末麻醉药浓度可代表肺泡气浓度,与脑内麻醉药浓度成直接比例,由于脑的血流灌注很大,当持续吸入稳定呼气末麻醉药浓度15min后,呼气末、肺泡、动脉和脑内麻醉药分压应能取得平衡。测量时将采样管连接至气管导管或喉罩与麻醉机通气环路的连接处,测定呼吸周期中的麻醉药浓度变化。临床上常用的吸入麻醉药有七氟醚(SEV)、异氟醚(INF),N_2O等,由于七氟醚血气分配系数低(0.63),无味,不刺激气道,对循环抑制轻,常作为门诊全麻诱导和术中维持的首选药。

八、体温监测

体温的恒定是维持机体各项生理功能的基本保证,是病情进展及预后判断的重要指标。机体通过产热和散热的方式维持中心温度在(37 ± 0.2)℃,如有较大的偏差将引起代谢功能的紊乱甚至死亡发生。门诊常用的吸入麻醉药七氟烷、N_2O,静脉麻醉药丙泊酚、芬太尼均可显著影响体温的自动调节机制,其特点为热反应阈值稍升高(如出汗),冷反应阈值显著降低(如血管收缩、寒战),最终是阈值间范围即热反应和冷反应阈值之间的中心温度增大,从正常的0.2℃到$2\sim4$℃;反之,低体温能增加丙泊酚的血浆浓度,降低吸入麻醉药的最低肺泡有效浓度(MAC)约5%,药物的代谢变慢,患者苏醒出现延迟。尤其是老年人和婴幼儿的体温自身调节能力较差,相同环境下易发生体温的改变。因此,对体温的有效监测和调节是保证麻醉手术成功、降低术后并发症的重要措施之一。

由于口腔门诊麻醉的特殊性,体温监测常选择腋窝部。常用的体温监测仪如下。

(1)水银体温计:临床上较常用,为一根贮囊内灌满水银的玻璃管,利用其受热膨胀的原理得出温度,其示值准确,稳定性高,但由于管理不便在麻醉中不宜使用。

(2)电子体温计:有热敏电阻和热敏电偶两种,其准确度较高,可连接于监护仪,便于连续观察。

(3)红外线体温计:可用于测前额和鼓膜的温度,其反应速度快,鼓膜温度更与中心温度有较好的相关性。但该种测温方式只能间断测定,不能连续观察,且位置安放不当及周围环境都会影响测定结果,故应用较少。

（4）穿戴式体温监测系统：在口腔门诊患者中应用较少，包括头戴式、腕戴式、便携式和身穿式。头戴式是通过骨传导或耳机发送私密声音信号的方式测量体温，与患者的视野和头部运动密切相关，其测得的值显示在自然视野内；腕戴式可监测脉搏、血压的生理参数，一般使用低功耗信号传递技术与智能设备配合使用，可感知患者的运动状态；便携式不需直接佩戴，随身携带即可，往往作为智能设备的辅助工具；身穿式常与日常穿戴结合。

当全身麻醉超过 30min，手术时间大于 1h，均应做体温检测，在局麻时，一旦有低温趋势或有怀疑低温时同样应做体温监测，除非临床需要，手术中的中心体温不应低于 36℃。

第二节　口腔门诊麻醉监测方法的局限性

麻醉的监测是多样的，能尽可能全面的展现患者的生命体征，但每种监测方式都有其相应的局限性。在临床中，应充分了解各种监测的优缺点，综合分析所得数据，更好的评估患者的麻醉用药和全身情况。同时，麻醉医师也要警惕两种情况，一是视觉观察到的病理信号往往是滞后于显示器上所显示的异常指标；二是在工作中和集中精力给药时很难观察和了解一切情况。因此，在一个完整的麻醉团队中，麻醉助手是不可或缺的一个重要组成部分，应注意相互沟通，共同协作，才能更好地保障患者安全和手术进程。

一、听诊

外部环境的声音（钻探、谈话、机械房间空调、吸引的声音）可能会干扰听诊，很难通过听诊器来深度评估通气的充足率。而呼吸杂音更可来自于气道任一部位形成的气流阻抗（声门上的打鼾、声门的喘鸣或声门下喘息）的传播。因此，气管前听诊器很敏感，但不具体，不能重复用于通气监测，只是最快速检测呼吸暂停的一种方法，可结合二氧化碳图来评估呼吸状况。

通气监测的局限性

	旁流，鼻的抽样二氧化碳图	气管前听诊
嘴呼吸	无	有
低流量安静的鼻呼吸	有	无
低流量安静的嘴呼吸	无	无

二、脉搏氧饱和度

脉搏氧饱和度在临床上普遍使用，且有效，该参数反映机体是否缺氧，但无法反映呼吸道是否通畅，也存在以下几个方面的局限性。

当有辅助供氧时，不能检测出肺换气不足或早期的呼吸暂停。麻醉前和麻醉期间，可给予患者辅助通气，来延缓发生在呼吸暂停期间的血氧不足。在这一过程中，氧可取代肺的功能残气量（死腔）中的氮，并可在通风不畅的情况下提供一个连续的氧供应。通过氧合血红蛋白解离曲线也可显示出,在等离子体时,辅助供氧也会增加氧气的溶解。即使 PaO_2 值接近 600mmHg,氧合血红蛋白饱和度仍不能达到 100%。

血氧不足的延迟检测。脉搏氧饱和度信号同窗发生延迟,延迟是由于信号传递平均 5～8s,而循环的延迟是从肺部到探针的时间为 20～35s,延迟也加剧了心输出量减少和器官灌注不足。另一个延迟的原因是由于患者的运动(浅麻醉、颤抖、癫痫),使有些静脉出现搏动。目前,最新的技术已经能够克服这些局限性。

环境条件导致错误的饱和度测量。环境光可能错误地压低脉搏血氧计的读数。探头放置不当可以妨碍两个波长的光通过组织时的感知,从而改变显示。手机或电烙设备、电磁辐射也会影响血氧定量法。

患者的情况导致错误的饱和度测量。应特别警惕的是,在患者最需要的时候,脉搏血氧仪有可能会给出最不准确的测量值。低灌注往往会导致错误的低数值,这种情况包括不规则的节律和低脉冲幅度,可继发于低血压、低血容量、血管收缩剂的使用或冷的环境温度。深色的皮肤、异常血红蛋白均可虚假地降低准确度,如蓝色经常出现在这些患者的甲床。碳氧血红蛋白(可能发生于最近接触过香烟烟雾)吸收红光(660nm)与血红蛋白相同。因此,中重度吸烟者的血氧仪读数可能是虚假的提高,以致掩盖了危及生命的饱和度下降 5%～10%。高铁血红蛋白在红色和红外波段具有相同的吸附系数,当高铁血红蛋白达到足够的浓度时,1:1 的吸收比例对应于 85% 的饱和度。由此看来,氧合血红蛋白的绝对百分比数可以虚假的提升或压低。

三、心电图

在显示器上看到的动态心电图描记提供了心率和心律的信息。仅用 n 导联监测 st 段的变化是不可靠的,因为这种配置导致只能“看到”有限的部分心肌。

移动左臂导致左侧第五肋间腋前线的位置,选择Ⅰ导联将近似胸导联 V5,可较敏感的监测心肌缺血,也可看到明显的 ST 段位置的改变。这是很好的教学信息,但很少会被用在口腔门诊。当患者需要 ST 段监测时,麻醉医师要在手术操作过程中再对患者增加相应的监护,有一定的难度。口腔门诊患者有心肌缺血时,在出现 ST 段改变以前会先有脉率、节律的紊乱和压力的变化。

肢体导联心电图室性心律监测的局限性包括:无法对术前、术中、术后的心电图进行分析或比较;无法持续监控 12 个导联;缺乏特异性的 ST 段和 T 波的变化;颤抖和电刀会有干扰。

四、血压监测

自动示波血压仪因小巧、易于携带而常用于口腔门诊。其压力传感器记录的压力,为振荡的开始和结束。患者的移动和高度紧张都可能导致测量的不准确。虽然制造商证明其准确性,但仍有研究表明在某些仪器上其精度变化大。袖带放置在前臂外周部分或手腕时往往高估收缩压和低估舒张压。当考虑为高血压或低血压需医疗急救处理时,这个值应该复查其准确性,最好通过听诊。

血压测量出现误差的原因见表 10-6。

表 10 - 6 血压测量出现误差的原因

	原因
血压被高估	近期吸烟或摄入咖啡因或其他兴奋剂
	焦虑
	使用太小或太松的袖口
血压被低估	当肢体水平高于心脏水平
	太大或太宽的袖口
	过快地袖口收缩

五、麻醉深度监测

临床体征除血压、心率可准确测量外,大多数都不易定量,故作为麻醉深度的判断指标是不理想的,其原因如下。

(1)麻醉效应和手术反应常是相反的,但并不总是相反。

(2)临床体征通常是定性的,多数是全或无的。

(3)患者的反应可出现滞后现象(内分泌反应的体征出现慢),且随时间延长可能出现衰减。

(4)不同临床体征常相互作用,如心率和血压常互相影响。

(5)个体的差异及临床体征的剂量-效应或刺激-反应曲线有易变性。不同患者对麻醉药物的敏感性差别很大,对相同刺激的反应和性质差异也很大。另一方面同种药对不同系统的剂量-效应关系也不同,如某剂量的药物对心脏的抑制作用可能比神经系统的作用大得多,或相反。

(6)临床体征还受多种因素的限制,包括治疗用药和基础疾病。如麻醉药物剂量不小而临床体征表现为麻醉浅,应考虑抗胆碱药、抗高血压药、肾上腺素能药物以及低氧、高碳酸血症、甲亢等;如临床体征表现深麻醉应检查麻醉药量,并考虑手术刺激的反射(心动过缓)、低血容量或低温等。

(7)Sleigh 等进行了一项条件比较理想的研究,使用丙泊酚、咪达唑仑和芬太尼诱导,异氟烷和氧化亚氮维持,观察 BIS、边缘频率和心率变异性的变化。结果表明 BIS 监测方法的敏感度和特异度较差。除此之外,BIS 最突出的缺陷就是其阈值受多种麻醉药联合应用的影响,即不同组合的麻醉药联合应用时虽得到相似的 BIS 值,但可能代表不同的麻醉深度,不同患者在不同麻醉阶段 BIS值均会变化。故单独使用其来判断麻醉深度和预防术中知晓是不恰当的。

(8)在 BIS 和 AEP 对比中发现,BIS 与麻醉中的镇静催眠程度有关,是一个监测镇静的良好指标,而 AEP 能提供手术刺激、镇痛、镇静催眠等多方面的信息,能更全面地反映麻醉深度,预测体动和术中知晓。但其监测仪使用对环境要求较高,易受诸如肌肉活动、人为移动、术中电刀干扰等影响,且与某些麻醉药的不相关性,很大程度地限制了其临床使用。在使用中需给予听觉刺激,不适合用于听力障碍患者。

(9)一些其他的麻醉深度监测方法由于其稳定性、操作性和适用性等方面还存在不足,临床上未能广泛使用。例如,由于不同麻醉药物对脑部神经系统的作用机制不尽相同,fNIR 信号就存在一定的药剂相关性,还需建立客观可靠的在不同麻醉药物和麻醉手段下的 fNIR 信号与麻醉深度状态的变化关系。频繁的眼部运动、咳嗽和体动也会引起熵指数的假象和干扰测定,具有神经、精神作用的药物也可引起熵值不符的现象。故目前仍需要大量的临床和动物实验来验证某些参数作为麻醉深度判定的正确性和可行性。

第十一章　口腔门诊常用镇痛镇静治疗的技术

第一节　经口服途径口腔科镇静技术

口服药物镇静技术是指通过口服途径给予镇静药物从而使患者产生轻度意识抑制,同时能够保持气道通畅,并对物理刺激及语言指令做出相应反应的技术。该技术适用于绝大部分口腔科焦虑症患者,可单独或联合其他镇静技术使用,但局部无痛注射及无刺激操作是基础与前提。

一、优点

(一)简便

通常来说,口服用药既简单又方便,对于较小的儿童,可以将片剂碾碎或注射剂与不含渣的果汁混合服用。最好在单独安静的房间内让孩子口服用药,在这样的环境中家长就可以诱导孩子进入镇静状态。

(二)经济

经口服途径用药无须购买或使用特殊的设备,医疗单位投入较少,患者花费同样相对低廉。但是,口服镇静时也应使用专门设备,由有经验的麻醉医师监测患者的生命指征和镇静水平(简单方便经济的监测设备——脉搏氧饱和度仪)。

(三)安全

毒副作用小,只要牢记用药的原则,合理用药,口服药物镇静是很安全的。但联合用药或者同时使用两种或两种以上镇静途径时,其副作用及风险会增加。

二、缺点

(一)个体差异

口服用药的最大缺点是个体差异较大。口服用药的剂量需根据患者的体重以及体表面积来确定。相同体重(或者体表面积)的不同患者,对相同剂量同一药物的反应又存在差异,这与身体的很多其他因素有关。药物在胃肠道内的吸收就会受到很多因素的影响,例如:有无食物、自主神经张力、恐惧、情绪变化、劳累、药物以及胃排空的时间等。

(二)起效时间长

口服用药途径是所有镇静用药途径中起效较慢的一种。基于药物的不同,从给药到可以治疗需要 15～60min 的时间。

三、适应证及禁忌证

(一)适应证

(1)轻度口腔科焦虑症的成人患者。
(2)需轻度镇静的儿童行简单口腔科治疗。

(3)需简单口腔科治疗的脑瘫智力障碍、孤独症等特殊患者。

(4)实施吸入全麻等其他麻醉前的预镇静。

(5)咽反射敏感者的口腔科治疗。

(二)禁忌证

(1)对各类镇静药物过敏的患者、重症肌无力患者、精神分裂症患者、严重抑郁状态患者、急性闭角型青光眼患者禁用。

(2)严重心肺功能不全者、肝肾功能不全者慎用,甲亢、血糖未控制好的糖尿病患者不能给予口服镇静。

(3)睡眠呼吸暂停综合征患者慎用。

(4)孕妇忌用。

四、常用口服镇静药物

常用的镇静药物包括苯二氮䓬类、镇静－催眠类、阿片类、抗组胺类、吩噻嗪类、巴比妥类等。口腔镇静药种类繁多,恰当的药物选择取决于治疗时间的长短、疼痛的强弱和患者的焦虑程度。基于口腔门诊镇静的特点,国内临床较常用的口服镇静药物主要是咪达唑仑、水合氯醛等。

(一)咪达唑仑

咪达唑是苯二氮䓬类药物,特点为起效快而持续时间短。通过苯二氮䓬类受体、GABA 受体和离子通道(氯离子)结合及产生膜过度去极化和神经元抑制两方面的作用而产生镇静、催眠、抗惊厥、抗焦虑,可产生短暂的顺行性记忆缺失,使患者不能回忆起在药物高峰期间所发生的事情,有利于淡化患者不愉快的记忆。目前国内常见剂型为片剂及注射剂。口服咪达唑仑后通常 $10\sim15\text{min}$ 起效,儿童单独口服咪达唑仑镇静剂量一般 $0.5\sim0.75\text{mg/kg}$,最大剂量不能超过 15mg,半衰期为 $30\sim45\text{min}$。成人半衰期为 $1.5\sim2.5\text{h}$,剂量不能超过 20mg。常有较长时间再睡眠现象,应注意保持患者气道通畅。镇静后至少观察 3h,儿童监护人需加强监护。合理剂量下不良反应少见,主要是眩晕、复视等,过量的症状包括呼吸频率降低、血压升高、血氧饱和度下降、反应性降低、意识模糊、因镇静过度而出现幻觉、发音含糊等。建议将咪达唑仑的拮抗药——氟马西尼提前备好,以备不时之需。

(二)水合氯醛

水合氯醛是一种中枢神经系统抑制剂,起效迅速,30min 至 1h 达高峰,药效维持 $4\sim8\text{h}$。催眠机制可能与巴比妥类相似,引起近似生理性睡眠,无明显后遗作用。此药在儿童口腔科已运用多年,但单独使用对重度焦虑的成人效果不佳。常见剂型 10% 水合氯醛溶液,其刺鼻的辛辣气味能引起恶心呕吐。用于儿童口腔科镇静时:每次按体重 $25\sim60\text{mg/kg}$,可加入无果肉的果汁或碳酸饮料以掩盖其不愉快的味道。成人患者剂量为 $50\sim70\text{mg/kg}$,在治疗前 1h 给予。大剂量可引起昏迷和麻醉,抑制延髓呼吸及血管运动中枢,导致死亡。水合氯醛在美国因数例用药致死,且无有效拮抗药而暂时停用,但在欧亚及其他国家仍继续使用。

五、临床应用

咪达唑仑是笔者及同行目前最常使用的口服镇静药物,现主要阐述口服咪达唑仑在儿童口腔门诊的应用。

(一)基本配置

(1)脉搏血氧饱和度仪,有条件最好监测呼气末二氧化碳。

(2)备用氧气瓶、急救车及特异性拮抗药氟马西尼等。

(3)麻醉医师或受过相关及急救技术培训的口腔科医师。

(4)单独的镇静诊疗区域及镇静后观察区。

(二)预约流程

(1)患儿于儿童口腔初诊,患儿家长要求或患儿需要在镇静下治疗,儿童口腔科医师最好完成口腔检查,实施镇静医师应询问患者病史及体格检查,排除在镇静中可能影响气道的许多因素(肥胖、脊柱疾病、外伤或气管偏移、面部不对称、Pierre Robin 综合征、门牙突出、牙齿松动、有牙齿矫正器、腭盖高拱、扁桃体肥大、咬合不正、缺牙等)。

(2)测身高,量体重,并将患儿病史、体格检查等信息进行记录。

(3)与患儿家长沟通交流,知情同意镇静下行口腔科治疗。

(4)预约镇静下的治疗时间,最好在上午。

(5)向患儿家长介绍镇静下治疗前的注意事项,特^是就诊前禁食水事宜。

ASA 禁饮食指南

摄入食物最短的消化时间[1,2]			
清饮[3]	2h	动物乳品[4]	6h
母乳	4h	简餐[5]	6h
婴幼儿配方奶	6h		

注:1.推荐意见适用于择期健康患者。对于临盆妇女并不适用。遵循指南并不能保证完全胃排空。

2.上述指南适用于所有年龄段。

3.清饮包括水、无果肉果汁、碳酸饮料、清茶和黑咖啡。

4.因为动物乳品类似于固体食物的排空时间,在考虑禁饮食时间是否合适时,进食的量也需要考虑在内。

5.简餐传统上包括土司和清饮。有油炸或脂肪或肉类的食物会延长胃排空时间。在考虑禁饮食时间时,食物的种类和进食的量都需要考虑入内。

(三)准备工作

(1)镇静下口腔科治疗前一日,电话联系患儿家长确认镇静下口腔科的治疗时间,了解患儿身体状况,告知其令患儿镇静下治疗当日晨应禁食禁水。

(2)如发热及或处于呼吸道感染急性期暂缓治疗,痊愈后重新预约治疗时间。

(3)签署镇静知情同意书。

口服镇静知情同意书

姓名		性别		年龄		病历号	

医师已告知我患有_____,需要接受口服药物镇静。

口服镇静能够使您更好的接受口腔治疗。您不会睡着,但是会在治疗过程中平静并放松下来。如果您需要口服镇静,必须同意:

1.要有监护人陪同回家,最好开车。

2.镇静后当天避免开车。

3.镇静后当天要推迟复杂的工作或者做需要很好判断能力的决定。

4.在镇静后两天内避免服用含酒精的饮料。

5.因为不是全麻,所以在操作前6h可以吃简餐。

术后注意事项:

1.镇静后当天可能会感觉疲惫,要注意休息。

2.过敏反应在所使用的药物中是很少见的。尽管如此,如果你感觉到不适,如呼吸吞咽困难、全身皮疹或发痒严重,要及时给诊室打电话。

我已经阅读并明白以上内容,麻醉医师已经告知我将要施行的镇静及镇静后可能发生的并发症和风险,我同意在治疗中医师可以根据我的病情对预定的麻醉方式做出调整。我并未得到治疗百分之百无风险的许诺。

患者签字_____　　医师签字_____

监护人或授权人签字_____　　日期_____

日期_____

(四)镇静过程

(1)核对患儿,确认患儿身份及禁食水等情况,嘱患儿排空膀胱。

(2)根据治疗时间的长短、疼痛的强弱和患儿焦虑程度,个体化选择咪达唑仑剂量,一般初次接受口服药物镇静患儿自0.5mg/kg开始服用。复诊患儿可根据初诊剂量镇静效果进行相应调整。较大儿童自愿口服片剂的可以给予适当剂量片剂口服,较小的儿童,可将片剂碾碎或注射液与不含渣的果汁混合服用(由患儿家长辅助患儿口服药物)。

(3)宜在安静独立的治疗间进行,通常10~15min起效,患儿进入安静状态,视情况判断是否需加约束设施,开始口腔科治疗。

(4)治疗中,使用适当的监护设备监测患儿心率、呼吸次数及血氧饱和度,有条件者最好进行呼气末二氧化碳监测,至少5min记录一次。在治疗的过程中,在监护仪器报警、生命体征有改变、显示有缺氧时,儿童口腔科医师应立即停止治疗,纠正缺氧、开放气道、维持生命体征平稳后,再开始治疗。建议由助手在患儿身后托起下颌以保持呼吸道通畅。

口服镇静记录单(示例)

镇静下口腔科治疗记录单

日期：　　　　　　　病历号：

姓名		性别		年龄		身高		体重	
疾病诊断：				治疗名称：					
镇静方式				药物名称与剂量					
时间	血压	心率	呼吸频率	SPO$_2$		镇静水平		特殊情况	
镇静药物总量：mg									
治疗医师：镇静医师：									

（5）口服咪达唑仑提供的口腔科治疗时间在 20～40min，最佳状态是起效后的 20min 内。建议将 4cm×4cm 的纱布放入口内以隔离工作区，防止任何东西进入喉咙。在治疗过程中使用强力吸引器去除杂物。

（6）口服镇静药不能达到镇静水平时，不建议再次口服给药，可以使用笑气复合氧气吸入镇静，能较好地加强镇静效果。此外，亦可用耳塞或棉球塞入耳朵消除高速手机的声响。

（五）治疗结束后

（1）切记取出隔湿纱布，检查并确定口腔及咽喉部没有口腔科残留物及没有呼吸道的梗阻，令患儿至观察区观察，直至达到离院标准方能离开。

镇静后离院标准

姓名		性别	年龄	病历号				
日期及时间								
活动度	能够根据语言或指令活动肢体数量 四肢 两个肢体 无肢体活动			2 1 0	2 1 0	2 1 0	2 1 0	2 1 0
呼吸	能够进行深呼吸、咳嗽自如 缺氧或呼吸受限 窒息			2 1 0	2 1 0	2 1 0	2 1 0	2 1 0
循环	镇静前血压：							
	血压较镇静前改变 20mm 以内			2	2	2	2	2
	血压较镇静前改变 20～50mm			1	1	1	1	1
	血压较镇静前改变 50mm			0	0	0	0	0
意识	完全清醒			2	2	2	2	2
	能唤醒			1	1	1	1	1
	无反应			0	0	0	0	0
皮肤颜色	正常			2	2	2	2	2
	发白			1	1	1	1	1
	发绀			0	0	0	0	0
离院标准:总分8分或更高总分								
医师签名：				患者或监护人签字：				

(2)详细向患儿监护人交代镇静下治疗的注意事项。特别是返回后的嗜睡要引起重视,与经治医疗机构保持通讯畅通,国外同行的不良事件很多发生在术后。

(3)患儿监护人最好开车带患儿返家,镇静后24h内加强看护。

(4)在治疗结束后的随访中,除询问有无不良反应外,注意询问恢复后的经历,愉快与否,如果下次治疗能否感到舒适。如果这次治疗经历不尽如人意,下次约诊时要选择其他药物,即便使用同一种药物也要调整剂量。从收集到的基线数据中,医师可以根据接下来诊疗的需要为每位患者调整个体化剂量。

(六)注意事项

(1)最好保持相对安静的周围环境,预约镇静下的治疗应在上午,禁食水,空腹就诊。

(2)由患儿家长将药物递于患儿服用,不要强行硬灌,易导致误吸窒息。确实无法口服者,可改用其他给药途径,如经鼻或经直肠给药。

（3）打鼾患儿需特别注意呼吸道管理。

（4）口腔科医师应对口服药物镇静深度有明确的认识，口服药物镇静属于清醒（不失知觉）的中、浅度镇静而不是全麻。如认为镇静深度不够，可考虑加笑气－氧气吸入，仍达不到预期效果，或者发生了不良反应，要观察一段时间后重新预约下一次再治疗，下次治疗要调整剂量或使用不同的药物或镇静方法。本次的用药剂量和反应的相关信息应记录下来。不推荐在口服药物镇静效果欠佳时额外给一次药。

（5）氟马西尼是苯二氮䓬类药物特异的拮抗药，如镇静后出现镇静过深、呼吸抑制等严重不良反应，可给予本品以拮抗。

（七）小结

目前，口服给药方式有别于静脉或吸入镇静等可滴定技术，并不能十分精准的控制药物效果，且使用效果与医师的经验有关，安全的镇静深度只能达到轻、中度镇静水平来缓解患者的焦虑、恐惧。

第二节　经黏膜途径口腔科镇静技术

一、经口腔黏膜给药

将穿透力强的局麻药用于黏膜表面，使其透过黏膜而阻滞位于黏膜下的神经末梢，产生麻醉效果。口腔黏膜这些组织因没有类似皮肤的角质层保护，表面麻醉起效时间短且效果较好，通常在局部麻药注射前使用可以降低患者的恐惧感、痛疼感，同时把药物用于软腭或咽后壁可降低咽反射敏感患者的恶心呕吐反射。

经鼻给药镇静技术是将药物经注射器连接喷雾器快速注入鼻腔到黏膜，因其鼻腔黏膜中富含毛细血管，药物可经过毛细血管床迅速吸收，直接进入血液，避免了肝脏的首过效应及胃肠道吸收不可靠的影响因素，是一种相对无创的给药镇静技术。只是如果给药速度过快，患者可能有短暂的鼻部不适。经鼻给药的方式早期主要针对儿童，因儿童比较难以接受有创注射或口服药物，同时婴儿及低龄儿童的癫痫发作治疗常采用经鼻给药。患儿若能接受口服给药的方式通常也能接受经鼻给药的方式，若患儿有抵触情绪，可让患儿家长怀抱患儿简单固定住头部就可以实施。一般给药由医师或家长通过加装了喷雾器的注射器给药。目前，进口喷雾器在国内比较少见且造价比较昂贵，建议可以采用国产的耳鼻喉科喷雾器。

二、常用黏膜给药方法的优缺点

常用黏膜给药方法的优缺点比较见表11－1。

表 11 - 1　常用黏膜给药方法的优缺点比较

优点	缺点
起效快	给药可能引发咳嗽
接受度高,特别适合儿童	药物从鼻腔漏出致镇静深度不足
无创给药	
口腔科领域适合	
不良反应较少	

四、药物的选择

(一)咪达唑仑

在进行七氟烷吸入麻醉或静脉镇静前,患儿往往表现出抗拒和哭闹。这时,可以在实施全身麻醉或开放静脉通道前通过经鼻给药的方式进行术前镇静。文献报道患儿麻醉前使用 0.2mg/kg 的咪达唑仑证实是有效的。但在笔者临床使用过程中发现,使用 0.2mg/kg 咪达唑仑经鼻给药后,患儿往往在候诊时较平静,一旦医护人员靠近,患儿仍表现为警觉、抗拒,笔者认为对于需要镇静下行麻醉诱导、家属分离时需加大药物用量,要想达到完全镇静的目的时,用药量应根据需要调整为 0.2～0.5mg/kg,此剂量适合于开放静脉及家属分离。

经鼻黏膜途径使用镇静药物也可以与其他途径联合应用,通常与笑气吸入联合使用,缩短镇静起效时间,增强镇静效果。印度学者研究认为:经鼻黏膜途径给予咪达唑仑起效快,恢复也快,与吸入笑气配合咪达唑仑通过鼻内途径与口服途径一样有效且用量更少。

(二)舒芬太尼

舒芬太尼也是常用于经鼻给药途径的镇静药物之一,通常给药剂量为 $0.15～0.3\mu g/kg$。但是值得注意的是,阿片类的药物若使用量较大,可能会产生术中呼吸抑制,术后恶心呕吐等不良反应,相比较咪达唑仑,因不良反应较多且药物属于管制药品,故目前临床使用较少。

(三)氯胺酮

属于非巴比妥类静脉麻醉剂,可先阻断大脑联络径路和丘脑向新皮层的投射,故意识还部分存在,痛觉消失明显而完全;随血药浓度升高而抑制整个中枢神经系统。作为中枢神经系统非特异性N-甲基-天门冬氨酸(NMDA)受体阻断剂,单独使用氯胺酮可引起麻醉后苏醒期躁动、噩梦等不良反应。故临床应用较少,常与咪达唑仑或右美托咪定混合使用。

(四)右美托咪定

美托咪定的活性右旋异构体,作用于蓝斑核,促进去甲肾上腺素释放,具有抗交感、镇静和镇痛的作用,对中枢 α2-肾上腺素受体激动的选择性更强,是可乐定的 8 倍。临床上常采用术前 30min予以 $2\mu g/kg$ 滴鼻,且术中不易发生心动过缓及严重低血压。

(五)具体使用方法及流程

患者在经鼻途径镇静治疗前,需要进行镇静前的评估及预约。医师要评估患者的焦虑程度,回顾患者既往病史、药物史、过敏史,并进行口腔镇静下治疗时间的预约。在预约当天,患者应在治疗前半小时来到医院,医护人员用以连接喷雾器的注射器或普通注射器经鼻给药,给药后,患者半卧于牙椅上等待药物起效,并连接监护仪监测生命体征。在给药 10min 后对镇静效果进行评估,之后每 5min 评估一次,如果达到理想的镇静深度方可进行口腔治疗,若 30min 后仍无镇静效果或镇静效果不理想,10min 后再评估一次,若依旧效果不理想,应考虑改用其他镇静方式。

在整个治疗过程中应该时刻进行生命体征的监测并记录。若治疗时间较长,患者需步行至厕所等,需人员陪同,防止跌倒。当经鼻途径给药镇静效果稍差时,有条件的医院或诊室可以复合笑氧吸入的方式,来弥补镇静深度不足的情况。

治疗结束后,应缓慢将患者由平卧位或半卧位调整至坐位,并记录生命体征及复苏后的评估,当患者达到离院标准后,方可让患者在家属的陪同下离院。离院前交代术后及镇静后的注意事项。离院后 6h,由医护人员进行电话回访,询问患者的恢复情况、术后医嘱执行情况及是否发生不良反应。

经鼻给药途径在实施时,可能因为大量的液体量或喷雾头开口贴近鼻腔组织导致药物未被雾化就进入鼻腔而引起喷嚏和呛咳,致使药物从鼻腔流出并减少药物吸收。有文献提出,咪达唑仑高浓度(5mg/mL)的剂型镇静效果优于 2mg/mL 的剂型。同时,未稀释的高浓度的剂型也可以减少给药剂量,经鼻给药的镇静方式仍需要持续的监护。

经鼻给药的方法在口腔科领域将会越来越有临床用价值。其无创给药、起效迅速的特点在成人和儿童群体都适用,特别是不配合的患儿在实施全身麻醉前的超前镇静或者与笑气吸入配合使用。

第三节　经静脉途径口腔科镇静技术

虽然静脉麻醉已有 100 多年的历史,但静脉镇静技术在口腔科领域的发展要晚于吸入镇静技术。20 世纪,随着大量短效的麻醉药物和先进给药方式及监测手段的出现,静脉镇静技术在以门诊为主的口腔科领域得到了一定的发展;而另一个不可或缺的因素则是无创的监测技术及设备提高了静脉镇静技术(中、深度镇静)的安全性。下面介绍常用的经静脉途径口腔治疗的镇静方法。

一、适应证

(一)中重度牙科焦虑症

任何镇静技术的首要适应证都应是与口腔治疗相关的焦虑和恐惧影响了原发疾病的治疗,包括吸入镇静、经鼻途径镇静等。然而对于大多数在门诊进行的口腔科治疗以及目前复杂的医疗环境,经静脉镇静技术不应作为医师的首选,应在其他镇静技术效果不佳时才考虑选择经静脉途径的镇静。

(二)镇痛

对于口腔科治疗疼痛的控制,经静脉途径的镇痛技术不是首选,良好的局部麻醉仍然是口腔科控制疼痛的最有效的方法。但在一些情况下如治疗过程中局麻效果不佳时,经静脉给予一些阿片类药物能有效的辅助控制疼痛。术后疼痛的控制仍首选口服非甾体类抗炎药物。

(三)控制唾液分泌

在开放静脉的同时,给予一些抗胆碱能药物如阿托品、东莨菪碱等,能有效地抑制唾液腺的分泌,患者干燥的口腔环境使口腔科医师治疗更便利,例如取模等。

(四)遗忘

在经静脉途径的镇静技术中,选择具有一定程度遗忘作用的药物(如咪达唑仑、右美托咪定)能给患者带来一些好处,特别是一些需要接受长时间治疗的患者。镇静能使患者放松,但长时间的张口或者治疗时器械发出的吱吱声,对于部分患者仍是一种不快的体验。这部分不快的体验可以在伴随静脉镇静时遗忘,而是否有益是主治医师和患者需要面对和选择的情况。

(五)伴随其他全身系统疾病

对于合并有全身系统疾病的患者如冠心病患者,开放的静脉通道是安全的保证。但值得注意的是处理这类合并系统疾病的患者,适当给予静脉镇静药物有助于降低心肌的氧耗,对患者是有益的,但镇静深度一定要注意,建议使用轻、中度镇静。

(六)咽反射敏感

咽反射(gGR)是防止异物进入气管、咽喉或喉的保护性反射机制。很多患者在治疗口腔疾病时伴有严重的咽反射,使他们很难继续接受治疗或推迟治疗。GR 的病因分为躯体性和/或心因性。躯体性由于对软腭、舌根或喉部的物理刺激导致,而心因性大多由恐惧或严重焦虑引起。部分患者由于患有咽炎等原因导致张口过大或口腔科器械放入口内时出现了恶心甚至呕吐的情况,增加了医师治疗的难度和患者不愉快的体验。表面麻醉、笑氧吸入镇静技术都能不同程度的缓解轻、中度的咽反射导致的恶心,而对于一些特别严重的患者,静脉镇静技术能更好地解决此类状况,保证治疗顺利进行。

二、禁忌证

静脉镇静技术有一些相对的禁忌证,例如:困难气道、肝肾功能障碍、重度肥胖患者等,需要做好完善的术前评估和准备,充分考虑药物代谢及镇静下患者的通气情况,在确保安全的提前下,选择合适的镇静深度。

三、静脉镇静的优缺点

静脉镇静的优缺点比较见表 11-2。

表 11-2 静脉镇静的优缺点比较

优点	缺点	优点	缺点
起效快	需要静脉穿刺	可给予拮抗剂和急救药物	工作人员需要定期培训
通过调整药量达到预期结果	静脉穿刺并发症	副作用少见(恶心呕吐)	
可以调控镇静深度	需要全程监测	减少分泌物	
恢复时间短	出院后需要看护	咽喉反射减弱	
设备要求不高	部分药物没有拮抗剂		

四、常用静脉镇静药物药理学特点

为了保证患者的舒适,通常将几种不同的麻醉药品和技术应用在口腔科静脉镇静中。口腔治疗中理想的镇静药物的特征为:遗忘/镇静功能;镇痛;抑制应激反应;稳定血流动力学波动;催眠;起效快和作用时间短,可控性佳。

最常用的静脉镇静药物为苯二氮䓬类,阿片类药物,超短效麻醉药品(丙泊酚或美索比妥)和氯胺酮,右美托咪定。以上药物均可以联合使用,也可以复合笑氧吸入镇静技术下局麻。以下介绍的是口腔门诊常用的几种静脉镇静药物及其相关特征。

(一)苯二氮䓬类

苯二氮䓬类药物是最经典的常用的抗焦虑药物,具有肌肉松弛、抗惊厥和顺行性遗忘的作用,代表药物为咪达唑仑。

咪达唑仑是水溶性制剂,给药后不会出现静脉炎症,同时没有二次药物浓度高峰出现。β半衰期为 1.7～2.4h;α半衰期为 4～18min。咪达唑仑顺行性遗忘作用强,但其镇静效果不如地西泮。用量:初始剂量为 1～2.5mg,2mg 逐步增达到理想镇静深度;平均镇静剂量:2.5～7.5mg。

(二)阿片类药物

阿片类药物在临床上的应用主要是镇痛作用,分为天然和人工合成两种。想要达到可靠地镇静效果均会有不同程度的呼吸抑制,苯二氮䓬类和超短效麻醉药都会产生呼吸抑制,所以呼吸道处理工具应作为常规备用。最常用的芬太尼为人工合成的强效麻醉性镇痛药,其镇痛强度为吗啡的 100 倍,起效迅速,维持时间短,不释放组胺,对心血管功能影响小,能抑制气管插管时的应激反应。用量:初次剂量为 25～50μg,以 25μg 为单位滴定;平均镇静剂量为 100μg。纳布啡是新型人工合成的阿片受体激动拮抗剂,它对 κ 受体完全激动,镇痛效果强、起效快、镇痛时间较长,对 μ 受体具有部分拮抗作用,使依赖和呼吸抑制的发生率低,同时有封顶效应,并且纳布啡有一定的镇静作用。用量:静脉给药剂量为 0.1～0.2mg/kg。同时使用后较少引发术后恶心、呕吐,不良反应少。

(三)氯胺酮

氯胺酮是一具有镇痛作用的静脉全麻药,可选择性抑制丘脑内侧核,阻滞脊髓网状结构束的上行传导,兴奋边缘系统。氯胺酮可以产生一种分离麻醉状态,其特征是僵直状、浅镇静、遗忘与显著镇痛,并能进入梦境、出现幻觉。氯胺酮可以静脉输注也可以肌内注射。由于氯胺酮有分离麻醉作用,因为常推荐与苯二氮䓬类药物或者丙泊酚复合使用。最大剂量:2mg/kg,静脉注射:4mg/kg。

(四)右美托咪定

右美托咪定是一种新型的高选择性的 $\alpha2-$肾上腺能受体激动剂,具有催眠、镇静、镇痛、抗焦虑、抗应激的作用,同时对血流动力学影响较小,几乎不产生呼吸抑制·可以单独用于复合局部麻醉的短小手术。然而,药物作用于个体差异大,诱导相对缓慢,不良反应为嗜睡、眩晕。需留观时间较长,根据我们的医疗实践来看,不太适合口腔门诊"即做即走"的模式,建议有留观条件的单位使用。使用方法:配成 $4\mu g/mL$ 浓度,以 $0.5\mu g/kg$ 为初始剂量缓慢静脉泵注,输注时间为 10min,维持剂量为 $0.5\mu g/(kg \cdot h)$。

(五)丙泊酚

门诊最常用的静脉镇静药物,是一种静脉麻醉药物,用于麻醉诱导和维持,同时也用于镇静。丙泊酚不溶于水,属于脂溶性药物。丙泊酚静脉推注时有强烈的静脉刺激作用,因此常用利多卡因预处理来预防注射痛。丙泊酚体内吸收迅速,起效快,作用时间短,呼吸抑制也较常见。镇静方案推荐剂量为 $50\sim100\mu g/(kg \cdot min)$,直至达到预期镇静效果,维持剂量为 $25\sim75\mu g/(kg \cdot min)$,用于口腔治疗的镇静通常采用微量注射方式。

为了降低注射痛和获得更满意的镇静效果,还可以采用丙泊酚中长链脂肪乳注射液,相比普通丙泊酚,其中长链制剂中大豆油、中链甘油三酯增加了丙泊酚的脂溶度,根据临床观察该药在药物起效、术毕清醒时间以及注射疼痛情况方面均明显优于普通丙泊酚。使用方法与普通丙泊酚相同。

五、经静脉途径口腔治疗镇静方案

(一)镇静前用药

(1)氧化亚氮/氧气吸入在口腔诊所应用广泛。可以减轻焦虑,甚至在开放静脉通道前使用,减轻患者静脉镇静的术前焦虑。

(2)皮质类固醇类药物(地塞米松、甲基泼尼松龙)减轻术后创伤性水肿,同时减少某些镇静药物释放的组胺。

(3)组胺阻滞剂(苯海拉明)减少某些镇静药物引起的组胺增加,同时增加镇静作用。

(二)抗焦虑/镇痛药物

(1)氧化亚氮/氧气吸入静脉镇静辅助药物可以减少镇静药物使用剂量且提供氧气。

(2)苯二氮䓬类药物(地西泮、咪达唑仑)是最有效的抗焦虑药物,通常和阿片类药物同时使用,可用于轻、中度镇静。

(3)右美托咪定同时具有镇静、镇痛作用,易唤醒,可用于中度镇静。

(4)阿片类药物(芬太尼、纳布啡等)主要用于镇痛。通常和苯二氮䓬类共同使用达到中度镇静。

(5)静脉麻醉药物(氯胺酮、丙泊酚)在特别疼痛或者复杂的手术时增加其镇静深度(如局麻药注射时),或者当镇静药物复合镇痛药物无法满足手术需要时使用麻醉药物,可用于深度镇静。丙泊酚血浆靶浓度控制输注法镇静深度可调控、灵活度大,能满足绝大多数口腔治疗镇静的要求。

(三)给药方式(以丙泊酚静脉镇静给药为例)

经静脉途径实施包括口腔科镇静/麻醉等各类型手术的历史悠久,报道的方案众多,适用于几乎所有手术及有创操作,主要依据药物的药物代谢动力学作为依据。我们的临床实践总结仍是以丙泊酚靶浓度控制输注最适合口腔科各类治疗的镇静。

1.人工给药(手动推注)

人工给药是最常见的给药方式,简单、便捷,根据患者自身情况(年龄、体重等数据),通过计算给药,但可能因一次性注入大量药物造成一过性的高血药浓度而导致呼吸抑制、低血压等不良反应,并且与医师自身的临床经验有很大关系。同时,若手术时间过长或镇静效果不佳,可能需要反复多次推注药物而致不良反应增加及苏醒延迟。临床以单次或多次给予咪达唑仑为代表。

2.恒速泵注

能解决人工给药重复给药的缺点,减少不良反应的发生,要达到稳定的血浆浓度时间长,且无法估计血药浓度以做到个体化镇静,随时间延长药物容易蓄积,镇静效果和麻醉医师的经验有关。临床以微量恒速给予右美托咪定为代表。

3.靶浓度控制输注

简称靶控输注(TCI),是指在输注静脉麻醉药时,以药代动力学和药效动力学原理为基础,经计算机计算控制通过调节目标或靶位(血浆或效应室)的药物浓度来控制或维持适当的麻醉深度,以满足临床麻醉的一种静脉给药方法。靶控目标分血浆靶控输注和效应室靶控输注。与上述的输注方式相比,优点在于操作简便,易于控制血浆浓度,能达到理想的镇静深度,使镇静过程平稳,不良反应少。

综上所述,丙泊酚靶控输注是门诊较优化的镇静方案。但需要强调,所有药物都有治疗效应和不良反应的对立统一两面性,不可一味强调某一药物的治疗(镇静)作用,为了避免不良反应常需要联合用药。

六、经静脉途径口腔治疗镇静流程

(一)镇静前的评估

1.评估要点

(1)当前诊所/科室的医疗情况以及与口腔治疗相关的问题。

(2)既往史(包含既往所有镇静/全麻的情况)。

(3)药物史及过敏史。

(4)体格检查(包括气道的评估)。

2.需麻醉医师会诊/协助的情况

(1)困难气道或者可能存在呼吸道问题。

(2)ASAⅢ级和 ASAⅣ级。

(3)特殊患者(智障、脑瘫等)。

3.安全保障

(1)训练有素的麻醉医师及助手。

(2)完善的抢救实施及应急流程。

4.通过以下条件来选择合适的镇静手段

(1)治疗所涉及的问题。

(2)治疗时想达到镇静的深度。

(3)排除禁忌证。

(4)可能产生的不良反应对围手术期的影响。

(5)患者的意愿。

5.同意书签署前应告知

(1)推荐的镇静方案。

(2)备用的镇静方案。

(3)利弊及风险。

(二)禁食

(1)实施镇静之前,确认并记录最后一次进食水的时间。

(2)实施"2－4－6"禁食方案。

(3)实施急诊手术,是否禁食取决于手术的紧迫度及镇静深度。

(三)心理准备

1.为患者进行术前宣教及心理疏导

(1)围麻醉期流程。

(2)患者了解应该做好什么准备,配合什么,医师要做什么。

(3)患者在治疗过程中可能会有的感觉。

2.人员要求

(1)医护人员应掌握。

①熟练掌握镇静药物的药理学特性。

②门诊镇静适应证及禁忌证。

③监测技术。

④复苏及监护。

⑤生命支持及并发症的管理。

(2)医护人员应掌握以下几种药物的管理。

①七氟烷。

②丙泊酚。

③阿片类药物。

④常规急救药品。

3.离院标准

(1)生命体征恢复到正常水平(体温、心率、血压及呼吸频率)。

(2)意识恢复到清醒状态。

(3)管理并发症(恶心、呕吐及疼痛)。

(4)术后疼痛管理。

(四)镇静前准备

与儿童镇静前准备相同,术前访视及镇静前的准备仍然是安全实施镇静治疗的关键点。评估患者身体状况、口腔情况、心理状况及气道情况。患者初次就诊,应完成对患者进行初步评估。询问患者的年龄、身高和体重,是否患有牙科焦虑症及常见的伴发疾病,如高血压、糖尿病、心脏病和呼吸系统疾病,是否有过敏史,是否有长期服用镇静药物史和打鼾/睡眠憋气等问题。通过文字、多媒体、网络等途径来介绍麻醉方法、流程、可能出现的问题及应对措施,来消除或降低患者的术前焦虑。术前进行体格检查、病史回顾、讲解麻醉及手术可能持续时间、是否能接受静脉穿刺以及术中所有需要实施的监护项目。苏醒后的感觉及术后疼痛的处理。

1.镇静的禁忌证

包括以下几方面。

(1)全身状况控制不佳的 ASA Ⅲ级或Ⅳ级患者。

(2)困难气道/颅颌面严重畸形。

(3)恶性高热患者。

(4)合并严重呼吸/循环系统疾病。

(5)合并严重糖尿病。

(6)阻塞性睡眠呼吸暂停综合征(OSAS)。

(7)病理性肥胖:体重指数(BMI)＝体重(kg)＋身高^2(m^2);BMI＞25 为体重超标,BMI＞30 考虑为肥胖,当 BMI＞40 时,考虑为病理性肥胖。

2.镇静的适应证

包括以下几方面。

(1)无合并系统疾病、既往无过敏病史、健康状况良好的患者,即 ASA Ⅰ级、Ⅱ级患者。

(2)经过系统治疗,全身状况稳定的 ASA Ⅲ级患者。

(3)无法配合的特殊患者(脑瘫、智障等)。

3.镇静前的恐惧、焦虑

对于术前严重恐惧、焦虑的患者,对焦虑的控制应在治疗前一晚就进行,患者常常因焦虑睡眠不佳或无法入睡,口服镇静药物可以缓解焦虑及帮助睡眠,避免因焦虑及睡眠不足致患者血压、心率等控制不佳。而对于静脉穿刺恐惧的患者也可使用术前药物,通过麻醉开始前口服、鼻喷镇静药物、吸入笑气等方法进行术前镇静并于穿刺点的皮肤涂抹表面麻醉膏。

4.气道评估

成人门诊镇静过程中常见的并发症为呼吸道并发症。呼吸系统并发症的症状可有多种表现,包括呼吸抑制、通气不足、低氧血症、高碳酸血症等。这些表现通常是由过度镇静引起,尤其是一些因肥胖睡眠时打鼾或患有呼吸睡眠暂停综合征的患者,在术前评估时要考虑到气道的管理问题,避免通气不足及低氧血症的发生。通气不足和低氧血症是镇静(特别是深度镇静)过程中最常见的并发症。通气不足常由多种原因引起,如咽喉部组织、舌部肌肉松弛阻塞气道,阿片类药物和镇静药物所致的呼吸抑制。这种呼吸抑制作用可导致肺通气不足、低氧血症和高碳酸血症,同时也能导致 V/Q 比例失调,在评估时应谨慎。若在镇静时出现通气不足的情况可采用体位调整为半卧位,双手抬颌或镇静达到一定深度后放置鼻咽通气道维持。

5.实验室检查

门诊手术患者在麻醉前需进行必要的实验室检查,如血常规、肝肾功、凝血功能、血糖。对于合并各系统疾病的患者,还需进一步针对性的检查胸片、心电图等。

6.禁食水

禁食水时间如下。

(1)液体:禁水 2h。

(2)牛奶:4h。

(3)固体食物:禁食 6h。

围手术期应避免进食辛辣、刺激的食物,戒烟戒酒。对于部分需药物控制血压、心率的患者应常规在术前 1～2h 服用,而对于使用胰岛素的糖尿病患者,则需在医师的指导下,调整胰岛素的用量,特别是使用长中效胰岛素的患者。

7.术前用药

门诊镇静治疗,术前是否用药取决于目标镇静程度、病情严重程度、手术时间、镇静手段等。术前用药可经口服、舌下、鼻喷、静脉、吸入等途径给予,对于牙科焦虑症评分低及不恐惧静脉穿刺的患者也可不使用术前药物,仅给予阿托品控制唾液分泌。

8.麻醉诱导

对于一些极其不配合患者(主要是儿童),通常可采用面罩＋七氟烷吸入诱导,接受程度高,诱导速度较快,如果静脉镇静失败可迅速在镇静维持阶段转化为深度镇静/全麻,并采用气管导管/喉罩进行气道管理。对于依从性及配合度高的普通患者,常先建立静脉通道,待静脉通道建立完成后,再通过静脉给药进行诱导。

9.镇静深度的维持

静脉麻醉:待开放静脉通道后,在靶控泵控制板面上输入注射器型号、患者年龄、体重等基本数据后,选择丙泊酚注输模式,设定丙泊酚靶浓度,可从 $1\mu g/mL$ 开始,逐渐缓慢上升调高剂量,并根据其生命体征变化及手术刺激的强度综合考虑调整靶控浓度的剂量。可在局部麻醉开始前及治疗发生体动时,适当静推镇痛药物。

10.麻醉复苏

治疗完成后,需仔细检查软组织有无出血,口腔内是否有残留物,牙齿治疗是否达到预期效果及补料是否脱落,残留液体是否清理干净,并取出填塞的纱布。靶控输注泵在停药后,有设备模拟的血药浓度残留值计算显示,可帮助预测苏醒时间,建议患者停药后在牙椅上休息至 $0.5\mu g/mL$ 以下时方可起身离开牙椅。

11.离院指征

在复苏室监测其生命体征,0.5h 后,若患者达到离院标准,可经麻醉医师同意后离院。离院 6h 及术后第一天,由医护人员电话随访并记录。

口腔治疗时的舒适度更是患者和医师关注的重点,丰富镇静的手段给了医师和患者多种选择来实现治疗的成人牙体牙髓治疗舒适化。笑气是口腔科治疗镇静的首选,静脉镇静技术则是一个很好的补充。而对于笑气效果不佳,时间较长的治疗如多颗牙种植、复杂牙体牙髓治疗、特殊患者口腔治疗等,静脉镇静技术则是更优选择。

第四节　经呼吸道途径口腔科镇静技术

清醒镇静是指对意识水平产生轻微的抑制,同时患者能够保持连续自主的呼吸及对物理刺激和语言指令做出相应反应的能力。整个过程中,患者保持清醒,没有丧失意识,保护性反射活跃,并能配合治疗。口腔治疗运用清醒镇静技术可减轻或消除口腔科焦虑症;对无口腔科焦虑的患者则能预防牙科焦虑症的发生。

笑气/氧气吸入清醒镇静是采用笑气氧气的混合气体(其中笑气浓度不高于70%,而氧气浓度不低于30%),应用于口腔科、产科、急诊、儿科等的检查治疗,国外已广泛应用于口腔科治疗,是最安全的口腔科用麻醉方式之一。据统计,在美国,有76.5%的口腔医院都配套有口腔笑气镇痛系统,超过50%的全科牙医和接近90%的儿童牙医都为患者使用笑气来减轻治疗过程的焦虑和疼痛。2016年AAPD对美国笑气的使用进行了一项回顾性调查研究,依托美国俄亥俄州辛辛那提儿童医院展开,对AAPD的6366名成员展开回顾了1996～2016年包括笑气的使用情况、安全性和镇静方案的调查,其中反映出在美国儿童口腔科医师和全科医师是使用笑气的主要医师群体,每周约施行50～100例患者,最常用的笑气浓度30%～50%,20～80岁是主要患者年龄阶段,单独使用N20的成功率保持不变,大多数报告超过75%的成功率;但由于父母对患儿就诊时的传统的行为指导模式,偏向更多使用药物技术而不是单纯行为诱导,88%的医师认为患儿父母的育儿习惯由于其工作原因发生了变化,导致儿童行为恶化,导致复合镇静的比例增加,儿童使用笑气成功的比例在下降,导致全麻下治疗的比例上升,特别要指出在美国笑气使用时生命体征监测和病历记录比例不高,中华口腔医学会则在《口腔治疗中笑气/氧气吸入镇静技术应用操作指南》明确提出了必须进行监测和记录的要求。

一、笑气作用及其原理

"笑气"学名氧化亚氮,是无色有甜味的气体,对呼吸道无刺激,通过呼吸道进入人体内作用于神经系统抑制中枢神经兴奋性和神经冲动的传导而发挥麻醉作用,属于非竞争性NMDA受体(N－甲基－D－天冬氨酸受体)拮抗剂。氧化亚氮镇痛作用强而麻醉作用弱。短时间内吸入即产生作用,停止吸入后几分钟作用消失,且大部分以原形经肺伴随呼吸排出体外。由于笑气最低肺泡有效浓度MAC为104%,所以麻醉作用相对弱而镇痛作用相对强。

通过笑气和氧气混合装置吸入一定比例的笑气对意识水平产生轻微的抑制,同时患者能够保持连续自主的呼吸及对物理刺激和语言指令作出相应反应的能力。整个治疗过程中,患者意识存在,保护性反射活跃,并能配合治疗。

二、笑氧混合气体

笑气含量如下。

(1)30%以下只能达到镇静作用。

(2)30%～50%时产生镇痛作用(临床常用浓度)。

(3)80%以上才能达到麻醉作用。

三、笑气在口腔治疗中的镇静特点

(1)镇痛 吸入笑气可提高痛阈,减轻疼痛但不阻断疼痛;根据治疗需要联合应用局麻药物。

(2)抗焦虑 减轻或消除有口腔科焦虑患者的焦虑程度,对无口腔科焦虑的患者可预防口腔科焦虑,使患者放松、舒适、合作。

(3)遗忘 患者在完成治疗后不能完全、确切地回忆当时的情况,并且对于时间的长短有一个错误的判断,往往意识不到时间的消耗,认为在很短的时间内配合完成了一个实际上很长时间的治疗操作。

(4)降低口腔科治疗的不自主活动,提高长时间治疗的耐受度。

(5)操作简便,易于控制起效和恢复迅速,镇静的程度可通过流量计浓度进行调节。对组织无刺激,常规治疗浓度对呼吸循环影响小,过敏极为罕见。一般在应用后 30s 可产生效果,5min 可达到最佳效果,停用笑气吸入纯氧 5min 后可达到完全复苏。

四、笑气氧气吸入镇静技术的适应证

(1)对口腔科治疗感到非常紧张害怕。

(2)曾经有恐怖的口腔科治疗经历。

(3)局部麻醉难以达到效果。

(4)治疗时咽反射较明显。

(5)难以合作的儿童(学龄前儿童个体差异大)。

五、笑气氧气吸入镇静技术的禁忌证

(1)严重慢性阻塞性肺部疾病。

(2)急性上呼吸道感染。

(3)不能用鼻呼吸。

(4)孕期(前 3 个月最好避免)。

(5)严重低血压。

(6)药物成瘾者。

六、笑气口腔科镇静镇痛的不良反应

(一)循环系统

1.血压

氧化亚氮可以轻度的升高血压。

2.心率

氧化亚氮对心率变化的影响甚微。

3.心脏功能

氧化亚氮有拟交感神经作用,可增加心排量。大剂量时也可引起心肌抑制。对心脏无直接抑制作用且都是可逆的。

（二）中枢神经系统

吸入30％～50％的氧化亚氮有镇痛作用，对80％患者有麻醉作用，但作用较弱，患者大多会产生轻微的头晕。氧化亚氮会使颅内压升高，所以有可能出现术后恶心，甚至呕吐。

（三）呼吸系统

味甜，对呼吸道无刺激，单纯使用不产生呼吸抑制。在使用高浓度时易产生缺氧。麻醉医师或经培训的口腔科医师在完备的监护条件下行笑气口腔镇静治疗，可有效地防止氧化亚氮不良反应的发生，把氧化亚氮的优势最大化。

七、笑气镇静操作流程

（1）治疗前访视，ASA分级，评估患者全身情况，制订镇静镇痛计划，签署知情同意书。

（2）治疗前和患者充分交流，教会患者如何使用鼻罩，如何表达对治疗的反应及要求。

（3）检查笑气装置检查气体压力情况及余气量，管路及负压吸引等。

（4）调节笑气氧气浓度从初始浓度笑气10％～20％开始，根据患者反应增加5％～10％笑气浓度，大多数患者在笑气30％即可出现镇静反应。表现为之前的恐惧感减轻或消失，有欣快感；患者自觉口唇及手脚，甚至全身发麻；有飘忽感，患者感觉肢体变轻或发沉；反应迟钝，呼之回应缓慢，目光游离；面部潮红等。在治疗过程中根据患者反应随时对笑气浓度做调整，镇静程度维持在轻度到中度，以达到最佳镇静镇痛状态。

（5）治疗结束后吸入纯氧，帮助残余笑气迅速排出体内，待患者完全苏醒后离开。

八、使用笑气氧气吸入清醒镇静注意问题

（1）应充分了解笑气氧气混合气体清醒镇静的知识；熟练掌握操作过程，操作者应接受过专业培训。

（2）通过良好沟通，取得患者信任并增强自信心；使用笑气前要做好宣教工作，并获得患者书面签署的知情同意书。

（3）采用逐步增加笑气浓度的方法（滴定）来达到理想的镇静状况；笑气使用前和结束后要给予充足的纯氧吸入。笑气主要是解决紧张焦虑问题，成功的前提是提供良好的局部麻醉，笑气所需浓度因人而异，不同患者对于笑气的需要量是不同的；同一患者不同时间对于笑气的需要量也可能是不同的。

（4）笑气浓度在整个清醒镇静过程中需要根据操作刺激的强弱进行调整；镇静要在工作人员的监测下进行，不能让患者独处；避免患者过度镇静；要有准确可靠的病历记录。

（5）笑气使用时的劳动保护和废气回收（或排除）装置，避免医务人员长期低浓度吸入。

第十二章　口腔门诊特殊患者麻醉注意事项

第一节　儿童患者的麻醉注意事项

一、概述

儿童年龄范围是指从出生至 14 岁,其不论在解剖、生理、病理、药理等方面,或是在疾病的发生、发展、转归、防治等方面,都有许多与成人不同的特点。且随着年龄的增长,按一定的规律不断地变化,是一个动态的过程。从事儿童口腔科门诊麻醉,必须熟悉与门诊麻醉有关的儿童解剖、生理、药理特点,并应用相应的麻醉方法和适合儿童的监测设备,以保证儿童安全平稳度过麻醉与手术,并在术后顺利恢复。

儿童在解剖、生理、药理方面与成人存在较大差异,在临床治疗中应充分掌握儿童各方面特点,以增加手术的安全性。

(一)呼吸系统

儿童头大、舌大、扁桃体大、会厌短而肥、喉头较前且靠近头侧。鼻腔、咽喉、气道较狭窄,气管较柔软,在气道阻力增加的情况下易塌陷。膈肌位置高,呼吸肌较薄弱,纵隔在胸腔所占比例较大且唾液及分泌物较多,容易造成气道阻塞,通气不足。同时,儿童肺泡表面积为成人的 1/3,而组织耗氧量为成人的 2 倍,呼吸功能储备有限,潮气量较成人小,任何器械所致的机械无效腔的增加均对儿童呼吸有较大影响。

(二)循环系统

由于儿童基础代谢率高,心排出量大,心率较成人快,约为 120 次/min。婴儿心率高达 200 次/min 也不会导致心排出量下降。儿童心肌发育不完善,具有收缩功能的心肌较少,心室顺应性较差,对容量负荷敏感,尤其是对后负荷增加的耐受性差。

(三)神经系统

神经系统的发育在胎儿期就领先于其他系统,新生儿神经细胞数量已与成人相同,3 岁时神经细胞分化已基本完成,8 岁时接近成人。现已确认新生儿能感知疼痛,受到强烈刺激时易发生惊厥,因此,手术时要采取完善的麻醉镇痛措施。

(四)泌尿系统

儿童肾灌注低,肾小球、肾小管发育不完善,通过肾滤过的药物排泄时间延长。肝功能不成熟,与药物代谢有关的酶系发育不全,致肝脏的药物代谢能力减弱。胃肠道发育不全,呕吐、误吸的发生率较高。

(五)先天性畸形居多

有资料表明,我国新生儿先天性畸形的发生率较以前明显上升,在 20 世纪 80 年代末统计的 1243284 例新生儿中,唇腭裂的发生率约为 1.82%,居于第 4 位。先天性心脏病的发生率高达 3%~7%,并以单纯的房间隔和室间隔缺损为常见。

(六)儿童特殊心理

镇静前焦虑在儿童及其父母中常见。对口腔治疗表现出的负面情绪及躲避行为,称为牙科恐惧症(DF)。儿童的发病率可达 70％以上,表现为在治疗前和治疗过程中的哭闹、挣扎、拒绝或反抗治疗。在治疗中,患儿对疼痛的敏感性增高,耐受性降低。年龄与镇静前焦虑如表 12-1。

表 12-1 年龄与镇静前焦虑

年龄	镇静前焦虑	年龄	镇静前焦虑
<30 天	父母极端焦虑	4～12 岁	学龄前儿童:有自己具体的想法 学龄儿童:渴望达到父母的期望
1～12 个月	分离焦虑始于 8～10 个月	13～19 岁	恐惧死亡、隐藏情绪
1～3 岁	失去控制		

(七)药理特点

儿童尤其是新生儿对药物的反应与许多因素有关,包括身体组成(脂肪、肌肉、水含量)、蛋白结合、体温、心排量、血脑脊液屏障、肝肾功能等。儿童对药物的吸收符合药物转运的一般规律,但受生理因素影响。儿童皮肤、黏膜相对较薄。吸收较成人好,可经皮给药或黏膜如鼻腔、口腔、直肠等给药。新生儿尤其是早产儿血脑屏障发育不完善,使用多种药物易通过血脑屏障,作用增强。儿童吸入麻醉药,其最低肺泡气浓度(MAC)随年龄而改变,儿童呼吸频率快、心排指数高,血气分配系数随年龄而有所改变,故儿童对吸入麻醉药的吸收快,麻醉诱导迅速,但同时也易于过量。

三、评估及围手术期处理

(一)影响儿童治疗反应的因素

主要包括父母的态度、其他同龄儿童的治疗经历、口腔科医师及诊所环境及既往医疗保健经历的综合。应尽量为患儿的治疗提供一个正面的、鼓励性的、友好的外部条件。

(二)儿童的行为评价

口腔科医师必须能够评估儿童配合治疗计划的能力,最常用的是 Frankl 治疗依从性评价量表和 Wright 分类。Frankl 分类中把儿童分为完全正面行为、正面行为、负面行为和完全负面行为;Wright 分类则分为合作型儿童、缺乏合作能力儿童、潜在不合作行为儿童三组,每组又分为不同亚类。

(三)镇静的决定因素

判断是否需要镇静取决于以下因素:口腔科治疗的需要;患儿合作程度;父母合作与参与情况;经济状况;术前身体状况评估;医疗机构能力等多方面。

(四)健康评估

健康评估是多方面的,包括以下方面。

(1)病史。包括既往史、手术麻醉史、家族史及药物过敏史;了解既往有无抽搐、癫痫、风湿热、先天性心脏病、哮喘、发热、呼吸系统、泌尿系统及血液系统疾病或症状。

(2)根据手术范围、时间及出血量,选择合理的镇静和/或麻醉方法。

（3）体格检查以心血管系统和呼吸系统为重点。

（4）其他辅助检查。常规生化检查（血常规、肝肾功、尿常规、凝血）、胸部 X 线检查等。根据上述资料，结合医师的以往经验得出对就诊儿童的基本镇静治疗方案（表 12-2）。

表 12-2　儿童手术麻醉前不同食物种类的建议禁食时间

食物种类	禁食时间
清饮料	2h
母乳	4h
婴儿配方奶粉	6h
牛奶等液体乳制品	6h
淀粉类固体食物	6h
油炸、脂肪及肉类食物	可能需要更长时间，一般应＞8h

注：引自 2017 年最新版的美国麻醉医师学会（ASA）《健康患者择期手术前禁食及降低误吸风险的药物使用实践指南》。清饮料包括清水、糖水、无渣果汁、碳酸类饮料、清茶及黑咖啡（不加奶），但不包括含酒精类饮品。牛奶等乳制品的胃排空时间与固体食物相当。

（5）儿童呼吸道阻塞或呼吸抑制的风险。在口腔治疗特别是在进行下颌牙的治疗时，任何操作都可能会造成下颌骨不同程度的受压或者口内治疗医源性异物脱落，进而造成呼吸道阻塞或呼吸骤停。对存在该类可能的儿童，建议在有可靠的气道保护方案下进行。

第二节　老年患者的麻醉注意事项

随着人民生活水平的改善和医疗卫生事业的进步，各国人口均出现老年化趋势。目前，用以划定老年的标准是人为的从管理和流行病学角度来衡量的。与国际上将 65 岁以上的人确定为老年人的通常做法不同，我国界定 60 岁以上的公民为老年人。衰老是全身各个系统器官储备功能的进行性丧失，但大多数老年人生理代偿功能是正常的，只有在生理应激状态下，如患病、围手术期才能表现出生理储备功能受限。在门诊口腔治疗中，对于老年患者的评估，除参照其实际年龄外，还应根据其病史、用药情况、认知功能、生活自理能力、体格检查、辅助检查等对其全身情况、脏器功能做出评估，更应注意其并存症所造成的威胁。

一、老年患者的特点

（一）神经系统呈退行性改变

随着年龄的不断增大，神经元进行性减少，脑组织出现一定程度的萎缩，各种受体和神经递质的数量和功能发生改变。具体表现为老年人的记忆力减退，视、听、说、写以及认知能力减弱，理解力逐渐下降，反应时间延长等。常见的疾病为阿尔茨海默病（AD），俗称老年痴呆症，或者更常见的轻度认知损害，介于正常老化和痴呆之间。国外的研究资料表明，65 岁以上老年痴呆的发生率为

2.5％,75 岁以上则为 14％。据文献报道,目前我国老年痴呆患者约有 600 万,并随着人口老龄化而逐年增加,估计 2025 年将有 2500 万人患有老年痴呆。轻度认知损害主要特点是客观存在的认知损害,但还未严重到需要他人协助才能完成日常活动,65 岁以上人群的发病率为 10％～20％,表现为记忆、执行功能、注意、语言或视觉空间能力等下降。同样,自主神经系统也会出现相应的衰老现象。老年人自主神经反射的强度、速度均减慢,自我的调控能力也减弱,故应激状态时血流动力学的稳定不容易维持。

(二)常合并不同程度的多系统疾病,病情复杂多变

老年人生理差异和镇静考虑见表 12-3。

表 12-3　老年人生理差异和镇静考虑

	生理差异	镇静考虑
心血管系统	动脉和静脉弹性减弱	增加耗氧量
	心室肥大、心输出量减少	身体无法适应血流动力学的变化
	减少动脉氧合	心律失常的可能性更高
	恶化的传导系统	心肺反应慢、高碳酸血症和缺氧
身体构成	脂肪比例增高	扩大药物的分布容积
	细胞内液减少	水溶性药物的深度镇静风险更高脂溶性药物的代谢延长
肺	减少呼吸驱动 肺活量减少 减弱对血氧不足或高碳酸血症的应答 胸壁弹性丧失造成呼吸做功增加	呼吸抑制概率增大 短暂的呼吸暂停发生率增高
神经	神经元密度减少	中枢性镇静剂更敏感
	神经递质水平降低	谵妄发生率更高
肾	减少肾血流	肾功能不全风险更高
	肾小球滤过率降低	镇静剂作用时间延长
肝	肝血流减少	脂溶性药物作用时间延长
	肝酶活性降低	药物的代谢改变
气道	呕吐反射减弱	吸引风险增加
	慢性的上皮细胞炎症	面罩给氧困难
	牙列缺失及使用义齿、颈部的炎症	头后仰、托下颌开放气道困难

1.心血管系统

约有 50％～65％老年人患有心血管疾病,而高血压、冠心病是最常见的疾病。随着年龄的增

长，老年人血管壁、心室壁增厚，血管硬度增加，心肌弹性减弱，平均动脉压、脉压增大；超声多普勒常显示有主动脉瓣钙化、二尖瓣轻度反流及左室顺应性降低，绝大多数 EF（心脏射血分数）在 60％～65％。而冠脉病变亦随之增加。有研究表明，在 55～64 岁的老年患者中，冠脉至少有一支存在梗阻，且梗阻程度＞50％。心律失常的发生率也随着年龄而增加，以室上性和室性期前收缩多见。由于心血管疾病可导致脑供血不足或脑压增高，而会出现一系列脑功能失调的症状或突然昏倒。

2.呼吸系统

常见疾病为慢性阻塞性肺疾病（COPD）和支气管哮喘。在就诊时，常有咳嗽、咳痰、气喘和气促的表现。同时，老年人呼吸功能日益减退，特别是呼吸储备和机体交换功能下降，有资料显示，肺残气量以每 10 年 5％～10％的幅度增加，而第 1 秒用力呼气量（FEV，）则以每 10 年 6％～8％的幅度减少。因此，在应激时老年人发生低氧血症、高二氧化碳血症和酸中毒的概率也相应增加。

3.内分泌系统

常见疾病为糖尿病。老年人的糖耐量降低，可能是由胰岛素抵抗或胰岛素功能不全引起。随着年龄增加，老年人肌肉等无脂肪组织减少导致可储存碳水化合物的场所减少，也与糖尿病的发生有一定的关系。糖尿病患者血糖控制不理想时，可引起多器官功能出现异常，常见的有糖尿病肾病、糖尿病心肌病、糖尿病视网膜病变等，也可致免疫力降低，从而增加术后感染的概率。

4.其他疾病

痛风、帕金森病、老年性关节炎可使患者下肢肌张力降低，活动受限。而导致视物模糊的相关疾病如老花眼、白内障、青光眼等可使患者行走不便，及面对突发状况时的应急能力减弱。

（三）存在一定程度的心理异常和情感障碍

老年人由于经济问题、家庭问题、社会交往、孤寂以及对牙槽外科治疗的不了解等因素，可能导致焦虑、抑郁及恐惧情绪。国内有报道称，老年患者抑郁的发生率最高为 56.2％。在门诊就诊时，有的患者表现为焦躁、多疑，同一问题反复询问，遇事反应激烈，固执己见，不能接受医务人员的诊疗意见。有的患者则表情淡漠、反应迟钝，医务人员需询问多次才能获得病史详情，有时患者甚至带着悲观的情绪而就诊。

（四）药物的耐受性和需要量降低

随着年龄的增大，脂肪组织增加，肌肉组织减少，体液总量减少，使药物在体内的表观分布容积增加。而在老年人，药物的物理特性、受体数量及其敏感性都发生了相应的变化，从而改变了药效动力学，延长了药物的作用时间。药物进入机体后，主要通过肝肾代谢。老年人肝组织减少，肝血流减少，白蛋白减少，肌酐清除率降低，使经肝肾代谢的药物的清除率降低，而血浆中游离的药物浓度增加，这些改变均影响老年人的药代动力学。老年人对药物敏感性增强，对药物的反应比年轻人更强。资料表明：成年人（18～60 岁组）药物不良反应发生率为 3％～12％，而老年人（60～79 岁组）为 15.4％～21.3％，≥80 岁组达 25.0％。

（五）口腔情况对全身情况的影响

老年患者由于牙列缺失，咀嚼功能差，营养吸收不良致免疫力降低，对疾病的抵抗力较差；老年患者的口腔卫生状况普遍较差，口腔感染、呼吸道感染和吸入性肺炎的患病概率相应增大，且口腔感染后所致的疼痛，往往易引起血压升高，增加心脏供血供氧的需求，从而诱发脑出血、心肌缺血、心律失常，甚至心衰等心血管系统疾病。

二、评估及围手术期处理

（1）详细了解患者过去和现在的疾病史（包括全身各系统情况）、用药史以及心理状态，评估治疗风险，制订适当的口腔科和镇静药物治疗计划及判断预后。对于年龄大，存在多系统疾病的患者，应在心电监护下完成治疗。治疗结束后，应让患者至少留院观察半小时以上，且生命体征平稳后再离院。

（2）对于行动不便或受限、视力或听力障碍而无家属陪同的老年患者，应及时安排医护人员全程看顾陪护，询问需求，提供帮助，尽量简化就诊流程，缩短就诊时间，避免患者跌倒，减少就诊的不便。

（3）阿尔茨海默病（AD）患者无法准确描述患病的情况且较难配合就医，应在监护人的陪同下就医。同时，由于 AD 患者丧失部分或全部认知和行为能力，无法较好地执行医嘱，医护人员应向监护人交代清楚患者的病情、注意事项，尤其是术后用药，以避免出现服药过量或不足的情况。口腔治疗及镇静镇痛治疗均需取得监护人的同意。

（4）患者就诊后，应认真耐心倾听患者的叙述，了解病情并细致讲解治疗的步骤、方法，治疗中可能出现的不适反应及应对技巧。牙槽外科治疗的各种操作如麻药注射、敲、磨等均可引起患者的焦虑恐惧，医护人员应妥善应用语言及肢体动作缓解患者的情绪，给予适当的心理疏导，帮助老年人树立信心，提高就诊质量。完成治疗后，应详细交代患者术后的注意事项，并帮助其完成病历的打印。

（5）高血压患者应及时测量血压，了解降压药的服用及血压的控制情况。轻中度的单纯性高血压不用特殊处理，当血压高于 180/100mmHg 时，应先控制，待血压降至 160/90mmHg 以下时再行治疗。局麻药应选用不含或少含肾上腺素的药物，以利多卡因为首选。注药前应回抽，并注意用量和注药速度，避免入血。注入局麻药后，应观察至少 10min，如血压波动不大，患者无明显不适，再进行后续治疗。

（6）局麻药注入后，常出现低血糖反应，故患者就诊时应询问进食情况。糖尿病患者尤应注意，治疗前应检查血糖水平，空腹血糖应控制在 8mmol/L 以下为宜。治疗过程中，应严密观察患者的情况，一旦出现低血糖反应，如面色苍白、冒冷汗等，应立即停止治疗，及时补充糖含量、吸氧等。为避免糖尿病患者术后发生感染，各项操作应严格无菌，并预防性使用抗生素。

（7）对于 6 个月以内发生心肌梗死或不稳定型心绞痛的患者，常规口腔治疗应适当延缓，待临床症状消退及心电活动稳定后再治疗。对于服用抗凝药物的患者，应根据治疗的具体情况适当停用抗凝药，以避免术后出血增多甚至出血不止的情况。对于无禁忌的冠心病患者，须常规备用扩血管药物、氧气及抢救设备和药物。

（8）由于老年患者对药物的耐受性和需要量均降低，以及门诊治疗的特殊性，镇静药物应酌情减量并根据个体情况适当调整，推荐的镇静方式为笑氧吸入辅以局部阻滞麻醉。治疗过程中应严密监测生命体征，尤其是氧饱和度和心率。当出现呼吸道阻塞或呼吸骤停时应及时处理。

第三节　妊娠期患者的麻醉注意事项

妊娠期患者由于体内激素水平的改变,机体各系统器官功能也发生相应变化,同时,母体和胎儿的血液循环在胎盘交汇,药物亦可通过胎盘进入胎儿体内,故口腔专科治疗必须针对这些情况,选择既保证母子安全,又满足手术需要的处理方法。

一、母体的生理特点

(一)循环系统

随着孕周的增加,心输出量(CO)、循环血量增加,循环负荷加重。血容量在妊娠 32～34 周达高峰,可达非妊娠时的 50%。CO 增加是由于心率和每搏量的增加,以每搏量的增加为主,从妊娠第 5 周开始,32 周达高峰,相当于非妊娠期的 20%～50%。由于心率加快,每搏量增加,心脏做功加重,心肌轻度肥厚。而周围血管阻力降低使妊娠期患者对血流急剧改变的防卫能力减弱,脉压增大。这些改变常提示妊娠期妇女合并有心脏疾病,症状体征包括胸痛、心悸、晕厥、严重心律失常,肺动脉瓣和心尖区可出现 2～3 级收缩期吹风样杂音。

(二)呼吸消化系统

呼吸道毛细血管扩张,鼻、咽喉、支气管黏膜充血,增大的子宫使膈肌抬高,胸廓运动受限等因素均可致妊娠期患者的通气不足。而需氧量增加,相应的分钟通气量和呼吸做功也增加,妊娠后期的分钟通气量可增加 45%。改变最明显的是功能残气量(FRC)减少,可减少 20% 左右。在消化系统,胃肠道受增大子宫的推挤发生解剖位置的改变,而孕酮使平滑肌松弛,胃肠蠕动减弱,胃排空及肠运输时间延长。

(三)内分泌系统

妊娠期血压-血容量的稳定依靠肾素-血管紧张素-醛固酮系统(RAAS 系统)的调节。雌激素使肾素-血管紧张素活性增强,一方面刺激醛固酮分泌增多,抵消了大量孕酮所致的排钠利尿及肾小球滤过率的增加;另一方面影响血管舒缩和有效血容量,从而调节血压,稳定血流动力学。孕期糖代谢及脂肪代谢明显异常。由于胎盘催乳素及游离皮质醇的致糖尿及对抗胰岛素作用增强,即使妊娠期血液中胰岛素浓度增加,而胰腺对葡萄糖的消除能力也是大幅度降低的,同时,肾血流量和肾小球滤过率增加而肾小管的重吸收不相应增加,故妊娠期常会并发糖尿病。

(四)血液系统

妊娠期血浆及红细胞均增加,而红细胞的增加(30%)不及由水钠潴留引起的血容量的增加(45%),这种现象导致了所谓的"生理性贫血"。生理性贫血所致的携氧能力降低又由于 CO 增加、动脉氧分压增加及氧合血红蛋白解离曲线右移而代偿。血液中凝血因子Ⅱ、Ⅴ、Ⅶ、Ⅷ、Ⅸ、Ⅹ均增加,血小板略减少,红细胞沉降率加快。凝血酶原时间和部分凝血活酶时间缩短,纤溶活性降低,血液呈高凝状态。

胎儿生长发育所需的营养物质均通过胎盘从母体获得,同时,药物也可通过胎盘的转运到达胎儿体内。胎儿血脑屏障的通透性高,在 CO_2 蓄积和低氧血症时尤为明显,从脐静脉进入的药物虽大部分经胎儿肝脏代谢(40%的脐静脉血不流经肝脏),但仍有少部分可通过体循环到达血脑屏障而进入脑循环。胎儿的肾小球滤过率为成人的 30%～40%，肾小管排泄量比成人低 20%～30%，对药物的排泄能力较低。

三、评估及围手术期处理

（1）孕酮使妊娠期妇女对局麻药的需求量减少，故治疗过程中应全面评估患者的身体情况，可根据个体差异酌情减量，建议在胎心监护下进行。

（2）在子宫、胎盘和脐血流正常的情况下，使用常用局麻药的常规剂量对胎儿无明显影响。

（3）妊娠期妇女常合并有高血压、糖尿病等系统疾病，应严密监测血压、血糖，将两者控制在适当范围内再进行口腔科治疗。

（4）妊娠合并子痫的患者，若在治疗过程中出现惊厥，应及时给予解痉、镇静、镇吐和降压处理。解痉药物：25% 硫酸镁 16mL 溶于 25% 葡萄糖液 10mL 缓慢静推，之后再用 25% 硫酸镁 60mL 溶于 25% 葡萄糖液 1000mL 静滴，1g/h，不得超过 2g。镇静首选地西泮（10mg 肌注或静推）或冬眠合剂（哌替啶 100mg、氯丙嗪 50mg、异丙嗪 50mg 溶于 25% 葡萄糖液 500mL 静滴）。

（5）妊娠妇女容易出现仰卧位低血压综合征，治疗过程中出现此类情况时，应及时停止治疗，调高椅位或添加垫枕，使子宫左倾 15°～20°。

（6）镇静药物均有一定程度的中枢抑制作用，并且可以通过胎盘进入胎儿的血液循环，故用药时应慎重考虑用药方式、给药剂量以及母体和胎儿的全身情况，在综合考虑后实施。

第四节　恶性肿瘤患者的麻醉注意事项

O 恶性肿瘤已成为全世界人类死亡的主要原因之一，其死亡发生率明显增加已超过过去几十年。在每年的死亡病例中，因恶性肿瘤死亡的人群约占 13%，其中肺癌、乳腺癌、结直肠癌和前列腺癌等恶性肿瘤最常见，而在儿童中，白血病、脑部肿瘤和淋巴瘤为最常见的恶性肿瘤类型。恶性肿瘤的治疗仍然以手术治疗、化学药物治疗及放射治疗三大治疗为主。

手术治疗是治疗肿瘤历史最为悠久的手段，约 60% 的肿瘤患者可以进行手术治疗，时至今日手术治疗仍是部分肿瘤诊断及临床分期的重要手段之一，但是手术治疗具有一定的风险，往往在切除肿瘤病灶的同时需要切除一部分正常组织，或在术后出现一系列严重的并发症。如头颈部恶性肿瘤术后的患者，正常气道解剖结构会有所改变，门诊口腔治疗时应注意气道的保护。

化疗通常作为肿瘤的主要或者辅助治疗方式，通过阻断核苷酸合成而抑制细胞的复制，但化疗对器官和组织缺乏特异性，例如化疗药物可以抑制骨髓使白细胞迅速降低，血小板随之减少。一般来说，化疗对口腔的影响包括：味觉改变、口干燥综合征、溃疡、黏膜炎以及免疫抑制造成的口腔感染。大部分副作用在停药后会慢慢消除，也有少部分副作用持续很长一段时间。肿瘤化疗对组织愈合存在不良影响，伤口感染和拔牙后颌骨坏死是最常见的术后并发症，后者多见于下颌骨，这是因下颌骨血供较差引起的。

目前，很少有关于化疗期口腔治疗的文献报道，如果肿瘤切除术后计划进行化疗，建议推迟有创性口腔治疗，如必须进行，建议向肿瘤科医师咨询患者的免疫状态、剂量、用药方法以及化疗起始日期等。一般情况下,术后化疗剂量越大,化疗手术时间间隔越短,手术伤口感染的概率越大,当白细胞计数高于 $5×10^9/L$ 和中性粒细胞高于 $1×10^9/L$ 时,感染概率将明显降低。

随着肿瘤治疗技术的发展和更新,肿瘤放射治疗作为一种用放射线治疗癌症的方式,已逐步成为当今治疗恶性肿瘤的主要手段之一。世界上有超过 50% 的癌症患者需用放射治疗,尤其是对放射敏感的肿瘤及局部晚期的患者。例如,质子放射治疗受到越来越多的关注,特别是对于儿科肿瘤患者,可对准病灶实施照射、有效杀伤癌细胞,且减少对周围正常组织的影响。对于接受过这类治疗的患者,门诊口腔治疗前,应进行充分详细的术前评估,了解放疗后是否存在并发症,如口咽部分泌物清除无力、声带麻痹、皮肤纤维化、颈部活动受限等,在选择无气道保护措施的麻醉时,务必要充分评估是否存在困难气道的可能。

第五节　肝肾疾病患者的麻醉注意事项

一、肝脏疾病患者的麻醉注意事项

肝脏作为体内最大器官,有着极其复杂的生理生化功能。它是主要的代谢器官,参与糖类、脂类、蛋白质、胆汁和外源性化学物质的代谢。现以肝硬化为例,阐述肝脏疾病对口腔门诊镇静镇痛治疗的影响。

(一)概述

肝硬化是各种慢性肝病(包括慢性病毒性肝炎)发展的晚期阶段,是常见病。多种因素导致肝细胞变性坏死,肝细胞再生和纤维结缔组织增生以修复损伤,最终致纤维化和假小叶形成而发展为肝硬化。肝硬化患者行口腔门诊镇静镇痛治疗,需评估以下三个方面:肝功能障碍对药物代谢的影响;凝血功能障碍致出血;术后感染或感染扩散。

早期代偿期肝硬化症状轻微且无特异性,可有乏力、腹胀、食欲减退等不适。当出现腹水或并发症即发展为失代偿期肝硬化时临床表现明显,为肝功能减退和门静脉高压相关的临床表现。

(二)评估及围手术期处理

1.既往病史及肝功能评估

术前需了解患者肝硬化的原因及有无危险因素(如饮酒)存在,明确肝功能障碍的程度、既往口腔科治疗史,了解并发症如门脉高压、腹水、肝肾综合征、自发性细菌性腹膜炎、肝性脑病等的发生情况及有无伴随心血管系统疾病。对严重肝脏疾病患者的处理存在很大风险,建议专科医师会诊直至情况改善;仅处理急症,如急性感染、疼痛和出血等,需在严密监护下进行。

2.凝血功能

大多数肝硬化患者存在一定程度的凝血功能异常,术前应行血常规和凝血功能检查。肝硬化失代偿期患者存在术后异常出血的风险,必要时可使用维生素 K 并补充血小板和凝血因子。

3.对药物代谢的影响

由于肝脏巨大的代偿功能,在肝功能损害严重时才对药物代谢包括药物的清除、生物转化和药代动力学产生重要影响。常规检测肝功能的指标仅反映肝细胞损害而不能真正反映肝功能,因此,并没有相关指南指导肝病患者的药物剂量问题。但有下列情况存在时,所用药物应减量。

(1)谷草转氨酶、谷丙转氨酶水平高于正常值 4 倍。

(2)血胆红素＞2.0mg/dL。

(3)血白蛋白＜35g/L。

(4)存在腹水或肝性脑病等肝功能衰竭征象。对肝功能损害严重者,尽量减少使用经肝代谢和具有肝毒性的药物。术中可以采取减轻焦虑的措施,但应避免使用苯二氮䓬类药物。对门脉高压的患者术中应监测血压,减少含肾上腺素局麻药的使用。

4.低血糖

肝脏在血糖浓度的维持中发挥重要作用,空腹时肝脏释放葡萄糖是血糖的唯一来源。因此肝硬化患者糖耐量降低,易发生低血糖。在操作过程中,有条件者可监测血糖,发现低血糖及时处理。

5.乙肝病毒交叉感染的防护

医护人员应增强乙肝免疫力,加强乙肝病毒交叉感染的防护措施。

6.术后感染

肝硬化患者感染风险增加,对任何口腔内的感染都应谨慎处理、积极治疗。目前尚无循证医学依据提示术前应预防性应用抗生素。肝硬化失代偿期患者术后避免使用甲硝唑、万古霉素和非甾体类抗炎药。

二、肾脏疾病患者的麻醉注意事项

(一)概述

肾脏具有一系列重要的生理功能,包括调节水、电解质和酸碱平衡,排出代谢终产物,分泌激素参与血压调节和造血等。本节阐述伴随慢性肾脏疾病(CKD)的口腔门诊镇静镇痛评估及处理。

慢性肾脏疾病的临床表现通常不典型,无特异性,表现为乏力、倦怠和厌食等。晚期表现为容量超负荷(水肿、呼吸困难、充血性心力衰竭)、电解质酸碱失衡、认知功能障碍、周围神经病变和感染风险增加。应注意此类患者随着肾功能的减退,还可能伴随一系列合并症,如贫血、电解质异常、高血压、糖尿病及凝血功能紊乱等(表 12-4)。

表 12-4　不同 CKD 分期的特征、肾小球滤过率及并发症发生率

CKD 分期	特征	肾小球滤过率〔单位:mL/(min·1.73m²)〕	并发症发生率
1 期	GFR 正常或增加	≥90	贫血 4%,高血压 40%,糖尿病 9%
2 期	GFR 正常或轻度降低	60～89	贫血 7%,高血压 40%,糖尿病 13%
3 期	GFR 中度降低	30～59	贫血 7%,高血压 55%,糖尿病 20%,甲旁亢＞50%
4 期	GFR 重度降低	15～29	贫血＞30%,高血压＞75%,糖尿病 30%,甲旁亢＞50%
5 期	肾功能衰竭(终末期肾病)	＜15(或透析)	贫血＞70%,高血压＞75%,糖尿病 40%,甲旁亢＞50%

甲旁亢:甲状旁腺功能亢进症

(二)评估及围手术期处理

(1)治疗前应对患者全身状况和肾功能进行评估。应了解患者重要脏器的功能状态,有无并存疾病及其程度。对 CKD4 期及以上患者行口腔门诊镇静镇痛治疗的风险很大,术前应咨询专科医师意见,若同时合并其他疾病(如糖尿病、高血压等)则建议住院处理。

(2)肾功能损害严重者常伴出血倾向。有创性操作前应检查凝血功能和贫血程度,必要时可以在专科医师指导下使用促红细胞生成素提高血细胞比容水平,也可输注血液制品。细致的外科操作、尽量减小创面是预防异常出血的关键。

(3)术中常规监测血压,笑气吸入可以用于镇静,谨慎使用静脉镇静方法。凡主要经肾脏排泄的静脉麻醉药物,其药效均随肾功能受损的程度而变化,应权衡利弊选择用药。肝功能尚可的肾衰竭患者,可用少量咪达唑仑、吗啡、哌替啶、短效巴比妥类或氯胺酮。

(4)慢性肾脏疾病术后感染风险增加,CKD3 期以上患者行有创性操作时,应请专科医师评估是否应用抗生素,同时根据肾功能减退程度调整药物剂量。镇痛药也应减量使用,尽量避免使用非甾体类抗炎药和氨基糖苷类、四环素等,对乙酰氨基酚在肝脏代谢时较阿司匹林更安全,但大剂量使用也有肾毒性。

(5)终末期肾病患者可能已长期使用大量激素治疗,故应注意防范肾上腺危象。对透析患者应避免透析当天行口腔治疗,尤其透析后 6h 内,宜在透析后第 1 天进行。

(6)局麻药中慎用肾上腺素,排除因吸收而诱发肾血流减少的可能性。但在外科手术中使用含肾上腺素的局麻药对肾功能是否有影响尚未见相关报道。其他药物的选择也以不影响肾功能为前提。

第十三章　围术期监护指标及术中管理

第一节　围术期心电图监测

　　心脏周期性电活动除极与未除极区间、复极与未复极区间产生的电位差，可由心脏传导到身体各部分，在体表检出的这种随心脏活动变化的电位差以时间为横坐标做出的图像称为心电图（electrocardiogram，ECG）（图 13-1）。

　　心电图测量的是两电极之间的电位差，其幅度一般在 $5\mu V-5mV$ 之间，频率分布范围 $0.05Hz\sim1kHz$，心率可由 R-R 间期计算得到。

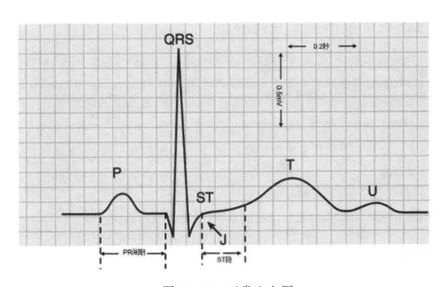

图 13-1　正常心电图

一、心电图的导联

　　人体表面任意两点放置电极，均可检测到心电信号，此两点即可构成一个导联。为便于比较，临床上一般采用 Einthoven 创立的国际通用导联体系，称为标准导联。

　　1.标准肢体导联：它假定左、右上肢及左下肢为等距离的三点，这三点与心脏的距离亦相等，连接这三个点，构成等边三角形，也称为"艾氏三角"。具体连接方法如下：

　　(1)Ⅰ导联：左上肢(＋)，右上肢(－)。它反应左右上肢两点间的电位差，代表心脏高侧壁电位变化。

　　(2)Ⅱ导联：左下肢(＋)，右上肢(－)，反应这两点间的电位差，是围术期最常用的监护导联。

　　(3)Ⅲ导联：左下肢(＋)，左上肢(－)，反应这两点间的电位差。

　　2.加压单极肢体导联：

　　(1)加压单极左上肢导联(aVL)：探查电极置于左上肢，无效电极为右上肢及左下肢相连的中心电端，反应心脏高侧壁的电变化。

（2）加压单极右上肢导联（aVR）：探查电极置于右上肢，无效电极为左上肢及左下肢相连的中心电端，反应心室腔内的电位变化。

（3）加压单极左下肢导联（aVF）：探查电极置于左下肢，无效电极为左、右上肢相连的中心电端，反应心脏下壁的电变化。aVF 最容易反应左心室下壁的心肌缺血。

3.胸前导联：其探查电极置于胸前一定位置，无效电极为左、右上肢及左下肢所连成的中心电端。具体位置如下：

V_1：电极置于胸骨右缘第 4 肋间；V_2：电极置于胸骨左缘第 4 肋间，V_1、V_2 一般反应右室壁的电位变化；V_3：电极置于 V_2 与 V_4 导联连线的中点上，反应左右心室过渡区的电位变化；V_2：电极置于第 5 肋间左锁骨中线，反应心尖部的电位变化；V_5：电极置于 V_2 导联同一水平左腋前线；V_6：电极置于 V_2 导联同一水平左腋中线；V_2-V_6：监测左前降支及回旋支支配区域心肌，围术期常用 V，导联。综上，为了比较全面了解心电图就至少应描记出这 12 导联心电图。

二、心电图各个波形意义及正常值

1.P 波：P 波代表心房除极，时间应 $<0.11s$，肢体导联 $<0.25mV$，胸前导联 $<0.15mV$。

2.P－R 间期：代表心房除极到心室除极所需的时间，正常值在 $0.12\sim0.2s$，$>0.2s$ 即可诊断房室传导阻滞。

3.QRS 波群：代表心室除极，在不同导联呈现多种形态，正常成人 QRS 波群时间为 $0.06\sim0.10s$。

4.S－T 段：反应心室除极完毕至复极过程，正常位于等电位水平线上，在缺血性心脏病患者可出现压低或抬高的现象。

5.T 波：代表心室复极，正常 T 波形态呈圆钝状。

6.Q－T 间期：代表心室除极与复极过程的总时程，正常值一般 $<0.40s$。

三、心电轴

以 Ⅰ、Ⅲ 导联 QRS 主波方向略估，如果两个主波方向相反，表示左偏；相对表示右偏，方向一致则电轴不偏。

1.电轴左偏：0 度～+30 度为轻度、0 度～－30 度为中度、－30 度～－90 度为显著左偏。可能原因有：

（1）心脏位置、体型矮胖、腹水及早期妊娠。

（2）左心室肥厚。

（3）左束支传导阻滞。

2.电轴右偏：+90 度～+120 度为轻中度、+120 度～+180 度为显著右偏。

（1）婴儿、右位心、瘦长体型。

（2）右心室肥厚。

（3）右束支传导阻滞。

四、心电图分析

心电图分析应由以下几个方面构成：频率、节律、P 波形态、PR 间期、QRS 波群形态、ST 段形态、T 波形态、U 波形态及 Q－T 间期。但是手术室内的心电监护不能进行标准 12 导联监护,属于模拟导联,因此不能明确测量各波形时间和振幅。

1.围术期的心电监护常采用五导联装置电极及三导联装置电极,具体如下:

(1)五导联装置电极:右上(RA):胸骨右缘锁骨中线第 1 肋间;右下(RL):右锁骨中线剑突水平处;中间(C):胸骨左缘第 4 肋间;左上(LA):胸骨左缘锁骨中线第 1 肋间;左下(LL):左锁骨中线剑突水平处。

(2)三导联装置电极:右臂(RA,白):锁骨下,靠右肩;左臂(LA,黑):锁骨下,靠左肩;左腿(C,红):左下腹。

2.围术期心电图诊断:明确心律失常的性质及处理。

(1)确定有无 P 波及 P 波的形态。

(2)P－R 间期。

(3)P 波与 QRS 波群的关系。

(4)QRS 的形态及间期。

3.围术期常见心律失常:

(1)窦性心律失常:窦速、窦缓、窦性心律不齐、窦性停搏。

(2)异位心律失常:房性早搏、室性早搏、结性早搏;心房扑动、颤动;心室扑动、颤动。

第二节　围术期血氧饱和度监测

脉搏血氧饱和度(SPO_2)监测仪是一种无创、连续监测脉搏和动脉血中氧饱和度的仪器,其不但可被用于监测动脉血氧和间接反应呼吸功能,而且可用来监测循环。其基本原理是利用氧合血红蛋白(HbO_2)和还原血红蛋白(Hb)对红光和红外光的不同吸收特性:HbO_2 吸收更多的红外光(940nm)而让更多的红光(660nm)通过,Hb 吸收更多的红光而让更多的红外光通过,应用分光光度测定法,通过测定红外光吸收量与红光吸收量的比值,计算出 SPO_2 值,SPO_2 定义为:$SPO_2 = HbO_2/(Hb+HbO_2)$。

在 SPO_2,传感器中,其中一侧有两对发光二极管 LED,一对发射 940nm 的红外光,另一对发射 660nm 的红光,对侧只有一个光电探测器,LED 交替打开或关闭,检测相应透射光的光强,经信号处理,代入公式即可求出 SPO_2。需要注意的是只有脉搏容积图正常时,所测的 SPO_2,才是准确的。

血红蛋白影响 SPO_2 的准确性:高铁血红蛋白 Hbmet 浓度偏高,将使 SPO_2,读数下降,极值趋向 85%;$HbCO_2$ 浓度偏高,将使 SPO_2 读数上升,极值趋向 100%。而传感器不稳定、低灌注量、胆红素、静脉搏动及静脉堵塞、外界光的干扰、血管染色、电刀、局部血氧不足、传感器位置不正、贫血、血氧饱和度较低、测量位置处温度等因素对测量精度均有影响。

一、脉搏氧监测需注意的问题

1.SPO_2,读数只是个比值,其值正常不等于患者不缺氧,很多患者术后 SPO_2,读数正常,如仍感觉憋,很可能组织尤其心脏没有很好的血供,建议行血气分析,复查血氧分压。

2.术前如果患者的不吸氧时 SPO₂血氧饱和度在 90％左右,建议术中面罩应低流量吸氧,血氧饱和度达到 92％以上就可以了,因为患者长期已经耐受这种状态,如改变了,患者就失去了高二氧化碳对大脑呼吸中枢的刺激;一般做手术时呼吸机控制呼吸时尽量不要纯氧吸入,氧浓度最好为40％～60％,麻醉机有空氧混合装置最好的,也可笑气和氧气混合装置(笑氧比例为 60％:40％比较安全,氧气低于 30％,容易缺氧),纯氧吸入<6h 尚可,如时间继续延长就能因其与不饱和脂肪酸反应,破坏储存于其中的磷脂,从而破坏细胞膜,导致细胞死亡,此过程称之为脂质过氧化,会对肺泡表面物质造成损伤,使术后气管导管拔管困难;氧自由基的产生还可诱发癌症,另纯氧还会使肺泡内氮气的含量减少,继而引起术后肺不张。

二、血氧饱和度低的原因

1.吸入气氧分压过低。

2.有气流阻塞:哮喘、COPD、舌根后坠、呼吸道分泌物异物阻塞等疾病引起的阻塞性通气不足。

3.有换气功能障碍:可能患有重症肺炎、重症肺结核、弥漫性肺间质纤维化、肺水肿、肺栓塞等影响肺换气功能的疾病。

4.血液中输送氧的 Hb 的质量异常:如 CO 中毒、亚硝酸盐中毒、异常血红蛋白大量增多,不仅严重影响氧在血液中的运输,也严重影响氧的释放。

5.患者的胶体渗透压和血容量异常:适当的胶体渗透压和充足的血容量是维持正常氧饱和度的关键因素之一。

6.患者心输出量降低:维持器官正常输氧量应有足够的心输出量来支撑。

7.组织器官的微循环障碍。

8.氧在周围组织中利用情况异常。

9.仪器故障致氧饱和度下降。

三、几种监测血氧指标的意义及正常值

SaO₂(动脉血氧饱和度):95％～98％;SPO₂(脉搏血氧饱和度):>95％;SvO₂(静脉血氧饱和度):60％～85％;CaO₂(动脉血氧含量):6.7～9.8mmol/L(15～22mL/dl);CvO₂(静脉血氧含量):4.9～7.1mmol/L(11～16mL/dl)。

第三节　围术期血流动力学监测及管理

围术期血流动力学监测是麻醉医生实施临床麻醉工作中的一项重要内容,贯穿于整个麻醉工作的始终。血流动力学监测是反映心脏、血管、血液、组织氧供及氧耗等方面的功能指标,为临床麻醉和临床治疗提供数字化依据。临床上主要使用的方法包括无创性及有创性监测方法。

一、动脉压力监测

动脉压(blood pressure,BP)是最基本的心血管监测项目。血压可以反映心排血量和外周血管总阻力,同时还与血容量、血管壁弹性及血液黏滞度等因素有关。心室收缩时,主动脉压急剧升高,在收缩中期达到最高值,此时的血压称为收缩压(SBP)。心室舒张时主动脉压下降,在舒张末期血压的最低值称为舒张压(DBP)。收缩压与舒张压的差值称为脉压。一个心动周期内每一时期动脉血压的平均值称为平均动脉压(MAP)。

(一)无创测量法

无创测量法即袖带测量法,通过袖带充气方式不同分为手动测压法和自动测压法(NIBP),前者又分为搏动显示法、听诊法及触诊法;后者可分为自动间断测压和自动连续测压。

1.听诊法:是临床上使用最普遍的方法。测压前患者应安静休息,脱去一侧上衣袖,将手臂及血压计置于右心房水平处(坐位时相当于第4肋软骨水平,仰卧位时相当于腋中线水平)外展约45°。将袖带展平,气囊中部对准肱动脉,缚于上臂,松紧适宜,袖带下缘应在肘窝上2～3cm。测量时先触诊肱动脉或桡动脉,手握橡皮球向袖带内打气,待动脉搏动消失后继续打气,使气压计汞柱再升高20～30mmHg,然后将听诊器胸件放在肱动脉上进行听诊。缓慢放气,使汞柱缓慢下降(速度约2mm/s),当袖带放气时首次听到"崩、崩"声时,血压计上所显示的压力即为收缩压。继续放气,直至声音突然转变为低沉,并很快消失,取动脉音消失时的压力值为舒张压,继续放气直到汞柱水银面下降至零点为止。重复测量2～3次,取最低值即作为测得的血压数值。

2.自动间断测压法:上臂缚于普通袖带,与监护仪连接。监护仪内装有压力传感器、充气泵和微型计算机系统等,能够定时使袖带自动充气及排气,原理与手动测量法相同。

3.无创方法的优点:

(1)无创伤,可重复,操作简便,易于掌握。

(2)适用范围广,包括各年龄段患者和拟行各类手术患者。

4.无创血压测量的缺点:

(1)不能连续动态反映动脉压力的变化。

(2)不能精确的测量动脉压,尤其是当患者血压较低(如休克)的情况。

(二)有创测量法

采用外周动脉内置管,使血管内压力通过导管内的液体被传递到外部的压力传感器上,从而获得血管内压力变化的动态波形,并获得收缩压、舒张压及平均动脉压。可根据手术部位、患者体位、局部动脉通畅情况以及预留管时间等因素综合考虑选择适当的外周动脉。原则上选择即使由于置管引起局部动脉阻塞,其远端器官也不容易发生缺血性损伤的动脉。由于手部侧支循环比较丰富,故临床上首选桡动脉。此外依次可选择股动脉、腋动脉、尺动脉、足背动脉。需要注意的是肱动脉由于缺少侧支循环,一旦阻塞可导致前臂和手的缺血坏死,虽研究表明肱动脉穿刺测压发生栓塞的可能性很低,但仍存在风险。

1.有创血压测量的适应证:

(1)各类危重患者,循环功能不全,体外循环下心内直视手术、大血管手术、气管移植等可能术中出现大失血的手术。

(2)预计患者术中可能会出现较大的血流动力学波动或需大量反复使用血管活性药物治疗时,

如胸腹联合手术,嗜铬细胞瘤手术等。

（3）术中需要行控制性降压、低温麻醉、血压稀释等特殊操作。

（4）严重低血压、休克及其他血流动力学不稳定的患者,或者难以行无创血压监测的患者。

（5）严重高血压、创伤、心梗、心衰、MODS 等患者。

（6）术中需要多次检查血气的患者。

2.有创血压测量的禁忌证

（1）Allen 试验阴性禁忌行桡动脉穿刺置管测压。

（2）穿刺部位或者附近存在感染。

（3）凝血功能障碍,应为相对禁忌。

（4）有血管疾病,如脉管炎,雷诺征等。

（5）手术操作涉及同一部位。

3.Allen 试验:

（1）Allen 试验:Allen 试验是由 Allen 医生在 1929 年首次提出,主要用于检查手部尺动脉代偿情况。具体步骤为检查者双手同时按压患者一侧桡动脉和尺动脉,嘱患者反复用力握拳和张开手指 5～7 次直至手掌变白。然后松开对尺动脉的压迫,继续保持压迫桡动脉,观察手掌颜色变化。如手指与手掌颜色在 5～15s 内迅速变红或恢复正常说明尺动脉与桡动脉之间存在良好的侧支循环,即 Allen 试验阳性;相反,如超过 15s 手掌颜色仍苍白则说明尺动脉侧支循环功能不良,即 Allen 试验阴性,提示不应选择该侧桡动脉行穿刺置管测压。

（2）改良 Allen 试验:20 世纪 50 年代,Wright 在传统 Allen 试验的基础上提出了改良 Allen 试验。具体做法为同时压迫患者一侧桡动脉及尺动脉,举手高过心脏水平后,患者做深握拳至大鱼际肌红色消退,放开尺动脉压迫,观察手掌颜色由白变红的时间,恢复时间在 10s 内,表明尺动脉通畅及掌弓循环良好,即改良 Allen 试验阳性;反之则表示尺动脉可能堵塞或掌弓循环欠佳,即改良 Allen 试验阴性。

（3）氧饱和度法:利用监护仪屏幕上显示出的脉搏氧来判断。具体操作方法为将穿刺侧手举高,检查者双手同时按压桡动脉及尺动脉至脉搏氧显示直线和数值消失。放低手,松开尺动脉,脉搏氧出现波形及数字即正常,如脉搏氧不能重新出现则为异常。建议在桡动脉穿刺前行改良 Allen 试验或氧饱和度法评价尺动脉功能,但即使 Allen 阳性也不能高枕无忧,应在穿刺后定期检查穿刺侧手掌颜色或将氧饱和度探头夹在穿刺侧拇指上以观察血运情况。

4.动脉穿刺术(以桡动脉穿刺为例):

（1）经皮穿刺法:常选择左侧桡动脉,穿刺前常规检查同侧尺动脉代偿功能。患者仰卧位,左上肢外展于托手架上,腕部垫高使腕关节背伸,拇指外展,消毒铺巾。一般选择 20 号套管针,穿刺者右手持针,于腕横线桡骨茎突动脉搏动最清楚处进针,在左示、中指触摸动脉搏动引导下继续进针。一般针干与皮肤呈 30°～45°夹角,针尖进入动脉后针芯内可见鲜红色血液,再进针 2mm,使套管也进入动脉内。此时一手固定内针,另一手捻转外套管,在无阻力的情况下将外套管送入动脉腔内。拔出内针,有搏动性血流自导管喷出,证实导管位置良好,可连接测压装置并妥善固定。若外套管推进时有阻力常表示导管未进入动脉腔;穿刺时有突破感,且有少量血液进入内针,但血流不畅表示此时穿刺针可能偏向一侧或穿透动脉壁。

（2）直视穿刺插管：随着穿刺技术及设备的发展和提高，该方法目前较少应用于临床。但也可以在术野内选择合适的动脉由术者进行直视下穿刺插管测压。

5.测压装置（压力传感器测压）：

该方法是通过传感器将机械能转变成在数量上与其一致的电信号，经放大后即可显示在监护仪上。需连接连续冲洗装置，该装置可有效防止血液凝固堵塞导管或形成血栓。将肝素盐水（含肝素 1～2 单位/mL）加压至 300mmHg，以 1～3 滴/min（或 1～3mL/h）的速度连续冲洗管道。有研究发现，无肝素的冲洗液亦不会增加凝血的发生率，反而长时间使用肝素冲洗液会增加血小板减少的风险，故也有专家主张采用无肝素的冲洗液。

6.有创血压监测需要注意的问题：

（1）确定零点：传感器应固定在患者右心房水平，并应根据术中患者体位改变而适当调整零点水平。

（2）不同动脉测压数值不同：患者仰卧位时，测定主动脉、大动脉及其分支和周围动脉压力，收缩压依次升高而舒张压逐渐降低，脉压差相应增宽。平均动脉压从主动脉到小动脉逐渐降低。不同动脉测压不仅数值不同，动脉波形也不同，例如足背动脉收缩压较桡动脉高 10mmHg，而舒张压则低约 10mmHg。

7.有创血压监测并发症及预防：

（1）血栓形成，与留置导管粗细及留置时间成正比。为了减少长时间留置导管后血栓形成，主张在拔除导管时可压迫近端动脉，用注射器连接测压导管边吸边拔，尽量吸出导管周围小的凝血块。拔管后局部加压包扎应注意松紧度，既要防止血肿形成，也要防止长时间过度压迫而促进血栓形成。

（2）栓塞，一般来源于导管尖端的血块、气泡及混入系统的杂质。使用连接冲洗可减少血栓栓塞的可能性。

（3）出血和血肿，拔除动脉留置导管后应局部压迫并高举上肢 10min，然后加压包扎 30min 后可放松加压包扎。

（4）感染，导管留置时间越长则感染概率越大，故一般留置时间不宜超过 3 天。

二、中心静脉压监测

中心静脉压（central venous pressure，CVP）是指右心房及上下腔静脉内的压力，用以评价右心充盈情况及右心功能。正常值 5～12cmH$_2$O，监护仪上显示的中心静脉压数值单位通常为 mmHg，如需转换为 cmH$_2$O 应乘 1.36。临床上通过中心静脉穿刺置管来获得中心静脉压。

（一）中心静脉穿刺置管

1.中心静脉穿刺置管适应证：

（1）严重创伤、休克及循环功能衰竭等危重患者。

（2）需大量快速输血输液的患者。

（3）可能会引起血流动力学波动较大的手术，如嗜铬细胞瘤切除、动脉瘤切除及心内直视手术等。

（4）需长期输液、静脉高营养、接受化疗的患者。

（5）经导管安装心脏临时起搏器。

2.中心静脉穿刺置管方法：

可选择颈内静脉、锁骨下静脉、股静脉。但由于股静脉穿刺血栓形成及感染发生率高，故不首选股静脉。

（1）颈内静脉，起始于颅底，在颈部由胸锁乳突肌覆盖。在胸锁关节处与锁骨下静脉汇合成无名静脉后入上腔静脉，颈内静脉较动脉靠外并表浅。右颈内静脉与右侧无名及上腔几乎成一条直线，加之胸导管位于左侧，以及右侧胸膜顶低于左侧，故临床上常规选择右侧颈内静脉穿刺置管。穿刺入路可选择前、中、后三种，穿刺体位均为仰卧位头偏向左侧并可头低15°（心功能不全患者可能不能平卧或头低）。

1）前路：胸锁乳突肌前缘中点，针尖指向同侧乳头方向，针干与皮肤呈30°～45°夹角。此入路可避免发生气胸，但易误伤动脉。

2）中路：胸锁乳突肌胸骨头、锁骨头与锁骨上缘构成一个三角，称为胸锁乳突肌三角。从三角形顶端进针，针尖指向尾端（足）方向，针干与皮肤呈30°夹角。

3）后路：胸锁乳突肌外侧缘中、下1/3处进针，针尖指向胸骨上窝，在胸锁乳突肌下方水平进针（图13－2）。

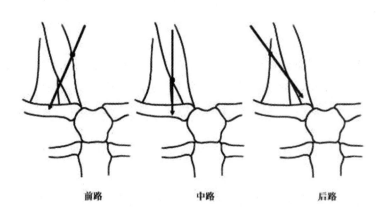

前路　　　　　　　中路　　　　　　　后路

图13－2　颈内静脉穿刺入路

（2）锁骨下静脉，是腋静脉的延续，起于第1肋骨的外侧缘，长约3～4cm。静脉的前面是锁骨的内侧缘，下面是第1肋的上表面，后面是前斜角肌。1）锁骨下入路：患者仰卧，肩下垫薄枕，手臂并在体侧，使锁骨与第1肋间隙尽量打开方便进针。于锁骨中、外1/3交界处，锁骨下1cm处进针，针尖指向胸锁关节。进针过程中尽量使针体与胸壁水平，贴近锁骨后缘。进针过深越过第1肋或穿透了静脉前后壁可刺破胸膜及肺引起气胸。锁骨下穿刺有误伤动脉的可能，由于无法压迫止血，可出现范围较大的血肿。此入路的优点为锁骨下静脉位置固定，变异小，成功率高。2）锁骨上入路：患者仰卧位，肩下垫薄枕，头偏向对侧显露锁骨上窝。在胸锁乳突肌锁骨头外侧缘、锁骨上1cm处进针，针尖指向胸锁关节，针干与锁骨呈45°，进针1.5～2.0cm即可进入静脉。

（3）股静脉。在腹股沟韧带中点处可触及股动脉搏动，于搏动内侧0.5～1.0cm处进针可穿刺入股静脉。在不宜选用颈内静脉和锁骨下静脉或上腔静脉堵塞的患者可选择行股静脉穿刺。

（4）超声引导下中心静脉穿刺置管。超声引导下中心静脉穿刺成功率高，并发症明显减少。

（二）中心静脉测压方法

1.传感器测压：传感器可连续记录静脉压并显示压力波形。中心静脉压波形由a、c、v3个正波和 x、y2 个负波组成(图 13－3)。

a 波:右心房收缩;c 波:右心房等容收缩时三尖瓣关闭凸向心房内引起右心房压力瞬间升高;v波:腔静脉血流充盈心房,三尖瓣仍关闭致右心房内压力升高;x 波:右心房舒张,压力下降至最低;y 波:三尖瓣开放,右心房血液流向心室使心房内压力下降。

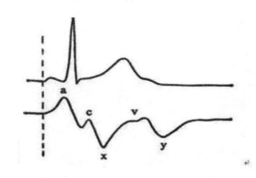

图 13－3　中心静脉压波形与心动周期

2.水压力测压:中心静脉是低压系统,可用水压直接测量。此方法简单且经济,但仅能得到压力数据。需要将患者中心静脉通过三通开关与输液系统及玻璃(或塑料)测压管相连接(图 13－4)。

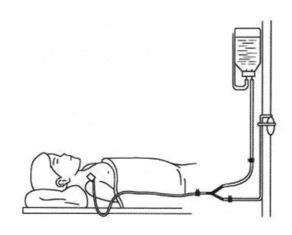

图 13－4　中心静脉水压力测压

3.中心静脉压测量影响因素:

(1)导管位置:测量中心静脉压力时,中心静脉导管的前端需位于右心房或上、下腔静脉内。据统计颈内静脉及锁骨下静脉不在上腔内的占 4.5%,不在最佳位置的达到 10%～40%。目前主张导管前端应位于上腔静脉心房入口上 2cm 较为适宜。成人推荐右侧颈内静脉置管时,导管置人长度为 8cm＋穿刺点与锁骨上缘距离;左侧颈内静脉置管时,导管置人长度应再加 3cm(因为左头臂静脉比右头臂静脉长 2～3cm)。小儿颈内静脉置管深度可参考下表(表 13－1)。经右颈内静脉中心静脉导管的正确位置可按身高进行预测:身高<100cm 时置管深度(cm)＝身高(cm)/10－1;身高>100cm 置管深度(cm)＝身高(cm)/10－2。

(2)确定零点:以右心房中部水平作为标准零点,患者体位改变应随时调整零点。

（3）胸内压：胸腔开放使胸内负压消失相当于心室外壁压力升高，从而使心室充盈压减低，心室有效充盈也随之降低，此时 CVP 会代偿性增高。机械通气可以升高胸内压影响 CVP，如果患者状况允许可暂停控制呼吸准确测量 CVP。

（4）测压系统的通畅性：保持测压系统的通畅才能提供正确的数据。

表 13-1　小儿颈内静脉置管深度

患儿体重（kg）	置管深度（cm）
2~2.9	4
3~4.9	5
5~6.9	6
7~9.9	7
10~12.9	8
13~19.9	9
20~29.9	10
30~39.9	11
40~49.9	12

（三）中心静脉压力分析（表 13-2）

表 13-2　中心静脉压力临床分析

CVP	BP	临床意义	处理方法
↓	↓	血容量不足	充分补液
↓	正常	血容量轻度不足	适当补液
↑	↓	心功能不全	强心、扩血管
↑	正常	容量血管收缩	扩张容量血管
正常	↓	低心排，容量相对不足	补液试验

（四）中心静脉测压并发症

1.血肿，一旦误穿动脉应直接压迫止血。

2.气胸，如患者在穿刺过程中出现咳嗽或穿刺后出现呼吸困难应考虑气胸的可能，一旦诊断应早期对症治疗。如气胸后行机械通气可发生张力性气胸，导致严重后果。

3.血胸、水胸、乳糜胸，应谨慎操作避免周围组织血管损伤，同时明确导管位置。

4.空气栓塞，正常情况下中心静脉压高于大气压，一般不会产生空气栓塞。但某些特殊患者静脉压低于大气压即可出现空气经导管进入循环系统，100~150mL 的空气足以致命。在穿刺操作过程中应注意对导管进行夹闭，减少气体栓塞的可能性。

5.心包填塞，由于导管置入过深或导管材质较硬刺破心脏导致。

6.感染，无菌操作不严格及反复穿刺均增加感染发生率。另外留置导管期间的护理亦非常重要，每天局部消毒更换敷料可达到预防感染的目的。如临床上出现不能解释的发热、寒战、白细胞升高、局部红肿压痛等情况可考虑拔除导管并作细菌培养。

7.血栓形成，导管源性血栓形成是中心静脉置管的严重并发症。所有穿刺途径中锁骨下静脉置管血栓发生率最低，血栓形成可导致静脉阻塞，血栓脱落可导致肺栓塞等严重并发症。因此如需长期留置中心静脉导管应警惕该并发症的发生。

三、围术期心排血量等其他血流动力学参数监测

（一）FloTrac/Vigileo 系统

由 Vigileo 监护仪和 FloTrac 传感器组成,对患者进行有创动脉监测后,将传感器一端与动脉导管相连,另一端与 Vigileo 监护仪及麻醉监护仪相连。利用麻醉监护仪测量得到的创动脉压、中心静脉压数值,通过 Vigileo 监护仪监测心输出量(CO)、每搏输出量(SV)、心脏指数(CI)、每搏指数(SVI)、每搏量变异度(SVV)及外周血管阻力(SVR)等血流动力学指标。根据监测数值,了解患者循环容量及心功能情况,并指导术中用药及输液治疗。

每年全球约有 2.4 亿例麻醉手术,术后并发症极大地增加了手术的费用,其中大部分并发症都与围术期组织灌注不足有关。FloTrac/Vigileo 系统通过动态监测 SV、CO、CI、SVV、SVI、SVR 等指标变化进行容量预测,既可避免容量不足和组织低灌注,又可避免输液量过多和组织水肿。Vigileo 系统比 CVP 更敏感,对于心脏病患者行非心脏手术麻醉的监测有着特殊的意义。

每搏输出量变异度(stroke volume variation,SVV):在机械通气情况下,由于呼吸机作用引起肺血管内血容量发生规律性波动,导致左心室每搏量发生相应的波动。通气期间,最高的每搏输出量(SVmax)与最低的每搏输出量(SVmin)的差值与每搏输出量平均值(SV mean)之比值。

$$SVV = \frac{SVmax - SVmin}{SVmean}$$

SVV 的正常值<10%~13%。SVV 和其类似的指标,比如脉压变异(PPV)是前负荷反应性的指标,虽然它们并不反映实际的前负荷值大小。相比于传统的容量状态指标(HR、MAP、CVP)和它们预测液体反应性的能力,SVV 具有很高的灵敏性和特异性,具体临床操作可参考图 13-5。

（二）SVV 使用的局限性

1.需行控制呼吸,且潮气量需>8mL/kg。

2.患者需心律齐整。

3.开胸手术、腔镜手术使用 SVV 有一定的局限性。

（三）Vigileo 系统提供的参数正常参考值

1.CO(心排血量):4.8~8L/min。

2.ScvO$_2$(中心静脉血氧饱和度):60%~80%。

3.SvO$_2$(混合静脉血氧饱和度):60%~80%。

4.CI(心指数):2.5~4.0L/min/m^2。

5.SV(每搏量):60~100mL/beat。

6.SVI(每搏指数):33~47mL/beat/m^2。

7.SVV(每搏量变异度):<13%。

8.SVR(全身血管阻力):800~1200dynes-sec/cm^5。

9.SVRI(全身血管阻力指数):1970~2390dn-s/cm^5。

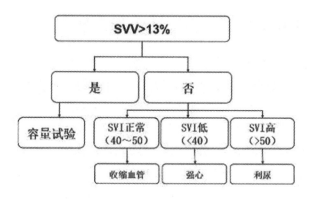

图 13－5　每搏变异度临床使用指导

第四节　围术期麻醉深度的监测

一、术中知晓(Anesthesia awareness)

术中知晓系指全身麻醉后患者能回忆术中发生的事情,并能告知有无疼痛等情况,是全麻手术中患者意识存在的标志。Vickers 将麻醉深度较浅不适宜手术分为两个等级,回忆(recall)及觉醒状态(wakefullness)。回忆或保持记忆是患者能回忆麻醉下发生的事情,知晓(awareness)相当于记忆。术中知晓是一项非常严重的全身麻醉并发症,会给患者造成严重的心理和精神障碍。有的患者在术后会发展成一种如焦虑不安、失眠多梦、重复噩梦及濒死感等表现的创伤后应激紊乱综合征(Post－traumatic Stress Disorder,PTSD)。患者感到痛苦不堪,有的甚至因此发展成为犯罪分子威胁社会。麻醉中术中知晓一般表现为外显记忆(explicit Memory)和内隐记忆(implicit Memory)两种形式。内隐记忆的患者在清醒状态下不能回忆起术中发生的一些事情,往往需在心理学试验如催眠等诱导下让患者回忆起术中知觉;外显记忆的患者在清醒状态下能回忆起术中医护人员的对话或不愉快的体验,其对患者的不良影响及临床意义大。

1.全身麻醉下记忆的分类:

(1)有意识的知觉伴外显记忆(清醒)。

(2)有意识的知觉无外显记忆(对指令有反应,但无相应的回忆)。

(3)下意识的知觉伴内隐记忆(对指令无反应但对术中事件存在内隐记忆)。

(4)无知觉无内隐记忆(无知晓)。临床麻醉应达到足以完全抑制患者的认知功能的深度,即达到第 4 阶段。

2.术中知晓的判定,如患者表现为外显记忆通常可能是由于发生了如下情况:

(1)由于特殊原因,麻醉药量被有意识的限制,如创伤性低血压、剖宫产等。

(2)麻醉机或微量注射泵故障导致麻醉药的剂量和浓度低于有效标准或人为疏忽导致静脉用药出错。

(3)根据生命体征判断,至少从对心血管系统影响程度来看,麻醉剂量已足够,但患者出现麻醉中知晓。尚有少数患者抱怨发生了术中知晓,但进一步了解情况发现患者记忆的事情发生在术后即刻。

3.影响发生术中知晓的因素可能包括以下几个方面:

(1)肌松药普遍应用及过度依赖而麻醉深度不够。

(2)短效麻醉剂的应用虽可使患者迅速苏醒但引起术中知晓的可能性增加。

(3)患者自己认为出现术中知晓的倾向性增强。

4.术中知晓的防治:以下措施有利于减少术中知晓的发生。

(1)筛选出术中知晓发生率较高的部分患者如严重创伤、剖宫产和心脏手术等,并在术前与这部分患者进行讨论,并告知有发生术中知晓的可能性。

(2)术前或术中应用具有遗忘作用的药物,如苯二氮䓬类药物及东莨菪碱,尤其是可以预测到可能处于浅麻醉状态的患者。

(3)所有的手术室人员避免不恰当的谈话、讨论其他患者或不相关的话题,不要议论患者,术中发现意外情况或对患者身体的评论。即使在足够的麻醉深度下患者听觉可能仍然存在,不良印象或伤害性评论可能被患者记住。如表现为外显记忆,患者可能诉讼引起医疗纠纷;如表现为内隐记忆,则可能导致心理创伤。

(4)困难插管时应适当追加镇静镇痛药物。

(5)合理使用肌松药,随时调节用量。

(6)可以给予 0.6～0.8 倍 MAC 的吸入麻醉药。

(7)术中定期检查麻醉机及微量输液泵工作情况及时补充药物。

(8)对使用 α、β 受体阻滞剂、钙通道阻滞剂等可以掩盖浅麻醉状态所导致生理变化的药物应保持警惕。

(9)关注手术过程,当手术进入明显刺激阶段应保证麻醉深度。

(10)加强术中对麻醉深度的监测。

(11)加强术后随访,一旦发现术中知晓应向患者表示歉意并做好相关的解释及安慰工作。

二、围术期脑电双频指数监测

1.脑电双频指数(bispectral index,BIS)是将脑电图的功率和频率经双频分析做出的混合信息拟合成一个最佳数字,用 0～100 分度表示。BIS 是对脑电图信号进行处理得到的结果。

2.BIS 监测的适应证:

(1)评估使用肌松药行机械通气患者镇静深度,预防过度镇静。

(2)全身麻醉评估麻醉镇静深度。

(3)昏迷患者评估。

3.BIS 监测禁忌证:无明显不良反应,无明确禁忌。

4.BIS 临床意义:

(1)0～20 分:爆发性抑制。

(2)20～60 分:深度镇静,对声音刺激无反应,清醒可能性很小。

(3)60～80 分:中度镇静,高声命令或轻微刺激有反应。

(4)80～100 分:清醒,可回应正常声音。

5.镇静目标:(1)ICU 镇静:BIS 可维持在 60～80 分。

(2)全身麻醉术中镇静:BIS 可维持在 45～60 分。

6.BIS 监测注意事项:

(1)BIS 具有个体差异性,术中镇静评估不能完全依靠 BIS,还需辅助其他临床体征综合判断。

(2)伪迹以及很差的信号质量可能导致不准确的结果。

(3)对于明确神经系统障碍者、服用有精神作用药物的患者及<1 岁的婴儿均没有足够证据来支持其临床使用。

(4)低血压可使 BIS 下降,而应用麻黄碱等药物可使 BIS 升高。

(5)BIS 适用于监测静脉和吸入麻醉药与中小剂量阿片药合用的全身麻醉,而不能监测氧化亚氮和氯胺酮麻醉。

三、听觉诱发电位监测

1.听觉诱发电位(auditory evoked potentials,AEP)是由听觉神经系统的刺激引起的中枢神经系统的生物电反应。在麻醉时听觉最后丧失且最早恢复,故 AEP 在麻醉镇静深度监测方面意义突出。

2.AEP 监测的优点:

(1)AEP 是中枢神经系统对刺激反应的客观表现。

(2)AEP 有明确的解剖生理学意义,每个波峰与一个解剖结构密切相关。

3.AEP 分类:

(1)脑干 AEP:刺激后 0～10ms 出现,对麻醉药不敏感,与意识水平无关。

(2)中潜伏期电位 AEP(middle latency):刺激后 10～100ms 出现,清醒状态下个体差异很小,与大多数麻醉药呈剂量相关,适用于麻醉深度的判断。

(3)长潜伏期电位(longlatency):刺激 100ms 后出现,与意识水平密切相关,但过于敏感,小剂量麻醉后消失。

4.听觉诱发电位指数(AEP index):以往分析 AEP 主要是测量电位图形,无法连续、及时的反映变化,所以提出了 AEP index。通过数学方法将 AEP 波形指数化,反应 AEP 波形中与麻醉深度相关的特征。麻醉深度监护仪 A—line™采用无创手段利用外因输入自动回归模式(ARX)进行监测、获取中潜伏期 20～80ms 听觉诱发电位(MLAEP),并用指数 AAI(A—line™ ARX index)反映其对麻醉深度的监测结果。AAI 参考数据如下:

(1)60～100,清醒。

(2)40—60,睡眠状态。

(3)30～40,浅麻醉。

(4)30 以下,临床麻醉状态。

5.AEP 临床应用特点:(1)AEP index 在监测意识变化时比 BIS 监测更可靠。

(2)对伤害性刺激的体动反应优于 BIS 监测。

(3)AEP index 反映皮层及皮层下的脑电活动,能提供手术刺激、镇痛、镇静催眠等多方面的信息。

四、脑电熵指数监测

熵指数用非线性分析方法分析脑电图信号,量化麻醉深度,随着麻醉深度逐渐增加,熵值由高变低。根据计算原理不同,分为近似熵、频谱熵、希尔伯特黄熵等。大量熵和 BIS 的对比研究表明两者之间具有良好的相关性。

1.频谱熵,是基于频域分析的一种计算方法,将原始脑电图数字化得到的功率谱,包括状态熵(SE)和反应熵(RE)。SE 经计算得出,主要反映脑皮层受抑制程度;RE 来自脑电图及额肌脑电图,反映脑电及额肌的共同作用。清醒时脑活动表现为不规律和复杂,熵指数高;麻醉时脑活动变得规律有序,熵指数低。SE 值范围 0～91,RE 值范围 0～100,指数为 0 时,表示脑电活动被完全抑制,为 91～100 时,表明患者完全清醒。麻醉状态下两值的范围为 40～60。

2.熵指数临床应用:

(1)与 BIS 比较:与 BIS 监测具有良好的相关性,对镇静深度的判断更敏感。

(2)RE 与 SE 可以监测脑电爆发抑制,从而避免过深麻醉。在有效 RE 和 SE 的监测下调整麻醉用药量以达到个体化麻醉的目的。

(3)监测熵指数可以辅助判断麻醉插管与拔管的时机,并且在苏醒期反映患者意识情况的变化,提高患者苏醒期的安全性。

(4)熵指数可以预测切皮体动反应,反映麻醉镇痛深度。

3.熵指数监测的局限性:(1)对 N_2O 不敏感。

(2)不适用于氯胺酮全麻患者深度的监测,使用氯胺酮会使 RE 及 SE 的数值升高。

(3)不适宜应用于 1 岁以内的婴儿麻醉深度监测。

第五节　围术期肌松监测

一、肌松监测的临床目的及意义

1.患者个体差异大,肌松监测有利于肌松药剂量个体化。

2.定量分析术中其他用药及因素对肌松药作用的影响。

3.判断麻醉插管、拔管、肌松拮抗及术中追加药物的时机。

4.与临床主观判断相比可以定量反映肌松的恢复。

5.帮助分析术后呼吸功能不全的原因。

6.可为临床科研及新型肌松药的评价提供必要的数据支持。

二、肌松监测的基本原理

用电刺激周围运动神经达到一定刺激强度(阈值)时,肌肉就会发生收缩并产生一定的肌力。如刺激强度超过阈值,神经支配的所有肌肉纤维都收缩,肌肉产生最大收缩力。临床上用大于阈值 20%～25% 的刺激强度,称为超强刺激,以保证能引起最大的收缩反应。应用肌松药的患者,肌肉反应性降低的程度与被阻滞肌纤维的数量呈平行关系,保持超强刺激程度不变,所测得的肌肉收缩力强弱就表示肌肉阻滞的程度。超强刺激会产生疼痛,故应在患者处于镇静镇痛状态下使用。

三、肌松监测仪的分类

1.肌肉机械收缩力型肌松自动监测仪(MMG):直接或间接检测肌肉收缩力。

2.EMG 型肌松监测仪:检测诱发肌肉复合动作电位。

临床上为了直接观察肌肉收缩变化,大都采用 MMG 监测。

四、术中进行肌松监测仪安放位置

1.腕部、肘部尺神经:由于拇指内收是尺神经支配的,故刺激尺神经。

2.腕部正中神经、胫后神经、腓神经及面部神经(颞部)。

五、电极安放注意事项

1.两个电极无摆放顺序差别。

2.电极间最佳距离为 2cm,＜2cm 时电极点互相干扰,＞3cm 时不易获得超强刺激电流与100％参考值。

3.刺激仪应远离高频电器,避免在同一肢体上连接其他监测仪。

六、几种常见的电刺激的方式及频率

1.单次肌颤搐刺激(single－twitch stimulation,SS):使用频率为 1Hz 到 0.1Hz 的单个超强刺激作用于外周运动神经。1Hz 用于确定超强刺激,0.1Hz 用于术中监测,观察其收缩强度以评定肌松作用。

(1)SS 临床应用:

1)SS＜10％,决定麻醉气管插管时机。

2)SS＜10％,追加肌松药时机(对于需要适宜肌松的手术)。

3)SS＝25％,决定肌松药拮抗时机。

(2)SS 临床应用的局限性

1)在使用肌松药之前需要设定参照值。

2)不能区分肌肉阻滞的性质。

3)无法评估残余肌松作用。

2.四个成串刺激(Train－of－four stimulation,TOF):临床应用广泛的刺激模式。为间隔 0.5s 连续发出四个超强刺激,10～12s 重复一次。四个成串刺激分别引起四个肌颤搐,记为 T1、T2、T3、T4。观察其收缩强度以及 T1～T4 之间是否依次出现衰减,根据衰减情况可以确定肌肉阻滞特性、评价肌松作用。T4/T1 得到 TOFR 值,可反映肌肉收缩强度衰减的大小。神经肌肉兴奋传递功能正常时 TOFR 接近 1,非去极化阻滞不完全时 TOFR＜1,随着阻滞程度的增强,TOFR 逐渐变小直至为 0。非去极化阻滞作用消退时,T1～T4 按顺序出现。去极化阻滞通常不引起肌肉收缩强度的衰减,如长时间使用去极化肌松药,肌松监测出现衰减则提示发生了 Ⅱ 相阻滞。

（1）TOF 的临床应用特点：

1）T1 刺激与 SS 等同。

2）使用 TOF 不需要设定参照值。

3）TOF 比值代表肌松残余程度；TOFR＝0.7，抬头 5s，可伸舌，握力良好；TOFR＝0.7－0.9，仍有吞咽无力、复视、咬肌无力等不适；TOFR≥0.9，"压舌板试验"良好，可认为基本无肌松残余。

4）TOF 与 SS 的对照关系：T4～T1 依次消失相当于 SS 被抑制 75％、80％、90％及 100％。

（2）TOF 的优缺点：

1）优点：可对神经肌肉阻滞进行连续、动态的定量监测，清醒患者能忍受。

2）缺点：敏感性不如强直刺激。

（3）TOF 临床应用方法：

1）正确连接肌松刺激电极及传感器。

2）患者镇静后开机校准，开始 TOF 监测，此时 TOF 值为 100％。

3）使用肌松药，TOF 逐渐下降，于 TOF 值为 0 时行气管插管。

4）术中追加肌松药：根据外科手术对肌松的要求使用肌松药，在整个术中没有必要始终维持同样的肌松深度。例如腹部手术对肌松要求高，一般要求肌颤搐抑制达到 95％，即 TOF 只能保留 T1，T2～T4 均应被抑制；而一般手术肌颤搐抑制应达到 85％，此时允许出现 T1、T2，甚至可出现 T3，只要抑制 T4 就能满足手术需要。但当进行显微手术精细操作时需保证较深的肌松，达到刺激气管隆突也不发生呛咳。

3.强直刺激后计数（Post－Tetanic Count Stimulation，PTC）：当非去极化阻滞较深，以至于对 TOF 和 SS 均无肌颤搐反应时使用此模式。给予持续 5s 的 50Hz 强直刺激，间隔 3s 后改为 1Hz 的单刺激，观察单刺激时肌颤搐的次数。该模式可以量化肌肉阻滞的程度，预计神经肌肉收缩功能开始恢复的时间，更敏感地评价残余肌松作用。

4.双短强直刺激（Double Burst Stimulation，DBS）：两串间距 750ms 的 50Hz 强直刺激组成，每串强直刺激有 3 或 4 个波宽为 0.2ms 的矩形波。主要用于没有肌颤搐监测记录设备时，通过手感或目测来感觉神经肌肉功能的恢复程度。临床多使用含 3 个刺激脉冲的 DBS。

第六节　围术期液体治疗

一、人体体液系统

（一）人体体液分布

人体含有大量的水分，这些水和分散在水里的各种物质总称为体液，约占人体体重的 60％。体液可分为两大部分，细胞内液（ICF）和细胞外液（ECF）。前者存在于细胞内，约占体重的 40％；后者存在于细胞外，又分为两类：一类是存在于组织细胞之间的组织液（包括淋巴液和脑脊液）约占体重的 15％；另一类是血浆容量约占体重的 5％。

体液总量的分布因年龄、性别、体型而不同。从婴儿到成人，体液占体重的比例逐渐减少。新生儿体液总量约占体重的80%,婴儿占70%,学龄前儿童占65%,成年男性占60%,成年女性占55%,老年人占45%～55%。另外体液量随脂肪的增多而减少,故肥胖患者的体液量占体重比例较正常体型患者少。

(二)正常体液生理状态

细胞内液与细胞外液的组成有较大不同,细胞内以K^+为主,细胞外则以Na^+为主,并通过细胞膜上Na^+/K^+-ATP泵的活动调节使细胞内液的容量和成分保持恒定。

1.阳离子分布(mmol/L)(表13-2)。

表13-2 体内阳离子分布

	电解质	血浆	组织间液	细胞内
阳离子	Na^+	142	145	10
	K^+	4	4.1	159
	Mg^{2+}	1	1	40
	Ca^{2+}	2.5	2.4	<1
合计		149.5	152.5	209

2.阴离子分布(mmol/L)(表13-3)。

表13-3 体内阴离子分布

	电解质	血浆	组织间液	细胞内
阴离子	CL^-	104	117	3
	HCO^{3-}	24	27.1	7
	Pr^-	14	<0.1	45
	其他	7.5	8.4	154
合计		149.5	152.5	209

3.细胞外液中起重要作用的是血液部分。血液是由60%的血浆与40%的红细胞等血细胞组成,15%分布在动脉系统内而85%分布在静脉系统内。血浆内含有无机离子(主要是Na^+和CL^-)和可溶于水的大分子有机物(主要是白蛋白、球蛋白、葡萄糖及尿素等)。白蛋白是维持血浆胶体渗透压和血管内血浆容量的主要物质。

(三)影响血管内外液体分布的因素

组织间液分布于血管与细胞之间,机体代谢产物可在其中进行交换,过多的组织间液将通过淋巴管进入血管内。正常情况下血管内皮仅允许小分子物质及水分子通过,但大分子物质不能自由通过。

1.晶体渗透压及胶体渗透压:体液在血管内外的移动是由晶体渗透压和胶体渗透压相互作用的结果。正常血浆渗透压为280mOsm/kg,其中胶体渗透压只占0.5%左右,而维持胶体渗透压的主要成分是白蛋白。1g白蛋白可以维持14～15mL的体液。

2.血管内皮屏障结构的完整性:毛细血管内皮细胞存在多糖—蛋白复合物屏障。当机体接受外科手术、或发生SIRS、MODS等情况,多糖—蛋白复合物屏障被破坏,血管通透性增大。此时血管内增多的液体可转移至组织间隙引起组织水肿。

二、围术期液体治疗及目的

液体治疗是麻醉手术期间保证循环血容量正常,确保麻醉深度适宜,避免手术伤害性刺激对机体造成不良影响,维持良好的组织灌注,内环境和生命体征稳定的重要措施。其目的在于:

1.维持血流动力学稳定。

2.保持组织有效灌注。

3.保证器官组织有效氧供。

4.保持内环境的稳定。

三、体液的丢失及需要量

1.正常成人每日摄入量约为 2000mL。

2.成人每日液体损失量包括以下几方面：

(1)显性失水量：尿量 800～1500mL。

(2)隐形失水量：呼吸道损失 250～450mL，皮肤蒸发 250～450mL。

(3)消化道液体损失：呕吐、腹泻等情况；正常机体可自行调节水的摄入和排出，保持动态平衡状态。

四、围术期患者液体的损失

1.围术期禁食水时间内的生理需要量。

2.术中呼吸道、皮肤及手术切口蒸发量及尿量。

3.术中失血量。

4.液体转移量。

5.麻醉引起血管扩张导致相对液体量不足。

6.术前特殊情况，如发热、呕吐、腹泻、胃肠道准备等。

五、液体治疗方案：维持性液体＋补偿性液体

1.每日正常生理需要量：对于时长 2h 的手术，采用 4、2、1 法则，即第一个 10kg 需补充 4mL/kg·h，第二个 10kg 需补充 2mL/kg·h，20kg 以上需补充 1mL/kg·h。以体重 70kg 的成年人为例，液体需要量约为 $4×10＋2×10＋1×50＝110$mL/kg·h。主张使用晶体液。

2.禁食水导致的液体损失：如果术前禁食 8h，对于 70kg 的成年人术前禁食所致的液体缺失量约为 $(4×10＋2×10＋1×50)$mL/h×8h＝880mL。此量应在麻醉开始后 2h 内补充完毕，即第一小时内补液量＝880mL/2＋110mL（第 1h 生理需要量）＝550mL，手术第二小时补液量也是 550mL，以后是 110mL/h 补液维持生理需要。由于睡眠时基础代谢降低以及肾脏对水的调节作用，实际缺失量可能会少于此数值。这部分液体的补充建议选择晶体液。

3.手术前累计缺失量：部分患者术前存在非正常的体液丢失，如术前呕吐、腹泻、利尿剂及脱水剂的使用及麻醉前的过度不显性失液（包括过度通气、发热、大汗等）。理论上麻醉手术前的液体损失应在麻醉开始前或麻醉开始初期给予补充，并选择与损失体液成分相近的液体，故主张选择晶体液（醋酸林格氏液或乳酸林格氏液）进行输注，并应监测离子含量的变化。如果因低血容量而导致血流动力学不稳定，此时可考虑给予胶体液。

4.麻醉手术期间的液体再分布（第三间隙丢失量）：手术操作可引起血浆、细胞外液和淋巴液丢失；炎症、应激、创伤状态下大量液体渗出至浆膜层或转移至细胞间隙（腹膜、肠系膜、网膜、胸膜、肠

腔、腹腔、腹膜后腔和胸膜腔),这部分进入细胞间隙非功能区域内的液体视为进入"第三间隙"的液体,将减少循环血容量并加重组织水肿。术中缺氧可引起细胞肿胀,导致细胞内液体量增加,均须正确评估和对症处理。根据手术创伤的大小,第三间隙丢失量不同,应适量补充。第三间隙补充量为零的手术包括肺手术、脑外科手术及在"限制性补液治疗策略"中的病例。

5.麻醉导致的血管扩张:麻醉药物及麻醉方法可引起外周血管的扩张,导致有效循环血量不足,此时要通过合理应用血管活性药物进行治疗,避免一味输液导致循环呼吸系统障碍及组织水肿等并发症。

6.术中失血失液量:对于失血量较大及紧急出血的手术,应根据输血指征进行紧急输血治疗。

7.对于补偿性液体治疗可以参照以下指标:

(1)小手术:4mL/(kg·h)。

(2)中手术:6mL/(kg·h)。

(3)大手术:8mL/(kg·h)。

8.液体治疗的监测方法:

(1)无创循环监测指标:心率、无创血压、尿量、颈静脉充盈度、四肢皮肤色泽和体温、脉搏血氧及经食道超声心动图。术中尿量应维持在 0.5mL/(kg·h)以上,但由于麻醉手术期间抗利尿激素的分泌增加,可影响尿量,故尿量并不能反映循环血量的变化。

(2)有创循环监测指标:中心静脉压、有创动脉压、肺动脉楔压、心脏每搏变异度。

六、目标导向液体治疗(goal-directed fluid therapy,GDFT)

我们可以将之前阐述的输液方案定义为开放性液体治疗。它的优点包括术中循环稳定,术后恶心呕吐发生率低,可提前进食固体食物,缩短住院时间,其缺点包括术后循环和呼吸系统并发症增加,伤口延迟愈合及围术期死亡率增加等风险。

1959 年,Moore 提出手术应激反应可通过下丘脑-垂体后叶-抗利尿激素系统及肾素-血管紧张素-醛固酮系统引起水钠潴留以维持体液平衡,因此强调围手术期应适当限制液体补充,从而提出了限制性输液的方案。限制性输液在改善肺功能和氧合方面优于常规输液,但由于液体量不足可能导致亚临床的低循环血量和器官功能不全,尤其是肾功能衰竭,导致住院时间延长和围手术期死亡率增高。

基于围术期液体治疗数十年的发展,2001 年,Rivers 等提出了早期目标导向治疗(EGDT)的理念。GDFT 是以血流动力学指标(如 SV)为目标,通过液体负荷,维持围术期每搏量最大化的方案,目的是使机体组织器官获得最好的灌注和氧供,具有输液个体化的特点。

(一)GDFT 临床实施方案

1.液体冲击法:直接测定 SV 或 CO 对液体冲击的反应决定输液量。具体实施方法为 10min 内给予 200mL 的液体冲击,SV 迅速升高超过 10%,表明患者前负荷与 SV 的关系处于 Starling 曲线的上升段,提示前负荷过低。重复液体冲击直至 SV 的升高<10%,表明前负荷与 SV 的关系接近或达到 Starling 曲线的平台段,即停止液体冲击。此时的 SV 即为该患者的最大 SV,其容量状态为理想容量状态。

2.液体反应法:通过测定可反应前负荷与 SV 关系的其他血流动力学指标对液体负荷的反应

决定输液量的方法。如机械通气时,由于胸内压的变化引起动脉脉压的变化($\triangle PP$),$\triangle PP$数值大则说明液体负荷可导致 SV 显著增加,患者液体量不足,需进一步补液。反之$\triangle PP$数值小则代表液体负荷时 SV 增加不明显,患者容量充足,应停止补液。$\triangle PP$ 的最小化即可达到 SV 的最大化。

(二)GDFT 对术后转归及器官功能的影响

1.降低术后恶心、呕吐发生率。

2.减少肠麻痹的发生,促进胃肠功能恢复。

3.缩短住院时间,节约医疗资源。

(三)指导 GDFT 的监测手段

理想的 GDFT 除了改善患者预后外,还应该具有以下优点:操作简单、价格合理、创伤小、干扰少、精确并可用于整个围手术期,但目前尚无此理想的监测手段。目前可用的监测手段有肺动脉导管、食管多普勒超声心动图(TEE)、脉搏轮廓分析、静脉氧合和组织氧合等。

(四)指导 GDFT 的目标

液体管理的宗旨就是维持生命体征平稳,如心率、血压、尿量、中心静脉压和酸碱平衡等。但很多学者认为这些指标不能精确的反映组织灌注的情况且容易受麻醉和应激反应的影响。围术期液体治疗的最终目标是保证器官组织得到足够的氧供从而避免氧债。

1.氧供(DO_2):单位时间内循环血流供给组织的氧量。

(1)DO_2=心指数(CI)×动脉血氧含量(CaO_2)。动脉血氧含量(CaO_2)(mL/dl)$=1.34 \times Hb \times SaO_2 + 0.0031 \times PaO_2$。

(2)DO_2 正常值 $520 \sim 720 mL/min/m^2$,主要反映循环系统的运输功能,也受呼吸功能影响,即 CI、PaO_2、SaO_2、Hb 任何一项参数变化均可影响氧供。

2.氧耗(VO_2):单位时间内全身组织消耗的氧量。

(1)VO_2=(动脉血氧含量 CaO_2-静脉血氧含量 CvO_2)×CI。静脉血氧含量(CvO_2)(mL/dl)$=1.34 \times Hb \times SvO_2 + 0.0031 \times PvO_2$。混合静脉血氧分压($PvO_2$),正常值 $40 \pm 3 mmHg$。混合静脉血氧饱和度(SvO_2),正常参考值为 75% 左右。$SvO_2 > 65\%$ 代表氧储备适当;50%~60% 代表氧储备有限;35%~50% 代表氧储备不足。SvO_2 降低说明氧输送下降或组织氧耗增加。临床上常见于两种情况,即心功能不全和呼吸功能不全。SvO_2 增加则说明氧供大于氧耗,组织需氧量或利用氧量降低,可见于基础代谢率降低及脓毒血症晚期。

(2)VO_2 正常值 $110 \sim 180 mL/min/m^2$。

3.氧供与氧耗的关系:

正常情况下,氧供大于氧耗,氧耗大于氧供就会出现氧债。病理情况下,氧耗大于氧供,组织氧代谢必然会从有氧代谢转变为无氧代谢。如果这种失衡不能很快被纠正就会产生过多的乳酸而出现进行性酸中毒。

(五)GDFT 实施的局限性

1.医疗资源的限制,由于实施 GDFT 需要特定的场所和监测工具以及专业的医护人员。

2.大多数关于 GDFT 的研究都是针对高危手术及高危患者,是否对中低危患者是否同样有益尚缺乏证据支持。

3.GDFT 的操作的复杂性同样限制了其临床使用。

七、治疗液体类型的选择：可供选择的液体分为晶体液和胶体液

1.晶体：溶质分子或离子<1nm,分子排列有序,光束通过时不产生光反射现象时。

(1)晶体液的优点：

1)价格低。

2)增加尿量。

3)皆为"等张"溶液,可及时补充细胞外液及其中的离子。

(2)晶体液的缺点：

1)扩容效率低、时间效应短暂。

2)可引起外周水肿及器官水肿。

(3)0.9%氯化钠溶液特点：等张等渗。盐水氯离子浓度高于血氯浓度,大量输注可引起高血氯及原尿内氯离子浓度增高,Na^+-CL^-重吸收增加而Na^+-K^+交换及Na^+-H^+交换减少,HCO_{3-}排泄增多,导致高血氯、高血钾及代谢性酸中毒。

(4)葡萄糖溶液特点：

1)5%葡萄糖注射液经静脉输入后仅有1/14可保留在血管内,术中除新生儿和1岁以内婴儿以外的患儿和成人均因应激反应使血糖升高并利用受限,另外高血糖对缺血性神经系统的不利影响都限制术中使用葡萄糖溶液。

2)由于葡萄糖最终被机体代谢,生成二氧化碳和水,因此被视为无张液体,含有大量"自由"水,可从血管内迅速向血管外扩散至组织间,再进入细胞内。5%葡萄糖适宜补充机体水分以及配置各种低张液,没有容量效应。3)电解质糖溶液经静脉输入后大部分将分布到细胞外液,仅有1/5可留在血管内。

(5)乳酸林格氏液特点：1/5停留在血管内,乳酸林格氏液含有与血浆相近的电解质,但pH仅为6.5,渗透压为273mOsm/L,乳酸盐不能完全离子化时,渗透浓度仅为255mOsm/L,称为低渗液体,故对严重颅脑损伤、脑水肿和严重肝功受损患者不宜选用,可给予最接近血浆成分及理化性质的醋酸林格氏液(pH7.4,渗透浓度为294mOsm/L)。

(6)高张氯化钠溶液特点：

1)Na^+浓度在250~1200mmol范围内。

2)使用量通常≤(7.5%)4mL/kg,过量使用会因高渗透性引起溶血。

3)高张氯化钠溶液的渗透梯度使水分从血管外间隙向血管内移动,减少细胞内水分,可减轻水肿的形成,兴奋Na^+敏感系统和延髓心血管中枢,适用于烧伤、脑水肿及水中毒等患者。

(7)平衡液特点：700mL0.9%生理盐水+300mL1.25%碳酸氢钠,更适于补充细胞外液,有1/3扩容作用。常用晶体液成分比较详见表13-4。

表 13 - 4　常用晶体液成分比较

常用晶体液								
	Na$^+$	K$^+$	Ca^{2+}	CL$^-$	渗透压	GS	pH	其他
0.9%NS	154			154	286		6	—
林格液	147	4	6	157		—		
乳酸林格液	130	4	3	109	273	—	6.5	乳酸根=28
勃脉力	140	5		98	294	—	7.4	醋酸根
5%GS	—	—	—	—	253	50	4.5	
5%糖盐水	154	—	—	154	360	50	4.5	
复方乳酸钠葡萄糖	130	4	3	109	560	50	5	—

2.胶体:溶质分子大小 $1\sim100nm$ 或光束通过时出现光反射现象,可分为天然胶体和人工胶体。前者包括全血、新鲜冻干血浆 FFP、人血白蛋白;后者包括明胶、右旋糖酐及羟乙基淀粉。

(1)胶体的优点:

1)扩容效果好。

2)扩容维持时间长。

3)很少引起外周组织水肿。

(2)胶体的缺点:

1)影响凝血功能。

2)降低肾小球滤过压。

3)肺水肿(肺毛细血管渗漏)。

4)增加过敏的风险。

5)费用高。不同的胶体优缺点并不完全相同。

(3)人血浆白蛋白(albumin):

是由健康人体血浆经低温乙醇蛋白分离法提取,并经病毒灭活处理制成。

1)白蛋白的生理作用:维持循环血量和血浆渗透压;运输及解毒;营养储存及供给。

2)适应证:失血创伤、烧伤引起的休克;肝硬化及肾病引起的水肿或腹水、急性肝功能衰竭伴肝昏迷;脑水肿及损伤引起的颅内压升高;低蛋白血症的防治;新生儿高胆红素血症;血液透析的辅助治疗;用于心肺分流术、烧伤的辅助治疗、血液透析及置换的辅助治疗和成人呼吸窘迫综合征;血浆白蛋白$<25g/L$的患者,也被视为应用白蛋白的指征;急性大量失血(失血量$>40\%$血容量),由于肝脏无法及时合成白蛋白也可考虑使用白蛋白制剂。但是,《美国医院联合会人血白蛋白、非蛋白胶体及晶体溶液使用指南》中提到:对于低血容量的患者,在补充血容量方面,人血白蛋白并非首选药物,仅为二线备选药物。

3)白蛋白的平均半衰期为 19 天。

4)白蛋白用法用量:作为血浆代替品的使用量取决于患者个体的需要,剂量取决于体循环参数。白蛋白的最重要的作用是维持胶体渗透压。根据公式计算所需白蛋白的量:白蛋白需要量 $(g)=[$所需总蛋白质$(g/L)-$实际总蛋白质$(g/L)]\times$ 血容量(L)。成人的生理血容量大约为 $40mL/kg$,儿童需要量应根据年龄计算血容量。为防止大量注射时机体组织脱水,可采用 5%GS 或 0.9%NS 做溶媒,但在前 15min 内,应注意速度缓慢,逐渐加速,滴速应以 $2mL/min$ 为宜。

5)使用白蛋白的不良反应:过敏性反应;热源性反应;精神障碍;肾功能损害;喉头水肿;消化道出血;凝血系统改变。

6)使用白蛋白的禁忌证:对白蛋白严重过敏的患者;高血压、急性心脏病、正常血容量或高血容量的心力衰竭患者;严重贫血;肾功能不全。

(4)明胶:

1)药理性质:明胶的平均分子量为30～35kD,由牛胶原水解制成,改良明胶具有较好补充血容量效能。血浆半衰期2～3h,90%经肾脏排出。国内常用4%明胶,分为琥珀酰明胶(商品名佳乐施·Gelofusine)和尿联明胶(商品名海脉素·Haemercel)。

2)明胶的优点:对凝血功能及肾功能影响较小。

3)明胶的缺点:应注意可能引起的过敏反应;

4)明胶的用法及用量:用量及输注速度根据病情决定,一般1～3h内输注500～1000mL。用于补充血容量,24h可输注10～15L,但应保证红细胞压积在25%以上(老年患者保持在30%以上),最大日剂量尚无限制。

5)明胶使用的适应证:低血容量胶体性容量替代液;血液稀释;体外循环(心肺机、人工肾);预防椎管内麻醉引起的低血压;作为输入胰岛素的载体(防止胰岛素被容器和管路吸收而丢失)。

6)明胶使用的禁忌证:对明胶过敏的患者;循环超负荷的患者。

(5)右旋糖酐(dextran):

1)药理性质:右旋糖酐是通过葡聚糖酶的酶解,由蔗糖生物合成的产品,根据分子量的大小分为右旋糖酐40和右旋糖酐70。右旋糖酐70扩容效果优于右旋糖酐40,而右旋糖酐40可以阻止红细胞与血小板聚集、降低血液黏稠度、增加毛细血管的血流速度,从而达到改善微循环的目的。该产品主要通过肾脏排出,排泄速度与分子量大小相关。

2)右旋糖酐用法用量:右旋糖酐70:用量视病情而定,常用剂量每次500mL。休克时通常快速扩容500～1000mL,每分钟注入20～40mL,第1天推荐使用的最大剂量为20mL/kg。右旋糖酐40:成人常用量一次250～500mL,24h内不超过1000～1500mL。

3)右旋糖酐使用的不良反应:过敏反应;出血倾向;红细胞聚集作用,随着分子量加大,红细胞聚集更明显。

4)右旋糖酐使用的适应证:休克;右旋糖酐70可预防手术后静脉血栓形成和血栓性静脉炎;右旋糖酐40可用于肢体再植和血管外科手术等预防术后血栓形成;右旋糖酐40可用于血管栓塞性疾病,如心绞痛、脑血栓形成、脑供血不足、血栓闭塞性脉管炎等;体外循环。

5)右旋糖酐使用的禁忌证:过敏患者慎用;严重血小板减少、凝血功能障碍者禁用;循环超负荷者禁用。

(6)羟乙基淀粉(Hydroxyethyl starch):

1)药理性质:羟乙基淀粉是含有支链的玉米淀粉或马铃薯淀粉被羟乙基部分取代后的产物,由两个指标来表示,即平均分子量(Mw)和每个无水葡萄糖基含有的羟乙基取代基的数量(取代基摩尔数MS)。分子量决定扩容效果,取代基决定在体内停留时间。现阶段临床常用6%羟乙基淀粉130/0.4,pH4.0～4.5,容量效应100%,血浆中的半衰期为1.4h。

2)羟乙基淀粉用法用量:每日最大用量为50mL/kg/d,可连续数天给药。

3)羟乙基淀粉的优点:过敏反应的发生在所有胶体中最低;无肾毒性,只要不超过最大推荐剂量使用对健康肾脏就不会有影响。目前唯一能够用于儿童的胶体,但2岁以下儿童不应超过16mL/kg,2～12岁儿童不应超过36mL/kg,12岁以上儿童剂量与成人相同。

4)羟乙基淀粉的缺点:①主要是引起凝血障碍;②重症患者特别是脓毒症患者引起肾脏损伤。

5)羟乙基淀粉适应证:治疗和预防血容量不足,用于失血、创伤、烧伤及中毒性休克等;急性等容血液稀释。

6)羟乙基淀粉使用的禁忌证:容量超负荷;肾功能衰竭;接受透析治疗的患者。

(7)各种人工胶体比较:

1)影响凝血功能:右旋糖酐＞羟乙基淀粉＞明胶。右旋糖酐抑制凝血、抗纤溶、抗血小板。琥珀酰明胶主要抑制内源性凝血过程。羟乙基淀粉可同时抑制内源性凝血过程和血小板功能。

2)过敏反应:明胶:组胺释放作用;右旋糖酐:抗原抗体反应;羟乙基淀粉:过敏反应罕见。

八、围术期输血治疗

围术期输血是指在围术期输入血液制品,其中包括自体血以及异体全血、红细胞、血小板、新鲜冰冻血浆和冷沉淀等(图13-6)。成分输血是依据患者病情的实际需要,输入有关的血液成分;成分输血具有疗效好、副作用小、节约血液资源以及便于保存和运输等优点。辅助治疗是指为避免或减少失血或输入异体血所使用的药物和技术,包括控制性降压、血液稀释、自体血回输等。术中是否需要输血需要进行动态的监测及实时的评估。

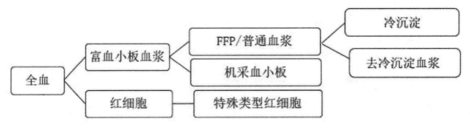

图13-6 成分血示意图

(一)围术期输血相关监测

1.围术期失血量监测:通过吸引器和纱布计量评估失血量。

2.重要脏器灌注或氧供监测:监测血压、心率、脉搏血氧饱和度、尿量、血红蛋白、红细胞压积(Hct),必要时监测血气和酸碱平衡、电解质、混合静脉血氧饱和度、胃黏膜pH(pHi)。

3.凝血功能监测:血小板计数、PT、APTT、INR、纤维蛋白原等,必要时应进行如血栓弹力图(TEG)、Sonoclot凝血及血小板功能分析仪。

(二)围术期输血

1.红细胞:红细胞制品包括浓缩红细胞、红细胞悬液、洗涤红细胞、少白红细胞、辐照红细胞等,每1单位红细胞制品由200mL全血内提取。输注红细胞的目的是为了提高血红蛋白含量,提高体液携氧能力。

(1)输注红细胞指征:

1)血红蛋白＞100g/L的患者不需要使用红细胞。

2)血红蛋白＜70g/L的患者需要使用红细胞。

3)血红蛋白在 70～100g/L 之间,需根据患者心肺代偿功能、有无代谢率增高以及有无活动性出血等因素决定是否使用红细胞。

4)术前有症状的难治性贫血患者:心功能Ⅲ级～Ⅳ级,心脏病患者(充血性心力衰竭、心绞痛)及对铁剂、叶酸和维生素 B_{12} 治疗无效者。

5)血红蛋白低于 80g/L 且伴有症状(胸痛,体位性低血压、对液体复苏反应迟钝的心动过速或充血性心脏衰竭)的患者,应考虑使用红细胞。

6)术前心肺功能不全、严重低血压或代谢率增高的患者应保持相对较高的血红蛋白水平 80～100g/L 以保证足够的氧输送。

7)对于围术期严重出血的患儿,建议血红蛋白维持高于 80g/L 的水平。

(2)简易测算红细胞补充量:1 单位红细胞悬液可提升血红蛋白 5g/L,提升血细胞比容 3%～4%。精确计算可参考下列公式。

1)成人:红细胞补充量=(Het 预计值×55×体重－Hct 实测值 x55x 体重)/0.60。

2)小儿:红细胞补充量=(Hb 预计值－Hb 实测值)x 体重 x5(Hb 单位为 mg/dl)

(3)输红细胞注意事项:

1)不能依赖输红细胞替代容量治疗。

2)少白红细胞是将白细胞从血液中分离出来的血液制品,用于产生白细胞抗体患者。

3)洗涤红细胞是用生理盐水反复洗涤除去全血中 80% 以上的白细胞和 99% 以上血浆,保留了至少 70% 的红细胞,适用于自身免疫性溶血和对血浆蛋白有过敏反应的患者。

4)对于行心脏手术的患者,建议输注去白细胞的红细胞。

5)高原地区酌情提高血红蛋白水平和放宽输血指征。

6)急性大失血无同型血源时,可适量输入 O 型血浓缩红细胞,并密切监测溶血反应。

2.浓缩血小板:可分为手工分离血小板及机器单采血小板。

(1)输血小板输注指征:手术中血小板和凝血因子丢失、内源性和外源性凝血途径激活消耗,需要同时补充凝血因子和血小板。但是大量研究表明只有失血达到整个血容量时,机体凝血机制方被破坏。

1)血小板计数>100×10⁹/L,不需要输血小板。

1)血小板计数$>100\times10^9$/L,不需要输血小板。

2)术前血小板计数$<50\times10^9$/L,应考虑输注血小板(产妇血小板可能低于 50×10^9/L 而不一定输注血小板)。

3)多发性外伤或中枢神经系统损伤患者血小板计数应$>100\times10^9$/L。

4)如术中出现不可控性渗血,经实验室检查确定有血小板功能低下,输血小板不受上述指征的限制。

5)血小板功能低下(如继发于术前阿司匹林治疗)对出血的影响比血小板计数更重要。

6)手术类型和范围、出血速率、控制出血的能力、出血所致的后果以及如体温、体外循环、肾衰、严重肝病等影响血小板功能的相关因素,都是决定是否需要输血小板的指征。

(2)输注血小板用法用量:

1)手工分离血小板含量约为 2.4×10^{10},保存期 24h;机采血小板含量约为 2.5×10^{11},保存期 5 天。

2)成人 30min 内输完,每份机采浓缩血小板可使成人增加约$(7～10)\times10^9$/L 血小板数量。

3)小儿输注血小板 5mL/kg,输注速度 20～30mL/kg/h,可使外周血小板增加约（20～50）× 10^9/L 血小板数量。

（3）输注血小板的注意事项：

1)注意细菌污染的异常颜色或混浊。

2)血小板输入体内,约 33％汇集在脾脏。

3)应使用新的输血器,最好是血小板专用输血器,这种输血器死腔较小,可减少血小板浪费。

4)输注血小板过敏反应多见。

（4）输注血小板禁忌证：

1)血栓性血小板减少性紫癜（TTP）。

2)肝素诱导血小板减少症（HIT）。

3.血浆：

用于围术期凝血因子缺乏的患者,每单位（相当于 200mL 新鲜全血中血浆含量）新鲜冰冻血浆可使成人增加约 2％～3％的凝血因子,但不应将其作为容量扩张剂。包括新鲜冰冻血浆（FFP）、冰冻血浆、新鲜血浆。

（1）新鲜冰冻血浆（FFP）特点：FFP 是指在采集全血后 8h 内分离或通过成分采血所得到并冻存的血浆。FFP 中含有稳定的凝血因子、白蛋白和免疫球蛋白,Ⅷ因子的活性可保持原有水平的 70％,不稳定的凝血因子和天然凝血抑制物的含量也与Ⅷ因子水平相当。

（2）围术期使用 FFP 的指征：

1)PT 或 APTT＞正常 1.5 倍或 INR＞2.0,创面弥漫性渗血。

2)患者急性大出血输入大量库存全血或浓缩红细胞（出血量或输血量相当于患者自身血容量）。

3)病史或临床过程表现有先天性或获得性凝血功能障碍；

4)紧急对抗华法令的抗凝血作用（FFP:5～8mL/kg）。

（3）输注血浆注意事项：

1)以下情况不建议输注血浆：用以补充血容量、提高白蛋白水平、营养支持、治疗免疫功能缺陷及无出血表现的凝血功能异常或 DIC。

2)血浆输注不需要交叉配血及 Rh 血型相符,但应首选输注 ABO 同型的血浆。

3)具体血浆的输注剂量应取决于凝血功能的监测及患者状况,在纠正严重凝血功能障碍时,一般血浆输注剂量按 10～15mL/kg 计算。④FFP 必须在 30～37℃的水浴箱或其他确保温度可控的系统中解冻,一旦解冻应尽快使用,解冻的 FFP 不能再次冻存。

（4）输注血浆的禁忌证：

1)相对禁忌证为心功能衰竭或肺水肿。

2)绝对禁忌证为已经肯定患者对 FFP 或其中成分不能耐受及先天性免疫球蛋白 A 缺乏且血液中存在抗 lg－A。

（5）输注血浆的不良反应：

1)过敏反应。

2)输血相关的急性肺损伤。

3)发热反应。

4)循环超负荷。

4.冷沉淀:冷沉淀是新鲜冰冻血浆在低温(1℃～6℃)解冻、离心后的白色沉淀物。200mL 血浆制备的冷沉淀定义为 1 单位,含有纤维蛋白原 0.1～0.25g、凝血Ⅷ因子 80～100U 等。围术期输注冷沉淀的目的是补充纤维蛋白原和(或)Ⅷ因子,纤维蛋白原浓度>1.5g/L,一般不需要输注冷沉淀。若条件许可,对出血患者应先测定纤维蛋白原浓度再考虑是否需要使用冷沉淀。

(1)围术期输注冷沉淀的指征:

1)存在严重创面渗血且纤维蛋白原浓度<0.8～1.0g/L。

2)存在严重伤口渗血且已大量输血,无法及时测定纤维蛋白原浓度。

(2)输注冷沉淀用法及用量:

1)围术期纤维蛋白原浓度应维持在 1～1.5g/L 以上,应根据创面渗血及出血情况决定补充量。一个单位冷沉淀约含 0.25g 纤维蛋白原,使用 20 单位冷沉淀可恢复到必要的纤维蛋白原浓度。

2)宜快速输注。

3)冷沉淀在 20℃～24℃下放置时间不得超过 6h,融化后不得再次冻存,应及时输注。

5.全血:

是指将人体一定量的血液采集入含有抗凝保存液的血袋中,不做任何加工的一种血液制品。一般情况下保存在 2～6℃,保存时间主要取决于抗凝剂的种类。全血包含正常血液的所有成分,但随着保存时间的延长,血小板及凝血因子将丧失活性。

(1)输注全血指征:

1)用于急性大量血液丢失可能出现低血容量休克的患者,或患者存在持续活动性出血,估计失血量超过自身血容量的 30%。

2)新生儿,特别是早产儿需要输血或换血者。

3)全血置换(新生儿溶血)。

(2)全血输注的禁忌证:

1)血容量正常而需要输血的贫血患者。

2)婴幼儿、老年人、心功能不全的患者。

3)因输血或妊娠已产生抗白细胞或抗血小板抗体的患者。

4)对血清蛋白型不合、IgA 缺乏而产生抗 IgA 的患者。

5)预期需要长期或反复输血的患者,如珠蛋白合成障碍性贫血、阵发性睡眠性血红蛋白尿、再障和白血病的贫血等。

6.围术期输血不良反应:

(1)非溶血性发热反应:发热反应多发生在输血后 1 至 2h 内。往往先有发冷或寒战,继以高热,体温可高达 39℃～40℃,伴皮肤潮红、头痛,多数血压无变化。症状持续短则十几分钟,多则 1～2h 后缓解。

(2)变态反应和过敏反应:变态反应主要表现为皮肤红斑、荨麻疹和瘙痒;过敏反应并不常见,其特点是输入几毫升全血或血液制品后立刻发生,主要表现为咳嗽、呼吸困难、喘鸣、面色潮红、神志不清、休克等症状。

(3)溶血反应:绝大多数是由于输入异型血所致。典型症状是输入几十毫升血制品后,出现休克、寒战、高热、呼吸困难、腰背酸痛、心前区压迫感、头痛、血红蛋白尿、异常出血等,病情严重者可致死亡。麻醉中的手术患者唯一的早期征象是伤口渗血和低血压。

(4)细菌污染反应：如果污染血液的是非致病菌，可能只引起一些类似发热反应的症状。但因多数是毒性大的致病菌，即使输入 10～20mL，也可立刻发生休克症状。库存低温条件下生长的革兰染色阴性杆菌，其内毒素所致的休克，可出现血红蛋白尿和急性肾功能衰竭。

(5)循环超负荷：心脏代偿功能减退的患者，输血过量或速度太快，可因循环超负荷而造成心力衰竭和急性肺水肿。表现为剧烈头部胀痛、呼吸困难、发绀、咳嗽、大量血性泡沫痰以及颈静脉怒张、肺部湿啰音、静脉压升高，胸部 X－ray 显示肺水肿征象，严重者可致死。

(6)出血倾向：大量快速输血可因凝血因子过度稀释或缺乏，导致创面渗血不止或术后持续出血等凝血功能异常状态。

(7)电解质及酸碱平衡失调：库血保存时间越长，血浆酸性和钾离子浓度越高。大量输血常有一过性代谢性酸中毒，若机体代偿功能良好，酸中毒可迅速纠正。对血清钾高的患者，容易发生高钾血症，大量输血应提高警惕。此外，输注大量枸橼酸后，可降低血清钙水平，影响凝血功能；枸橼酸盐代谢后产生碳酸氢钠，可引起代谢性碱中毒，会使血清钾降低。

(8)输血相关性急性肺损伤：是一种输血后数小时出现的非心源性肺水肿，病因是某些白细胞抗体导致的免疫反应。表现为输血后出现低氧血症、发热、呼吸困难、呼吸道出现液体。

(9)输血相关性移植物抗宿主病：是输血的最严重并发症之一。多于输血后 1～2 周出现，其机制是受血者输入含有免疫活性的淋巴细胞（主要是 T 淋巴细胞）的血液或血液成分后发生的一种与骨髓移植引起的抗宿主病类似的临床症候群，死亡率高达 90%～100%。临床症状初期多为高热，全身皮肤剥脱和消化道症状为主，发展至终末期为骨髓衰竭。

(10)传染性疾病：输异体血主要是传播肝炎和 HIV，核酸技术的应用减少了血液传播疾病的发生率。但迄今为止，疟疾、SARS、Chagas 病和变异型 Creutzfeldt－Jakob 症仍无法监测。

(11)免疫功能抑制：输入异体血可明显抑制受血者的免疫功能，会影响疾病的转归。为避免上述不良反应的发生，应严格遵循输血适应证，避免不必要的输血。

7.围术期输血不良反应的防治：

(1)首先应立即停止输血。核对受血者与供血者姓名和血型。采取供血者血袋内血和受血者输血前后血样本，重新化验血型和交叉配血试验，以及做细菌涂片和培养。

(2)保持静脉输液通路畅通和呼吸道通畅。

(3)抗过敏或抗休克治疗。

(4)维持血流动力学稳定和电解质、酸碱平衡。

(5)保护肾功能：碱化尿液、利尿等措施。

(6)根据凝血因子缺乏的情况，补充有关凝血成分，如新鲜冰冻血浆、凝血酶原复合物及血小板等。

(7)防治 DIC。

(8)必要时行血液透析或血液置换疗法。

(三)围术期自体输血

1.自体输血的优点：

(1)解决血源紧张问题。

(2)无异体输血不良反应，并发症少。

(3)避免血传染疾病的发生。

(4)解决特殊血型(如 RH－)患者的供血问题。

(5)不接受异体输血的宗教信仰者应用。

2.贮存式自身输血：

术前一定时间采集患者自身的血液进行保存,在手术期间输用。

(1)贮存式自身输血适应证：

1)只要患者身体一般情况好,血红蛋白＞110g/L 或红细胞压积＞33％,行择期手术,患者签署同意书,都适合贮存式自身输血。

2)术前估计术中出血量超过自身循环血容量 15％且必须输血的患者。

3)稀有血型配血困难的患者。

4)对输异体血产生免疫抗体的手术患者。

(2)贮存式自身输血禁忌证：

1)血红蛋白＜100g/L 的患者。

2)有细菌性感染的患者。

3)凝血功能异常和造血功能异常的患者。

4)对输血可能性小的患者不需做自体贮血。

5)对冠心病、严重主动脉瓣狭窄等心脑血管疾病及重症患者慎用。

(3)贮存式自身输血注意事项：

1)按相应的血液储存条件,手术前 3 天完成采集血液(一次或多次)。

2)每次采血不超过 500mL(或自身血容量的 10％),两次采血间隔≥3 天。

3)在采血前后可给患者铁剂、维生素 C 及叶酸(有条件的可应用重组人红细胞生成素)等方案治疗。

3.稀释性自身输血:一般在麻醉后、手术主要出血步骤开始前,抽取患者一定量自体血在室温下保存备用。同时输入胶体液或一定比例晶体液补充血容量,使手术出血时血液的有形成分丢失减少。待主要出血操作完成后或根据术中失血及患者情况将自身血回输给患者。手术中需要降低血液黏稠度,改善微循环时也可采用。术中必须密切监测患者血压、心电图、脉搏血氧饱和度、红细胞压积以及尿量的变化,必要时应监测中心静脉压。血液稀释程度,一般使红细胞压积≥25％。

4.回收式自身输血:血液回收是使用血液回收装置,将患者体腔积血、手术失血及术后引流血液进行回收、抗凝、洗涤、滤过等处理,然后回输给患者。血液回收必须采用合格的设备,回收处理的血必须达到一定的质量标准。另外体外循环后的机器余血应尽可能回输给患者。

(1)回收式自体输血适应证：

1)创伤外科手术:大血管损伤、肝、脾破裂、骨创伤。

2)心血管外科手术。

3)骨科手术:全髋置换,脊柱手术。

4)脑外科手术:动脉瘤、脑膜瘤。

5)普通外科手术:肝、脾手术,门脉高压分流等。

(2)回收式自体输血禁忌证：

1)有菌血症或败血症的患者。

2)血液被细菌严重污染的患者(胃肠道内容物,结核性手术,胆囊以下的胆汁污染)。

3)血液被恶性肿瘤严重污染的患者。

4)开放性创伤超过 4h。

(3)自体血回收的局限性:回收血经过滤后只保留红细胞成分,其他血液活性成分不能回收。

1)凝血障碍,当血液回收＞3000mL 时,血小板减少,纤维蛋白原降低,凝血因子丢失。应及时补充血小板及新鲜冰冻血浆。

2)低蛋白血症,大量清洗时,蛋白丢失过多,需要补充蛋白制剂或胶体。

3)感染,大量吸入不洁空气或回收受污染血液,故一般常规使用广谱抗生素。

九、围术期输液输血治疗的终点

1.血乳酸浓度＜2mmol/L。

2.胃黏膜 pH(pHi)＞7.30。

3.混合静脉血氧饱和度(ScvO$_2$)＞70%。

4.心排量 CO＞4.5L/min。

5.氧供 DO$_2$≥600mL/min/m^2。

第十四章 特殊麻醉管理

第一节 老年患者的麻醉

随着社会发展,人均寿命的不断提高,需要进行手术治疗的高龄患者比例在逐步增加。高龄之所以给我们带来挑战,主要是因为随着衰老过程而出现的器官生理构造和功能的改变。目前我们将年龄超过 65 岁界定为老年人。

一、老年人的生理学特点

(一)神经系统

1.中枢神经系统:老年人的中枢神经发生退行性变和功能下降,退行性变的特点是神经细胞减少、体积缩小、重量减轻、脑沟增宽,进而神经递质如多巴胺、去甲肾上腺素、5-羟色胺等的分泌亦会降低。老年患者脑功能储备明显降低,对麻醉药物的敏感性强,术后认知功能障碍(Postoperative cognitive dysfuntion,POCD)的发病率高。

2.外周神经系统:外周神经的退行性改变使得老年患者的各种感受的阈值提高,因此降低了对局麻药的需求量;神经肌肉接头因胆碱能受体数量的代偿性增加,老年患者对非去极化肌松剂的敏感性无明显变化。

3.自主神经系统:老年人的自主神经退行性改变会导致老年人不易维持血流动力学稳定,如压力反射活动明显减弱,当迅速改变体位或血容量略有不足时会出现明显的血压下降。

(二)心血管系统

1.心脏 随着年龄的增长,心脏呈现退行性改变。老年患者的心排量较青年下降 30%～50%,心脏指数亦降低。血管壁僵硬会带来心脏的后负荷增加,继而出现左心室壁肥厚,心脏收缩期延长,舒张期就会相对缩短;心室腔的弹性较低,舒张期心脏的充盈更依赖于心房的收缩,因此前负荷和心房的收缩对维持稳定的循环水平至关重要。老年患者对心律失常的耐受很差,容易发生心力衰竭,过快的心率将显著缩短心脏舒张期,减少冠脉血供,进一步加重心脏负担。

2.老年人大动脉壁的弹性纤维增厚、血管变硬,使血管阻力增加、血压增高,脉压差增大;冠状动脉的硬化和狭窄随着年龄的增长而增加,因此应于术前明确病变部位和血管梗阻情况。

(三)呼吸系统

老年人呼吸功能的改变主要表现为残气量和功能残气量增加,最大通气量减少;呼吸功能储备减少,肺活量减少,气体交换受限。老年患者低氧血症、高碳酸血症及机械刺激的中枢神经反射降低,麻醉药物的呼吸抑制的作用增强,使得术后机体对低氧血症的保护性反应减弱;此外,老年患者对低氧性肺血管收缩(HPV)的反应较差,难以代偿单肺通气带来的通气/血流比(V/Q)失调,导致单肺通气管理困难。

(四)消化系统和肝脏

老年人胃肠道血流量降低,胃黏膜发生萎缩,基础胃酸和胃酸排泌量减少,胃排空的时间明显延长。老年人肝功能减退主要表现为肝脏合成蛋白质的能力下降,血浆蛋白减少,白蛋白与球蛋白比值降低,血浆胆碱酯酶活性也明显降低,因此对于经过肝脏代谢的药物可能出现药效增强或作用延长。

(五)泌尿系统与水、电解质及酸碱平衡

老年人肾脏体积和功能均逐渐下降,主要是肾小球数目减少。肾皮质和肾小球滤过率明显降低。而其重吸收、浓缩、稀释功能以及维持细胞外液容量和对电解质酸碱平衡能力调节均明显降低,对肾素-血管紧张素-醛固酮系统反应迟钝导致低钠、高钾。依赖肾脏排泄的药物清除率减慢、半衰期和药物作用时间延长。

(六)其他

老年患者在不同程度上都存在凝血-抗凝血功能亢进,容易形成血栓。糖耐量降低,围术期注意监测血糖的变化及含糖溶液的输注。

二、老年人的药理学特点

(一)老年患者药代动力学特点

老年人体液量减少约15%,肌肉减少20%~25%,脂肪增加50%~75%,身体成分的变化会明显影响药物的分布和半衰期;血浆蛋白含量的降低可使需与血浆蛋白结合起效的药物量减少;肝功能减退、肝血流减少及肝酶活性降低均导致药物消除速率减慢。

(二)麻醉前用药

用药量约为成人正常量的1/2~2/3,应尽量选作用时间短、药效温和的药物,尽量避免麻醉性镇痛药。有心肌缺血心电图表现的患者术前应避免应用阿托品而改用丁溴东莨菪碱。

(三)吸入性麻醉药

老年人对吸入性麻醉药的敏感性增加,表现为随着年龄的增加MAC值降低。肺泡通气量和心输出量对吸入麻醉药的摄取和分布有着重要的影响,但只要肺泡通气正常,对麻醉药进入肺泡过程影响不大,心输出量降低时麻醉药的肺泡浓度上升更迅速,麻醉加深速度更快,而肺气肿患者吸入麻醉加深和苏醒均较正常速度慢。

(四)静脉麻醉药

老年人对镇静类药物、麻醉性镇痛药物的敏感性增加,应用药物产生镇静的作用时间延长,对静脉麻醉药所产生的呼吸抑制作用更加敏感。

三、老年人的麻醉特点

(一)麻醉前准备及评估

1.心功能及心脏疾病评估:区别心脏病的类型、判断心功能、掌握心脏氧供需状况是进行心血管系统评价的重要内容。不稳定冠脉综合征(不稳定型心绞痛和近期心梗)、心力衰竭失代偿期、严重心律失常、严重瓣膜疾病明显影响心脏事件发生率。代谢当量<4是老年患者围术期心血管事件的重要危险因素;Goldman心脏风险指数是预测老年患者围术期心脏事件的经典评估指标。老年患者心血管功能除受衰老进程影响外,还常受各种疾病的损害,对怀疑有心血管疾病的患者酌情行心脏超声、冠状动脉造影、心导管或核素等检查,以明确诊断并评估心功能。

2.肺功能及呼吸系统疾病评估:术前合并 COPD 或哮喘的患者应当仔细询问疾病类型、持续时间及治疗情况等,术前应行肺功能和血气分析检查。正常老年人氧分压$(PaO_2)＝104.2-0.27×$年龄$(mmHg)$,故应正确认识老年患者的 PaO_2 及脉搏血氧饱和度水平,尤其超过 80 岁的老年患者不可太苛求术前达到正常水平。

3.术前应对老年患者的认知能力进行评估,术前认知能力较差的患者发生 POCD 的概率会明显加大,而 POCD 对患者的不良预后有直接影响。目前认为高龄、教育水平低、水电解质异常、吸烟、苯二氮䓬类药物应用、抗胆碱药物应用、术前脑功能状态差以及大手术等均是影响围术期谵妄的危险因素。

4.肝肾功能评估:

(1)轻度肝功能不全的患者对麻醉和手术的耐受力影响不大;中度肝功能不全或濒于失代偿时,麻醉和手术耐受力显著减退,术后容易出现腹水、黄疸、出血、切口裂开、无尿,甚至昏迷等严重并发症。手术前需要经过较长时间的准备方允许施行择期手术;重度肝功能不全如晚期肝硬化,常并存严重营养不良、消瘦、贫血、低蛋白血症、大量腹水、凝血功能障碍、全身出血或肝昏迷前期脑病等征象,则手术危险性极高。

(2)在人工肾透析治疗的前提下,慢性肾功能衰竭已不再是择期手术的绝对禁忌证。但总体而言,该类患者对麻醉和手术的耐受力仍差。

5.胃肠道功能及胃肠系统疾病评估:

老年人胃排空时间延长、肠蠕动减弱、食道反流症增加,咽喉部保护性反射减弱均增加围术期反流误吸的风险,故术前应重视此方面的评估。

65 岁以上的接受中大型手术的老年患者围术期易并发应激性溃疡,建议麻醉手术术前仔细询问是否有消化道溃疡病史及近期是否服用可能导致消化道出血的药物。

6.凝血功能评估:血栓性疾病是严重危害人类健康的重要疾病之一,在老年人群中尤为突出。许多老年患者停用抗凝药物易导致围术期血栓性疾病发生,因此停用抗凝药物应当慎重。术前凝血功能检查,有助于评估患者凝血功能状态,指导术前药物的使用。

7.内分泌功能评估:糖尿病在老年患者中高发,术前准备可参照糖尿病患者术前准备及治疗。

(二)老年人的麻醉处理原则

1.老年患者麻醉方式选择:

尽管既往研究认为全身麻醉与区域阻滞(椎管内麻醉及神经阻滞)对于老年患者的最终转归没有差别,即使在术后认知功能障碍发生方面也无明显差异。部分学者认为出于对老年患者脆弱脑功能的保护,推荐在能够满足外科手术条件的情况下优先选择神经阻滞技术。但由于老年人生理改变及合并疾病,往往对神经阻滞技术的敏感性增高,需要有丰富经验的麻醉医生为其实施麻醉。但由于椎管内麻醉对血流动力学、呼吸模式及肌力的影响,部分患者可能仍然需要人工气道的管理。

2.麻醉药物的选择:老年患者的麻醉药物选择以不损害脏器功能为原则。

(1)避免影响神经递质的药物,如抗胆碱药物东莨菪碱、长托宁等以及苯二氮䓬类药物,如地西泮、咪达唑仑等。

(2)针对脆弱肝肾功能的患者,肌松药最好选择不经过肝肾代谢的药物,如顺式阿曲库铵。

（3）尽量避免选择中长效类药物（包括局麻药、静脉麻醉药及吸入麻醉药等），避免药物蓄积。

（4）用药过程中切忌一次性足量给予，应遵循在观察患者反应的同时分次，小剂量给药的原则。

（5）根据患者的病情充分准备血管活性药物，尽量采用微量泵注的方式提前给药。

3.术中输液输血管理：

（1）采用目标导向液体管理策略进行液体管理，以降低患者围术期心肺肾以及肠道功能并发症，改善患者预后。

（2）对于老年患者，应积极考虑微创、低创手术以降低围术期大量出血的风险。异体血制品的输注所导致的近期以及远期风险均超过临床预期，因此原则上应严格按照指征进行输血治疗，尽量限制异体血的输注。对于非肿瘤外科手术，自体血液回收与输注有助于降低异体血输注带来的风险。

4.麻醉管理要点：

（1）维持良好的血流动力学。以保证全身氧供需平衡及重要脏器功能，避免术中低血压并维持合适的心率。需要维持血压在术前平静状态血压，严格控制液体输入量，少量使用胶体溶液，以及正确使用血管活性药物。

（2）术中机械通气期间通气参数的设定与肺功能保护。机械通气患者实施低潮气量（6～8mL/kg）＋中度呼气末正压（PEEP，5～8cmH$_2$O）；有条件者可控制 FiO$_2 \leq 60\%$，以防止吸收性肺不张；吸呼比例维持在 1:2.0～1:2.5；苏醒期防止镇静、镇痛及肌松药物残余；存在外科相关急性炎症反应状态的患者积极给予抗炎治疗；定期使用肺泡复张手法，减少术后肺不张的发生率。

（3）术中体温监测与维护。即使轻度低体温（34～36℃）也会导致围术期出血量以及异体输血量显著升高。老年患者由于体温调节功能的严重减退，术中极易发生低体温，所以术中应实施实时体温监测，并通过保温毯、热风机、液体加温仪等设备维持术中的最低体温不低于 36℃。

（4）加强麻醉深度监测。加强麻醉镇静深度监测对避免过度镇静以及镇静不足导致术中知晓至关重要。另外有研究证明基于麻醉深度监测下的麻醉管理可以减少术后认知功能障碍的发生率。

（5）加强术后疼痛的管理。术后镇痛不良可抑制机体免疫力、增加心脑血管不良事件的发生率、延长住院时间甚至进一步发展为术后慢性疼痛，严重影响患者预后和生活质量。但老年患者的特殊性增加了术后疼痛管理的难度，常见的影响因素有：并存疾病和用药情况、老年性生理改变、药代动力学改变及疼痛评估困难等。老年患者术后镇痛方式包括全身给药镇痛法和局部给药镇痛法。具体方式及药物的选择需根据患者的意愿和对患者情况的个体化评估。为了减少单一镇痛方式或药物的不足和副作用，可联合不同的镇痛方式或药物进行多模式镇痛（MDT）。

（6）原则上所有接受麻醉（包括全身麻醉及区域阻滞）的老年患者在离开手术室前均应在术后恢复室（PACU）进行观察。

第二节　心脏病患者行非心脏手术的麻醉

心脏病患者接受非心脏手术,因麻醉及手术可改变心脏功能与血流动力学,进一步加重心脏负担,故并发症及死亡率均显著高于无心脏病患者。其危险性不仅取决于心脏病变本身的性质、程度及心功能状态,还取决于外科疾病对呼吸循环及其他系统器官功能的影响、手术创伤的大小、麻醉医生和外科医生的知识技术水平、围术期监测手段及对突发情况的判断和处理能力。

一、麻醉前评估

相关详细内容请参考本书第一章内容。在对患者进行常规检查评估的基础上,需全面了解心血管系统病变的严重程度,评估其功能状态,预计承受麻醉及手术的能力,并制订相应的麻醉方案。

(一)复习病史

1.了解各种心脏病的病理生理学改变、病程时间及诊疗经过。

2.现阶段心功能情况及是否曾出现过心功能不全情况,诊疗经过与效果。

3.既往病史与治疗情况,如风湿热、高血压、脑血管意外、冠心病、哮喘、肺炎等。

4.现阶段使用药物治疗情况,如β受体阻滞剂、钙通道阻滞剂、强心苷类、硝酸酯类、利尿剂等。

(二)体格检查

1.常规检查:血压、脉搏、皮肤和黏膜颜色和温度、发育程度、精神状态、合作程度、气道评估。

2.心肺检查:强调术前心肺听诊的重要性,同时检查是否存在颈静脉怒张、呼吸急促、肝大、下肢水肿等慢性心力衰竭的表现。

3.特殊检查:

(1)常规心电图及 24h 动态心电图。

(2)胸部 X 线:了解心脏大小、心胸比例、肺淤血及肺水肿情况。

(3)超声心动图:确定是否存在心脏结构性异常及心室收缩舒张功能。

(4)冠状动脉造影:是判断冠状动脉病变的金标准,可精确判断冠状动脉狭窄部位及程度。

4.心功能分级及危险因素判断:

(1)测定心功能的方法有很多,其中根据心脏对运动量的耐受程度而进行的心功能分级是比较简易而且很实用的方法,一般分为 4 级(表 14 - 1)。

(2)美国纽约心脏协会(NYHA)心功能分级。

(3)多因素心脏危险指数(Goldman 评分)。

(4)手术危险类型分类(表 14 - 2)。

表 14 - 1　心功能分级

心功能分级	屏气试验	临床表现	临床意义	麻醉耐受力
Ⅰ级	>30s	可耐受日常体力活动，活动后无心慌、气短等不适感	心功能正常	良好
Ⅱ级	20~30s	对日常体力活动有一定的不适感，往往自行限制或控制活动量，不能跑步或从事体力工作	心功能较差	如处理得当、正确，耐受力较好
Ⅲ级	10~20s	轻度或一般体力活动后有明显不适感，心悸、气促明显，只能胜任极轻微的体力活动或保持静息状态	心功能不全	麻醉前应充分准备，围术期避免增加心脏负担
Ⅳ级	<10s	不能耐受任何体力的活动，静息状态下仍感气促，不能平卧，有端坐呼吸及心动过速等表现	心功能衰竭	极差，择期手术应推迟

表 14 - 2　手术危险程度分级

高危手术	中危手术	低危手术
重症急症手术	颈动脉内膜剥脱术	白内障手术
主动脉和大血管手术	头颈部手术	乳房手术
长时间手术	腹部手术	体表手术
大量失血失液的手术	胸部手术	
	整形外科手术	

二、麻醉前准备与用药

尽可能改善患者的心脏功能及全身状态，对并发症给予治疗和控制，减轻或解除患者的焦虑、恐惧和紧张情绪。

（一）心血管药物

调整详见第三章第二节。

1.洋地黄类：主张在术前1天或手术当天停止用药。

2.β受体阻滞剂及钙通道阻滞剂：术前不主张停药，必要时可以进行药量调整。

3.抗高血压药物：术前不主张停药。

4.利尿剂：可应用保钾利尿剂替代呋塞米，监测血钾水平。

（二）麻醉前用药

1.术前紧张焦虑可增加心脏耗氧量，加重心脏负担。所以一般应给予足够的镇静及适当的镇痛，以不影响呼吸循环为宜。

2.根据心血管疾病的特征选择抗胆碱类药物，长托宁对M2受体无作用，不会提升心率，不增加心脏氧耗；丁溴东莨菪碱不通过血—脑屏障，故中枢M作用较弱，不增加术后认知功能障碍的发生率。

（三）术前准备目标

1.心肺功能已得到最大限度的优化。

2.血清电解质紊乱得以纠正，无明显酸碱失衡。

3.红细胞比积＞30％。

三、麻醉方式选择及处理原则

（一）麻醉方式的选择

可根据手术部位、类型、手术大小以及对血流动力学的影响、患者状态、麻醉医生的专业技术水平和条件综合考虑选择适宜的麻醉方法。

1.患者病情稳定,可酌情选择低位硬膜外阻滞及区域阻滞,连续硬膜外阻滞应严格控制麻醉平面在 T10 水平以下。因腰麻易出现比较明显的血流动力学波动,不适宜应用。

2.患者病情严重、心功能较差、手术复杂、创伤大、时间长,均应采用气管插管全身麻醉,以妥善管理呼吸及循环。

（二）麻醉期间处理原则

麻醉过程力求平稳,循环状态稳定,通气适宜,保证心脏氧供需平衡。麻醉深度适宜,既能控制应激反应,又不过度抑制循环。

1.全麻诱导期应在维持心排量的基础上充分抑制气管插管引起的应激反应。诱导药物可采取分次静脉注射的方式,适当延长诱导时间,同时可以采用甲氧明微量泵入,在提高心排量的基础上保证麻醉深度。

2.维持适宜的麻醉深度,所有的麻醉药物对血流动力学的影响均与剂量相关。

3.维持合理的通气量,避免缺氧及二氧化碳蓄积。

4.维持合适的前负荷,术中输血及输液得当,必要时应行血流动力学指导下的目标导向液体治疗。

5.加强术中监测,尽早识别及处理各种并发症。

6.术中监测血气及电解质,及时进行纠正。

7.对影响循环的心律失常进行病因判断并及时处理。

8.尽可能缩短手术时间并减轻手术创伤。

9.良好的术后镇痛。

（三）术中监测

1.常规监测:心电图、脉搏血氧饱和度、无创血压、呼末二氧化碳、体温。

2.心排量监测:

(1)有创动脉压力监测:可以反映血压时时变化,有利于判断病情改变并在第一时间给予处置。

(2)中心静脉压监测:中心静脉压力的变化趋势较其绝对值更有意义。

(3)肺动脉导管:经皮穿刺,导管经上腔或下腔静脉依次到达右房、右室,最后到达肺动脉及其分支。通过肺动脉导管可以测定心脏各部位的血氧饱和度、血氧含量、肺动脉压、肺动脉楔压、心排量、右心室射血分数等,是对心脏病及休克患者进行诊断、治疗、观察病情和评估疗效的较为准确的方法。但对于三尖瓣狭窄或肺动脉瓣狭窄、右房及右室内肿瘤、法洛四联症患者不宜使用,严重心律失常、凝血功能障碍、近期放置临时起搏导管者也作为相对禁忌证。

(4)经食道心脏超声(TEE):通过多平面、多方位超声成像,完整评价整个心脏的解剖结构和功能,并能在术中对心脏进行动态监测,评价室壁的收缩期增厚率和内膜移动幅度以评估心肌收缩力。总体来讲围术期 TEE 可以监测各腔室的形态、大小、有无血栓及肿瘤;各室壁的形态及运动;

各瓣膜的形态、结构和运动;各房室瓣口、动静脉口及管腔、房室间隔之间的血液流动情况;有效循环血量及心排量;监测癌栓、气栓及辅助肺动脉栓塞的诊断。

(5)有创及无创连续心排量监测:包括 Vigileo、picco、Lidco 等方式。可动态进行每搏变异度、每搏量、心排量、心指数、外周循环阻力、中心静脉血氧饱和度等血流动力学指数的监测。血流动力学相关监测一般应用于危重患者或高危手术,指导围术期血管活性药物及液体管理。

四、各类心脏病患者非心脏手术麻醉的特点

(一)先天性心脏病

1.临床症状较轻的先心病患者,手术与麻醉的耐受性较好。但应重视以下情况:

(1)是否存在肺动脉高压及肺动脉高压的程度。

(2)严重的主动脉瓣或瓣下狭窄及未根治的法洛四联症。

(3)是否发生过充血性心力衰竭、心律失常、晕厥和运动量减少等情况。

2.心肺功能受损有较大危险性的临界指标包括:

(1)慢性缺氧($SaO_2 < 75\%$)。

(2)肺循环/体循环血流比> 2.0。

(3)左或右心室流出道压力差$> 50mmHg$。

(4)重度肺动脉高压。

(5)红细胞增多,$HCT > 60\%$。

3.左向右分流型先心病(动脉导管未闭、室间隔或房间隔缺损)患者心功能良好,无严重肺动脉高压,麻醉处理和正常患者类似。而右向左分流的患者,当肺血管阻力增加或外周血管阻力降低的时候均可加重右向左的分流而使患者缺氧加重,所以此类患者需维持适宜的体循环压力以减少分流提高 PaO_2。

4.左心室流出道梗阻的患者,麻醉期间应注意维持冠状动脉灌注压和心肌正性肌力的平衡,保持氧供需平衡,维持外周血管阻力以保持足够的冠状动脉灌注压,较浅的静脉复合麻醉有益于此类患者。

(二)冠心病患者的麻醉

由于冠状动脉粥样硬化所致冠状动脉管腔狭窄甚至闭塞,从而导致冠状动脉血流减少,心肌的氧供需失衡的心脏病,称为冠状动脉性心脏病(简称冠心病)。冠心病患者的麻醉是心脏病患者行非心脏手术麻醉中最为多见的病例。

1.冠心病易患因素:

(1)男性。

(2)老年患者。

(3)吸烟史。

(4)高血压病史。

(5)糖尿病、高脂血症。

(6)血管病变。

(7)肥胖。

2.对已诊断的冠心病患者应了解:

(1)是否曾发生过心梗:发生在 7 天以内的称为急性心肌梗死;7～30 天之间称为近期内心梗;1～6 个月之间称为急性心梗康复期;6 个月以上称为陈旧性心梗。

(2)心绞痛类型和发作情况。

(3)心功能状况。

(4)体能状况。

3.既往心梗患者的手术时间选择:

(1)心梗后心脏功能康复约需 30 天,因此任何类型的手术最好不要在此期间进行。

(2)心脏功能的储备比心梗后时间间隔更有意义。

(3)心梗后近期内静息性心绞痛复发、心功能衰竭且 EF 值<30%;心梗发生 48h 后又发生室速和室颤,均提示心功能储备严重下降,为外科手术的绝对禁忌证。

(4)建议普通的外科择期手术延迟至心梗 6 个月以后进。

(5)限期手术对于低危患者可于心梗后 4～6 周之后进行,高危患者应先行冠状动脉旁路术(CABG)或经皮冠状动脉血管内成形术(PTCA)后再行外科手术治疗。

(6)对于危及生命的外科疾病,虽然风险极高但不能因为禁忌而拒绝手术。术中应全面监测患者的血流动力学,力求平稳。

4.术前检查:

(1)心电图:多数冠心病患者会出现心电图的改变,如 ST－T 改变、早搏、传导异常、房颤、左心室肥大等,但至少有 15% 的患者无任何异常表现。可作为术前进一步心脏检查的依据,并可与术中及术后心电图改变进行对比。

(2)超声心动图:了解心脏内结构性改变、室壁运动情况、瓣膜活动情况及射血分数。另外可利用药物或运动使心脏应激,可以发现心脏应激后心肌缺血的表现(出现室壁活动异常或原有室壁活动异常加重)。

(3)冠状动脉造影:患者出现药物难以控制的心绞痛或静息状态下心绞痛;近期心绞痛症状加重;运动试验心电图阳性;超声心动图应激试验有异常的室壁活动应建议进行冠状动脉造影检查。但如果患者无法进行 CABG 或 PTCA,冠脉造影只会增加住院费用和危险而无益处。

5.增加冠心病患者行非心脏手术危险的其他系统疾病:

(1)糖尿病。

(2)高血压。

(3)心脏瓣膜病。

(4)慢性阻塞性肺疾病。

(5)肾功能不全。

(6)血液系统疾病。

6.冠心病患者危险程度评估:

(1)高危因素:不稳定冠脉综合征、失代偿性充血性心力衰竭、显著的心律失常(高度房室传导阻滞、心脏病基础上的有临床症状的室性心律失常、未控制心室率的室上性心律失常)、严重的瓣膜疾病;

(2)中危因素:轻度心绞痛、心梗病史超过 30 天(病史或病理性 Q 波)、代偿性充血性心力衰竭或充血性心力衰竭病史、糖尿病(特别是胰岛素依赖型糖尿病)、肾功能不全;

（3）低危因素：高龄、心电图异常（左室肥厚、左束支传导阻滞及 ST－T 异常）、非窦性心律、体能储备差（MET＜4）、脑血管意外病史、高血压未得到控制；

（4）手术因素：手术危险程度分级；

（5）体能储备评估：运动当量（MET），参考第一章心功能评估。

7.评估后处理：

（1）取消手术，建议先行 CABG 或 PTCA 手术。

（2）推迟手术，进行必要的内科治疗稳定病情以降低手术风险。

（3）进行手术。

8.麻醉管理：无论是区域阻滞或是全身麻醉，此类患者的管理要点是维持心肌氧供需平衡，降低氧耗并增加氧供（表 14－3）。

表 14－3　心肌氧供及氧耗影响因素

心肌氧供减少		心肌氧耗增加
冠脉血流减少	血液携氧能力下降	
心动过速	贫血	心动过速
舒张压过低	低碳酸血症	心肌收缩力增强
前负荷增加	氧离曲线左移	心室壁张力增加
低碳酸血症		（心室前负荷增加）
冠脉痉挛		（心室后负荷增加）

（1）麻醉方式的选择并不影响最终的结局，但合理的麻醉选择可使麻醉管理更加简单和方便。

（2）高位硬膜外阻滞对冠心病患者是否有利取决于多种因素。一般认为阻滞平面达 T1 水平可阻断交感神经兴奋所引起的冠脉收缩，但最终效果取决于多方面因素的平衡。

（3）全麻诱导及苏醒期比较容易发生心肌缺血，建议全麻药物与血管活性药物联合使用。苏醒期应避免疼痛、躁动及通气不足等情况。

9.围术期心肌缺血和心梗：

（1）围术期心肌缺血多发生于术后早期，术中心肌缺血并不多见，且与术后心梗发生无相关性。

（2）术后心肌梗死之前均以 ST 段压低为先导症状。

（3）术后心梗超过 50％ 为静止型。

（4）大多数心梗发生在术后 24～48h 之内。

（5）术后心梗的死亡率＜10％～15％。

（三）高血压患者的麻醉

高血压是以体循环动脉压增高为主要表现的临床综合征，是常见的心血管疾病，也是威胁中老年人健康的主要疾病之一。随着社会老龄化现象日趋明显，合并高血压的手术患者数量不断增加，高血压合并靶器官损害患者的数量也不断增加，导致麻醉危险性也明显增加。

高血压患者在手术麻醉期间血压的波动几乎无法避免。若血压升高或降低超过生理允许范围，必将导致严重的并发症，如脑卒中、脑缺氧、心肌缺血、心肌梗死、肾功能衰竭等。因此围术期如何维持患者血压相对稳定，将血压调控在生理允许范围内是高血压患者麻醉期间管理的关键所在。

1.高血压病的定义及分级：

非同日重复多次测量成人收缩压（SBP）≥140mmHg 和（或）舒张压（DBP）≥90mmHg 即可诊断为高血压。高血压患者中约 90％～95％ 为原发性高血压，余为继发性高血压。

(1)高血压分级(表 14-4)。

表 14-4 高血压病分级

高血压分级	血压
正常血压	收缩压<130mmHg和舒张压<85mmHg
正常高值	收缩压130~139mmHg 和舒张压85~89mmHg
1级高血压	收缩压140~159mmHg 和(或)舒张压90~99mmHg
2级高血压	收缩压≥160mmHg 和(或)舒张压≥100mmHg

(2)围术期高血压:指从确定手术治疗到与本次手术有关的治疗基本结束期间内,患者的血压高于正常血压的 30%,或者 SBP≥140mmHg 和(或)DBP≥90mmHg。它的范围不仅仅局限于麻醉期间,更包含了离开手术室回到病房进行后续治疗的时期。实际上,术前血压越高,血压控制时间越短的患者,术中及术后出现血压波动的情况越常见,发生心脑血管意外的可能性也就越大。常见原因如下:

1)原发性高血压。

2)继发性高血压:如嗜铬细胞瘤手术刺激瘤体引起血压升高。

3)手术刺激强烈,麻醉深度不足。

4)麻醉相关操作:气管插(拔)管、气管内吸痰等。

5)缺氧和二氧化碳蓄积:轻度缺氧兴奋循环,而重度缺氧则抑制循环。

6)其他因素:颅内压升高、尿潴留、药物使用不当、躁动、寒战、术后疼痛、恶心呕吐等。

2.麻醉期间血压波动允许的生理范围:

血压波动应维持在患者基础血压的±20%以内,在上述范围内各组织器官灌注良好。对于高血压患者而言,血压适宜维持在(110~150)mmHg/(70~100)mmHg 左右。

3.术前评估及准备:

(1)术前对高血压患者做出全面合理的评估,应明确以下方面:

1)判断高血压是原发性还是继发性,并应警惕未诊断出的嗜铬细胞瘤。

2)高血压分级及进展情况。

3)靶器官受累情况:心功能、是否有脑血管意外、肾脏功能。

4)高血压治疗过程及控制情况。

(2)术前准备:

1)术前血压控制目标为 SBP<140mmHg,DBP<100mmHg。长期服用抗高血压药物的患者应延续用药直至术晨。

2)长期服用利血平或含有利血平成分的复方型降压药的患者,术前至少应停药 7 天,由其他药物替代。因利血平可使体内儿茶酚胺耗竭,术中可能出现严重低血压。间接作用的拟交感药物麻黄碱和多巴胺升压效果往往不明显,而直接作用的拟交感药物肾上腺素及去甲肾上腺素可发生增敏效应引起血压骤升。但术前未能停用利血平的患者并不是接受麻醉的禁忌证。

3)长期应用可乐定的患者突然停药 24h 后可出现可乐定停药综合征,表现为躁动、头痛、腹痛、恶心呕吐、血压严重升高甚至高血压危象。术前服用可乐定的患者如预估术后很快可恢复口服药物则术前继续服用,如术后不能口服,手术前3天应逐渐减量,改用注射剂至术前一日停用,术后先用注射剂至恢复口服用药。

4)长期服用利尿剂或含利尿剂的复方制剂时应注意是否合并电解质紊乱,尤其是低血钾。

5)其他抗高血压药物的术前调整。

6)术前做好访视工作,消除患者精神紧张及焦虑。手术前晚口服催眠镇静药物,保证良好睡眠。麻醉前给予镇静及镇痛处理,减少不良刺激。对于术前血压偏高的患者可使用长托宁等其他抗胆碱类药物替代阿托品。

4.麻醉管理要点:

(1)根据患者情况、手术类型及麻醉医生的技术水平合理选择麻醉方式。

(2)维持循环稳定是高血压患者术中管理的重点和难点。一般以患者平素自我感觉良好状态下的血压为基础值,上下波动在20%以内。术中不强求血压维持在正常血压范围内。

(3)术中降压药宜选择短效药物,强调小剂量分次或微量持续泵注,使血压调整幅度小、波动小。

(4)维持适宜的麻醉深度。根据手术步骤的刺激强度提前调整麻醉深度,必要时合用血管活性药物。

(5)术中维持适宜的循环血量,在维持循环的前提下可采用限制性输液的策略,避免苏醒期交感兴奋导致心脏前后负荷增加,进而增加心肌耗氧量。

(6)术中最好行有创动脉压力监测,手术创伤大、患者病情重可行中心静脉压及心排量监测。

(四)瓣膜性心脏病患者麻醉

1.几种常见瓣膜病的病理生理改变:

(1)二尖瓣狭窄(mitral stenosisi,MS):正常人二尖瓣瓣口面积约为 $4\sim6cm^2$,瓣口长径为 $3\sim3.5cm$。当瓣口面积 $<2.5cm^2$ 或瓣口长径 $<1.2cm$ 时才会出现不同程度的临床症状。轻中度二尖瓣狭窄由于舒张期血液从左心房至左心室受阻,左心房发生代偿性扩大及肥厚以增强收缩力。随着病情加重,左心房代偿性扩大、肥厚及收缩都难以克服瓣口狭窄所导致的血流动力学障碍,则会在左房压力增加的基础上出现肺静脉和肺毛细血管压力相继升高、管径扩大、管腔淤血。一方面引起肺顺应性的下降、低氧血症;另一方面当肺毛细血管压力突然明显升高时,血浆和血细胞渗入肺泡内,引起急性左心衰竭、急性肺水肿的表现。

(2)二尖瓣关闭不全(mitral regurgitation,MR):在心室收缩期,血液经关闭不全的瓣口反流回左心房,与肺静脉回流至左房的血液汇总,在舒张期充盈左室,导致左房及左室容量负荷增加。代偿期间根据 Frank-Starling 机制,左室每搏量增加,同时部分血液排入低压的左房,从而有利于左室排空。因此在代偿期,左心每搏量明显增加,射血分数可完全正常。但随着病情加重,左室收缩功能恶化,每搏量将进行性下降,最终导致左心衰竭。

(3)主动脉瓣狭窄(aortic stenosis,AS):正常主动脉瓣瓣口面积 $\geqslant2cm^2/m^2$ 体表面积,当瓣口面积 $<$ 正常值的1/4时将影响心排量、血压等血流动力学指标,当瓣口面积 $<0.8cm^2$ 时可造成严重的血流动力学障碍。一般根据左心室与升主动脉之间的收缩期压力阶差和主动脉瓣口面积来划分主动脉瓣狭窄程度,但标准不一。主要病理生理改变是左心室阻力负荷增加,左室搏动增强、收缩期延长,左室逐渐出现向心性肥厚。肥厚的心室壁张力增加、顺应性降低、严重时可出现心内膜

下心肌组织纤维化和心肌缺血等病变。初期表现为左室心腔容积缩小,久之左心室扩张、每搏量明显下降、舒张末期压力增高、甚至出现心功能衰竭。主动脉瓣狭窄的典型临床表现为心绞痛、晕厥及猝死。

(4)主动脉瓣关闭不全(aorticinsufficiency,AI):心室舒张期血液从主动脉反流回左室,同时左室还接纳来自左房的血液充盈,引起左室容量负荷增加,根据 Frank-Starling 理论,左室每搏量增加。但随着病情加重,左室收缩能力下降,导致左房及肺循环淤血,最终发生左心功能衰竭。

2.麻醉前的评估与准备:

了解瓣膜病的类型、病程、有无风湿活跃、有无心内膜炎、肺动脉高压的程度、心律失常的类型、心肌收缩力损害程度及治疗情况。瓣膜疾病的患者需要注意是否存在慢性心力衰竭,症状严重者应先优化心脏功能再行手术治疗。

3.麻醉处理要点:

维持适宜的前后负荷及心率(表 14-5)。

表 14-5 各种瓣膜病麻醉管理要点

病变	前负荷	后负荷	管理目标	避免
AS	增加	增加	HR:70~85次/min 窦性心律	心动过速、心动过缓及低血压
AI	增加	降低	HR:85~100次/min 增加前向性血流	心动过缓
MS	正常	正常	HR:65~80次/min 控制心室应激	心动过速及肺血管收缩
MR	增加	降低	HR:80~95次/min 轻度增加心率	心肌抑制

(五)心肌病患者的麻醉管理

1.肥厚性梗阻型心肌病(hypertrophic obstructive cardiomyopthy,HOCM)

(1)是肥厚型心肌病(hypertrophic cardiomyopthy)中一种特殊类型。特点为室间隔非

第三节　肥胖患者的麻醉

随着生活水平和饮食结构的不断发展和变化,我国人口的肥胖率也在不断增长。根据 2012 年"中国居民营养与健康状况调查",全国 18 岁及以上成人超重率为 30.1%,肥胖率为 11.9%,较 2002 年上升了 7.3 和 4.8 个百分点。肥胖人群可发生多种并发症,包括冠心病、高血压、高血脂、骨关节退行性病变、阻塞性睡眠呼吸暂停综合征等。肥胖患者围手术期并发症的发生率也显著高于正常体重患者,麻醉管理有其特殊性,需对肥胖患者的病理生理改变、患者术前心肺功能的评估以及术中、术后并发症的预防和处理有深入的了解,做好充分准备,保证此类患者手术麻醉安全。

一、肥胖的定义

体重指数(body mass index,BMI)是评估患者体重状态最常用的衡量指标,即患者的体重(以 kg 计算)除以身高(以 m 计算)的平方(BMI=kg/m²)。世界卫生组织定义 BMI≥25kg/m² 为超

重,≥30kg/m² 为肥胖,针对亚太地区人群的体质及其与肥胖有关疾病的特点,BMI 23～24.9kg/m² 为肥胖前期,≥25kg/m² 为肥胖。BMI 是一种较为粗略的指标,定义肥胖特异性高,敏感性低。相同 BMI 值的女性体脂百分含量一般大于男性。

在临床中使用腰围(waist circumference,WC)而不是 BMI 来定义促成代谢综合征的脂肪重量成分。腰围指腰部周径的长度,是衡量脂肪在腹部蓄积程度的最简单、实用的指标。脂肪在身体内的分布,尤其是腹部脂肪堆积的程度与肥胖相关性疾病有更强的相关性。腰围的测量采用最低肋骨下缘与髂嵴最高点连线的中点作为测量点,被测者取直立位在平静呼气状态下,用软尺水平环绕于测量部位,松紧度适宜,测量过程中避免吸气,并应保持软尺各部分处于水平位置。我国提出了中国人肥胖诊断 BMI 界值,并结合腰围来判断相关疾病的危险度。

中国成人超重和肥胖的体重指数和腰围界限值与相关疾病危险的关系见表 14-6。

表 14-6 中国成人肥胖与疾病危险关系表

分类	体重指数（kg/m²）	腰围 (cm)		
		男：< 85 女：< 80	男：85～95 女：80～90	男：≥95 女：≥90
体重过低	<18.5	—	—	—
体重正常	18.5～23.9	—	增加	高
超重	24.0～27.9	增加	高	极高
肥胖	≥28	高	极高	极高

二、肥胖的病理生理改变

1.脂肪分布:腹部肥胖在男性更为常见,髋部、臀部周围的外周脂肪更多见于女性。如脂肪主要在腹部和腹腔内蓄积过多,称为"中心型肥胖"。中心型肥胖相关的代谢紊乱发生率较高,更易合并代谢综合征。目前认为腰臀比男性>1.0、女性>0.8 是缺血性心脏病、脑卒中、糖尿病的一项强的预测指标。

2.代谢综合征:肥胖患者多合并代谢综合征(metabolic syndrome,MS),伴有腹型肥胖、血脂代谢异常、血糖升高或胰岛素抵抗、高血压以及其他特点。MS 与心血管事件显著相关。国际糖尿病联盟(IDF)提出代谢综合征的新诊断标准(表 14-7)。

表 14-7 代谢综合征诊断标准

指标	定义值
基本条件	
中心性肥胖	男性腰围≥90cm；女性腰围≥80cm
合并下列4项中任意2项	
甘油三酯水平升高	>1.7mmol/L，或已接受相应治疗
高密度脂蛋白水平降低	男性<0.9mmol/L，女性<1.1mmol/L或已接受相应治疗
血压升高	收缩压≥130mmHg或舒张压≥85mmHg或已接受相应治疗或此前已诊断高血压
空腹血糖升高	≥5.6mmol/L或已接受相应治疗或此前已诊断2型糖尿病

3.肥胖对呼吸功能的影响:

(1)顺应性降低:肥胖患者胸部和腹部脂肪堆积,肺动脉血容量增加导致肺和胸壁的顺应性均降低,气道阻力增加。呼吸系统总体顺应性可降低 35%,仰卧位时更加明显。

(2)功能残气量下降:膈肌抬高,补呼气量、功能残气量、肺活量及肺总量均减少,而闭合容量增加,部分小气道提前关闭,可产生通气/血流(V/Q)失调。全身麻醉使这些变化更加明显,肥胖患者麻醉后功能残气量减少50%,而非肥胖患者只减少20%。功能残气量的降低导致肥胖患者耐受呼吸暂停的能力下降,即氧储备能力下降。

(3)静息代谢率、氧耗及呼吸做功增加:因体重增加,氧耗及二氧化碳生成增多,肥胖患者需增加分钟通气量来维持血中正常的二氧化碳,使得肥胖患者呼吸肌做功远远大于正常人群。

(4)阻塞性睡眠呼吸暂停(Obstrucutive Sleep Apnea,OSA):肥胖是导致OSA最主要的危险因素。头颈部脂肪的堆积会导致上气道尤其咽腔部位的狭窄,部分患者出现阻塞性睡眠呼吸暂停低通气综合征(Obstrucutive Sleep Apnea Syndrome,OSAHS)。OSAHS患者即使是轻度镇静也可引起气道的完全塌陷和(或)呼吸暂停,同时慢性的OSAHS还会导致肺动脉高压、右心室肥厚和(或)右心室衰竭。

4.肥胖对循环功能的影响:

(1)高血压:肥胖患者患轻度至中度高血压的概率较体态正常者高3~6倍,50%~60%肥胖患者患高血压。其机制与胰岛素对交感神经系统的作用及细胞外液体容量有关。体重减轻可明显改善甚至完全消除高血压。

(2)冠心病:肥胖可能是缺血性心脏病的独立危险因素,年轻的肥胖患者可见其单支血管的冠状动脉病变发生率较高,尤其可见于右冠状动脉。

(3)心力衰竭:肥胖是心力衰竭的一项独立危险因素,机制可能是容量超负荷和血管硬化导致心脏结构性和功能性改变,心力衰竭是发生术后并发症的主要危险因素。

(4)心律失常:窦房结功能紊乱和传导系统脂肪浸润可导致心律失常的发生率增加,如房颤发生率增加1.5倍,随着BMI的增加,QT间期延长的发生率也相应增加。

5.肥胖对消化系统的影响:

(1)肝胆疾病:肥胖是非酒精性脂肪肝最重要的危险因素,多合并肝功能异常,故选择麻醉药物时应关注其对肝功能的影响。

(2)胃排空及胃食管反流病:肥胖患者在平卧时,腹内压明显升高,合并胃容量的扩大,围术期发生反流误吸的可能性增高。

6.肥胖对血栓性疾病的影响:肥胖患者由于OSAHS导致红细胞增多,血脂升高等因素导致血液处于高凝状态,进而增加心肌梗死、脑卒中及动静脉血栓形成的风险。

7.肥胖对其他系统的影响:肥胖患者的免疫功能受到抑制,围术期感染的发生率增加,称为肥胖炎性综合征;肥胖患者还可伴有自主神经系统功能障碍和周围神经病变症状;骨关节炎和退行性关节病趋势与肥胖密切相关。

三、麻醉前评估与准备

肥胖患者麻醉前评估的重点在于心肺系统的变化和困难气道的评估。通过询问有无高血压、肺动脉高压、心肌缺血病史,以及心电图、心脏彩超等检查全面评估,肺功能、动脉血气有助于对肺功能及储备能力进行评估。同时应重点识别和筛查OSAHS和高血栓风险的患者。减肥手术死亡风险分层(Obesity Surgery Mortality Risk,OS-MRS)同样适用于肥胖患者行非减肥手术的风险评估(表14-8)。

表 14－8 减肥手术死亡风险分层

危险因素	评分（分）
BMI>50kg/m²	
男性	
年龄>45岁	1
高血压	1
肺栓塞危险因素	1
既往静脉血栓形成	1
腔静脉滤器植入	1
低通气（OSAHS）↑	
肺动脉高压	

死亡风险：0～1 分，0.2％～0.3％；2～3 分，1.1％～1.5％；4～5 分，2.4％～3.0％。

常规进行困难气道的评估，如颈围大小、头颈活动度、颞下颌关节活动度、舌体大小、张口度及 Mallampati 分级等，并做好困难气道的准备。

术前应用镇静和抗焦虑药物时应注意保持呼吸道通畅，或尽量避免麻醉性镇痛药物的使用或小剂量使用。术前可应用 H，受体阻滞药预防减轻误吸的危害。肥胖患者术后深静脉血栓形成是术后早期猝死的独立危险因素，因此建议术前即开始抗凝治疗。

四、麻醉管理要点

（一）肥胖患者的麻醉用药

1.肥胖影响麻醉药物的分布、蛋白结合和排泄。在应用麻醉药物时需考虑患者的总体重（Total Body Weight，TBW）、理想体重（Ideal Body Weight，IBW）、瘦体重（Lean BodyWeight，LBW）及校正体重（Adjusted Body Weight，ABW）。

（1）TBW：即患者实际体重。

（2）IBW：按照正常体脂比，随年龄变化，可由身高和性别近似计算；男性＝身高－100，女性＝身高－105。

（3）LBW：即去掉脂肪的体重，常用计算公式如下：

$$LBW(kg) = \frac{9270 \times TBW(kg)}{6680 + (216 \times BMI(kg/m^2))} \quad (男性)$$

$$LBW(kg) = \frac{9270 \times TBW(kg)}{8780 + (244 \times BMI(kg/m^2))} \quad (女性)$$

（4）ABW：调整体重的计算考虑到肥胖者瘦体重和药物分布容积的增加。

ABW＝IBW＋0.4X（TBW－IBW）

2.常用麻醉药物用量(表14-9)。

表14-9 肥胖患者麻醉药物推荐使用方法

根据LBW计算给药	根据TBW计算给药
丙泊酚(维持剂量)	丙泊酚(负荷剂量)
芬太尼	咪达唑仑
舒芬太尼	琥珀胆碱
瑞芬太尼	泮库溴铵
罗库溴铵	阿曲库铵(负荷剂量)
阿曲库铵(维持剂量)	顺式阿曲库铵(负荷剂量)
顺式阿曲库铵(维持剂量)	
维库溴铵	
对乙酰氨基酚	
吗啡	
利多卡因	
布比卡因	

3.体重>140kg的患者已不适用靶控输注技术。

4.肥胖患者对吸入麻醉药的脱氟作用增加,吸入七氟烷或地氟烷较丙泊酚苏醒更快。

(二)人员及设备准备

OR-MRS评分>3分的肥胖患者术前建议请麻醉科会诊,而4~5分的患者最好由高年资且经验丰富的麻醉医生负责实施麻醉,同时建议由经验丰富的外科医生进行手术操作以减少术后并发症的发生。其他设备准备包括大号血压袖带、紧急气道抢救车、加长穿刺针、超声等。

(三)麻醉方法选择

1.区域阻滞:如条件允许,区域阻滞相比于全身麻醉更安全,可作为首选。椎管内用药应使用瘦体重计算药量,同时由于肥胖患者椎管狭窄,行腰麻时应减少局麻药用量。由于脂肪过多往往增大穿刺难度,需要加长穿刺针,超声引导可提高成功率。术中如需辅助静脉镇静镇痛药,应控制在最小剂量或避免使用该类药物。肥胖患者不易耐受平卧或头低位,需警惕椎管内麻醉中发生低血压及低氧血症。

2.全身麻醉:诱导推荐采用头高斜坡位,尽量使用起效快及代谢快的麻醉药物,同时需充分给氧去氮。如无禁忌证患者可选用去极化肌松药,使用罗库溴铵的患者应备有环糊精(Sugammadex)作为罗库溴铵拮抗剂,以保证应对困难气道紧急情况。另应备有紧急气道抢救车,提供抢救用的插管设备,如声门上装置、纤支镜、可视喉镜、光棒等。

(四)麻醉管理

1.机械通气管理:适当增加患者的吸入氧浓度(>50%),采用中低水平的PEEP(5~10cmH$_2$O)可能有助于改善肥胖患者术中和术后的氧合功能。推荐动脉血气监测列为病态肥胖患者监测的常规。可通过及时调节呼吸机相关参数及完善肌松来预防机械通气所带来的气压损伤。

2.液体管理:肥胖患者所需液体应根据其瘦体重来计算,以达到等量补液的目的。如合并心功能障碍者不耐受较大的输液量,更易发生肺水肿。

3.术中监测:

(1)常规监测:ECG、SPO$_2$、无创血压、Pr=CO$_2$。

(2)血流动力学监测:有创动脉血压、中心静脉压、经食道心脏超声(TEE)、放置肺动脉导管、每搏变异度(SVV)等。

（3）麻醉深度监测。

4.全麻拔管:肥胖患者拔管后发生气道阻塞的危险性显著增加。

（1）肥胖患者在清醒前肌力应尽可能恢复,可恢复足够的潮气量。

（2）在清醒后采取半卧位拔管,拔管前应常规准备口咽或鼻咽通气道,并准备好行双人面罩辅助通气及紧急气道处理的方法。

（3）患者离开 PACU 时,必须评估无刺激下有无低通气或呼吸暂停体征,至少观察 1h 未出现上述症状以及呼吸空气下 SPO_2,达到所需水平方可返回病房。

（五）术后管理

1.呼吸支持:所有肥胖患者术后均应持续氧疗以维持术前 SPO_2,水平,保持半卧位或端坐位。若患者在家中已使用呼吸辅助装置,术后自主呼吸不能维持氧合,则需恢复辅助呼吸。

2.术后镇痛:

（1）神经阻滞镇痛、硬膜外镇痛可取得良好的镇痛效果。

（2）不推荐肌肉注射镇痛药物,因其药代动力学不明。

（3）PCIA:需密切关注呼吸抑制的可能,特别是合并 OSAHS 的患者。推荐联合使用对呼吸抑制小的药物,如布托啡诺、右美托咪啶、对乙酰氨基酚等。

3.血栓预防:

（1）术后早期活动。

（2）围术期使用间歇压力泵、术后穿着弹力袜。

（3）使用抗凝药物。

第四节　哮喘患者的麻醉

一、哮喘的定义与相关病理生理学基础

1.定义:支气管哮喘是一种常见的、发作性的肺部过敏性疾患,发病时由于细支气管平滑肌的痉挛,伴不同程度的黏膜水肿、腺体分泌亢进,产生咳嗽、喘鸣、胸闷甚至呼吸困难等症状。哮喘有明显的可逆性,经治疗后可完全消失。

2.哮喘的本质:气道炎症,小支气管黏膜的水肿、以嗜酸性粒细胞为主的黏膜下炎性细胞浸润。

二、哮喘的分类及分级

（一）症状类型

1.急性发作期:喘息、气促、咳嗽、胸闷等症状突然发生,或原有症状急剧加重,常有呼吸困难,呼气流量降低为其特征,常因接触变应原,刺激物或呼吸道感染诱发。

2.慢性持续期:每周均不同频度和(或)不同程度的出现症状(喘息、气急、胸闷、咳嗽等)。

3.临床缓解期:经过治疗或未经治疗,症状体征消失,肺功能恢复到急性发作前水平,并维持 3 个月以上。

（二）严重程度分级（表 14 - 10）

表 14 - 10 哮喘严重程度分级

	症状		夜间症状	FEV1或PEF
重度持续 第4级	持续，限制日常 活动		频繁	≤60%预计值 变异率>30%
中度持续 第3级	每天，发作时影响 日常活动		>1次/周	60%～79%预计值 变异率>30%
轻度持续 第2级	>1次/周，<1次/天		>2次/月	≥80%预计值 变异率20%～30%
间歇状态 第1级	<1次/周，发作间歇无症状 PEF正常		<2次/月	≥80%预计值 变异率<20%

（三）症状控制等级（表 14 - 11）

表 14 - 11 哮喘病情控制等级

特征	控制良好（符合以下 所有情况）	部分控制（任何1周出现以下任何一 种表现）	未控制
日间症状	无（≤2次/周）	每周>2次	
活动受限	无	任何1次	
夜间症状/憋醒	无	任何1次	
需药物治疗	无（≤2次/周）	每周>2次	出现≥3项部分控制 的表现
肺功能 （PEF或FEV1）	正常	任何1天，<80%预计值或最佳值	
哮喘发作	无	1年≥1次，任何1周有1次	

（四）手术时机的选择

1.哮喘控制期的患者：一般能够很好地耐受手术和麻醉，围术期支气管痉挛的发生率<2%。

2.哮喘部分控制期的患者：大手术（尤其是上腹部手术），且年龄>50岁，围术期并发症的发生率增加。

3.哮喘未控制的患者：围术期支气管痉挛、痰栓堵塞、肺不张、气道感染、呼吸衰竭的发生率高。综上所述，择期手术应在哮喘控制期内进行。

三、哮喘的诱发因素

1.致敏原：花粉、灰尘、海鲜等。

2.冷空气。

3.情绪：激动、悲伤。

4.运动。

5.气道感染。

6.内分泌因素。

7.药物：β受体阻滞剂、NSAIDs等。

四、术前评估要点

1.了解并掌握病史、查体及特殊检查结果。

2.判断患者是否存在哮喘。

3.哮喘患者的病情控制情况。

4.询问患者的药物过敏史、活动耐量、诱发因素及并发症。

5.药物治疗。

(1)控制期的患者：一般不需要增加额外药物治疗。

(2)部分控制期的患者：手术前一周将吸入性糖皮质激素的量增加1倍。

(3)未控制期的患者：口服地塞米松3天。

(4)上呼吸道感染患者：治愈后4～6周后行择期手术。

(5)治疗哮喘的药物继续使用至手术当日。

五、术前准备

1.常用药物带入手术室。

2.体温保护。

3.适度镇静。

4.避免患儿哭闹。

5.避免患者接触致敏因素。

六、麻醉方法的选择

1.区域阻滞仍是此类患者的首选麻醉方法。低位硬膜外麻醉可减少围术期呼吸道并发症，而高位硬膜外阻滞可减少呼吸肌肌力，进而可出现通气不足。另外如阻滞T1～T5交感神经，致使副交感神经相对占优势可能诱发支气管痉挛。

2.全身麻醉，对气道的管理更加明确，术中氧供可以保证。但围术期支气管痉挛的发生率高，需妥善处理。

七、围术期管理要点

(一)术中气道管理要点

1.诱导期支气管痉挛的发生率不高，但也存在危险因素。

2.诱导前30min吸入2喷沙丁胺醇。

3.宜采用静脉诱导，避免使用导致组胺释放的药物。

4.气管插管前保证足够的麻醉深度，喉罩是很好的选择。

5.一定麻醉深度并自主呼吸下拔除气管导管，清醒拔管时应避免呛咳或使用喉罩进行过渡。

6.使用减少拔管期并发症的药物：右美托咪啶(0.7ug/kg，拔管前15min)、瑞芬太尼及芬太尼、丙泊酚(0.5mg/kg)、利多卡因(1mg/kg)。

(二)术中支气管痉挛的处理

1.检查是否存在诱发因素，并暂停手术刺激。

2.加深麻醉。

3.经气管插管给予10喷沙丁胺醇。

4.给予糖皮质激素。

5.慎用茶碱类药物。因为治疗效果不确切,且与吸入麻醉药合用易导致心律失常,如需使用需减半量。

(三)术后管理

1.术后取半卧或坐位,常规氧气吸入。

2.完善的术后镇痛(PCIA、PCEA、神经阻滞)。

3.规律雾化吸入沙丁胺醇。

4.根据患者的症状决定每天激素的用量和给药途径。

5.如呼吸困难和喘鸣症状加重,需除外左心衰竭、肺栓塞、液体超负荷、气胸等情况。

(四)术后考虑延迟拔管

1.术前哮喘未控制。

2.上腹部手术或胸科手术。

3.术后需要大剂量阿片类药物。

第五节　神经外科手术的麻醉

大脑中枢是维持生命和意识的重要器官,也是神经外科的原发病、外科手术和全身麻醉药物共同作用的靶点。这一点使神经外科比其他专科麻醉的风险大大增加。某些颅脑疾病影响患者的精神和意识,给麻醉医生准确判断药物作用和评价麻醉苏醒造成困难。

一、神经外科麻醉的基本理论与基本问题

(一)脑血流、脑代谢及颅内压

1.脑血流(cerebral blood flow,CBF):脑组织血流量非常丰富,脑组织重量约 1400g,占体重的 2%,但脑血流量却占心输出量的 12%～15%,相当于每 100g 脑组织 50～70mL/min。高血流量灌注是脑组织的一个显著特征。

正常人平均动脉压虽然会有变化,但脑血流量几乎是恒定不变的,这种现象称为脑血流的自动调节功能,其调节范围为 MAP 在 50～150mmHg 之间。

2.脑血流量的调节:脑组织的血供颈动脉占 67%,椎动脉占 33%。

(1)代谢调节:局部脑代谢是调节脑血流量和脑血流分布的主要因素,酸中毒导致血管扩张,而碱中毒则使血管收缩。pH 每变化 0.1,小动脉的直径可改变 7%;$[H^+]$和$[HCO_3^-]$不能通过血脑屏障,但 CO_2可以通过小动脉弥散入脑,从而改变脑血管周围的 pH。

(2)神经调节:颅内和颅外源的胆碱能、交感和血清素等神经系统对脑内阻力性血管的调节起着重要作用。

(3)血管平滑肌性调节:肌性调节主要是对脑血流快速变化提供迅速和代偿性的调节,调节的范围较小。当脑灌注压明显波动时,需要 3～4min 的时间来完成脑血流的调节。

3.脑代谢:高代谢是脑组织的另一显著特征。无论是睡眠还是清醒,脑组织氧耗量占全身的 20%,几乎均为有氧代谢提供,故脑组织对缺氧的耐受性极差。在脑的能量消耗中,其中约 60%用

于支持脑细胞的电生理功能,其余则用于维持脑细胞的稳态活动。

4.颅内压(intracranial pressure,ICP):指颅内的脑脊液压力。正常人平卧时,腰穿测得的脑脊液压力可正确反映颅内压的变化,正常值为70~200mmH_2O(成人)、50~100mmH_2O(儿童)。

5.脑灌注压(cerebral perfusion pressure,CPP):CPP=MAP-ICP,其正常值约为100mmHg。正常生理情况下,ICP基本恒定,但MAP会有变化,所以脑灌注压会随着MAP的变化而变化。因为脑血管的自动调节作用,脑血流量几乎是恒定不变的(MAP在50~150mmHg之间)。但当病理状态导致ICP升高,为了保持一定的脑灌注压力则MAP会代偿性增高。

6.影响ICP(升高)的因素:

(1)颅腔容积的大小,比如小颅畸形、颅骨异常增生等。

(2)脑组织,脑内出血或肿瘤导致脑组织体积增加。

(3)脑脊液,脑积水、脑脊液循环障碍等。

(4)脑血容量,脑血管扩张,脑血流量急剧增加。其中(2)(3)(4)任何一部分发生变化即影响到其他两部分。若超过了生理限度(>5%),便会表现出ICP升高。

7.血脑屏障(blood brain barrier,BBB):是血液与脑组织间的一种特殊屏障,主要由脑毛细血管内皮细胞及其间的紧密连接,毛细血管基底膜及嵌入其中的周细胞和星形胶质细胞终足形成的胶质膜。

8.血脑屏障的作用:

(1)阻止某些物质(多半是有害的)由血液进入脑组织。

(2)保持脑组织内环境的基本稳定。

(3)维持中枢神经系统正常生理状态。

(二)麻醉对脑血流量、脑代谢和颅内压的影响

1.血管活性药物:

(1)单胺类血管活性药物:这些药物一般不可透过血脑屏障,对脑代谢、CBF无明显影响。但在血脑屏障受损或大剂量应用时,可对脑血流产生明显的影响。

(2)扩血管类药物:硝普钠扩张动脉、硝酸甘油扩张静脉均可增加CBF。并且当脑血流自动调节功能受损后,此类药物可明显增加CBF,并使ICP升高。

(3)罂粟碱:可缓解脑动脉痉挛,直接降低脑血管阻力,伴随着血压的下降,CBF也相应减少。

2.麻醉药物:

(1)静脉麻醉药:大部分静脉麻醉药物(除氯胺酮外)均降低脑代谢与CBF。

(2)吸入麻醉药:0.5MAC时脑代谢率抑制引起的脑血流量下降占优势,与清醒状态相比CBF下降;1.0MAC时CBF无明显变化,脑代谢率抑制与脑血管扩张之间达到平衡;超过1.0MAC时脑血管扩张占优势,即使脑代谢率明显下降,脑血流量亦会明显增加。扩张脑血管的效能依次为氟烷>恩氟烷>地氟烷>异氟烷>七氟烷。60%~70%的N_2O可产生脑血管扩张和ICP增高;ICP升高的患者吸入50%或以上浓度的N_2O可引起具有临床意义的ICP升高。因此对颅内顺应性减低的神经外科患者应慎用。

(3)麻醉性镇痛药:单独使用时对颅内压的影响不大。

(4)肌松药:去极化肌松药琥珀胆碱可致肌肉震颤而导致颅内压一过性升高,其余非去极化肌

松药均不能通过血脑屏障,对脑血管无直接作用。

3.麻醉中其他因素:

(1)机械通气:适当的过度通气(维持 PErCO$_2$ 在 30mmHg 左右)可降低脑血流量及颅内压,是临床上常用的降低颅压的方法。

(2)低温:局部低温或全身性降温可降低颅内压,减轻脑水肿。

(三)颅内高压的处理

1.脱水利尿:

(1)甘露醇:20%甘露醇 250mL 快速静脉滴注,必要时可于 4～6h 重复给药,给药后 30～45min 达峰效应。

(2)袢利尿剂:常用呋塞米,20～40mg 静脉注射,30min 后开始发挥降低颅内压的作用。

(3)白蛋白:可选用 20%的人体白蛋白 20～40mL 静脉注射。

2.糖皮质激素:地塞米松 10～20mg 或氢化可的松 100～200mg 静脉滴注。糖皮质激素可使毛细血管通透性降低,减轻脑水肿,降低颅内压。

3.适度过度通气:PaCO$_2$ 降低可收缩脑血管,降低脑血流量,进而降低颅内压。

4.降低静脉压:采用头高足低体位,降低脑静脉压,减少脑血流量。

5.使用药物降低颅内压:血管活性药物、麻醉药物等。

6.降低脑温:通过降低脑代谢率达到降低颅内压的作用。可采用局部降温或全身降温的方法,体温维持在 32～35℃为宜,降温前可给予氯丙嗪等冬眠药物以抑制机体的御寒反应。

二、围术期管理要点

(一)术前评估

1.神经系统检查:患者的神志(Glasgow 昏迷评分,具体评估方法参考第一章)、肢体活动度、瞳孔对光反射、影像学检查。

2.水电解质紊乱情况。

3.全身状况评估:了解心肺功能及肝肾功能。

4.术前用药:以不抑制呼吸功能及不增加颅内压为原则。

5.了解禁食水及呕吐情况,必要情况下应放置胃肠减压。

6.气道评估,尤其对于昏迷的患者要检查张口度,同时要做好困难气道的准备。

(二)术中管理

1.麻醉诱导期:力求平稳,不应出现血流动力学的波动。通常采用静脉快速序贯诱导的方式,在保证麻醉深度的同时尽可能缩短诱导时间,在充分预充氧的基础上可不进行正压通气以防止反流误吸。

2.麻醉维持期:

(1)全凭静脉及静吸复合麻醉均可用于神经外科手术的维持,但应注意控制吸入药物的浓度不超过 1.0MAC。

(2)在术中配合使用降低颅内压的措施,以辅助手术的顺利进行。

(3)常规肌松,避免术中出现不必要的体动。

（4）在维持血流动力学及内环境稳定的基础上控制液体输入。

（5）避免体温过高，可适当控制低体温。

3.术中监测：

（1）常规监测：心电、血氧、无创血压、体温、$P_{ET}CO_2$。

（2）血流动力学监测：有创动脉压、中心静脉压、无创及有创心排量监测、经食道心脏超声等。

（3）颅内压监测：有创或无创颅压监测。

（4）脑血流监测：脑氧饱和度监测、经颅彩色多普勒血流图。

（5）神经功能监测：脑电图监测、肌电图监测、躯体感觉诱发电位、运动诱发电位、脑干听觉诱发电位等。

4.苏醒期：避免血流动力学波动、寒战、呛咳及躁动。

（1）需要完善的术后镇痛。

（2）手术结束后使用喉麻管于气管内注射 2％利多卡因 3～4mL，充分表面麻醉可减轻拔管期呛咳。

（3）深麻醉自主呼吸恢复后即拔除气管插管。

（4）采用喉罩进行过渡。

5.术后需要保留气管导管的情况：

（1）脑干实质及其邻近区域手术，术后有呼吸功能障碍者。

（2）有后组颅神经损伤出现吞咽困难或/和呛咳反射明显减弱者。

（3）颈段和上胸段脊髓手术后呼吸肌麻痹或咳嗽无力者。

（4）经蝶窦垂体手术或经口斜坡手术后压迫止血或渗血较多，且患者又没有完全清醒。

（5）其他原因的呼吸功能不良术后需要呼吸机支持者。

三、特殊神经外科手术的麻醉

（一）垂体瘤患者的麻醉

垂体瘤是常见的颅内肿瘤。垂体瘤中以起源于腺垂体的垂体腺瘤最为常见，其次为起源于胚胎残留组织的颅咽管瘤。垂体腺瘤可发生于各个年龄，70％的患者始发于 30～50 岁。

1.临床表现：

（1）生长激素（growth hormone，GH）分泌过多者少年表现为巨人症，成人则表现为肢端肥大症；催乳素（prolactin，PRL）分泌过多的女性表现为闭经泌乳综合征，而男性则表现为泌乳和性功能减退。

（2）由于垂体瘤压迫正常垂体，使正常垂体功能减退，于是出现促性腺激素分泌不足引起继发性性腺功能减退症状出现较早（最常见）；促甲状腺激素（thyroid stimulating hormone，TSH）分泌不足引起继发性甲状腺功能减退；促肾上腺皮质激素（adrenocortico tropic hormone，ACTH）分泌不足引起继发性肾上腺皮质功能减退（较少见）。

（3）头痛和颅内压增高表现。

（4）两颞侧偏盲。

2.手术方式：20 世纪 70 年代起，采用开颅垂体瘤切除术，随后 Cushing 采用经蝶窦入路手术，并已成为最理想的手术方案。术后一周内肾上腺功能减低为手术成功的表现。

3.经蝶窦手术的并发症：

(1)出现尿崩症、脑脊液漏等一过性并发症。

(2)出现视力减退、尿崩症、垂体功能减退(完全性和部分性)等永久性并发症。

4.麻醉管理要点：

(1)选择气管内插管全麻，并选择带套囊的气管插管。

(2)将气管导管套囊充满，防止术中血液流入气管。

(3)由于经蝶窦手术视野小，故术中最好采取控制性降压措施使术野清晰。

(4)为防止术中垂体功能不足或出现下丘脑症状，术中应给类固醇激素，可使用地塞米松20mg或氢化可的松300mg静脉滴注。

(5)术后如果清醒不完善可带气管插管回病房。

(二)颅脑损伤患者的麻醉

颅脑外伤是指外界暴力直接或间接作用于头部造成的损伤，又称为创伤性脑损伤，约占全身创伤的20%，其致残率和死亡率在各种类型的创伤中位居首位。

1.颅脑损伤分类：

(1)按损伤类型分为闭合性颅脑损伤和开放性颅脑损伤。

(2)按病程演变时间和进程分为原发性脑损伤和继发性脑损伤。

2.颅脑损伤后的病理生理改变：

(1)脑组织出血、脑容量增加、脑顺应性降低导致颅内压升高。

(2)颅内压持续升高，脑血流量自动调节机制失衡。

(3)血脑屏障破坏，细胞源性和血管源性脑水肿进一步增高颅内压，加重脑组织缺血和缺氧，甚至引起脑疝。

(4)循环系统：继发性交感神经兴奋和(或)颅内压升高引起库欣反应，往往会使低血容量的闭合性颅脑创伤患者表现为高血压和心动过缓，而在麻醉或开放颅腔后又出现严重的低血压及心动过速。

(5)呼吸系统：呼吸模式改变、昏迷导致呼吸道梗阻、交感神经兴奋可导致肺动脉高压及神经源性肺水肿。

(6)消化系统：颅内压升高导致喷射性呕吐、应激性溃疡。

(7)内分泌系统：应激性血糖升高。

(8)体温：下丘脑体温调节中枢受干扰，出现体温升高。

3.麻醉管理要点：

(1)多为急诊手术，术前准备时间仓促。要求麻醉前对患者的神经系统以及全身状况做出快速全面的评估。

(2)无论禁食水时间是否足够，麻醉诱导均应按饱胃患者处理，预防反流误吸。

(3)发生脑疝的患者生命体征不平稳，随时有呼吸心跳骤停的可能，应备好抢救物品及药品。

(4)注意其他器官、部位的损伤。

(5)合并颅底骨折的患者禁忌经鼻气管插管。

(6)颅内压升高引起的血压升高往往掩盖了循环血量的不足，因而根据患者情况术前可进行积极的扩容。术中可采用晶胶 1:1 的比例进行输液,合理使用血液制品,避免使用含糖液体。

(7)积极纠正低血压,应在扩容的基础上使用血管活性药物。

(8)推荐围术期血糖控制在 6～10mmol/L,避免血糖的剧烈波动。

(9)体温过高与颅脑创伤患者术后神经功能不良转归密切相关,故对发热患者应给予降温处理。

(10)适当使用糖皮质激素。大量文献证明大剂量糖皮质激素用于颅脑损伤患者并不能改善预后。颅脑创伤患者的麻醉管理目标是改善脑灌注和脑血流,预防继发性脑损伤并改善预后。

(三)颅内介入性治疗

1.手术类型:包括动静脉畸形及颅内动脉瘤栓塞治疗。

2.介入手术特点:

(1)介入手术室往往是脱离手术室的独立部门,麻醉医生需要在没有科内同事协助下独立工作,要独立处理手术中发生的全部问题,需要具备扎实的临床经验及处理突发问题的能力。

(2)介入手术刺激小,要求患者绝对制动。

(3)在 X 线下工作,涉及医务人员的劳动保护。

3.麻醉管理要点:

(1)物品及药品准备:对介入手术室内的麻醉机及监护仪要更加细致全面的进行检查。检查气源及其接头,并确认工作正常;备足耗材,2～3 个基数为宜;麻醉药品要准备手术需要的 2～3 倍,抢救药品需要更多的准备。

(2)此类患者多合并脑出血病史,其中部分患者处于昏迷状态。大部分患者合并不同程度的高血压,少数患者合并其他大血管疾病。

(3)麻醉方法通常选择全身麻醉,要求绝对制动。

(4)术中监测:常规监测及直接动脉压力监测。有条件或有需要的患者可行脑功能监测等其他监测项目。

(5)围术期应用血管活性药物尽可能维持血流动力学稳定,波动范围小。

(6)术后根据情况决定是否拔除气管导管。

(7)介入手术有中转开放手术的可能,多是由于颅内动脉瘤破裂及动静脉畸形出血。此类患者开颅手术风险大,死亡率高,术中按照神经外科手术麻醉的要求进行,带气管导管转运到手术室。

第六节　妇产科手术的麻醉

一、妇科手术的麻醉

(一)妇科手术特点

1.妇科手术涉及的子宫、输卵管、卵巢及阴道等器官均位于盆腔深部,故要求麻醉有足够的镇痛和肌肉松弛。

2.手术多涉及特殊体位(头低位或截石位),体位对患者呼吸及血流动力学产生影响。

3.患者以中老年人为主,常并存高血压、冠心病、贫血等基础疾病,麻醉前应给予治疗和纠正。

(二)麻醉方法的选择

1.椎管内麻醉:连续硬膜外麻醉、腰麻及腰硬联合麻醉均可满足一般妇科手术的要求。为了提供良好的肌松,可选用较高浓度的局麻药,麻醉平面一般维持在 T6 水平以下即可。

2.全身麻醉:可为患者提供良好的气道管理、为手术提供良好的肌肉松弛。但术后恶心呕吐的发生率高于椎管内麻醉。

3.全身麻醉复合硬膜外麻醉:充分镇痛及肌肉松弛,硬膜外阻滞可作为术中及术后镇痛的有效手段。减少全麻药物的使用,降低术后恶心呕吐的发生率。

(三)特殊妇科手术麻醉

1.卵巢巨大肿物切除术:

(1)充分进行术前检查及准备,尤其注意心肺功能的评估。

(2)患者术前可能合并低氧血症、高碳酸血症、呼吸道感染、贫血、低蛋白血症及水电解质紊乱等情况,应适当进行纠正及改善。

(3)肿瘤压迫下腔静脉致静脉回流受阻,术中回心血量不足易出现低血压,应预扩容及备好血管活性药物。

(4)围术期积极预防血栓形成。

(5)单纯使用椎管内麻醉易出现严重低血压及心脏不良事件,同时进一步抑制患者呼吸,故不适宜单独使用,可考虑作为术后镇痛的方法。

(6)巨大肿瘤难以平卧的患者,要注意体位的摆放。

(7)术中搬动肿瘤、放囊液应轻柔缓慢,严密监测循环波动。

2.宫腔镜检查与手术:

(1)膨宫介质的使用:为膨胀宫腔、视野清晰、减少内膜出血及便于手术操作。膨宫介质可使用二氧化碳、低黏度液体(生理盐水等)及高黏度液体(32%右旋糖酐-70等)。膨宫介质过度吸收是膨宫时常见的并发症,多与膨宫压力过高、子宫内膜损伤面积较大及手术时间过长有关。故宫腔镜手术时间应适可而止,原则上不得超过 90min。

(2)麻醉方法的选择:单纯宫腔镜检查不需要麻醉。宫腔镜手术可以选择椎管内麻醉或全身麻醉。

(3)术中警惕迷走神经紧张综合征:该反应源于敏感的宫颈,受到扩宫刺激传导至 Franken-shauser 神经节、腹下神经丛、腹腔神经丛及右侧迷走神经而出现心率血压下降的临床表现。

二、产科麻醉

(一)妊娠期生理改变

1.心血管系统:

(1)孕妇总循环血容量增多,妊娠 33 周(32~34 周)达高峰。血容量增多加重了循环系统的负荷,对有心脏疾病的产妇易诱发心力衰竭、肺充血、急性肺水肿等并发症。

(2)心输出量增加 40%,心率增快 20%,每搏量增加 30%。

(3)5%~10%的孕妇在足月时出现仰卧位低血压综合征,表现为低血压、伴有面色苍白、大汗及恶心呕吐,该综合征是由于下腔静脉被妊娠子宫阻断致回心血量严重不足导致。

（4）膈肌抬高使心脏位置受到影响。

（5）妊娠期高动力性循环使心音增强，正常妊娠中可出现心脏收缩期杂音、心肌轻度肥厚。孕晚期心电检查可出现心电轴左偏、ST 段以及 T 波非特异性改变等体征，均属正常情况。

2.呼吸系统：

（1）孕晚期的患者分钟通气量和氧耗量增加 50%，而功能残气量（FRC）下降 20%。FRC 的减少和氧耗的增加使氧储备量大大下降，故围术期应重视吸氧。

（2）妊娠期孕妇呼吸道黏膜的毛细血管处于充血状态，容易出血及发生水肿。故推荐使用比非妊娠妇女常规使用气管导管直径更细的型号，尽量避免经鼻吸痰。

3.中枢系统：

（1）孕妇对吸入麻醉药的需要量适当减少，吸入药物的 MAC 值下降 30%～40%。

（2）孕妇硬膜外血管怒张，腔隙变窄，应适当降低局麻药物的用量，但关于剖宫产硬膜外麻醉的局部麻醉药用量减少程度存在一定争议。

（3）由于孕妇腹围增大导致椎管狭窄，腰麻用药量应减少 30%～50%。

4.血液系统：

（1）妊娠期红细胞的增加不及血浆容量的增加，故出现稀释性贫血。

（2）白细胞在妊娠第 8 周起逐渐升高。

（3）大多数孕妇凝血因子明显增多，血小板数量无明显改变或减少，故呈现稀释性减少，表现为血液高凝状态。

5.消化系统：

（1）妊娠期常出现胃食管反流和食管炎，阿片类和抗胆碱药物可加剧胃食管反流，增加误吸风险。对于剖宫产手术麻醉管理都应遵循"饱胃"患者的管理规范。

（2）妊娠期肝血流量无明显变化。

6.内分泌系统：

（1）促甲状腺激素及甲状腺激素分泌增多，基础代谢率增加。

（2）肾上腺皮质激素处于功能亢进状态，血清皮质醇浓度增加。

（3）肾素－血管紧张素－醛固酮系统分泌增加。

（二）常用麻醉药物

对母体、胎儿及新生儿的影响几乎所有的镇痛、镇静药物都能迅速透过胎盘，而肌松药因高解离度和低脂溶性、大分子等特点不易通过胎盘，故临床剂量的肌松药很少透过胎盘。

1.局部麻醉药：

（1）利多卡因：具有心脏毒性低、肌松效果好、对母婴影响小等优点，但作用维持时间较短。1.5%～2%的利多卡因用于硬膜外麻醉，对母婴安全有效。

（2）布比卡因：布比卡因常用于腰麻、硬膜外麻醉及镇痛。其心脏毒性大于利多卡因，且由布比卡因引起的心脏骤停复苏困难，故产科麻醉禁用 0.75%浓度的布比卡因。

（3）罗哌卡因：其优点是低浓度时感觉－运动阻滞分离的特点较其他局麻药明显，故广泛应用于分娩镇痛。以 0.0625%～0.10%的罗哌卡因＋1～2μg/mL 的芬太尼或 0.4～0.6μg/mL 的舒芬太尼较为常用，其对运动神经的影响较布比卡因更小，心脏及神经毒性低于布比卡因及利多卡因，对母婴更安全可靠。

(4)左旋布比卡因:临床药效与布比卡因相似,但安全性高于布比卡因。

(5)氯普鲁卡因:起效快,作用短暂,代谢迅速,尤其适用于紧急剖宫产的硬膜外麻醉,但不建议用于腰麻。

2.麻醉性镇痛药:

(1)哌替啶:对新生儿有抑制作用,故不作为产程中首选镇痛药物。

(2)芬太尼/舒芬太尼:常用于分娩镇痛,低浓度小剂量对母婴无不良影响。可迅速透过胎盘,在分娩过程中(分娩期间或剖宫产断脐之前)使用芬太尼或舒芬太尼肌肉或静脉注射可增加新生儿呼吸抑制的发生率。

(3)吗啡:因胎儿呼吸中枢对吗啡极为敏感,临床剂量的吗啡即可使新生儿出现明显的呼吸抑制,故我国在产程中不使用吗啡。

(4)瑞芬太尼:半衰期极短,代谢迅速,为产妇提供良好镇痛的同时对新生儿无明显抑制作用,是产科全麻诱导的首选阿片类药物。

(5)布托啡诺及纳布啡:对内脏痛的缓解优势明显,但临床剂量可引起胎心变化。

(6)非麻醉性镇痛药—曲马朵:呼吸循环影响轻微,起效稍慢,作用时间 4~6h,但母婴安全性尚不明确,应权衡利弊慎用。

3.镇静安定药:

(1)地西泮:半衰期长,可能导致新生儿出生后镇静、肌张力减退、发绀等,一般在产程早期使用。

(2)咪达唑仑:迅速透过胎盘,但少于地西泮,对胎儿影响尚不清楚。

(3)氯丙嗪和异丙嗪:主要用于子痫前期和子痫的患者,以达到解痉、镇静、镇吐及降压的作用。

4.非巴比妥类静脉麻醉药:

(1)氯胺酮:对于哮喘和轻度低血容量的产妇具有优势,但高血压及严重血容量不足的患者禁用。1.0~1.5mg/kg 静脉注射,剂量过高则可能产生精神症状以及子宫张力的增加,也会对新生儿产生呼吸抑制。

(2)丙泊酚:可透过胎盘,用于剖宫产时,并未发现引起新生儿长时间抑制的报道,但不推荐大剂量使用(>2.5mg/kg)。

(3)依托咪酯:适用于血流动力学不稳定的产妇,静脉注射 0.2~0.3mg/kg 用于麻醉诱导。

5.肌松药:临床剂量的去极化肌松药及非去极化肌松药均可安全应用于产科麻醉,建议使用起效快的肌松药用于剖宫产术全麻的诱导。

(1)琥珀胆碱用于全麻诱导的推荐剂量为 1.0~1.5mg/kg。

(2)罗库溴铵用于全麻诱导的推荐剂量为 0.6~1.0mg/kg。需要注意的是所有肌松药物剂量的计算均应按照标准体重而非实际体重。

6.吸入麻醉药:

(1)氧化亚氮:麻醉效果弱,需复合使用其他吸入麻醉药物,对母婴无不良影响。

(2)吸入麻醉药需控制在 1 个 MAC 以下。

(三)麻醉方法的选择及具体操作流程

1.椎管内麻醉:首选麻醉方法。

(1)硬膜外麻醉:对产妇循环影响小、对新生儿的评分最好。但麻醉起效时间长,存在阻滞不完善的情况,故不适用于需要紧急手术的患者。穿刺点选择 L1～L2 或 L2～L3 间隙,头侧置管 3～5cm。常用的药物有 1.5%～2% 利多卡因、0.5% 布比卡因或 0.75% 罗哌卡因,麻醉平面至少达到 T6。

(2)蛛网膜下腔麻醉:起效迅速、阻滞完全,效果满意,但对产妇循环影响较大,且作用时间有限。穿刺点选择 L2～L3 或 L3～L4 间隙,穿刺前给予适当扩容,备好血管活性药物,常用药物为 0.5% 罗哌卡因或 0.5% 布比卡因。

(3)联合蛛网膜下腔与硬膜外麻醉:起效迅速、阻滞完善、且能延长麻醉时间,同样需要重视对产妇循环的影响。

2.全身麻醉:适用于椎管麻醉或区域阻滞麻醉禁忌证、术中须抢救和需要确保气道安全的剖宫产患者。具体实施及管理流程如下:

(1)评估病史及气道情况。

(2)建立有效静脉通路。

(3)行常规监测并做好困难气道的准备。

(4)诱导前给予预充氧处理。

(5)手术医生具备切皮条件后开始行麻醉诱导,除外预料到的困难气道均可选择快速序贯诱导方式,完成诱导后可立即开始手术。

(6)快速序贯诱导可使用静脉注射丙泊酚 1.5～2.5mg/kg 及 1.0～1.5mg/kg 琥珀胆碱或 0.6～1.0mg/kg 罗库溴铵。如血流动力学不稳定的患者可选择静脉注射 0.2～0.3mg/kg 依托咪酯或 1.0～1.5mg/kg 氯胺酮。接受硫酸镁治疗的产妇适当减量肌松药。

(7)麻醉维持可采用全凭吸入或静吸复合方式。

(8)胎儿断脐后适当追加阿片类镇痛药,降低吸入药浓度以免影响子宫收缩。

(四)高危产科的麻醉

1.前置胎盘、胎盘早剥、凶险型前置胎盘、胎盘植入产妇的麻醉:

(1)麻醉方法的选择:若母体及胎儿情况尚可,预计出血量较少,可选择椎管内麻醉备全身麻醉;若母体及胎儿情况尚可,但预计出血量大,可在胎儿娩出断脐后视出血情况改气管插管全身麻醉;若胎儿情况较差要求尽快手术,则应选择全身麻醉;母体有活动性出血、低血容量休克、明确凝血功能障碍或 DIC 应选择全身麻醉。

(2)预计出血量大及已出现低血容量等情况的产妇应以 16G 套管针开放两条以上静脉及实施中心静脉置管,同时进行动脉置管行直接动脉压力监测。有条件的医院还可进行无创或有创心排量监测指导液体治疗。在大量出血及输血后常规进行凝血功能的检查。

(3)积极防治 DIC:胎盘早剥易诱发 DIC。对怀疑有 DIC 倾向的患者可预防性给予小剂量肝素,并输入红细胞、血小板、新鲜冰冻血浆以及冷沉淀等。

(4)有条件的医院可以在术前采用预防性子宫动脉球囊导管阻断术,以减少术中出血。另外也可考虑采用回收式自体血回输。

2.合并妊高征产妇的麻醉:

(1)妊高征可分为:妊娠期高血压、子痫前期、子痫、慢性高血压伴子痫前期及慢性高血压。

(2)重度妊高征患者易并发急性左心衰、脑血管意外、胎盘早剥等严重并发症,部分患者需行剖宫产终止妊娠,围术期危险性极大,应注意维持循环稳定,减少心脏负担。

(3)麻醉方法的选择:根据产妇相关器官受累情况而定,综合考虑妊高征病理生理改变及母婴安全。对无凝血障碍、无 DIC、无休克及未昏迷的产妇首选椎管内麻醉;反之,对休克、DIC、昏迷、抽搐、凝血障碍的产妇选择全身麻醉。

(4)麻醉管理:了解针对妊高征的治疗情况,做好相应的术前评估。围术期加强监测,包括常规监测及直接动脉压、中心静脉压、尿量、血气分析监测等。麻醉实施力求平稳,充分减轻应激刺激。术中维持血压在合理水平,对未并发器官功能损伤的产妇收缩压维持在 130～155mmHg,舒张压维持在 80～105mmHg 为宜;对并发器官功能损伤的产妇收缩压维持在 130～139mmHg,舒张压维持在 80～89mmHg 为宜,且目标血压不应低于 130/80mmHg。多数患者在术前均应用过硫酸镁,应警惕高血镁浓度过高引起的呼吸抑制甚至心跳骤停。

(5)妊高征患者胎儿血供较正常胎儿少,故存在发育滞后的情况,尤其对于早产的新生儿要做好抢救的准备。

(6)HELLP 综合征是妊高征产妇一种十分严重的并发症,主要是在妊高征的基础上并发以肝酶与溶血的升高以及血小板减少为主的临床综合征。

3.羊水栓塞(amniotic fluid embolism,AFE):

(1)羊水经子宫开放的血窦进入母体循环,阻塞肺小血管,进而引起过敏反应和凝血机制异常,其病理生理学特点是过敏性休克、急性呼吸循环衰竭及 DIC。临床表现为突然出现的呼吸困难、发绀、与出血量严重不符的低血压、低氧血症、昏迷、休克及 DIC 等。多数病例在发病时首先出现寒战、烦躁、气急、发绀、呕吐等前驱症状。

(2)发生率低(约 1/8000～1/80000),但死亡率高(80%),约占孕产妇死亡病例的 10%～70% 的 AFE 发生在第一、二产程中,11% 发生在阴道分娩中,19% 发生在剖宫产手术进行的过程中。

(3)诊断:主要根据典型的临床表现迅速做出初步诊断并立即展开抢救。在抢救的同时进行必要的辅助检查(包括胸部 X 线检查及 DIC 全套等),但不能因等待检查结果而失去抢救时机。对于产前产时或产后短时间内突发急性循环呼吸障碍表现时一定要在鉴别诊断中考虑到 AFE 的可能。AFE 的临床表现存在很大的异质性,特征性的表现为产时突发的低氧血症、低血压、继发性凝血功能障碍三联征,但是在临床中发生的 AFE,有相当一部分起病时机或临床表现并不是如此典型。

(4)抢救措施:给予大剂量糖皮质激素对抗过敏性休克;立即控制呼吸,充分给氧;应用前列地尔(又称前列腺素 E1)、氨茶碱、罂粟碱、酚妥拉明等缓解肺动脉高压;扩张血容量、纠正酸中毒,适当应用血管活性物质;防治 DIC,尽早使用小剂量肝素 25～50mg,并在使用肝素的基础上补充红细胞、纤维蛋白原、血小板及新鲜冰冻血浆等。

(5)预防心力衰竭:使用西地兰强心,并适当使用利尿剂。

(6)产科及其他支持对症治疗。

三、孕期非产科手术的麻醉管理

0.75%～2%的孕妇于妊娠期需要接受非产科手术。手术时机尽量选择在孕中期,孕早期有流产及致畸风险,孕晚期有早产风险。当孕妇病情紧急危重时,应首先考虑保护孕妇的生命安全,其次考虑手术麻醉给胎儿带来的风险。

(一)手术类型

1.与妊娠直接相关:宫颈环扎术等。

2.与妊娠间接相关:卵巢囊肿剥除术等。

3.与妊娠不相关:阑尾切除等。

(二)麻醉需要考虑的问题

1.孕期生理改变对麻醉的影响。

2.围术期药物是否有致畸作用(表14-12)。

(1)现阶段使用的麻醉药物均未被证实有人类胎儿致畸作用。

(2)器官形成期(约为受孕后15～70天)应尽量避免药物暴露。

(3)其他因素可能本身致畸或加强其他药物致畸作用。

(4)缺氧、高碳酸血症、应激反应及电离辐射。

表14-12 围术期常用药物妊娠用药分级(FDA)

药名	分级	药名	分级
七氟烷	B	右美托咪啶	C
丙泊酚	B	曲马多	C
氟哌利多	C	恩丹西酮	B
新斯的明	C	雷莫司琼	C
阿托品	C	格拉司琼	C
羟乙基淀粉	C	艾司洛尔	C
琥珀胆碱	C	拉贝洛尔	A
罗库溴铵	C	苯二氮䓬类	D
顺式阿曲库铵	B	尼卡地平	C
瑞芬太尼	A	硝酸甘油	C
舒芬太尼	C	甲强龙	C
布托啡诺	C	氢化可的松	D
对乙酰氨基酚	A	地塞米松	D不确定

A级:对胎儿无任何危险,已得到完整的人体研究证实。

B级:无明显证据显示有危险,已证明对动物有危险但对人类无危险或对动物无危险但对人类实验数据不足。

C级:不排除有潜在危险,人体实验数据不足,动物实验发现有不良影响或未确定。

D级:有证据显示其危险性,已证明对人类有潜在风险。

X级:严禁使用,对动物与人类都有致命影响。

3.围术期是否会发生胎儿宫内窘迫:

(1)子宫血流=(子宫动脉压-子宫静脉压)/子宫血管阻力。子宫动脉压受母体血压及心输出量影响,子宫血管阻力受应激反应、缩血管药物及子宫收缩影响。

（2）胎儿氧合受到孕妇血氧分压及胎盘灌注的影响。胎儿血红蛋白浓度高且对氧的亲和力强，可耐受母体 PaO_2 短暂轻到中度的降低。母体严重低氧会导致胎儿缺氧死亡。

4.预防早产：

孕期非产科手术对胎儿最大的风险是流产和早产，故围术期应降低子宫张力。围术期降低子宫张力的方法有使用吸入性麻醉药、硫酸镁剂及 β_2 受体激动剂，后者作用有限，且存在潜在风险，常规预防性使用仍有争议。

（三）围术期管理要点

1.手术时机尽可能选择孕中期。

2.麻醉方法尽可能选择区域阻滞，孕妇对局麻药的需求量减少。

3.孕 20 周后保持子宫左倾，减少对下腔静脉的压迫。

4.围术期监测：氧合、二氧化碳分压、血压及血糖、胎心及宫缩监测等。

5.全身麻醉推荐使用中等浓度吸入麻醉药（不超过 2 个 MAC），避免过度通气，尽量不使用胆碱酯酶抑制剂。

6.术中低血压推荐使用去氧肾上腺素处理，麻黄碱会加重胎儿的酸中毒。

7.对于接受硫酸镁治疗的患者，由于镁离子抑制钙离子的内流可引起剂量依赖性血压和心率降低，推荐使用去氧肾上腺素纠正低血压。由于麻黄碱可加重胎儿的酸中毒，不建议使用。同时镁剂减少神经肌肉接头前膜乙酰胆碱的释放，增强和延长非去极化肌松药的作用。

8.术中注意体温保护，孕妇低体温会导致胎心减慢。

9.围术期需要良好的镇痛，以减少应激反应。

10.孕妇血液高凝，注意围术期血栓预防。

第七节 腹腔镜手术麻醉

微创外科（minimally invasive surgery，MIS）是在 20 世纪 80 年代提出的整体治疗概念。以患者治疗后心理和生理上最大限度的康复为外科治疗目标，尽可能减少因手术带来的肉体和精神上的痛苦。随着 20 世纪末期电视腹腔镜技术的诞生，传统外科治疗模式发生了深刻的变革。

腹腔镜手术具有创伤小，恢复快、并发症少等优点。手术类型也不断扩大，包括普外科、泌尿外科及妇科的多种手术均可在腹腔镜下完成，但由于腹腔镜手术的气腹对患者生理产生很大影响，对麻醉管理也是一种挑战。

一、人工气腹（亦称气腹）

气腹是腹腔镜手术成功的关键，在手术前必须先建立人工气腹，使腹膜壁与脏器分开，腹腔空间扩大以利于手术操作及避免套针穿刺入腹腔时损伤脏器。

（一）气腹所用气体的选择应遵循以下原则

1.惰性气体，不易引起其他化学反应，且不会引起较多烟雾。

2.手术时使用的电刀会有火花，故这种气体不能易燃易爆。

3.在人体内存留,血液溶解度高,人体可以吸收它。最终的选择结果是使用 CO_2 作为气腹的气源,符合上述要求。另外 CO_2 在体内的吸收及转化分为两种方式:

4.物理溶解: CO_2 在血浆中溶解度比 O_2 大,占运输量的 6% 。

5.化学结合:是 CO_2 在血液中运输的主要形式,约占运输量的 94% 。

(二)腹腔镜手术围术期病理生理改变

1.呼吸系统:

(1) CO_2 ,气腹引起腹内压力与容积的增加使膈肌上移、肺顺应性下降、吸气峰压上升。

(2)肺不张、功能残气量下降、通气血流比失调、肺内分流等导致患者氧分压下降,这些改变在肥胖及吸烟的患者表现更加明显。

(3) CO_2 气腹有明显的呼吸刺激作用。在 $ParCO_2$ 不变的情况下,气管内全身麻醉可使原已升高的气道压进一步升高,肺的顺应性降低,胸腔内压也相应增加,使回心血量和心排血量减少。

2.循环系统:

(1)中度的 CO_2 气腹通常不影响心率及中心静脉压,心排血量正常或略微增加。但如果气腹压力高于 18mmHg ,则会使腹腔的主要血管塌陷,尤其是下腔静脉,使得回心血量骤减,心输出量下降。

(2)可直接压迫心脏造成心脏舒张障碍。

(3)可压迫腹主动脉及刺激交感神经引起血管收缩。

(4)气腹引起的高碳酸血症可导致交感神经系统兴奋,使患者出现血压升高、心率增快及心律失常。

3.内分泌系统:

(1)气腹作为一种刺激,可引起机体明显的应激反应,表现为下丘脑－垂体－肾上腺素轴的激活并引起相应激素的释放。

(2)血浆肾素、血管加压素及醛固酮明显升高,可能与腹内压升高压迫腹腔血管使心输出量及肾血流量减少有关。但腹腔镜手术对神经内分泌的影响明显低于同类型开腹手术。

4.体位影响:腹腔镜手术一般需要体位配合,以进一步显露术野,增加手术操作空间。

(1)头高足低位,常用于上腹部手术,例如胆囊切除、胃及胰十二指肠手术等。头高对膈肌上移及肺顺应性的改变有一定的改善作用,但减少回心血量,易在调整体位的时刻出现低血压。某些术前合并循环血量不足的患者对体位的调整格外敏感,应控制体位改变的速度及程度并进行扩容及血管活性药物治疗。

(2)头低足高位:加重气腹对呼吸系统的影响,另外使气管隆突向上移位,部分患者可出现气管插管滑入一侧支气管的情况。回心血量增加,对于心功能不全的患者应格外注意该体位的摆放。长时间的头低位增加术后脑水肿的发生。

二、麻醉前评估及准备

1.详细评估患者术前心肺功能,对于 ASA 分级 Ⅲ～Ⅳ 的患者,即使术前血流动力学处于稳定状态,也很难耐受气腹的打击。

2.对于肝肾功能不全的患者,术中应维持良好的血流动力学状态,避免使用经肝肾代谢及排出的药物。

3.胃肠道肿瘤的患者,术前应调整电解质紊乱,纠正低蛋白血症及贫血。

4.麻醉前用药:镇静药物、镇痛药物、止吐药、抗酸药均可酌情使用。

三、麻醉方法的选择

麻醉应以快速、短效、解除人工气腹不适、避免气腹性生理改变为原则。

(一)椎管内麻醉:适用于下腹部腹腔镜手术的麻醉

1.优点:术中并发症可以早期发现。

2.缺点:

(1)要求麻醉平面很宽,对循环影响较大。

(2)术中气腹造成腹膜牵拉反应引起患者不适。

(3)术中常需辅助强效麻醉性镇痛药物。

(4)气腹使反流误吸风险增大,椎管内麻醉不具备气道保护作用。

(5)气腹所导致的生理变化不易纠正及控制。综上所述,不推荐使用椎管内麻醉单独用于腹腔镜手术。

(二)全身麻醉:适用于各种类型的腹腔镜手术麻醉

1.优点:

(1)能保证适当的麻醉深度,充分解除人工气腹的不适。

(2)可控制膈肌活动,有利于手术操作。

(3)有利于保持呼吸道通畅、维持有效的通气并通过调节呼吸参数维持 $P_{ET}CO_2$ 在正常范围内。

2.缺点:

(1)术后恶心呕吐发生率高。

(2)可合并机械通气相关性肺损伤。仍是最适宜,最普遍的麻醉方法。

四、麻醉管理要点

1.呼吸管理:

对于无心肺基础疾病并气腹压≤12mmHg 的患者,头低或头高 10°～20°,肺生理无效腔无明显增加,通气/血流比基本不变。气腹压稳定后,改变体位和增加肺通气量,胸廓和肺脏的顺应性无明显改变。常规监测 $P_{ET}CO_2$,并依据 $P_{ET}CO_2$ 调整机械通气呼吸参数,维持 $P_{ET}CO_2$ 在 35～45mmHg。

2.循环系统:气腹压引起的血流动力学轻微波动的阈值为 12mmHg,对于伴有心肺疾病的患者建议采用更低的气腹压(8～10mmHg),并在气腹初期采用低流量,在气腹建立且没有明显血流动力学波动的基础上适当增加流量。关注体位改变,控制体位摆放的程度,并做好相应的处理。

3.术中保证足够的肌松,良好的腹肌松弛可减少气腹压,减少气腹对呼吸循环的影响。

4.体位改变时关注气管导管的位置及气道压力的变化,及时发现是否有脱管及气管导管移位等情况。

5.完善监测:常规监测 ECG、NIBP、SPO_2、$P_{ET}CO_2$、气道压、体温,特殊患者可进行直接动脉压、中心静脉压、经食道心脏超声、肌松、心排量等监测手段。

五、腹腔镜手术围术期并发症及防治

1.气胸:较少见。多发生于腹腔镜肾切除等手术中,由于意外损伤膈肌,造成医源性气胸。经膈肌修补及胸腔抽气等治疗,通常预后良好。

2.皮下气肿:长时间腹腔镜手术中比较常见的并发症,主要是由于气体经穿刺锥进入皮下。轻度的皮下气肿一般无须处理,术后多可自行吸收。而大量的皮下气肿则可引起高碳酸血症及呼吸性酸中毒。术中应定期检查患者非手术区域皮肤,如发生大面积皮下气肿应立即停止手术,排净腹腔内残余气体,局部加压使气体尽量排出,同时过度通气并及时更换钠石灰。

3.CO_2气栓:腹腔镜手术中最严重的并发症。主要是因为气腹压力过高、患者血压过低、手术创面有较大的静脉出血点以及手术时间较长等原因。治疗措施包括立即解除人工气腹、纯氧吸入、左侧头低卧位通过中心静脉导管抽出中央静脉及右心房内的气体。如发生心跳骤停按心肺复苏处理。

4.术后恶心呕吐:腹腔镜手术术后恶心呕吐发生率较高,约可高达53%～70%。主要因为气腹对胃肠道的机械性压迫、迷走神经的刺激和牵拉、腹膜内酸性环境、头低位及高碳酸血症对脑血管的扩张均可导致恶心呕吐。术中应使用五羟色胺受体拮抗药及糖皮质激素等进行恶心呕吐的预防性治疗。

5.术后肩颈部疼痛:CO_2气腹直接刺激膈神经,而支配膈肌的神经与支配肩部皮肤的神经共同起源于C3神经节,故术后多出现肩颈疼痛感觉。另外头低足高体位患者肩痛的发生率较高,且康复时间长。腹腔镜术后膈下积血积液也是引起术后肩痛的主要原因。

第八节　胸科手术的麻醉

一、胸腔开放及侧卧体位对呼吸循环的影响

胸腔开放导致胸膜腔负压消失,单肺通气及侧卧位改变通气/血流比(V/Q 比),这些情况可导致机体发生以下病理改变。

(一)缺氧性肺血管收缩(Hypoxic Pulmonary Vasoconstriction,HPV)

肺血管对缺氧的反应与体循环相反。

1.定义:肺循环对缺氧的代偿反应,当肺泡气氧分压低于 60mmHg 时,肺血管发生快速、可逆的收缩反应,从而纠正肺内 V/Q 比的失衡。简而言之,就是机体减少对通气不良或是没有通气的肺泡供血,以维持适宜的 V/Q 比。

2.机制:肺泡缺氧时各离子通道对肺动脉平滑肌的直接作用。缺氧直接导致肺血管平滑肌收缩性增强,而神经体液因素作用于肺血管引起间接的收缩反应。

3.影响 HPV 的因素:

(1)肺泡气氧分压是影响 HPV 的最主要因素。只要 PaO_2 下降,HPV 就立即发生。混合静脉血氧分压过高或过低均抑制 HPV;肺动脉压力过高或过低均抑制 HPV。

（2）低碳酸血症对局部 HPV 有直接抑制作用；代谢性或呼吸性碱中毒均抑制 HPV，甚至使之逆转；代谢性或呼吸性酸中毒则增强 HPV。

（3）低温、肺部感染、肺不张均减弱 HPV。

（4）血管舒张药使肺血管阻力和肺动脉压下降，可抑制 HPV。

（5）吸入性麻醉药对 HPV 的抑制程度与浓度成正比，相同 MAC 的吸入性麻醉药对 HPV 抑制的强弱顺序为氟烷＞安氟烷＞异氟烷＝七氟烷＝地氟烷；N_2O 有较小但比较持续的 HPV 抑制作用。

（6）大多数非吸入性麻醉药和麻醉辅助药对 HPV 没有影响，但戊巴比妥可抑制 HPV，阿芬太尼也抑制 HPV，并与剂量相关；a2 受体激动剂可增强 HPV。

（二）反常呼吸（paradoxical respiration）

剖胸侧肺的膨胀与回缩动作与正常呼吸时完全相反。往返于两肺之间不能与大气进行交换的气体称为"摆动气"（图 14-1）。

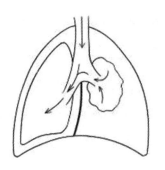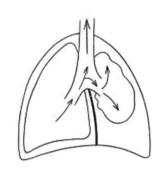

图 14-1　反常呼吸

（三）纵隔摆动（mediastinal flutter）

吸气时健侧肺的负压增大，纵隔向健侧移位；呼气时健侧肺内压为正压，胸内压的负压减小，纵隔又被推向开胸侧（图 14-2）。如此左右摆动称之。纵隔摆动影响血液回流，可造成严重循环功能紊乱。

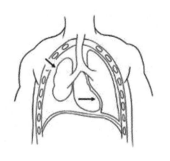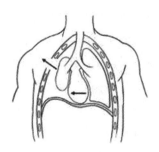

图 14-2　纵隔摆动

（四）胸腔开放对循环的影响

1.主要表现：心排血量降低及心律失常。

2.心排血量降低的原因：

（1）患侧胸膜腔负压消失一定程度上减少了腔静脉的回心血量。

（2）患侧肺的萎陷使该侧肺血管的阻力增加,从而减少了流向左心房的肺静脉血量。

（3）纵隔摆动使上下腔静脉扭曲,静脉回流受阻,造成回心血量减少。

3.心律失常的原因:

（1）心排血量减少,血压下降影响心肌血供。

（2）呼吸紊乱导致低氧血症和二氧化碳蓄积。

（3）手术操作对心脏或大血管的直接刺激、压迫及牵拉等。

（五）侧卧位对生理的影响

胸科手术多数采取侧卧体位。

1.侧卧位会导致双肺通气及血流的重新分布。清醒状态下功能残气量（FRC）下降、V/Q 比基本正常;全身麻醉下,FRC 进一步下降、健侧肺 V/Q 比下降、患侧肺 V/Q 比升高。

2.侧卧位会降低心排血量。

二、单肺通气(One-Lung Ventilation,OLV)

单肺通气是指通过支气管插管技术只利用一侧肺脏进行通气的方法。

（一）目的

1.防止患侧与健侧肺相通。

2.保证术中健侧肺的通气。

3.扩大手术视野及操作空间。

（二）适应证

1.双肺隔离作用,防止患侧肺部的分泌物、感染源、血液或肿物由于重力作用进入健侧肺脏。多用于肺脓肿、支气管扩张引起的"湿肺"、支气管内出血的患者。

2.双肺独立通气,肺通气分布不正常的患者（支气管胸膜瘘、支气管破裂、单侧肺大泡或双肺顺应性不同等）,单肺通气以控制通气分布。

3.支气管肺泡灌洗,肺泡蛋白沉积症可通过支气管肺泡灌洗来进行治疗,每次肺泡灌注都需要保护另一侧肺脏。

4.外科手术治疗,需术侧肺萎陷,肺部、纵隔、食道以及其他外科手术涉及胸腔内操作均需要使用单肺通气以提供手术术野。

（三）禁忌证

1.大气道阻塞。

2.困难气道。

3.颈椎不稳定或限制活动。

（四）实现单肺通气的方法

1.双腔管法。

2.支气管封堵法:支气管封堵导管是一项单肺通气的新技术,它是利用气囊阻塞手术侧支气管来实现单肺通气。其插管的难易程度等同于一般单腔气管插管,尤其适用于插管困难等情况下但需单肺通气的患者。

（1）常规胸科手术使用封堵器。

（2）困难气道患者可考虑使用单腔管＋封堵器实现单肺通气。

（3）基础肺功能差的患者单肺通气无法保证氧供，但术中要求一定程度的肺萎陷可选择肺叶封堵。

3.单腔支气管导管或 Univent 管。

三、单肺通气的麻醉管理要点

（一）准确的术前评估、合理的术前用药纠正可逆因素、提高氧供储备

1.停止吸烟（4 周以上效果较好）。

2.控制气道感染，尽量减少痰量。

3.保持气道通畅，防治支气管痉挛。

4.锻炼呼吸功能。

5.低浓度氧吸入。

6.对并存的心血管方面情况的处理。

（二）保护性肺通气策略

机械通气相关性肺损伤（VILI）有很多危险因素，其中单肺通气也是重要因素之一，而胸科手术必不可少会使用单肺通气技术。研究表明肺保护性通气策略用于单肺通气时能减少肺内炎性因子，改善氧合，缩短术后机械通气时间。

目前，多数的研究表明胸科手术传统的高潮气量通气是有害的，单肺通气应用小潮气量联合中等水平的呼气末正压（PEEP）可能改善患者预后，但仍需要更多的更有说服力的证据来证实这个观点。

（三）低氧血症的处理

1.停止使用 N_2O。

2.借助纤支镜确认导管的位置：避免由于导管位置过深导致有效通气肺单位不足，继而出现低氧血症。

3.提高吸入氧浓度，甚至吸入纯氧以提高通气侧肺动脉血氧分压，使肺血管扩张，通气侧血流增加，不仅降低通气/血流比值失调，还有利于更多的接受非通气侧因 HPV 而分流的血液。

4.充分肌松，使肺和胸壁的顺应性增大，防止通气侧肺的肺内压、气道压升高而减少血流。

5.对通气侧肺采用最佳 PEEP：有效的 PEEP 可以使萎陷的肺泡重新开放，防止肺不张并改善氧合。

6.术侧肺行持续气道正压（CPAP）：对无通气侧肺应用 $2\sim5cmH_2O$ 的 CPAP 可使无通气侧肺部分分流量得到氧合，但胸腔镜手术不适宜使用该方法。

7.通气侧肺行高频通气：高频通气可改善低氧血症且对手术操作影响不大。

8.维持合适的心输出量：考虑使用血管活性药物及液体治疗，保持或恢复循环血量及心输出量。

9.进行全肺切除时，尽早钳夹患侧肺动脉，减少分流。

10.有慢性阻塞性肺通气功能障碍的患者，一旦出现严重的低氧血症，应警惕通气侧气胸的可能，发生此种并发症需要立即停止手术，处理气胸。

(四)术侧肺部萎陷不良的处理

1.术侧肺仍有通气:重新检查并调整导管的位置。

2.术侧肺萎陷不良:

(1)患者因素:伴有哮喘或肺气肿的患者其肺萎陷需要5～15min;另外也可能是支气管内有阻塞性病变而阻碍了肺快速萎陷,只有肺泡内气体吸收后才能萎陷;肺部炎症导致肺与胸壁粘连,肺部分萎陷或完全不能萎陷。

(2)导管因素:导管插入过浅,支气管套囊横跨于隆突上而阻塞了非通气侧肺支气管开口而影响肺萎陷;支气管套囊过度充气也可能压迫非通气侧肺支气管;可借助纤支镜在直视下确定套囊位置和充盈程度。

(五)胸科手术麻醉的基本要求

1.消除或减轻纵隔摆动与反常呼吸:纵隔摆动与反常呼吸严重干扰呼吸和循环功能。应保持适宜的麻醉深度、避免患者术中出现自主呼吸。

2.避免肺内物质的扩散:凡能吸除的物质必须吸除干净,不能吸除者则利用体位或分离、堵塞等办法使其不致扩散。双肺吸引应保持隔离原则,左右侧分别使用各自的吸痰管。

3.保持 PaO_2 和 $PaCO_2$ 于基本正常水平。

4.减轻循环障碍:采用限制性输液或目标导向液体治疗,并选择适当的血管活性药物。

5.保持体温:开胸手术的体温丧失较开腹手术更为明显,更应进行主动的体温保护。

四、特殊胸科手术的麻醉

(一)肺大泡破裂

肺大泡为肺泡组织受到破坏,肺内形成充满气体的薄壁空腔。巨大型肺大泡易破裂,导致自发性、张力性气胸,造成严重呼吸困难。临床上可采取保守治疗或手术治疗,但因保守治疗复发率较高(可达29%～40%),故反复出现气胸的肺大泡患者多被建议选择在呼吸功能较佳时行肺大泡切除术。然而由于肺大泡肺部结构与通气功能往往已处于严重受损状态及手术时单肺通气对呼吸和循环系统的干扰较大,特别是合并张力性气胸时对麻醉要求更高。

1.肺大泡破裂患者的临床表现:

肺大泡患者因持重物、屏气、剧烈体力活动导致肺大泡破裂,气体进入胸膜腔,造成积气状态,形成气胸。多表现为胸痛、咳嗽、呼吸困难等,迁延不愈者还可并发感染。

(1)闭合性(单纯性)气胸:肺脏的裂口较小,随肺萎陷而关闭,气体不再继续进入胸膜腔。

(2)血气胸:肺大泡破裂累及血管,形成血气胸。

(3)张力性(高压性)气胸:破裂口呈单向活瓣,每次呼吸运动均有气体进入胸腔而不能排出,此类型患者迅速出现严重胸闷、发绀、皮下气肿及呼吸循环衰竭。

2.肺大泡患者的术前评估:

(1)稳定型:呼吸频率<24 次/min、心率在 60～120 次/min、血压正常、呼吸空气时 SPO_2>90%、说话成句。

(2)不稳定型:症状与稳定型不符者。

(3)复习影像学资料,评估气胸严重程度。

3.肺大泡患者的麻醉管理要点:

(1)术前应加强抗炎治疗,改善患者心肺功能,最好对患侧进行胸腔闭式引流。

(2)对可疑张力性气胸者必须于术前进行胸腔闭式引流,再行全麻诱导。

(3)在开放胸腔之前,均应设定小潮气量,增加通气频率即可,以保证良好气道压力避免张力性气胸。

(4)由于N_2O具有扩大闭合空腔容量的作用,故肺大泡手术患者不宜使用N_2O。

(5)双侧肺大泡的患者应先对肺大泡比较严重且肺功能较差的一侧实施手术。

4.复张性肺水肿(reexpasion pulmonary edema,RPE):

(1)概念:继发于各种原因所致的肺萎陷在肺迅速复张后所发生肺水肿。肺水肿是因肺血管外液体呈过度增多甚至渗入肺泡,则转变为病理状态称之。常多见于气、液胸患者经大量排气排液之后、巨大腹部肿瘤术后、胸内巨大肿瘤以及肺大泡切除术后。

(2)临床表现:呼吸困难、紫绀、咳嗽、咳白色或血性泡沫痰,双肺听诊可闻及散在的湿啰音。

(3)发病率及病死率:肺萎陷3天后RPE的发病率为17%,7~8天后为85%,复张性肺水肿病死率为20%。所以肺大泡破裂较长时间的患者尤其需要注意复张性肺水肿的发生。

(4)预防措施:对于大量胸腔积液/气的患者一次胸穿抽液/气不应超过1500mL,肺萎陷7天以上者一次抽液/气的量不应超过1000mL;手术中避免肺萎陷时间过长,应在不影响手术操作的情况下定期行手法肺复张;避免液体过负荷,可进行中心静脉压力监测;术中避免强力牵拉及揉搓肺脏;膨胀患侧肺脏时应缓慢、逐渐的进行,这也是预防复张性肺水肿最重要的环节。

(5)治疗:处理原则为保证患者氧合,维持血流动力学稳定。对有轻度低氧血症者,给予高浓度吸氧(4~6L/min),适量静注地塞米松0.25~0.5mg/kg;对于严重低氧血症伴大量泡沫样痰患者,需气管插管行PEEP,同时控制补液量并维持酸碱平衡。通常PRE的预后良好,其症状常于治疗后数小时至数天内消失,不留后遗症状。

(二)重症肌无力患者胸腺手术的麻醉

重症肌无力(myasthenia gravis,MG)是一种主要累及神经肌肉接头突触后膜上乙酰胆碱受体的自身免疫性疾病。主要临床表现为骨骼肌无力和易疲劳感,并呈现"晨轻暮重"、重复活动后加重、休息后减轻的特征。在MG患者中,5%~18%合并胸腺肿瘤,70%~80%合并胸腺增生。目前,胸腺切除是治疗MG的常用方法,有效率可达40%～90%。

1.术前评估:

(1)了解病史:掌握患者发病时间,诊疗经过、用药情况及是否发生过肌无力危象。

(2)了解肌力受累情况(表14-13)。

(3)判断病情严重程度(表14-14),可参考Ossermann分级:Ossermann分级中Ⅲ级至Ⅴ级的患者属于高危患者。

(4)复习影像学检查:胸腺瘤的大小、位置及是否压迫气管。

(5)进行血气分析及肺功能检查,术前肺活量<2.9L提示患者高危。

表 14-13　重症肌无力患者受累肌群及临床症状

受累肌肉类型	临床症状
眼外肌	上睑下垂、斜视、复视、眼球运动受限
咀嚼肌	连续咀嚼困难,进食经常中断
延髓支配肌	饮水呛咳、吞咽困难
颈肌	转颈及抬头困难
四肢肌	上肢重于下肢,近端重于远端
呼吸肌	咳嗽无力、呼吸困难

表 14-14　重症肌无力病情严重程度分级

分级	症状
I 级（眼肌型）	仅累及眼外肌,只有眼肌的症状和体征
IIA 级（轻度全身型）	进展缓慢,常累及眼肌,逐渐影响骨骼肌和延髓肌。有轻度肌无力,无呼吸困难,抗胆碱酯酶药物反应好,病死率低,预后良好
IIB 级（中度全身型）	有明显的眼睑下垂、复视、构音和吞咽困难及颈肌、四肢肌无力,抗胆碱酯酶药物常不敏感,易发生肌无力危象,死亡率较高
III 级（重度激进型）	为急性暴发性肌无力和/或呼吸功能不全,特点是起病急进展快,多于起病数周或数月内出现球麻痹,呼吸麻痹。胸腺瘤发生率最高。活动受限,抗胆碱酯酶药物治疗疗效差,死亡率高
IV 级（迟发重症型）	由 I、II 级发展而来的晚期重症肌无力多在2年内由 I 级、IIA 级、IIB 级发展到球麻痹,呼吸麻痹,抗胆碱酯酶药物反应差
V 级（肌萎缩型）	起病半年后,出现肌萎缩,罕见

2.术前准备:

(1)完善术前检查。

(2)倾向继续使用抗胆碱酯酶药物至手术当日晨。但继续服用抗胆碱酯酶药物可抑制血浆胆碱酯酶活性,影响酯类局麻药及某些肌松药的降解,同时也增加了 MG 患者对非去极化肌松药的耐量。

(3)支持性治疗:充分休息、保证营养。

(4)术前用药:以小剂量镇静不抑制呼吸为原则,需持谨慎态度。

3.麻醉方法:全身麻醉或全身麻醉复合硬膜外麻醉。

(1)取胸骨正中切口者,可选择单腔气管插管。

(2)取胸腔镜或一侧胸腔入路时需选择双腔支气管插管。

4.麻醉管理要点:

(1)由于 MG 患者的病变部位位于神经-肌肉接头,故对于肌松药的使用需格外谨慎。去极化肌松药不能有效地使肌细胞去极化,故呈现"拮抗"作用,MG 患者琥珀胆碱的 ED50 及 ED95 分别是正常人的 2~3 倍。而且重复使用琥珀胆碱后很快出现 II 相阻滞,阻滞程度和时间明显延长。故 MG 的患者不推荐使用去极化肌松药。

(2)非去极化肌松药的用量一般为常规剂量的 $1/5 \sim 1/20$,且术中不宜追加肌松药。

(3)可使用肌松监测指导术中用药及术后肌松残余判断。

(4)MG 患者术后呼吸系统并发症发生率远较一般患者高,呼吸衰竭多发生于术后 24h 内。术后应严格掌握气管导管拔除指征,对于高危患者应考虑继续行机械通气支持。对于高危患者的判定可参考 Leventhal 评分(表 14-15),评分≥10 分为高危患者。

表 14-15　重症肌无力高危患者病情判定

高危因素	评分（分）
病程>6年	12
合并慢性呼吸系统疾病	10
术前48h溴比斯的明用量>750mg/d	8
术前肺活量<2.9L	4

5.术后镇痛:应避免加重对呼吸功能的损害。

(1)MG 患者对静脉麻醉性镇痛药的呼吸抑制作用敏感,应尽量少用。

(2)硬膜外应用低浓度局麻药对呼吸抑制作用小并能够提供良好的镇痛,是否合用小剂量阿片类药物应根据患者具体病情酌情使用。

6.MG 患者的3 种危象:

(1)肌无力危象:临床最常见,常因抗胆碱酯酶药量不足引起或为疾病进展的表现,注射滕喜龙症状减轻可证实。

(2)胆碱能危象:为抗胆碱酯酶药物过量导致运动终板膜电位长期去极化,阻断神经肌肉兴奋性传导所致。滕喜龙试验可使症状加重或无变化,阿托品 0.5mg 静注可改善症状。

(3)反拗性危象:抗胆碱酯酶药物不敏感所致。主要见于严重全身型患者,多因胸腺切除后感染、电解质紊乱或其他不明原因引起,药物剂量未变但突然失效。3 种危象中发生率最低。

(4)肌无力危象的处理:保证气道通畅并充分给氧,尽快气管插管及辅助呼吸,如气管插管时间过长,需行气管切开;在保证生命安全的前提下正确鉴别危象的类型并给予正确的治疗。

(三)肺癌患者的麻醉

胸科手术常见的患者为肺肿瘤患者,特别是肺癌患者。常见的术式包括肺叶局部切除、肺段切除、肺叶切除、联合肺叶切除及全肺切除。

1.术前评估:

(1)肺功能评估:具体内容参考第二章第五节呼吸功能评估部分。对肺切除手术术后呼吸系统危险性的评估可参考表 14-16。预测开胸手术后并发症(表 14-17)最有意义的单项指标是术后预计 FEV1%(ppoFEV1%)。肺功能检查需要患者的配合,部分检查结果可能与患者实际情况有差距。所以不能仅依靠肺功能检查,还应结合患者实际生活中心肺功能的评估及简易呼吸功能检测等方法进行综合判断。

(2)术前动脉血气的结果同样重要,应注意患者是否存在呼衰,以帮助判断患者能否代偿肺叶切除术。

(3)复习影像学资料,评估肿瘤位置、大小及与周围脏器的关系,了解是否有气管狭窄和偏移。

(4)大多数肺癌患者本身有长期的吸烟史,因此具备心血管疾病的高危因素。肺叶切除术后,患者会出现程度不等的右心功能障碍,与手术切除减少的肺血管床的量呈正相关。术后心律失常,尤其是房颤的发病率很高,故术前心功能的详细评估十分必要。可于术前采用登楼试验进行心肺功能的评估:患者按自身的步幅行进,但不能停顿,能登三层以上的楼梯者术后并发症发生率及病死率显著降低;而登楼不足两层者则被认为是一个高危因素(通常定义约 20 个阶梯为一层,每个阶梯高约 15cm)。

表 14-16　肺切除手术术后呼吸系统危险性评估

项目	安全	危险	非常危险
FEV1（L）	>1.5	1.0～1.5	<1.0
FEV1%	>50%	40%～50%	<40%
MVV%	>50%	35%～50%	<35%
FEV1ppo（L）	>1.0	0.8～1.0	<0.8
DLCO%	>60%	50%～60%	<50%
PaO_2（mmHg）	>60	50～60	<50
$PaCO_2$（mmHg）	<40	40～45	>45

表 14-17　开胸术后呼吸功能预测

ppoFEV1%	术后呼吸功能预判
>40%	术后呼吸系统并发症少，术后患者可于手术室拔管
30%～40%	多发生严重的呼吸系统并发症，可否于手术室拔管取决于患者伴随情况。若患者术后硬膜外镇痛良好、心肺功能及肺实质功能良好可考虑早期拔管，否则术后应机械通气支持
<30%	100%的患者术后需要机械通气支持

2.术前准备：

（1）合并 COPD 的患者术前应进行积极的治疗，包括药物治疗和胸部体疗。体疗的方法包括咳嗽、深呼吸、增加死腔锻炼、锻炼腹式呼吸、激励式肺量仪锻炼等，主要目的是锻炼用力呼吸。

（2）戒烟：术前戒烟 8 周以上才会降低术后呼吸系统并发症的发病率。

（四）麻醉管理要点

1.术中应维持适宜的麻醉深度及充分的肌松，以最大程度避免支气管痉挛、反常呼吸及纵隔摆动的发生。

2.液体管理：目前大多学者认为开胸的患者术中不会存在"第三间隙"损失，术中不需要补充这部分的损失量，主张使用限制性输液以改善肺组织的氧合。

3.由于胸科患者常合并心脏基础疾病，因此术中用药及管理应权衡心肌的氧供和氧耗的关系，维持平稳的血流动力学。

4.术中间断膨肺：

（1）断支气管前，需配合外科医生进行手动膨肺，以确认残余的肺组织通气不会受到影响，膨肺的压力不宜超过 20cmH₂O。

（2）关胸前检查是否存在明显的漏气，此时配合术者手动膨肺，膨肺的压力不应超过 25cmH₂O。

（3）胸腔关闭后，应在患者自主呼吸恢复前，连接负压引流瓶后，予以充分的手动膨肺，膨肺的压力不应超过 30cmH₂O 促进肺复张。

5.术中监测：心电图、无创血压、脉搏氧饱和度、体温、呼吸末二氧化碳。可根据患者情况及术式选择进行有创血压、中心静脉压及心排量监测。

6.术后患者肌松药物代谢完全后，充分吸净气道分泌物后，拔除气管导管。

7.术后镇痛应完善:良好的术后镇痛可减少患者在深呼吸及咳嗽咳痰时的疼痛,减少肺部并发症的发生率。

第九节　肾上腺肿物切除手术的麻醉

一、肾上腺解剖

肾上腺位于左右肾上极的内上方,左侧为半月形,右侧为三角形,外层为皮质占全腺体重量的90％,中央髓质占10％。而皮质又分为三层:

1.外层为球状带,主要分泌以醛固酮和去氧皮质酮为代表的盐类皮质激素。临床常见需手术治疗的疾病为原发性醛固酮增多症(hyperaldosteronemia),主要表现为血钠增高,血钾降低,低钾性碱中毒,高血压,肌无力、周期性四肢麻痹或抽搐。

2.中间为束状带,合成及分泌以皮质醇、氢化可的松及少量可的松为代表的糖类皮质激素,如果糖皮质激素分泌过多,就会产生皮质醇增多症(又称为库欣综合征 Cushingsyndrome)。

3.内层为网状带,合成及分泌以脱氢异雄淄酮及雄烷二酮为代表的性激素,如果性皮质激素分泌过多,就会产生男性化或女性化。

4.肾上腺髓质是由交感神经节细胞和嗜铬细胞组成。嗜铬细胞瘤分泌儿茶酚胺类化合物,主要有肾上腺素(epinephrine,E,约占80％)、去甲肾上腺素(norepinephrine,NE,约占18％)及多巴胺(Dopamine,约占2％)。

二、嗜铬细胞瘤(Pheochromocytoma)切除术的麻醉

嗜铬细胞瘤是一种起源于肾上腺髓质能够产生儿茶酚胺的嗜铬细胞的肿瘤,在所有分泌儿茶酚胺的肿瘤中占85％～90％,在高血压患者中的发生率为0.2％～0.6％。5％～10％的嗜铬细胞瘤是多发性的,约10％是恶性的,10％～20％是家族性,约10％发生于儿童。大多数嗜铬细胞瘤可分泌儿茶酚胺类物质,导致一系列相关的临床症状。

典型的临床三联征为发作性头痛(70％～90％)、大汗(55％～75％)及心悸(50％～70％),85％以上的患者伴有持续性或阵发性高血压及其他一系列代谢紊乱症候群。由于大多数患者临床症状不典型,故鉴别诊断包括内分泌、心血管、神经精神等各个系统的疾病。

目前手术切除肿瘤是治疗嗜铬细胞瘤的一线方案,但嗜铬细胞瘤患者易出现围术期动力学不稳定,甚至发生高血压危象、恶性心律失常、多器官功能衰竭等致死性并发症,故麻醉风险较高。因此,多学科协作、科学合理的围术期管理是降低围术期死亡率、降低并发症、改善临床预后的重要保障,也是加速康复外科策略的要求。

(一)术前准备与管理

1.实验室检查:

(1)常规检查:血细胞比容和红细胞沉降速率有助于评估血液浓缩情况,反映血管内容量;血糖和糖耐量检测可反映糖代谢情况。

（2）儿茶酚胺相关检查：首选 24h 尿甲氧基肾上腺素类物质（metanephrines，MNs）或血浆游离 MNs 测定，MNs 为儿茶酚胺在肿瘤中的代谢产物；其次为血、尿儿茶酚胺测定，其相关检查有助于明确肿瘤分泌儿茶酚胺的类型，对后续儿茶酚胺补充治疗有重要指导意义。

2.影像学检查：

（1）胸腹腔和盆腔 CT 或 MRI 有助于评估肿瘤大小、是否浸润及其与周围结构的关系。

（2）^{123}碘－间碘苄胍显像可用于评估恶性可能性大的肿瘤，并有助于发现肾上腺外、多发或复发的肿瘤。

（3）18－氟脱氧葡萄糖正电子发射计算机断层扫描有助于发现转移性肿瘤。

（4）生长抑素受体显像可作为转移灶的筛查。

3.特殊检查：

（1）疑似儿茶酚胺心肌病患者需完善超声心动图、血浆脑钠尿肽及肌钙蛋白测定。

（2）疑似多发性内分泌腺瘤病（multiple endocrine neoplasia，MEN）2 型的患者需完善甲状腺、甲状旁腺超声及相关甲状腺功能、甲状旁腺素、降钙素、血钙的测定，并关注可能存在的皮肤、角膜病变。

4.术前准备：肿瘤体积大、高儿茶酚胺水平、术前未控制的高血压或严重体位低血压均为嗜铬细胞瘤患者围术期血流动力学不稳定的危险因素。

（1）所有患者需术前每日行 2 次卧立位血压和心率监测。多数情况下认为坐位血压应＜120/80mmHg，立位收缩压＞90mmHg；坐位心率为 60～70 次/min，立位心率为 70～80 次/min，以上目标值可结合患者年龄和基础疾病做适当调整。

（2）α－肾上腺素能受体阻滞剂。推荐至少术前 14 日开始使用 α－肾上腺素能受体阻滞剂。对于近期发生心肌梗死、儿茶酚胺心肌病、难治性高血压及儿茶酚胺诱导性血管炎的患者，可适当延长术前用药时间。首选药物为酚苄明，为不可逆、长效、非特异性 α－肾上腺素能受体阻滞剂。初始剂量为 10mg/次，1～2 次/天，随后根据需要可每 2 日～3 日增加 10～20mg/d，最终剂量通常在 20～100mg/d。同时应充分告知患者使用酚苄明可能导致直立性低血压、鼻塞、反射性行动过速、明显疲劳感等副作用。乌拉地尔是一种短效的选择性 α－肾上腺素能受体阻滞剂，其推荐用法为术前 3 日持续性静脉输液。具体使用方法为第 1 日 5mg/h，第 2 日 10mg/h，第 3 日 15mg/h。

（3）β－肾上腺素能受体阻滞剂。适用于血压得到控制后伴有心动过速、稳定的儿茶酚胺心肌病或心肌缺血病史的患者。需要注意的是在 α－肾上腺素能受体未能被完全抑制的情况下给予 β－肾上腺素能受体阻滞剂可导致血压进一步升高，进而诱发急性心衰及肺水肿。推荐在使用 α－肾上腺素能受体阻滞剂至少 4 天后再开始使用 β－肾上腺素能受体阻滞剂。

（4）钙离子通道阻滞剂。术前单独使用此类药物不能预防嗜铬细胞瘤患者所有可能的血流动力学变化，故多作为 α 联合 β－肾上腺素能受体阻滞的补充方案。

（5）其他准备：高钠饮食、运动疗法、营养干预、心理干预。

5.术前评估：

（1）根据患者实验室检查结果及临床表现预估肿瘤主要分泌的激素类型，有助于指导围术期血管活性药物的选择。

（2）通过影像学检查了解肿瘤的位置、大小以做出相应的准备配合手术。

（3）了解其他系统受累情况：心电图及心肌酶检查可反映近期心肌缺血和梗死情况，必要时可进一步完善超声心动图、BNP、肌钙蛋白、冠脉造影等检查;对可疑脑血管病,癫痫病史者需完善头颅 MRI。

(4)评估术前准备是否充分:血压及心率达标;术前一周心电图检查无 ST－T 段改变,室性期前收缩<1 次/5min;血容量恢复、血管扩张、红细胞压积降低<45%、体重增加、肢端末梢皮肤温热、出汗减少、有鼻塞症状;高代谢症候群及糖代谢异常得到改善。

(二)术中麻醉管理

1.麻醉方法的选择:

(1)椎管内麻醉:嗜铬细胞瘤患者行单纯椎管内麻醉,在肿瘤切除后可能出现严重低血压,故并不推荐单独使用。

(2)全身麻醉:目前嗜铬细胞切除术大多选择全身麻醉。

(3)全身麻醉复合硬膜外麻醉:可提供更平稳的血流动力学;减少术中阿片类药物的使用量,有助于术后患者的早期康复;术后可使用硬膜外镇痛;但术中由于各种刺激所导致的儿茶酚胺释放并不会因为硬膜外麻醉而减轻。

2.麻醉药物的选择:

(1)吸入性麻醉药:七氟烷对心血管的抑制作用更轻,导致心律失常的发生率更低,因此如果选择吸入维持麻醉应优先考虑使用七氟烷;地氟烷可能导致高血压、心动过速、气道痉挛等反应,对于嗜铬细胞瘤患者应避免使用。

(2)静脉麻醉药:应用丙泊酚进行麻醉维持相对安全;对于术前准备不佳、存在低血容量风险或心功能不全的患者可考虑使用依托咪酯进行麻醉诱导。

(3)阿片类药物:可选择芬太尼、舒芬太尼、阿芬太尼及瑞芬太尼;吗啡由于可能导致组胺释放,因此在嗜铬细胞瘤手术中应尽量避免使用。

(4)肌松松弛剂:维库溴铵、罗库溴铵及顺式阿曲库铵均可安全的应用于嗜铬细胞瘤手术;阿曲库铵引起组胺释放、泮库溴铵抑制迷走神经、琥珀胆碱引起肌肉收缩及自主神经节刺激均导致儿茶酚胺释放增加导致高血压、心动过速及心律失常,应尽量避免使用。

3.术中监测:

(1)常规监测:血压、心电图、脉搏血氧饱和度、体温及呼末二氧化碳监测。

(2)血流动力学监测:建议所有嗜铬细胞瘤手术患者均应进行有创动脉血压及中心静脉压力监测;有条件的机构可以进行经食道心脏超声(TEE)、肺动脉导管、微截流系统进行心排量、前负荷及室壁运动的监测。

(3)血糖监测:嗜铬细胞瘤患者由于体内过量的儿茶酚胺激活 $\alpha2-$肾上腺素受体进而抑制胰岛素的分泌,导致 60% 的患者伴有术前及术中的血糖升高。而肿瘤切除之后,10%～15% 的患者会出现低血糖。因此围术期需定期监测血糖浓度并及时治疗调整。

(4)尿量监测。

4.术中管理要点:

(1)麻醉诱导及维持需要保证足够的深度,以免气管插管及手术刺激引起不必要的血压增高。

(2)可引起儿茶酚胺释放的时刻包括摆放手术体位、手术切皮、建立气腹(腹腔镜手术)及探查肿瘤。大量的儿茶酚胺释放入血可引起血压急剧的升高、心率增快及心律失常的发生(不同类型的肿瘤由于释放激素的不同引起不同的临床表现)，此时需要使用血管活性药物进行治疗。具体用药参考表 14-18-1 和表 14-18-2。

(3)肿瘤切除后:肿瘤切除或肿瘤血管结扎后血浆内的儿茶酚胺释放突然终止，血管扩张引起肿瘤切除后低血压。麻醉医生应密切关注手术进程，在肿瘤切除之前需尽可能地保证患者有足够的血容量并及时减少或停止降血压药物的使用。如患者出现持续低血压，应补充血容量并使用血管活性药物以维持血流动力学稳定，具体如下。

(4)术中液体治疗:术前应在血管扩张的前提下进行补液治疗，有条件的情况下建议进行目标导向液体治疗。

表 14-18-1　嗜铬细胞瘤切除术中使用血管活性药物推荐用法及用量

药物	常用剂量	药效学	药代动力学	注意事项
酚妥拉明	单次静脉注射:2.5~5mg/次 静脉持续输注:0.2mg/mL浓度直至血压控制良好	短效 α 1受体阻滞剂	2min血药浓度达峰，半衰期19min,作用持续时间15~30min	—
尼卡地平	输注起始剂量为5mg/h，每5min可提高2.5mg/h,最大剂量15mg/h	钙通道阻滞剂	半衰期约20min	二线用药
硝普钠	输注起始剂量为0.5.~10mg/(kg·min)，若输注10min后无明显降压效果则应停止使用	产生NO,扩张动静脉	静脉用药后浓度立即达峰，停药后维持1~10min	代谢产物氰化物有毒性
乌拉地尔	静脉单次注射25~50mg或持续静脉输注	选择性 α 1受体阻滞剂	消除半衰期短2~4h	较酚妥拉明更安全有效
艾司洛尔	持续静脉输注,起始剂量为0.05mg/(kg·min),逐渐递增至最佳剂量，但不超过0.3mg/(kg·min)	短效 β 1受体阻滞剂	输注5min内达血药稳态浓度，消除半衰期9min	先应用 α 受体阻滞剂，出现心动过速后考虑加用 β 受体阻滞剂

表 14-18-2　嗜铬细胞瘤切除术中使用血管活性药物推荐用法及用量

药物	常用剂量	药效学	药代动力学	注意事项
去甲肾上腺素	单次静脉注射0.1~0.2μg/kg,持续静脉输注0.05~1μg/(kg·min)	强烈激动 α 受体	立即起效，维持1~2min	需经深静脉注射
肾上腺素	单次静脉注射0.1~0.2μg/kg,持续静脉输注0.05~1μg/(kg·min)	剂量依赖性作用于 α 及 β 受体	立即起效，迅速代谢失活	当嗜铬细胞瘤主要分泌肾上腺素时首选
多巴胺	单次静脉注射1~2mg/次,持续静脉输注2~10μg/(kg·min)	剂量依赖性作用于多巴胺、α 及 β 受体	静脉输注5min后起效，作用持续时间5~10min	当嗜铬细胞瘤主要分泌多巴胺时首选

(三)特殊类型的嗜铬细胞瘤

1.嗜铬细胞瘤合并多发性神经内分泌肿瘤:

2 型多发性神经内分泌肿瘤(multiple endocrine neoplasia type,MEN_2)常合并嗜铬细胞瘤(表14-19)。MEN_2患者几乎都患有甲状腺髓样癌，其中 2A 型患者 40% 患有嗜铬细胞瘤,2B 型患者50% 患有嗜铬细胞瘤,且双侧、多发嗜铬细胞瘤的比例显著高于非 MEN 患者。因此对于伴有甲状腺髓样癌、家族性嗜铬细胞瘤及双侧嗜铬细胞瘤的患者需警惕合并有 MEN_2。

表 14-19　2 型多发性神经内分泌肿瘤分类

MEN$_2$A	MEN$_2$B
甲状腺髓样癌	甲状腺髓样癌
嗜铬细胞瘤	嗜铬细胞瘤
原发性甲状旁腺亢进	黏膜神经瘤
伴有皮肤淀粉样改变的MEN$_2$A	肠神经瘤
伴有先天性巨结肠的MEN$_2$A	马凡综合征样改变

2.术前未诊断的嗜铬细胞瘤：

(1)首先应预防此类事件的发生。术前充分了解病史,对可疑临床表现和症状或既往有嗜铬细胞瘤手术史的患者应充分评估是否仍存在嗜铬细胞瘤。

(2)若麻醉期间怀疑嗜铬细胞瘤并出现高血压危象者应立即加深麻醉同时使用血管活性药物控制血压,首选酚妥拉明或硝普钠。如经以上处理仍不能控制血压者应暂停手术,待血压控制良好并充分补充血容量后再次安排手术。

(四)术后管理

1.经过充分术前准备的患者在术后多可正常苏醒并拔除气管导管并转移至 PACU 进一步观察。若患者术后仍需血管活性药物维持血压、术中发生大出血或严重血流动力学波动等事件则应转送至 ICU 行进一步治疗。

2.术后并发症的防治：

(1)血流动力学不稳定：患者术后血浆内儿茶酚胺水平迅速降低,术前 α 受体阻滞剂的作用导致术后严重低血压甚至休克。患者通常需要持续泵注去甲肾上腺素或血管加压素以维持血压,以保证重要器官血供。此类药物不可突然停用,以防血压再次下降;50% 的患者可能发生术后持续性高血压,若持续超过一周可能是由于容量负荷过大、肿瘤切除不全或原发性高血压所致。

(2)反射性低血糖：发生率仅为 4%,且多数发生在术后早期。建议在术后 48h 内密切监测患者血糖水平。

(3)肾上腺功能减退：一般发生于术后 24h,多表现为不同程度的心悸、胸闷、呼吸急促、血压下降、四肢酸痛、甚至嗜睡等症状。糖皮质激素的使用可有效预防肾上腺危象的发生。

三、原发性醛固酮增多症患者的麻醉

(一)原发性醛固酮增多症(原醛症)的病理生理学基础

原醛症是由于肾上腺素皮质球状带发生病变从而分泌过多的醛固酮。过多的醛固酮作用于肾脏的远曲小管,增加钠及水的重吸收,同时由于存在 Na^+-K^+ 交换及 Na^+-H^+ 交换而使肾小管排 K^+ 及排 H^+ 增加,故引起水钠潴留、血钾降低、血容量增加、肾素-血管紧张素系统的活性受到抑制。大多数是由肾上腺醛固酮腺瘤引起,也可能是特发性醛固酮增多症。

(二)原醛症的临床表现

1.高血压：属于继发性高血压,舒张压的上升相对明显,且为持续性渐进性升高,晚期高血压可引起心肌肥厚甚至心力衰竭。若晚期患者继发肾小动脉硬化和慢性肾盂肾炎,即便原醛症得以治疗,高血压症状也不易完全解除。

2.低血钾:当血钾<3.0mmol/L时,临床上可出现心律失常、心肌缺血、神经肌肉功能障碍。典型患者可出现周期性肌肉无力麻痹,甚至可发展为呼吸及吞咽困难。

3.糖耐量异常及糖尿病:由于细胞内低钾,胰岛 B 细胞释放胰岛素受到抑制。

4.酸碱失衡:醛固酮在促进排钾保钠的同时还促进尿 $NH4^+$ 的排出,CL 和 HCO_3^- 的重吸收增加,导致细胞外低钾性碱中毒和细胞内高氯性酸中毒。

5.低血镁:过量的醛固酮导致尿镁排出增多,导致血镁降低,易出现肢端麻木及手足抽搐。

(三)术前准备:主要纠正电解质紊乱

1.低盐饮食。

2.口服或静脉补钾治疗。

3.使用螺内酯进行治疗,保钾排钠。

(四)麻醉方式选择及术中管理

1.全身麻醉及硬膜外麻醉均可应用于该手术,但需要根据具体病情进行分析并做出正确的选择。

2.严密监测术中血流动力学的波动。

3.围术期监测血钾及血糖的波动。

第十节 甲状腺手术的麻醉

一、甲状腺的解剖和生理功能

甲状腺位于颈前下方的软组织内,大部分位于喉及气管上段两侧,其峡部覆盖于第 2～第 4 气管软骨环的前方。甲状腺占位或单纯甲状腺肿大均可造成气管压迫引起呼吸困难。甲状腺向下方生长深入胸腔,称为胸骨后甲状腺。甲状腺滤泡细胞分泌甲状腺素,而甲状旁腺则分泌降钙素。

甲状腺素的生理功能包括:

1.促进细胞氧化,提高基础代谢率,增加组织产热。

2.维持生长发育,尤其对脑和骨骼的发育最为重要,婴幼儿期甲状腺素分泌不足可引起呆小症。

3.增强心肌对儿茶酚胺的敏感性。

4.兴奋神经系统。

5.增强消化系统的能力。

二、麻醉前评估

1.甲状腺占位的大小及累及范围。

2.甲状腺功能情况,是否存在甲状腺功能亢进或减低。

3.肿大的甲状腺对气管、食管、血管和神经的累及情况,尤其需要注意术前是否合并呼吸困难及声音嘶哑情况。呼吸困难的患者应复习影像学检查,评估气道狭窄位置及程度,以做好困难气道准备及插管型号的选择。

4.评估巨大肿瘤压迫气管术后是否会出现气管塌陷(米瓦试验)。

5.患者的全身情况、精神状况。

三、麻醉管理

(一)麻醉方式的选择

1.气管内插管全麻是目前最常选择,也是最安全的方式。

2.全身麻醉联合颈丛神经阻滞,可以降低手术应激反应,减少阿片类药物的使用,适用于老年及危重患者的麻醉。

3.对于术前已存在呼吸困难的患者应按困难气道处理,应采用充分表麻后清醒插管,备好困难气道抢救车。

(二)术中监测

1.常规监测:血压、心电图、脉搏血氧饱和度、体温、呼末二氧化碳。

2.神经监测仪:可协助外科医生在术中判断喉返神经位置并避免意外损伤。

3.对于合并基础疾病者应根据情况进行直接动脉、中心静脉及血流动力学监测。

(三)麻醉管理要点

1.麻醉中避免使用兴奋交感神经系统的药物。

2.应用神经监护仪的患者,需应用低剂量的短效肌松剂进行麻醉诱导,并通过可视喉镜固定好肌电图专用气管导管。术中不再追加肌松剂,通过静吸复合的方式维持适宜的镇静和镇痛。

3.术前存在气管压迫的患者,应选择使用加强金属丝导管,并确保气管插管前端超过气道狭窄处。

4.气管导管的拔除:待患者清醒后拔除气管导管。拔管的过程中,可将导管先退至声门下方,仔细观察患者气道是否通畅,呼吸是否平稳,一旦出现呼吸道梗阻,立即再次行气管插管。拔管时床旁还应备有气管切开包,以备不时之需。

四、术后并发症的处理

1.术后呼吸困难和窒息,是甲状腺手术术后最危急的并发症,多发生在术后 48h 内。

(1)原因:切口内出血压迫气管、喉头水肿、气管塌陷。

(2)处理:如颈部肿胀怀疑切口内出血者应立即打开手术切口,去除血肿;其他原因的呼吸困难可尝试气管插管,失败后考虑行气管切开。

2.喉返神经损伤,分为暂时性及永久性。

(1)原因:术中牵拉、缝扎及切断神经所致。

(2)临床表现:一侧损伤引起声音嘶哑,双侧损伤则会引起失音或严重的呼吸困难。

3.喉上神经损伤:

(1)原因:结扎或切断神经导致。

(2)临床表现:内支受损时出现咽喉黏膜感觉丧失,易发生误吸,尤其是饮水呛咳;外支受损则导致环甲肌瘫痪、声带松弛、患者发音改变、最大音量降低。

4.甲状旁腺功能减退：

(1)原因：术中甲状旁腺被误切、挫伤或血液供应受累。发生在术后1～7天，多发生在术后48h内。只要有一枚功能良好的甲状旁腺保留下来就可以维持甲状旁腺的正常功能。

(2)临床表现：低钙血症、神经应激性增高、肢端或口周麻木，严重时可出现腕、足痉挛，甚至喉肌及膈肌痉挛，引起窒息。

(3)处理：严重低钙血症应静脉注射钙剂，10％葡萄糖酸钙10mL在5min左右注入，可重复使用。

五、甲状腺功能亢进患者的麻醉

甲状腺激素分泌过多，导致循环中甲状腺素水平异常增高，出现以全身代谢功能亢进、心脏和神经系统兴奋性增高为主要特征的疾病总称，20～40岁育龄女性多发。

(一)临床表现

1.高代谢综合征：多食消瘦、怕热多汗、疲乏无力。

2.循环系统高动力性反应：心动过速、心律失常、脉压增宽、甲亢性心脏病。

3.神经精神系统：焦躁易怒、多言好动、震颤。

4.肌肉系统：甲亢性周期性瘫痪，常伴有低血钾。

5.压迫症状：甲状腺弥漫性肿大压迫气管，造成气管移位或狭窄。

6.眼症：突眼。

7.其他：腹泻、凝血因子减少、血小板减少性紫癜。

(二)甲亢患者手术治疗的适应证

1.中度以上的原发性甲亢。

2.继发性甲状腺结节或高功能腺瘤者。

3.药物或^{131}I(^{131}碘)治疗无效、停药后复发者。

4.有压迫症状或胸骨后甲状腺的患者。

(三)术前评估及准备

甲亢患者无论是行甲状腺手术还是非甲状腺手术均会极大增加手术风险，必须给予积极的干预。除急诊手术后，术前须确定甲状腺功能正常。

1.术前评估：

(1)基础代谢率(BMR,％)＝(脉率＋脉压差)－111，测量要在完全安静及空腹时进行，正常值为－10％～＋10％。BMR在20％～30％之间为轻度甲亢，30％～60％为中度甲亢，＞60％为重度甲亢。

(2)心率：应小于90次/min。

(3)复查甲状腺功能：游离甲状腺素(FT4)和游离三碘甲腺原氨酸(FT3)可直接反映甲状腺功能，应控制在正常范围内。促甲状腺素(TSH)是反应下丘脑－垂体－甲状腺轴功能的敏感指标，但由于受抑制时间较长，在术前低于正常值并不是手术禁忌。

(4)气道评估：与甲状腺手术相同。

(5)心肺功能评估。

2.术前准备:

(1)抗甲状腺药物:丙硫氧嘧啶(PTU)、甲巯咪唑(MMI)均可抑制甲状腺素合成。

(2)碘剂治疗:减少甲状腺血流,抑制甲状腺素释放。

(3)β受体阻滞剂:抑制甲状腺素(T4)向三碘甲腺原氨酸(T3)转化。因 T3 活性是 T4 的 3～4 倍,且绝大多数是 T4 在外周转化而来。

(4)术前用药:镇静药物可减少紧张和情绪波动;应避免使用阿托品,可用长托宁、丁溴东莨菪碱等药物替代。

3.甲亢患者手术时机的选择:

(1)BMR 不超过＋20%。

(2)静息心率不超过 90 次/min。

(3)全身症状改善:情绪稳定、睡眠良好、体重增加。

(四)麻醉管理要点

1.在病情稳定及充分术前准备的前提下可以选择颈丛阻滞,但应避免使用含有肾上腺素的局麻药。

2.气管内插管全麻是更加舒适的选择。

(1)对可能的困难气道患者采取安全诱导方法,可考虑保留自足呼吸的纤支镜插管,也可考虑镇静镇痛下清醒插管。

(2)麻醉诱导及维持应保证足够的深度,避免交感过度兴奋。甲亢患者由于高代谢状态,吸入麻醉药物的 MAC 值升高,其他药物也存在代谢增快的情况,应注意术中用药量及观察患者反应,避免出现术中知晓。

3.术中应避免使用交感神经兴奋类药物,如氯胺酮、阿托品、麻黄碱、肾上腺素、潘库溴铵等。

4.术中出现低血压时首选去氧肾上腺素或甲氧明。麻黄碱、肾上腺素、去甲肾上腺素和多巴胺应避免或以极低剂量使用,以防血流动力学的剧烈波动。

5.对于有眼症的患者应格外注意眼睛的保护。

6.术中除常规监测外应注重 PETCO$_2$ 及体温的监测。

(五)甲状腺危象

1.甲状腺危象(thyroid crisis),又称甲亢危象,是甲状腺毒症急性加重的一个临床综合征。多发生于甲亢未经治疗或控制不良的患者,在感染、手术、创伤或甲亢治疗突然停药后。

2.临床表现:

(1)原有的甲亢症状加重:T>39℃,HR>140 次/min,可伴有房颤或房扑,患者烦躁不安、大汗淋漓、呕吐腹泻。

(2)全麻中的患者表现为难以解释的血压升高、心率增快及体温显著升高。

3.甲亢危象的处理:

(1)对症处理:补液、降温、镇静、吸氧。

(2)β受体阻滞剂,如艾司洛尔,持续静脉泵注直至 HR<100 次/min。

(3)抑制甲状腺素合成:丙硫氧嘧啶或甲巯咪唑。

(4)拮抗甲状腺素反应:氢化可的松 50～100mg 静滴,每 6～8h 重复 1 次。

(5)常规治疗效果欠佳时,可进行腹膜透析、血液透析或血浆置换。

第十一节　心脏及大血管手术的麻醉

现在外科学奠基于 19 世纪 40 年代,其后便进入飞速发展期,但心脏及大血管手术一度被认为是外科手术的禁区。直至体外循环术的发明才使得心血管手术在近 100 年之间逐步得到发展,使罹患心脏病的患者得到外科手术治疗的机会。

一、体外循环术(cardiopulmonary bypass,CPB)

体外循环是指将血液从左心房或右心房引出,经泵氧合注入动脉,从而为外科或其他的治疗方法提供有利条件。另外体外循环中还可进行有效的温度控制,心肌保护液灌注,手术野的血液回收及血液超滤等。目前,体外循环已广泛地应用于心脏外科、创伤、胸腔内肿瘤的切除、介入支持疗法、中毒抢救等诸多方面。

(一)体外循环的基本原理

未经氧合的血液通过静脉插管从右心房(或上下腔静脉)以重力引流的方式至氧合器的静脉回流室。静脉回流室同时接收心外吸引和心内吸引的血液,同时可以调控静脉回流量及心脏充盈情况。回流室内的血液通过滚压泵或离心泵注入变温器和氧合器。气体混合器将一定浓度的氧送至氧合器使静脉血液在其内发生氧合,氧合后的血液通过动脉滤器去除栓子后经动脉(一般为主动脉)输送回患者体内(图 14 - 3)。

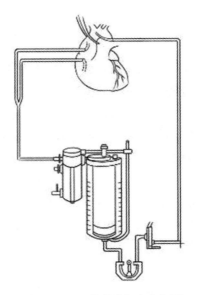

图 14 - 3　体外循环示意图

(二)肝素抗凝与拮抗

1.肝素抗凝:体外循环中主要抗凝药物为肝素。肝素在体内和体外都有抗凝作用,几乎对凝血过程的每一环节均有抑制作用,尤其是通过抗凝血酶Ⅲ(AT－Ⅲ)而使凝血酶灭活的作用更加强大。肝素用量通常为 400IU/kg(3mg/kg)。在行体外循环的过程中通过激活凝血时间(ACT)来监测凝血功能,要求 ACT>480s。

2.鱼精蛋白拮抗:鱼精蛋白是从鱼类精子中提取的蛋白质,分子量约为4500,呈强碱性。在体内存在大量肝素的情况下,强碱性的鱼精蛋白可与强酸性的肝素以离子键按1:1的比例结合,即每1mg鱼精蛋白可中和100IU的肝素。因肝素在转流的过程中已有部分消耗,故鱼精蛋白应偏小于肝素的总量,按0.8:1~1:1的比例进行中和。并测量ACT,以ACT恢复或接近转流前生理水平为标准。

鱼精蛋白具有抗原性,少数患者会发生过敏或类过敏反应,临床表现为皮肤红斑、荨麻疹、黏膜水肿、体循环阻力下降、肺动脉高压等。故鱼精蛋白给药时要缓慢静注,同时辅以钙剂。

二、麻醉前评估及准备

1.心功能分级。

2.常规及特殊检查:

(1)心电图:心率、心律、ST−T段。

(2)胸片:肺(充血或缺血改变)、心影大小及心胸比。

(3)心功能检查:心脏超声、心脏核素检查、冠脉造影。

3.了解心脏病病情特征:

(1)先天性心脏病:有无紫绀。

(2)心脏瓣膜病:各瓣膜狭窄及关闭不全程度。

(3)缺血性心脏病:病变范围、部位,有无心肌梗死及心肌梗死至手术的时间、心功能情况以及是否合并高血压、糖尿病。

三、麻醉前准备

要求改善心功能及全身状况,减轻或消除患者的焦虑、恐惧,以降低氧耗及心脏做功。(一)调整心血管治疗药物:注意心血管治疗用药与麻醉的关系

1.洋地黄类药物:

(1)危险性:治疗剂量与中毒剂量范围小,合并低钾血症更易导致洋地黄中毒。

(2)术中低钾血症:利尿剂、过度通气及胰岛素的使用。(3)处理方法:术前短暂停用洋地黄类药物或改用替代药物。

2.β受体阻滞剂和钙通道拮抗剂:

(1)可有效减少心绞痛、冠脉痉挛及心肌氧耗。

(2)术前不应停药,并主张围术期使用。

3.抗高血压药物:

(1)术前需要合理控制血压,一般不主张停药(除了单胺氧化酶抑制剂类)。

(2)需要注意的是与麻醉药合用时所致的严重低血压。

4.利尿剂:可引起患者血容量不足及低钾血症(排钾性利尿剂)。

(二)麻醉前用药

1.减轻患者术前焦虑及紧张引起的心脏氧耗增加,可选用苯二氮䓬类药物。

2.镇痛作用:应在行有创操作前给患者一定的镇痛,减少不良刺激,可选择阿片类及阿片受体激动剂等。

3.减少分泌物及不良反射:选择抗胆碱能药物,长托宁等。

4.抗血小板药物:术前2周停用,必要时可改用肝素。

四、麻醉方法及用药的选择

(一)麻醉方法选择

1.以气管内全身麻醉为主。

2.胸段硬膜外麻醉(TEA)在提供良好镇痛的基础上还可以增加冠脉灌注压、促进心肌血流向心内膜下层及缺血的侧支重新分配以及缩短心肌缺血后的顿抑时间及减少梗死范围。但是由于心脏手术需要使用肝素抗凝,增加硬膜外血肿的风险,所以不建议全麻复合TEA应用于心脏手术。

3.椎旁阻滞:可以提供良好的镇痛,同时对循环及呼吸的影响轻微,为快通道心脏手术麻醉提供了助力。

(二)麻醉用药选择

以往的心血管手术麻醉通常采取大剂量芬太尼麻醉,用量一般可达到$30\sim50\mu g/kg$。随着快速、短效和强效麻醉药的出现如咪唑安定、丙泊酚、瑞芬太尼及七氟烷、地氟烷的临床应用,芬太尼已不再是心血管麻醉的"当家"药物。

心血管手术的麻醉没有固定的模式,麻醉深度要适宜,要根据术中关键步骤(如气管插管、切皮、锯胸骨、转流前、停机等)进行调整,以保证有效地降低应激反应。同时也要注意麻醉方法及用药对患者心脏及血管的抑制作用,辅助一定的血管活性药物以保证循环的稳定。

五、先天性心脏病心内直视手术的麻醉

(一)病理生理学基础

1.分流性病变:房间隔缺损(ASD)、室间隔缺损(VSD)、动脉导管未闭(PDA)、法洛四联症(TOF)等。

2.混合性病变:单心房、单心室、大动脉转位、三尖瓣闭锁、完全性静脉异位引流等疾病。

3.阻塞性病变:肺动脉瓣或肺动脉狭窄、主动脉瓣或主动脉狭窄、主动脉弓中断等。

4.反流性病变:Ebstein畸形(三尖瓣下移)及其他原因所致的瓣膜关闭不全。

(二)麻醉处理原则

小儿先心病患者心脏结构存在异常,但心肌细胞功能大致正常,所以在围术期通常不需要应用过多的心血管药物及可维持一定的心功能。而成年及老年患者因为病变时间较长,继发心功能下降,围术期需加强药物支持。

1.先心病患者以小儿居多,应遵循小儿麻醉的特点。术中维持合适的心率,避免心动过缓。

2.紫绀型先心病防止漏斗部痉挛而加重缺氧。

3.避免体循环低血压,防治肺循环高压。

4.调整呼吸参数,维持血气正常,避免气道压力过高对体、肺循环的不利影响。

5.对于紫绀型患者在矫正前尽可能减少右向左分流,手术矫正之后尽可能扩张肺血管,并适当增加通气量,以使矫正前血量较少的肺脏能够容纳肺血而不发生肺充血甚至肺水肿。矫正后肺血增多进而增加左室前符合,所以应适当强心治疗。

六、瓣膜置换术的麻醉管理

(一)二尖瓣狭窄(mitral stenosis,MS)

1.病理生理学特征:

(1)二尖瓣狭窄导致左心室充盈受限,每搏量下降。

(2)左房内容量增高导致左房压增高,进而出现肺淤血、肺动脉高压及右心衰竭。

(3)左房内压升高易形成血栓。

2.麻醉管理:

(1)避免心率增快,因心率增快可导致心脏舒张期时程缩短,使左室充盈量进一步下降,心输出量进一步减少。

(2)适当控制液体,防止左房压进一步升高形成肺水肿。

(3)如存在心房附壁血栓,应防止血栓脱落。

(4)注意保护心功能,防治心律失常。

(二)二尖瓣关闭不全(mitralregurgitation,MR)

1.病理生理特征:

(1)左室收缩时部分血流反流回心房,导致心输出量下降。

(2)心率下降时收缩期时程延长,反流量增加使心输出量进一步下降。

(3)外周阻力增加时,也可导致心输出量进一步下降。

(4)左房压升高,导致肺淤血及肺动脉高压。

2.麻醉管理:

(1)避免心动过缓。

(2)适当降低外周血管阻力。

(3)适当补充血容量。

(4)重症患者应积极考虑球囊反搏术。

(三)主动脉狭窄(Aortic stenosis,AS)

1.病理生理特征:

(1)心搏量下降,易出现低血压及器官灌注不足。如心率增快则收缩期时程缩短,进一步降低心输出量。

(2)因主动脉瓣狭窄,患者常合并左心室肥厚,易出现心内膜下心肌供血不足及心肌收缩力下降。

2.麻醉管理:

(1)避免心动过速,维持正常心率。

(2)避免外周血管扩张,低血压时可选用纯α受体激动剂维持血压以保证心肌供血。

(四)主动脉瓣关闭不全(Aortic regurgitation,AR)

1.病理生理特征：

(1)主动脉瓣关闭不全导致舒张压降低、冠状动脉供血不足。

(2)心率下降致收缩期时程延长,反流量增加,心输出量下降。

(3)外周阻力增大也会导致反流量增加。

2.麻醉管理：

(1)避免舒张压过低维持冠状动脉血供。

(2)维持稍稍增快的心率以减少反流量。

(3)维持适当的外周阻力,防止外周阻力下降导致舒张压降低。

(4)维持有效循环血量。

(五)联合瓣膜病

临床上患者往往既有瓣膜狭窄又有关闭不全。此时应以哪种病变为主来决定处理原则,尤其是血管活性药的使用应根据患者对药物的血流动力学反应来随时调节用药的种类及剂量。寻找出心率、血压、容量及血管阻力之间的最佳匹配,以维持最佳的血流动力学状态。

七、冠心病冠脉搭桥术(coronary artery bypass grafting,CABG)的麻醉管理

(一)冠心病的病理生理特征

冠心病是指因冠状动脉狭窄性疾病引起的心肌供血不足所造成的缺血性心脏病。其病理生理学基础是心肌氧供减少及氧耗增多,造成心肌缺氧性改变。冠状动脉病变以局限性狭窄为多,但多可为弥漫性。慢性梗阻可能在缺血区周围形成侧支供血,但急性梗阻可能造成急性心肌梗死甚至心室壁穿孔。

(二)麻醉管理原则

冠心病患者麻醉的关键是维持心肌氧供需平衡,实际是保持血流动力学的稳定。正常心脏从冠状动脉已几乎最大限度地摄取氧量,所以如心肌需氧量增加,只有靠增加冠状血流,才能从动脉血中摄取额外的氧量,以求得供氧和需氧的平衡。影响心肌氧供需平衡的因素如表 14-20 所示。

表 14-20　心肌氧供及氧耗影响因素

氧供降低	氧耗增加
心动过速	心动过速
低舒张压	前负荷增加
前负荷增加	后符合增加
低CO_2血症	增加心肌收缩力
冠状动脉痉挛	
贫血	

1.尽量维持适当的动脉血压,避免低血压和高血压。

2.控制心率,防止心动过速。

3.维持合适的前负荷。

4.加强监测,ECG、IBP、CVP、PAWP、经胸/食道超声。

(三)不停跳冠脉搭桥手术(Off－pump Coronary Artery Bypass Grafting,OP-CABG)

1.不停跳冠脉搭桥术的优点：

(1)避免了体外循环。

(2)降低术后心肌酶和肌钙蛋白释放。

(3)缩短术后呼吸机辅助时间、ICU 停留及住院时间。

(4)高危患者及女性患者更有优势。

(5)减少围术期输血。

2.不停跳冠脉搭桥的难点：

(1)要求心脏外科医生具有轻柔、娴熟的手术技巧,在手术中减少压迫、翻动心脏造成心输出量大幅下降。

(2)要求麻醉医生具有严密、敏捷的观察处理能力,在术中合理应用血管活性药物调控心血管功能。

第十二节　休克患者的麻醉

一、休克的定义及分类

(一)定义

休克(shock)是在各种有害因子侵袭时发生的一种以全身有效循环血量下降,组织器官灌注不足为特征,进而出现细胞代谢和功能紊乱及器官功能障碍的病理生理过程。临床表现为血压下降、脉搏细弱、面色苍白、四肢厥冷、尿量减少、神志淡漠、昏迷等。

(二)休克的分类(表 14－21)

表 14－21　休克分类方法

病因分类	起始环节分类	血流动力学变异分类
失血性休克		低血容量性休克
烧伤性休克	低血容量休克	心源性休克
创伤性休克	血管源性休克	分配性休克
过敏性休克	心源性休克	梗阻性休克
神经性休克		

1.低血容量性休克:休克中最常见的一种类型,由于全血的丢失、血浆量的减少或者自由水的丢失,引起血管内有效循环血量急剧减少,最终导致血压下降和微循环障碍。常见于外伤、消化性溃疡、食管静脉曲张破裂、妇科急症所引起的出血。

2.心源性休克:由于各种严重心脏疾病引起的急性心功能衰竭所致,常见于大面积急性心肌梗死、弥漫性心肌炎、急性心包填塞、肺动脉栓塞、严重心律失常以及各种严重的心脏疾病晚期。

3.脓毒血症性休克:见于各种病原微生物感染引起的脓毒血症,由于各种微生物的毒素各异,作用不尽相同。

4.过敏性休克:外界某些抗原性物质进入已致敏的机体后,通过免疫机制在短时间内发生的一种强烈的多脏器累及症候群。过敏性休克的表现与程度依机体反应性、抗原进入量及途径等而有很大差别。发病通常突然且剧烈，若不及时处理，常可危及生命。少量肾上腺素（$5\sim10\mu g$）静脉注射为一线用药，抗组胺类药物为二线用药。

二、休克的临床表现

1.休克前期，失血量低于20％循环血量。由于机体的代偿作用，患者中枢神经系统兴奋性提高，患者表现为精神紧张、烦躁不安、面色苍白、四肢湿冷、脉率增快、呼吸频率增快、动脉压可维持正常、脉压差缩小、尿量正常或减少。

2.休克期，失血量达到20％～40％循环血量。患者表情淡漠、反应迟钝、皮肤黏膜发绀或花斑、四肢冰冷、脉搏细速、呼吸浅促、动脉压进行性下降、尿量减少、浅静脉萎陷、代谢性酸中毒。

3.休克晚期，失血量超过40％循环血量。患者意识模糊或昏迷、皮肤黏膜明显发绀、甚至出现瘀点及瘀斑、四肢厥冷、脉搏微弱（无创血压无法测量）、呼吸微弱、无尿，继发多系统器官功能衰竭而死亡。

三、休克的诊断

1.病因分析：是否存在引起休克的原发疾病。

2.休克指数（Shock Index，SI），SI＝脉率/收缩压（表14-22）。

表14-22　休克指数临床意义

SI值	休克程度
0.5～0.7	正常
≥1.0	轻度休克
≥1.5	中度休克
≥2.0	重度休克

四、休克时重要器官的病理生理改变

1.肾脏和肾上腺：最早发生神经内分泌改变，产生肾素、血管紧张素、醛固酮、皮质醇、红细胞生成素及儿茶酚胺。休克早期时，肾脏可通过选择性收缩血管，使肾皮质血流减少，肾髓质血流增加进行自身调节，维持肾小球滤过率。但持续性低灌注会导致细胞缺血缺氧，肾小管上皮细胞斑片状坏死，继而尿浓缩功能丧失，最终发展为肾小管上皮细胞坏死和肾功能衰竭。

2.心脏：休克期间心肌细胞缺血缺氧，释放一些有毒物质如乳酸、氧自由基以及其他体液因子都对心肌产生负性变力作用。当休克失代偿时，便可能导致心功能障碍。伴有心脏疾病或直接心脏创伤的患者发生失代偿的风险更大。由于心脏每搏输出量较为固定，所以休克发生后心动过速成为唯一提高心排出量的方法，但这也对心脏氧供需平衡造成了严重的影响。

3.肺脏：也是缺血缺氧时易受炎性产物侵害的器官。免疫复合物和细胞因子在肺毛细血管的积聚会导致中性粒细胞和血小板聚集，毛细血管通透性增加，肺组织结构破坏和急性呼吸窘迫综合征（ARDS）。ARDS常发生于休克期内或稳定后$48\sim72h$内。在创伤性休克患者中，肺脏是多器官功能衰竭（MOSF）的前哨器官。

4.肠道：是受低灌注影响最早的器官之一，并且可能是MOSF的主要触发因素。休克早期即可出现强烈的血管收缩,并且常导致"无复流"现象。肠细胞的死亡会破坏肠道黏膜屏障功能从而导致肠道内细菌向肝脏及肺脏移位,进而可能导致 MOSF。

5.肝脏:肝细胞新陈代谢活跃,在缺血性炎症反应和血糖调节方面发挥重要作用。休克后出现的肝脏合成功能衰竭甚至可能致命。

6.骨骼肌:大量骨骼肌缺血缺氧会产生大量乳酸和自由基,持续缺血后会导致细胞内钠离子和游离水增加,从而加剧血管内及组织间隙液体的消耗。

五、休克的治疗原则

1.休克的纠正有赖于早期的诊断及病因治疗,病因治疗的同时积极给予恰当的抗休克治疗。

2.患者可取平卧位,避免不必要的搬动,下肢可抬高 15°~20°,有利于增加回心血量。

3.保持呼吸道通畅,同时采用高流量吸氧(鼻导管或是面罩),在无法呼吸或是呼吸衰竭的患者应建立人工气道,必须保持氧供;机械通气时避免过高的通气压力,尽可能将吸入气体氧浓度(FiO_2)控制在 0.6 以下,以减轻肺脏氧中毒以及对循环产生的不利影响。

4.维持正常体温,积极采取保温或降温措施,高热患者一般宜采用物理降温。

5.及早建立中心静脉输液,补充有效循环血量,改善重要脏器及微循环灌注,增加组织氧供,偿还氧债。

6.根据病因选择恰当的血管活性药物,提高平均动脉压、心肌收缩力、增加心输出量以改善重要脏器及外周组织血供。

7.根据输血指征及时使用血液制品,或使用自体血回收加成分输血。

8.使用碳酸氢钠能暂时改善酸中毒,但不主张常规使用。代谢性酸中毒的处理应着眼于病因治疗及容量复苏,在组织灌注得到恢复的过程中酸中毒状态可逐渐纠正,而过度的血液碱化会使氧离曲线左移,不利于血红蛋白向组织间隙释放氧气。因此,在休克的治疗中建议使用碱性药物仅用于严重的酸中毒。另外碳酸氢钠与游离的氢根可产生大量的 CO_2,所以使用碳酸氢钠的患者需人工呼吸以排除额外产生的 CO_2。

六、麻醉方法及药物的选择

1.麻醉方法首选全身麻醉。在病情得到控制及生命体征平稳后可应用区域阻滞的方法提供术后镇痛,但需正确评估病情,并不推荐。

2.麻醉药物:

(1)苯二氮䓬类,该类药物可以提供术中镇静及遗忘作用,可联合镇痛药物应用于休克患者的麻醉,临床常用咪达唑仑。

(2)依托咪酯,对循环影响小,不降低心肌收缩力,不阻断交感反应。

(3)阿片类药物,其中芬太尼及舒芬太尼对循环影响较小,不抑制心脏功能。

(4)肌松药,罗库溴铵起效快,对心血管影响小,无组胺释放作用;顺式阿曲库铵不经过肝肾代谢,在休克患者亦不延长作用时间,亦无组胺释放作用。

(5)吸入麻醉药,休克患者的 MAC 值下降。

七、术中监测

1.心电图:除了监测心率变化外还可以分析有无心律失常、心肌缺血和电解质异常。

2.动脉压:动脉压是诊断及治疗休克的重要指标。休克患者由于外周血管代偿性收缩导致无创式血压准确性下降,有条件者应尽早进行有创(直接)动脉压的测量。目标平均动脉压(MAP)应维持在65mmHg以上,慢性高血压患者应适当提高目标MAP值。

3.中心静脉压:通过中心静脉导管行静脉压力监测,其变化趋势较绝对值更有临床意义。

4.血气分析:分析酸碱状态、观察乳酸、血糖、离子变化,并对症治疗。

5.尿量:是反映肾脏血液灌注及肾脏功能的可靠指标,也可间接反映全身循环血量情况,目标尿量应≥0.5mL/kg/h。使用集尿瓶,最好应用滴管,便于随时了解尿量变化及观察治疗反应。

6.体温:监测核心体温(鼻咽、食道、直肠),对低体温及高体温给予处理。鼻咽温稍低于食道及直肠温度。

7.红细胞计数及红细胞比积:在大量出血和大容量液体复苏造成血液过度稀释时会造成组织供氧不足,休克患者应维持Hct在25%～30%之间。

8.血乳酸:组织氧供不足时进行无氧代谢,产生乳酸。乳酸是反映组织灌注和代谢情况的灵敏指标,其升高程度与休克严重程度正相关。在抗休克治疗过程中乳酸下降代表病情好转,组织供氧得到改善。

9.心排量监测及食道超声(TEE)监测:有条件者应采用有创或无创心排量监测指导液体治疗;TEE可明确心脏容量及收缩状态,协助诊断心源性休克及指导输液。

八、休克复苏治疗

(一)失血性休克

失血导致氧供不足并激活一些旨在保持重要器官灌注的稳态机制。是在细胞、组织及整个器官水平发生的上述复杂事件以及出血引起的灌注不足和创伤导致的组织损伤的病理过程。

1.失血性休克分级(表14-23)。

表14-23　失血性休克程度分级

休克等级	血液丢失（mL，%）	心率（次/min）	血压	脉压	呼吸频率（次/min）	精神状态
I	<750（<15）	<100	正常	正常	14～20	轻度焦虑
II	750～1500（15～30）	100～120	正常	变窄	20～30	中度焦虑
III	1500～2000（30～40）	120～140	降低	变窄	30～40	焦虑,意识障碍
IV	>2000（>40）	>140	降低	变窄	>35	意识障碍,嗜睡

2.失血性休克的特点:

随着出血和休克,血液中适应性和非适应性改变皆会发生。在出血部位,凝血级联反应和血小板激活,形成止血栓。远离出血部位则是纤溶活性增强,可能是为了预防微血管血栓形成。因出血引起血小板数量下降,活性降低均可导致凝血功能障碍并增加死亡率。医源性因素可进一步加剧活动性出血患者的凝血功能障碍。过度的晶体液复苏稀释血液的携氧能力和凝血因子浓度。输注大量冷盐水会加剧出血、能量储存衰竭及环境暴露引起的热量丢失,还导致凝血级联相关酶的功能下降。最后,过度的输注偏酸性晶体液加重由低灌注引起的酸中毒,并进一步损害凝血因子的作用,导致凝血障碍、低体温及酸中毒为一体的"死亡三联征"。

3.失血性休克的复苏:

早期识别失血性休克和迅速采取措施止血是拯救生命的关键,因为从发病到死亡的中位时间仅为2h。迅速控制出血、恢复患者的血管内容量和携氧能力使休克的深度和持续时间得到控制,同时偿还积累的氧债,以期氧债在休克变得不可逆转之前得到偿还。

(1)避免或纠正低体温。

(2)止血:肢体出血,在出血部位直接压迫或在其附近使用止血带,交接部位出血使用止血敷料。

(3)延迟液体复苏:应用在特定患者(穿透性躯体创伤及院前转运时间短者),直至确切止血。

(4)建议在抵达医院后的头6h内将晶体液输注量限制在3L以下,这个限制不包括血液制品。使用胶体、右旋糖酐或高渗盐溶液作为严重出血的院内早期液体复苏并没有明确益处。

(5)使用大量输血方案,确保能迅速获得足够的血液制品。建议使用血浆、血小板及红细胞的比例接近1:1:1(即1单位血浆、1单位机采血小板与1单位红细胞)时是安全的。上述血液制品中含有枸橼酸,在接受大量血液制品的失血性休克患者中,枸橼酸可能是有害的,可引起危及生命的低钙血症和进行性凝血障碍,因此在大量输血期间应经验性给予钙剂(例如在输入头4单位任何血液制品后静脉注射1g氯化钙),并应监测电解质水平。

(6)确定性手术、内镜或血管造影栓塞止血。

(7)优化止血:最大限度减少血浆、血小板和红细胞输注的不平衡。

(8)获得凝血方面的功能性实验室检查(例如凝血功能检查、血栓弹力图等),以指导从经验性输血转为目标性治疗。

(9)选择性使用辅助药物逆转抗凝药物,以应对持续的凝血功能障碍。

(10)对于失血性休克早期给予升压药目前仍是有争议的,并不常规推荐使用。但是对于出现血管收缩反应不良或血管麻痹时使用升压药可能会避免循环骤停的发生。如果存在威胁生命的低血压,对液体复苏无反应则推荐在继续液体复苏的同时使用血管活性药物维持目标血压。去甲肾上腺素是失血性休克的一线升压药,如果存在心功能不全,推荐使用强心药(可使用多巴酚丁胺或肾上腺素)。需要注意的是在容量复苏不充分的情况下使用血管加压药反而会增加患者的病死率。血管加压素具有细胞缺血和皮肤坏死的可能,尤其是与中-大剂量去甲肾上腺素合用时。

(11)通过合适部位的外周血管通路进行短期(<1~2h)输注或推注血管加压药不太可能会引起局部并发症,但肢体远端静脉通路(手、腕、前臂、隐静脉、足静脉)发生的局部并发症较近端(肘部、颈外静脉等)高很多。如果超过2~6h,则最好是经中心静脉给药。而正性肌力药经外周或中心静脉给药发生的局部并发症都比较少。

（二）感染性休克

感染性休克即脓毒性休克,指在严重感染基础上的低血压持续存在,经充分的液体复苏无法纠正。急性全身感染诱导的低血压定义为收缩压<90mmHg 或平均动脉压 MAP<70mmHg,或收缩压下降超过 40mmHg,或下降超过年龄校正后正常值的 2 个标准差以上,除外其他导致低血压的原因。

1.病因治疗:处理原发感染灶为治疗中心。

2.早期复苏及血流动力学管理:容量复苏和应用血管活性药物是治疗感染性休克中重要的循环支持手段,目的是改善血流动力学状态、逆转器官功能损害并且预防多器官功能衰竭的发生。

(1)争取在 6h 内达到复苏目标:中心静脉压达到 8～12mmHg、平均动脉压≥65mmHg、尿量≥0.5mL/kg/h、中心静脉或混合静脉血氧饱和度≥70%,以提供氧输送,改善内脏灌注。

(2)关于复苏液体种类的选择一直存在争议。现阶段的证据证明胶体液与晶体液在复苏方面无明显差异。比较推荐的是在严重感染的初始阶段复苏使用平衡晶体液,在初始液体复苏不理想时考虑使用白蛋白,避免使用羟乙基淀粉。

(3)使用血流动力学指标管理液体量。

(4)建议选择去甲肾上腺素作为首选缩血管药物,还可同用肾上腺素、血管加压素及多巴胺,但不推荐使用低剂量多巴胺作为肾脏保护药物。对存在心功能不全的患者使用多巴酚丁胺。

(5)经充分液体复苏和血管活性药物治疗仍不能维持血流动力学稳定者建议使用糖皮质激素。

(6)一旦纠正组织低灌注,且并没有出现心肌缺血、严重贫血、急性出血或缺血性心脏病时,推荐仅在 Hb<70g/L 时输注红细胞,且成人目标红细胞浓度为 70～90g/L。如患者无出血或有创操作时不推荐输注新鲜冰冻血浆用于纠正凝血功能障碍。

(7)高血糖对机体的伤害已是不争的事实,高血糖抑制免疫功能,导致机体对感染的易感性增加。严格控制血糖在生理范围内(4.4～6.1mmol/L)可显著改善患者预后,因此对于院前抢救的休克患者只有明确有低血糖时才可使用 50% 的葡萄糖。推荐严重感染患者早期病情稳定后维持血糖<8.3mmol/L。

（三）抗酸治疗

1.酸中毒对机体造成的危害:

(1)降低血管平滑肌对血管活性物质的反应。

(2)微动脉及毛细血管前括约肌舒张,而毛细血管后的小静脉仍然收缩,使微循环淤血,微循环淤血进一步加重酸中毒。

(3)使心肌收缩力下降。

(4)细胞内钾离子与细胞外游离氢离子交换,出现高钾血症。

(5)血液凝固性增高,促进 DIC 的形成。

2.抗酸治疗:休克患者由于组织氧供不足,无氧代谢产物增加导致代谢性酸中毒。

(1)积极病因治疗及合理的液体复苏可以改善组织氧供,在组织灌注恢复的过程中酸中毒状态可逐步纠正。

(2)对于休克导致乳酸酸中毒的患者建议在 pH<7.15 时再开始使用碳酸氢钠。碳酸氢钠与游离氢离子生成大量 CO_2,需要保证患者有足够的通气量,避免出现呼吸性酸中毒。

（3）需要补充碳酸氢钠的量可参考以下公式：补碱量（mmol）＝BE 绝对值×0.25×体重（kg）。经计算先使用 1/2～2/3 药量，用药 1h 后再进行血气分析，遵循"宁酸勿碱"的原则（pH 升高使氧离曲线左移，氧合血红蛋白不易向组织释放氧气）。

九、休克复苏终点与预后评估

1.临床指标：传统复苏目标为维持患者心率＜120 次/min、平均动脉压＞60mmHg、尿量＞0.5mL/kg/h、末梢循环及神志改善。但越来越多的研究发现达到传统指标后的休克患者仍然存在组织的低灌注，而这种状态的持续最终可导致患者的死亡。所以传统指标对于休克治疗有一定的指导意义，但不能作为休克复苏的终点目标。

2.血乳酸：将血乳酸清除率正常化作为复苏终点优于平均动脉压及尿量。以血乳酸≤2.0mmol/L为标准，如果在第一个 24h 内患者乳酸水平降至正常，则患者的存活率为 100%。血乳酸的水平与低血容量性休克患者的预后密切相关，持续性高水平的血乳酸（＞4mmol/L）预示患者的预后不佳。另外血乳酸清除率比血乳酸的绝对值能更准确地反映患者的预后。

3.胃黏膜内 pH(pHi)和胃黏膜内 CO_2 分压($PgCO_2$)：Phi 可反映内脏或局部组织的灌注状态，对休克具有早期预警作用，与低血容量性休克患者的预后相关。$PgCO_2$ 比 Phi 更可靠，当胃黏膜缺血时，$PgCO_2$ 大于 $PaCO_2$，$P(g-a)CO_2$ 差值大小与缺血程度相关。$PgCO_2$ 正常值＜6.5kPa，$P(g-a)CO_2$＜1.5kPa。可以将 Phi＞7.30 作为复苏终点，能更早更准确地预测患者的死亡和 MODS 的发生。

第十三节　控制性降压在麻醉中的应用

控制性降压(controlled hypotension)是指在全身麻醉下手术期间，在保证重要脏器氧供情况下，采用降压药物或麻醉技术等方法，人为地将平均动脉压(MAP)降低至 50～65mmHg(6.67～8.67kPa)或将基础 MAP 降低 30%，从而使手术术野出血量随血压的降低而相应减少，但又不会有重要器官由于缺血缺氧而发生损伤，在中止降压后血压迅速恢复至正常水平，不产生永久性器官损害。

目前公认正常体温的患者，控制 MAP 的安全低限为 50～55mmHg，此范围内脑血流量(CBF)的自身调节能力仍然可以保持。多数文献要求控制性降压的时间不超过 30min，但随着 MAP 的适当提高，可以延长控制时间。

一、控制性降压的理论基础

1.理论依据：

$$组织血液灌流量=\frac{(\pi×灌注压×血管内径^4)}{8×血液黏度×血管长度}$$

根据上述公式，对一个器官来说如果血管的长度和血液黏滞度不变，则器官的灌注量取决于该器官血管的口径，这是实施控制性低血压的重要理论基础。在控制性降压时，尽管 MAP 明显降低，但由于阻力血管口径增大，血流阻力降低，仍可维持器官血液灌注量不变。

MAP＝心输出量(CO)×总外周血管阻力(TSVR)。

2.降压措施：

(1)扩张小动脉,降低 TSVR。小动脉具有丰富的平滑肌,阻力变化很大,对 MAP 的调控起着重要作用。

(2)扩张静脉,使回心血量下降,导致心排量下降。

3.控制性降压的目的：

(1)改善手术条件：如颌面部、耳鼻喉手术、肩关节镜手术等,由于血供丰富造成术野不清,控制性降压技术可使术野清晰。

(2)有利于手术操作：如颅内动脉瘤夹闭、大动脉阻断等,控制性降压时动脉壁张力下降,有利于手术操作。

(3)减少或控制输血：控制性降压最高可减少 50％的术中失血。

二、控制性降压对重要脏器的影响

1.脑：当 MAP 在 50～150mmHg 之间波动时脑血流量(CBF)无明显变化,而当 MAP＜50mmHg 时脑血流的自身调节功能消失,CBF 随 MAP 的下降而减少。由于脑灌注压(CPP)＝MAP－颅内压(ICP),故对于 ICP 增高的患者,控制性降压是极不安全的。

控制性降压最大的危险在于脑组织灌注不足而造成的脑缺氧性损伤。

2.心脏：控制性降压可导致 CO 下降,进而减少冠脉灌注。(1)冠状血管阻力可根据心肌代谢需要进行自身调节。

(2)外周动/静脉扩张,使心脏前后负荷减少,心肌耗氧量减少。

(3)扩张动脉的同时发生反射性心动过速,使心脏舒张期时程变短,冠脉供血时间缩短。所以在控制性降压期间,控制心率已成为控制性降压的重要措施。

(4)行控制性降压时心电图可出现 P 波低电压、ST 段升高或降低、T 波低平/双向/倒置直至病理 Q 波的出现,均代表不同程度的心肌缺血性改变。

3.肾脏：当收缩压在 80～180mmHg 之间时肾脏血流通过自身调节功能维持恒定。而当收缩压＜75mmHg 时,肾小球滤过率开始下降,出现尿量减少直至无尿。但无尿并不代表肾功能损伤,此时的血液灌注仅能满足肾脏代谢需要,如血压进一步下降或持续时间过长则必然会出现肾脏功能的损伤。

对于肾功能正常的患者,控制性降压可能会导致一过性蛋白尿、血尿等肾小球及肾小管上皮细胞损伤的表现,但程度轻且恢复快。对肾功能异常的患者则会造成严重损害。

为保证肾脏功能,降压期间应监测尿量,应维持尿量＞50mL/h。

4.肝脏：肝脏的血供 20％来自肝动脉,80％来自门静脉,其血流自身调节能力有限,行控制性降压时：

(1)肝血流变慢,但耗氧量不变。

(2)肝动脉血流减少。因此肝脏面临缺氧的危险,对肝功能可能有一定影响。如果降压得当,不致引起明显的肝缺血、缺氧和肝细胞损害。

5.肺脏：在控制性降压过程中,肺血管扩张、肺动脉压降低,如心排血量不足可引起肺内血流重新分布,出现通气/血流比(V/Q 比)失调。

在降压前输入一定的液体可使血容量充盈,肺灌注良好,降压后 V/Q 比不会发生明显改变;并且在降压期间应适当增加通气量及提高吸入氧浓度。

6.微循环:硝普钠主要扩张毛细血管前小动脉,降压后有 55% 的血流经毛细血管动静脉直接通路分流易引起组织缺氧;而硝酸甘油主要扩张小静脉,减少回心血量,不易引起组织缺氧。

7.眼:眼压＝眼内血压＋房水压力,如 MAP 下降则眼内压下降,导致视力模糊,严重者可致失明。

三、控制性降压的适应证及禁忌证

(一)适应证

1.大血管手术要求降低血管张力时。

2.减少手术中出血/渗血,如颅内血管瘤、脑血管畸形、巨大脑膜瘤、髋关节离断成形、脊柱侧弯矫正及膀胱癌根治术等。

3.为精细、深部手术提供良好的术野,如内耳、垂体及下丘脑等脑深部手术。

4.加强血液保护、减少术中输血,适用于血源紧张、大量输血有困难或需限制输血的患者。

5.防止或控制麻醉期间的血压过度升高。

6.扩张血容量和/或防止高血压危象,如嗜铬细胞瘤患者,切除肿瘤前适当降压有利于扩充血容量并防止高血压危象的发生。

(二)禁忌证

1.实施控制性降压技术者对该技术的生理和药理知识缺乏全面了解。

2.患者合并严重的心血管疾病(除外用于降低心脏负荷为目的者),如严重高血压、缺血性心脏病等。

3.重要脏器有严重器质性病变者,如肝肾功能损伤障碍以及中枢神经系统退行性病变等。

4.全身状况差,如严重贫血、休克、低血容量或呼吸功能不全的患者。

5.相对禁忌:高龄、颅内压升高、缺血性周围血管性疾病、既往静脉炎和/或血栓形成病史、闭角型青光眼患者(禁用神经节阻断药)。

四、控制性降压常用药物和方法

(一)血管活性药物

1.硝普钠:以直接松弛小动脉血管平滑肌为主,从而降低血压。通常配制成 0.01% 浓度的溶液连续静脉滴注;或使用输液泵进行缓慢泵注,从 $10\mu g/min$ 的速度开始,根据血压下降的程度进行调整,最大量不超过 $10\mu g/kg \cdot min$。停药后 $2\sim5min$ 血压即可恢复至降压前水平。

需要注意的事项包括:

(1)配制好的药液要避光使用,以防变质。

(2)突然停药可能出现血压的"反跳现象"。

(3)大剂量或长时间使用有氰化物中毒的危险。氰化物中毒的症状为恶心、呕吐、抽搐、肌肉痉挛、难以纠正的低氧血症、意识消失等。

2.硝酸甘油:以扩张静脉血管为主。从 $1\mu g/kg \cdot min$ 的剂量开始每分钟逐渐增加直至达到目标血压,起效及血压恢复时间较硝普钠缓慢。

（1）扩张冠状动脉,改善心肌血供,减少心肌氧耗,降低左室舒张末容积,具有一定的心脏保护作用。

（2）扩张脑血管而增加颅内压,颅内压增高患者慎用。

（3）可使眼内压增高,故青光眼患者不宜使用。

3.钙通道阻滞剂:通过特异性抑制细胞外钙离子内流而抑制血管平滑肌收缩,扩张末梢血管,从而达到降压的目的。同时抑制心肌收缩力、窦房结自律性及减慢房室传导。术中多选用尼卡地平,起效及血压恢复时间短。

4.α1 受体阻滞剂:常用乌拉地尔,阻滞 α1 受体使 TSVR 下降,血压下降。具有自限性降压作用,即使大剂量也不产生过度低血压,适用于诱导中度低血压。首次用量为 $10\sim15mg$ 静脉注射,可维持 $20\sim25min$,也可采取持续泵注的方式。

5.β 受体阻滞剂:通过减慢心率、降低心排血量来降低血压,也用来抑制扩血管药物引起的代偿性心率增快。术中常选用艾司洛尔,为超短效 β1 受体阻滞剂,可控性强。

（二）麻醉技术

1.加深麻醉:中枢交感神经的活性受麻醉深度的直接影响,无论是静脉麻醉还是吸入麻醉在加深麻醉后血压都有不同程度的降低。新型吸入麻醉药(七氟烷、地氟烷)可控性强、作用迅速、效果确切,都可以用于控制性降压。如只需短暂时间的控制血压,可通过间断静脉注射丙泊酚来达到。

2.较广泛的椎管内阻滞:阻滞范围内血管扩张,回心血量下降导致血压下降。但可控性差,血压恢复慢,易造成广泛阻滞及严重低血压。

较长时间的降压并不推荐使用加深麻醉的方式,易出现明显的苏醒延迟。

3.体位调节:降压时通过改变患者体位可调节降压的程度和速度。手术部位高于身体其他部位,可使血液潴留于身体下垂部位,回心血量减少,血压降低。

五、中止降压

手术主要步骤结束后应逐渐中止降压,尽可能缩短控制性降压的时间。待血压回复至基础水平,并彻底止血后再缝合切口,避免术后继发出血或血肿形成。

中止降压后若血压回升不明显,应首先考虑低血容量,可迅速补充血容量并抬高下肢。目前临床上多采用短效降压药,一般在停药后经体位调整、减浅麻醉和补充血容量等治疗后,血压可迅速恢复至基础水平。

中止降压后部分患者出现难复性低血压状态,必要时可给予适当缩血管药物。

六、控制性降压期间监测及注意事项

（一）术中监测

1.常规监测:血压、心率、脉搏氧饱和度、心电图、体温、尿量。

2.为保证控制性降压的准确性,应进行动脉穿刺行直接动脉压力监测;行 CVP 监测评估血容量;有条件的情况下可行脑电监测。

3.降压期间需观察患者皮肤及末梢循环情况。如皮肤四肢干燥红润,末梢循环无瘀滞现象则证明毛细血管充灌注较好。

4.对于使用硝普钠降压的患者应定期监测血气分析结果。

5.降压期间定期监测血红蛋白及红细胞压积。

(二)注意事项

1.正常体温的患者,MAP 的安全低限为 50mmHg,时间控制在 30min 以内。老年人、高血压、动脉硬化症患者血压下降不得超过基础血压的 30%。手术时间较长时,每次降压时间最长不宜超过 1.5h。尽量减少降压幅度和缩短降压时间。

2.避免降压过程过快,使机体有调节适应的过程。

3.在降压的过程中应保证足够的氧供及通气,推荐吸入氧浓度>50%,并维持正常的 $PaCO_2$。

4.降压效果不明显时应及时更换降压措施,或联合使用药物及技术。

5.及时补充血容量,以保证器官组织灌注。

6.麻醉医生应具备熟练的麻醉技术和正确判断处理病情的能力,术者应充分配合,确保患者生命安全。

7.术后搬动患者时应注意观察血压变化,避免发生体位性低血压导致严重后果。

七、控制性降压并发症

(一)并发症

并发症的发生与适应证选择、降压技术的掌握及降压管理不当有密切关系。降压过程过快、药物用量过多、有效循环血量不足以及对患者术前潜在危险因素缺乏了解均导致并发症的发生率增加。

1.脑栓塞、脑缺氧性损伤。

2.冠状动脉供血不足,心肌梗死、心力衰竭、心脏停搏。

3.急性肾损伤。

4.血管栓塞。

5.降压后反跳性出血。

6.持续性低血压。

7.嗜睡、苏醒延迟或苏醒后精神障碍。

8.呼吸功能障碍。

9.失明。

(二)并发症的预防及处理

1.严格掌握适应证及禁忌证。

2.及时补充液体量。

3.适度降压,缓慢降压,不随意延长降压时间。

4.保持气道通畅,充分供氧,保持 $PaCO_2$ 正常。

5.术后患者清醒、反应活跃、皮温正常及肤色红润应视为恢复良好。

第十四节　无痛诊疗及日间手术的麻醉管理

一、无痛消化内镜诊疗技术

指在内镜检查时适当地给予镇静及镇痛性麻醉药物,使患者处于睡眠或镇静状态,消除或减轻患者在消化内镜诊疗过程中的痛苦,从而提高患者对消化内镜的接受度,同时能使内镜医生更顺利完成诊疗过程。

(一)实施无痛诊疗技术目的

1.减少患者的焦虑和不适。

2.增强患者对内镜操作的耐受性和满意度。

3.降低患者在操作中因肢动发生机械性损伤的风险。

4.为内镜医生创造最佳的诊疗环境。

(二)无痛诊疗操作室实施条件

1.需满足消化内镜室基本要求。

2.无痛诊疗室单个诊疗单元面积$\geqslant 15m^2$。

3.诊疗室内除应配置消化内镜基本诊疗设备外,还应配置心电监护仪、麻醉机、供氧和吸引系统、心脏除颤仪、气道管理设备(喉镜、气管导管等)、常用麻醉药物(丙泊酚、咪达唑仑、芬太尼等)及常用急救药品(阿托品、麻黄碱、异丙肾上腺素、纳洛酮、氟马西尼、氨茶碱等)。

4.具有独立麻醉恢复室或麻醉恢复区域,内镜操作室与麻醉恢复室床位比例应为1:1～1:1.5。恢复室内需配置心电监护仪、麻醉机、急救车、输液、吸氧、吸引及急救设备。

5.根据无痛受检患者人数合理配备麻醉医生人数,每个操作单元配置1名高年资麻醉住院医师和1名麻醉护士,每2～3个操作单元配置1名具有主治(含)以上资质的麻醉医生指导并负责所属单元患者的麻醉镇静及麻醉恢复。由较高年资的内镜医生实施内镜操作。

(三)无痛内镜诊疗适应证

1.所有因诊疗需要并愿意接受无痛内镜诊疗的患者。

2.对消化内镜检查有顾虑或恐惧感、高度敏感而不能自控的患者。

3.操作时间较长、操作复杂的内镜诊疗技术,如内镜下逆行胰胆管造影术(ERCP)、内镜超声(EUS)、内镜下黏膜切除术(EMR)、内镜下黏膜下层剥离术(ESD)、经口内镜下贲门肌离断术(POEM)、小肠镜等。

4.一般情况良好,ASAI级(正常健康人)或Ⅱ级(患有不影响活动的轻度系统疾病)的患者。

5.处于稳定状态的 ASAⅢ级(患有影响其活动的中、重度系统疾病)或Ⅳ级(患有持续威胁生命的重度系统疾病)患者,可在密切监测下接受无痛内镜检查。

6.婴幼儿及不能配合操作的儿童,上消化道大出血患者可在气管插管麻醉下行无痛内镜检查。

(四)无痛内镜检查的相对禁忌证

1.有常规内镜操作禁忌者。

2.ASA V级的患者(病情危重,生命难以维持24h的濒死患者)。

3.严重的心脏疾病患者,如发绀型心脏病、伴肺动脉高压的先天性心脏病、恶性心律失常及心功能 3～4 级等情况。

4.困难气道及患有严重呼吸道病变,如阻塞性睡眠呼吸暂停综合征(OSAHS)、张口障碍、颈项或下颌活动受限、病态肥胖、急性呼吸道感染、慢性阻塞性肺疾病急性发作期、未受控制的哮喘等。

5.肝功能差(Child－PughC 级)、急性上消化道出血伴休克、重度贫血、胃十二指肠流出道梗阻伴有内容物潴留。

6.严重的神经系统疾病患者,如脑卒中急性期、惊厥、癫痫未有效控制者。

7.无监护人陪同者。

8.有药物滥用、镇静药物过敏史及其他麻醉风险者。

(五)无痛内镜诊疗操作流程

1.麻醉前访视与评估:

(1)患者知情告知:应告知患者镇静、麻醉的操作过程,并向患者解释镇静麻醉的目的、风险,取得患者同意,并签署知情同意书。

(2)麻醉前评估:应该详细了解患者重要病史(心肺疾患、神经系统疾病、打鼾、目前用药和饮酒情况、药物过敏史、手术史最后一次进食或饮水的时间及量、育龄期女性妊娠可能性),并进行体格检查(包括生命体征和体重、心肺听诊、意识状态评估)和气道评估(有无肥胖、短颈、颈椎疾患以及口腔和下颌关节的结构异常),还要常规行心电图及 X 线胸片检查,必要时行心脏超声及肺功能检查。

2.术前准备:无痛内镜诊疗与普通内镜诊疗术前准备基本相同。

(1)患者应在术前禁食 6h,术前禁饮 2h,如果有胃排空功能障碍或胃潴留,应适当延长禁食水时间,必要时可选择行气管插管以保护气道。

(2)患者如果有活动义齿,应在术前取下义齿。

(3)轻度镇静条件下,才可用咽喉部表麻以增强患者耐受性;中度以上镇静及全麻状态下,不必使用咽喉部表面麻醉。

(4)当日实施麻醉的主管医师应当对术前评估记录进行确认,并且再次核实患者身份和将要进行的操作。

(5)建立静脉通道,首选右上肢。

(六)麻醉实施

首先由护士为患者开放静脉通道。患者取左侧卧位,嘱患者咬好牙垫,持续吸氧,连接监护设备,监测生命体征,根据消化内镜诊疗目的和镇静深度的需求,可采用下列不同的麻醉或镇静药物:

1.常用药物:

(1)丙泊酚:短效、速效、无蓄积、抗恶心呕吐;抑制平滑肌细胞磷酸二酯酶活性并拮抗多巴胺 D2 受体,减弱胃肠道平滑肌蠕动,更有利于内镜检查;镇静作用明显,但镇痛作用甚微;单独使用时对心血管系统和呼吸系统有比较明显的抑制作用;常有注射痛,尽量选择较粗大静脉给药。单次静脉注射 1～2mg/kg,必要时可分次追加 0.3～0.5mg/kg。

(2)咪达唑仑:起效快、时效短、毒性低;抗焦虑及镇静作用明显,具有顺行性遗忘作用;对呼吸及循环功能影响小;静脉注射对血管无刺激,可与丙泊酚合用并减少其用药量;具有特异性拮抗剂氟马西尼;一般成人首次剂量为 1～2.5mg。

（3）芬太尼：镇痛效果明显；可降低心肌耗氧量；联合丙泊酚应用可减少丙泊酚用药量；分次及缓慢给药可减少呼吸抑制的发生。

（4）依托咪酯：快速型镇静催眠药；优点是心血管副作用小，适用于心血管系统不稳定的患者；也存在注射痛；部分患者在用药后出现肌肉震颤，可联合应用咪达唑仑以减少该不良反应；恶心呕吐发生率高于丙泊酚。

（5）氯胺酮：唯一具有镇痛作用的静脉麻醉药；呼吸抑制作用轻微；具有兴奋交感和循环系统的作用。

2.常用药物配伍：

（1）单独使用丙泊酚，1～3mg/kg。

（2）咪达唑仑 0.02～0.06mg/kg＋丙泊酚 0.5～1.5mg/kg。

（3）咪达唑仑 0.02～0.06mg/kg＋芬太尼 0.5～1μg/kg。

（4）咪达唑仑 0.02～0.06mg/kg＋芬太尼 0.5～1μgkg＋丙泊酚 0.5～1mg/kg。

（5）1mg 咪达唑仑＋5μg 舒芬太尼＋丙泊酚或依托咪酯，依托咪酯剂量一般在 0.1～0.2mg/kg，丙泊酚剂量 1～1.5mg/kg。以上仅是一些推荐及常用的药物配伍，还有更多的新型药物及更加新颖的配伍正逐渐应用于临床。由于无痛内镜诊疗所采用的药物，无论是镇静还是镇痛都或多或少对循环和呼吸有一定的抑制作用，且均有协同作用，因此要严格控制药物的剂量和注射速度。

（七）麻醉效果评估

常采用 Ramsay 分级法（表 14‑24），根据镇静深度和对运动的反应进行分级。

表 14‑24　镇静 Ramsay 评分

Ramsay分级	镇静深度及反应
1级	患者焦虑，躁动不安
2级	清醒、安静、合作
3级	安静入睡，仅对指令有反应
4级	入睡，对高声反应活跃，对轻叩眉间或声觉反应敏感
5级	入睡，对叩眉和声音反应迟钝
6级	深睡眠或意识消失，处于麻醉状态

要完全抑制咽喉反射，往往需要 5～6 级的镇静，目前的无痛内镜诊疗镇静多维持在 3 级以上水平。

（八）麻醉恢复

1.恢复早期：麻醉结束至患者从麻醉中苏醒，此阶段是麻醉后并发症的高发期，患者需进行严密监护。

2.恢复中期：清醒后至达到离院标准。

3.恢复晚期：离院至完全恢复。改良的 Aldrete 评分，包括清醒程度、活动能力、血流动力学稳定程度、氧合状态、术后疼痛评分、呼吸稳定情况及术后恶心呕吐，每项 0～2 分。如高于 12 分，且任何一项不低于 1 分即可离院。

（九）无痛内镜不良反应及对策

1.舌后坠：双手提下颌，可维持气道通畅。

2.氧饱和度下降：实施麻醉前进行预吸氧，提高机体氧储备；大部分患者可随呼吸的恢复而恢复至正常氧饱和度，极少患者需中止检查行面罩控制呼吸。

3.呛咳及躁动:寻找原因,对症处理。

4.心律失常:如循环稳定可暂不处理;如影响循环则应暂停操作,对症处理。

5.血压下降:适当补液,并应用血管活性药物。

6.恶心呕吐:积极预防,对症处理。

7.反流误吸:重视术前对胃食管反流症的评估,严格遵守禁食水时间。误吸后果严重,需进行积极的预防及处理。

二、日间手术麻醉

日间手术(ambulatory surgery)是指患者入院、手术和出院在 1 个工作日(24h)之内完成的一种手术模式。然而在日间手术时间界定上,应考虑我国国情及不同地区医疗水平的差异,由各地区、医院制订符合自身实际情况的日间手术模式。

(一)开展日间手术及麻醉的基本条件

开展日间手术的手术室环境、设备、设施等条件应与住院手术室一致。必须配备各类常规麻醉与围术期管理用药及抢救药品,以及具备成熟的抢救流程。手术医生、麻醉医生、手术室护士及相关人员应具备相应资质,获得医院及相关部门授权。

(二)日间手术的种类

总原则:选择对机体生理功能干扰小、手术风险相对较小、手术时间短(通常≤3h)、预计出血量少、术后并发症少、术后疼痛程度轻及恶心呕吐发生率低的手术。各医院应综合考虑其医疗场所、设备条件、医疗水平及患者情况等多方面因素,在确保医疗质量和医疗安全的前提下,选择可开展的日间手术种类。

(三)日间手术患者的选择

日间手术不同于传统手术模式,手术患者应严格筛查,以确保患者能安全进行日间手术。

1.适合日间手术及麻醉的患者一般应符合以下条件:

(1)一般建议选择 1 岁以上至 65 岁以下的患者,但年龄本身不应单纯作为日间手术的限定因素。65 岁以上的高龄患者能否进行日间手术,应结合手术大小、部位、患者自身情况、麻醉方式、并发症严重程度和控制情况综合判断。

(2)ASAI 级或Ⅱ级的患者;ASAⅢ级患者并存疾病稳定在 3 个月以上,经过严格评估及准备,亦可接受日间手术。

(3)预计患者术中及麻醉状态下生理机能变化小。

(4)预计手术时间在 3h 以内。

(5)预计患者术后呼吸道梗阻、剧烈疼痛及严重恶心呕吐等并发症发生率低。

2.下列情况不建议行日间手术:

(1)全身状况不稳定的 ASAⅢ级或Ⅳ级的患者。

(2)高危婴儿或早产儿。

(3)估计术中失血多和手术较大的患者。

(4)可能因潜在或已并存的疾病将会导致术中出现严重并发症的患者。

(5)近期出现急性上呼吸道感染未愈者、哮喘发作及持续状态。

（6）困难气道。

（7）估计术后呼吸功能恢复时间长的病理性肥胖或阻塞性睡眠呼吸暂停综合征（OSAHS）患者。（根据 ASA 推荐使用 STOP－BANG 筛查量表）。

（8）吸毒、滥用药物患者。

（9）心理障碍、精神疾病及不能配合治疗的患者。

（10）患者离院后 24h 内无成人陪护者。

（四）日间手术的麻醉前评估与准备

充分的术前评估是保障患者安全不可缺少的措施。由于日间手术患者手术当天来医院，麻醉医生与患者接触时间短，故应建立专门的术前麻醉评估门诊（anesthesiapreoperative evaluation clinic，APEC），既有利于保证患者的安全，也可避免因评估及准备不足导致手术延期或取消，同时还能减轻患者对手术麻醉的焦虑。

1.评估方法：原则上日间手术患者术前需到麻醉门诊就诊，进行评估及准备，对于病情较复杂者尤为重要。手术当日麻醉医生应于手术开始前与患者进行面对面直接沟通和评估。

2.评估内容：包括病史、体格检查及辅助检查结果。对于日间手术麻醉前评估尤其要注意辨别出患者术中可能出现的特殊麻醉问题，包括困难气道、恶性高热易感者、过敏体质、肥胖症、血液系统疾病、心脏病、呼吸系统疾病以及胃肠反流性疾病等。

3.术前检查及准备：术前检查的内容应根据患者病情和手术方式、麻醉方法选择，与住院患者必需的检查项目一致。各项化验检查均应在手术前完成，若检查后患者病情发生变化，建议术前复查能反映病情变化的相关项目。对于有并存疾病的患者，在仔细评估病情的基础上安排合理的术前准备，必要时和相关学科医生共同制订术前准备方案并选择合适的手术时机，增加患者对麻醉手术的耐受性和安全性。

4.术前 8h 禁食固体食物，术前至少 2h 禁止摄取清亮液体。做好患者的术前宣教以及咨询工作，同时履行告知义务，签署手术、麻醉知情同意书。

5.原则上不需要麻醉前用药。对明显焦虑、迷走张力偏高等患者可酌情用药。

（五）日间手术的麻醉中监测

日间手术患者所需的监测项目应与住院手术患者基本一致。常规监测项目包括：心电图、血压、脉搏血氧饱和度，呼末二氧化碳，条件允许时还可进行神经肌肉功能及麻醉深度的监测，其余监测项目可根据患者及术中具体情况采用。

（六）日间手术的麻醉选择

麻醉方式的选择需考虑手术和患者两方面因素，应选择既能满足手术需求，又有利于患者术后快速恢复的麻醉方式。

1.监测下的麻醉管理（monitored anesthesia care，MAC）：MAC 一般指在局麻手术中，由麻醉医生实施镇静或（和）镇痛，并监测患者生命体征，诊断和处理 MAC 中的临床问题。其主要目的是保证患者术中的安全、舒适、满意。

2.局部浸润和区域阻滞：除满足手术需要，还可减少全麻术后常见的不良反应（如恶心、呕吐、眩晕、乏力等），用稀释的局麻药在手术部位局部浸润是减少术中阿片类镇痛药剂量和减轻术后疼痛最简便、安全的方法，有利于日间手术患者术后早期出院。

超声引导下神经阻滞技术的不断完善,为日间手术神经阻滞的开展提供了保障,建议尽可能采用。蛛网膜下腔阻滞及硬膜外阻滞可能会引起尿潴留,患者需下肢感觉运动功能完全恢复后方可离院。另外椎管内感染及血肿等并发症可能在术后数日内才发生,故日间手术一般不优先选择这两种麻醉方式。

3.全身麻醉:是日间手术应用最广泛的麻醉方式。

(1)麻醉深度监测、肌松监测、TCI技术及静吸复合麻醉在全身麻醉管理中的合理应用有利于日间手术患者术毕快速苏醒。气道管理一般可选择气管插管、喉罩、口咽通气道维持呼吸道的通畅。喉罩作为一种声门上通气装置,术中可保留自主呼吸,也可机械通气,特别适用于日间手术的麻醉。但需要注意的是喉罩不能完全隔离气道和食道,不能有效避免误吸,对于饱胃、呕吐及上消化道出血的患者不宜使用。

(2)麻醉药物选择原则:起效迅速、消除快、作用时间短,镇静镇痛效果良好,心肺功能影响轻微,无明显不良反应和不适感。多采用速效、短效、舒适的药物。临床上丙泊酚、依托咪酯、瑞芬太尼、七氟烷和地氟烷等全麻药物特别适用于日间手术。

(七)日间手术的麻醉后管理

1.麻醉恢复:

(1)早期恢复(第一阶段):从停止使用麻醉药物至保护性反射及运动功能恢复。此阶段在PACU内进行,需严密监测患者生命体征,直至改良Aldrete评分达到离开PACU的标准(总分10分,9分以上可离开PACU)。

(2)中期恢复(第二阶段):由PACU转入日间手术病房或普通病房至达到离院标准。此阶段应继续观察患者各项生理机能恢复及外科手术情况。

(3)后期恢复(第三阶段):患者离院至在家中完全恢复。

2.术后镇痛:术后疼痛是导致患者延迟出院的主要因素,有效的疼痛管理是促进患者尽早康复的重要措施。术前评估时应告知患者术后疼痛的可能程度和持续时间。术后及时评估疼痛,如疼痛NRS评分>3分,应及时治疗,详见第八章第十节内容。

3.术后恶心呕吐:术后恶心呕吐(PONV)是延长日间手术患者住院时间的第二大因素,仅次于疼痛。严重的PONV将影响患者进食、伤口愈合,并延迟术后出院。

(八)离院标准

由于日间手术及麻醉的特殊性,应严格掌握日间手术及麻醉后的离院标准,一般认为日间手术患者需达到下列标准方可出院:

1.按麻醉后离院评分标准(post-anesthesia discharge score,PADS)进行判断患者是否符合离院标准。该评分标准共10分,≥9分方可离院。

2.患者离院后必须有成人陪护,该陪护者应对其行为负责任,并留有确切的联系电话。

3.麻醉医生和手术医生共同评估患者是否达到离院标准(表14-25),并告知离院期间注意事项,提供给患者中间手术中心的联系电话以备急需。

4.行椎管内麻醉的患者离院前必须保证感觉、运动和交感神经的阻滞已完全消退。

5.若患者达不到离院标准,可考虑转入普通住院病房进行后续治疗。

表 14 - 25　麻醉后离院评分标准表(PADS)

离院标准	分数（分）
生命体征（血压、脉搏）	
波动在术前值的20%以内	2
波动在术前值的20%～40%之间	1
波动大于术前值的40%	0
活动状态	
步态平稳而不感头晕，或达术前水平	2
需要搀扶才可行走	1
完全不能行走	0
恶心呕吐	
轻度：不需要治疗	2
中度：药物治疗有效	1
重度：治疗无效	0
术后疼痛	
VAS评分：0～3分，离院前疼痛轻微或无疼痛	2
VAS评分：4～6分，中度疼痛	1
VAS评分：7～10分，重度疼痛	0
手术部位出血	
轻度：不需换药	2
中度：最多换2次药，无继续出血	1
重度：需换药3次以上，持续出血	0

（九）术后随访

患者出院后 24h 内应常规进行术后随访，以电话随访为主，如患者病情需要应延长术后随访时间。及时了解患者是否出现麻醉和手术相关的并发症（如伤口疼痛、出血、感染、意识改变、恶心呕吐、头晕、全麻后声音嘶哑、呛咳、椎管内麻醉后腰背痛、头痛、尿潴留等），并提供处理意见，情况严重者建议尽快返回医院就诊，以免延误病情。

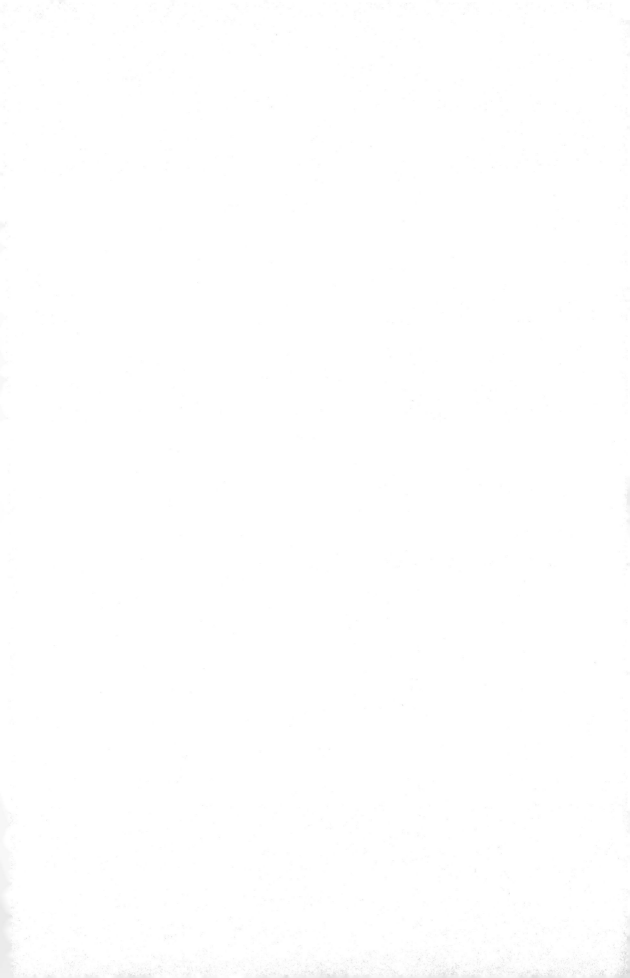